Gabriele M. Borsi
Ruth Schröck

Pflegemanagement im Wandel

Perspektiven und Kontroversen

Springer

Berlin
Heidelberg
New York
Barcelona
Budapest
Hongkong
London
Mailand
Paris
Santa Clara
Singapur
Tokio

Gabriele M. Borsi
Ruth Schröck

Pflegemanagement im Wandel

Perspektiven und Kontroversen

Mit 75 farbigen Abbildungen und 11 Tabellen

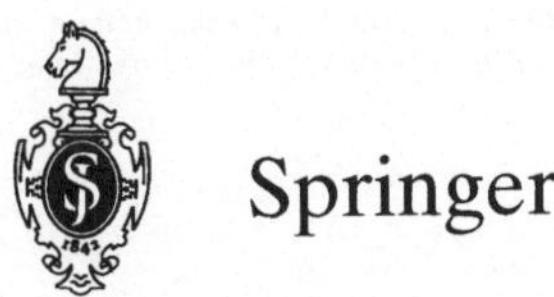 Springer

Dipl.-Psychologin Gabriele M. Borsi
Auf dem Meere 34
D-21335 Lüneburg

Professorin Dr. Ruth Schröck
Fachhochschule Osnabrück
Fachbereich Wirtschaft
Albrechtstraße 30
D-49076 Osnabrück

Die Deutsche Bibliothek - CIP-Einheitsaufnahme

Borsi, Gabriele M.:
Pflegemanagement im Wandel : Perspektiven und Kontroversen
; mit 11 Tabellen / Gabriele M. Borsi ; Ruth Schröck. – Berlin ;
Heidelberg ; New York ; Barcelona ; Budapest ; Hong Kong ;
London ; Mailand ; Paris ; Santa Clara ; Singapur ; Tokyio :
Springer, 1995
   ISBN-13:978-3-540-58642-5   e-ISBN-13:978-3-642-79382-0
   DOI: 10.1007/978-3-642-79382-0
NE: Schröck, Ruth:

ISBN-13:978-3-540-58642-5

Die Wiedergabe von Gebrauchsnamen, Handelsnamen, Warenbezeichnungen usw. in diesem Werk berechtigen auch ohne besondere Kennzeichnung nicht zu der Annahme, daß solche Namen im Sinne der Warenzeichen- und Markenschutz-Gesetzgebung als frei zu betrachten wären und daher von jedermann benutzt werden dürften.

Produkthaftung: Für Angaben über Dosierungsanweisungen und Applikationsformen kann vom Verlag keine Gewähr übernommen werden. Derartige Angaben müssen vom jeweiligen Anwender im Einzelfall anhand anderer Literaturstellen auf ihre Richtigkeit überprüft werden.

Umschlaggestaltung: Struve & Partner, D-69126 Heidelberg
Satzherstellung: Zechnersche Buchdruckerei, D-67346 Speyer
Herstellung: PRO EDIT GmbH, D-69126 Heidelberg

SPIN: 10132891   23/3134-5 4 3 2 1 0 – Gedruckt auf säurefreiem Papier

Vorwort

Um zu wissen, was es mit einem Buch auf sich hat, ist es wohl am besten, es zu lesen. Wie es einem gefällt und welchen Nutzen man aus dem Gelesenen ziehen kann, hängt aber auch von den Erwartungen der Leserin und des Lesers ab. Wir halten es daher für hilfreich, ein wenig von der Entstehung dieses Buches zu berichten und von den Vorstellungen, die wir versuchen zu verwirklichen.

Die Idee, uns gemeinsam mit *Pflegemanagement im Wandel* zu beschäftigen, entsprang unseren beruflichen Erfahrungen als Fachkrankenschwester und Lehrerin der psychiatrischen Pflege und als klinische Psychologin, die auch seit Jahren aktiv an interdisziplinären Fortbildungskonzepten und an der organisatorischen Entwicklung psychiatrischer Einrichtungen beteiligt ist.

Wir haben viele Veränderungen in unseren verschiedenen Tätigkeitsbereichen erlebt. Unsere nun schon lange zurückliegenden ersten Gespräche über Menschlichkeit und die Würde des Patienten warfen bald die Frage auf, unter welchen Bedingungen Pflegende die in dieser Thematik enthaltenen Ansprüche erfüllen könnten. Wir wissen, daß die individuelle Persönlichkeit und Motivation der Mitarbeiterinnen und Mitarbeiter eine wesentliche Voraussetzung sind, doch wohl kaum die einzige.

Ein weiterer Anstoß, diese komplexe Thematik aufzugreifen, kam von den Entwicklungen in der Weiterbildung leitender Pflegepersonen und der Entstehung von Diplomstudiengängen im Pflegemanagement. Die verständliche Forderung der schon durch eher traditionelle und recht unterschiedlich orientierte Weiterbildungslehrgänge qualifizierten Pflegedienstleiter und -leiterinnen nach einer intensiveren betriebswirtschaftlichen Schulung resultierte in dem ersten, seit 1981 im tertiären *Bildungsbereich* angesiedelten Weiterbildungsstudium für die *Pflegedienstleitung im Krankenhaus* an der Fachhochschule Osnabrück.

Die neueren Diplomstudiengänge im Pflegemanagement orientieren sich je nach den Hochschulen und Fachbereichen, in denen sie angeboten werden, vornehmlich an klassischen, betriebswirtschaftlichen und personalwirtschaftlichen Sichtweisen, zwischen denen unterschiedliche Gewichtigkeiten hergestellt werden. Die pflegewissenschaftlichen Anteile stehen hier vorerst nicht zur Debatte, obgleich es auf der Hand liegt, daß die Umsetzung pflegewissenschaftlicher Erkenntnisse von dem Managementverständnis der Organisation abhängt.

Wir erkennen diese Bemühungen, die nur dank engagierter Hochschullehrerinnen und bildungspolitisch aktiver Angehöriger der pflegerischen Berufe zu Erfolg führen konnten, durchaus an. Wir sind jedoch der Auffassung, daß das Management im Gesundheitswesen, und damit auch das Pflegemanagement, grundlegende Perspektivveränderungen, die längst in Industrie und Wirtschaft im Gange sind, zum größten Teil nicht zur Kenntnis nehmen und damit kaum zu praktischen Lösungen der nur allzu bekannten Probleme der Gesundheitsversorgung in einer industrialisierten Gesellschaft beitragen können.

Dieses Buch soll eine Einführung in eine veränderte Denkweise über Organisationen und ihr Management bieten, die hinweg von einem simplifizierten „Wenn-Dann"-Kausalitätsdenken zu Erkenntnissen von den komplexen Vernetzungen menschlicher Lebenswelten führt.

Begründet in sozialpsychologischen und -soziologischen Ansätzen, hat sich ein soziotechnischer Denk- und Gestaltungsrahmen entwickelt, der den Wandel vom positivistischen zum naturalistischen Paradigma der Arbeit in ihren komplexen Interdependenzen mit allen Lebensbereichen des Menschen aufzeigt.

Die Darstellung der theoretischen Fundierung erfordert eine anspruchsvolle Ebene der Diskussion, die jedoch notwendig ist, um das strukturell-funktionelle plakative Denken herkömmlicher betriebs- und personalwirtschaftlicher Sichtweisen zu hinterfragen.

Dabei soll das Verhältnis von Pflegemanagement zu Pflege nicht aus dem Blick geraten. In einem systemorientierten Ansatz der modernen Sozial- und Arbeitswissenschaften soll der Stand der theoretischen Ortungen des Systems *Pflege* und des Systems *Pflegemanagement* exploriert werden.

Dies ist kein Leitfaden oder gar ein umfassendes Lehrbuch des Pflegemanagements:

Es ist ein Buch zum Arbeiten, zum Nachdenken und zum Weiterdenken.

Wir haben darauf verzichtet, verhältnismäßig bekannte sozialwissenschaftliche Konzepte minutiös zu definieren, da wir einige grundlegende Vorkenntnisse voraussetzen. Doch der Text sollte allen zugänglich sein, die bereit sind, sich der Sache mit etwas Aufmerksamkeit und Konzentration zu widmen. Wir halten es für zumutbar, daß man manchmal einen Absatz oder eine Textstelle ein- oder zweimal nachlesen muß, um ihre volle Bedeutung zu erfassen. Auch Pflegemanager und solche, die es werden wollen, müssen lernen, die Sprache anderer Wissensbereiche zu verstehen. In der angegebenen Literatur finden sich Hinweise auf grundlegende und themenbezogene Texte, die zum Verständnis beitragen können, die aber auch Anregungen zur Weiterarbeit bieten sollen. In der Präsentation haben wir uns zahlreicher Abbildungen bedient, um visuelle Zusammenfassungen und den Text illuminierende Darstellungen als weitere Verständnishilfe zu nutzen.

Kleinere, blau geschriebene Texte beinhalten kurze, prägnante Aussagen, die man als „Schlüssel" zu dem sie umgebenden Text betrachten kann und die insbesondere zur Diskussion anregen sollen. Längere, unterschiedlich hervorgehobene Textstellen (mit blauen Balken versehen oder unterlegt) sind meist Originalzitate aus wichtigen Quellen, die oftmals durchaus schwierig sind. Sie sollen dazu beitragen, daß die Verfasserinnen bzw. Verfasser, deren Gedankengut zu unserem Argument herangezogen wird, auch in ihrer eigenen Sprache und Darstellung zu hören sind. „Exkurse" sind längere Erläuterungen zu einem Thema, das im laufenden Text angesprochen worden ist. Man kann sie beim ersten Lesen auslassen, ohne daß dies das Verständnis mindern sollte. Sie können auch als in sich abgeschlossene Ausführungen punktuell gelesen werden.

Der durchgehende Gebrauch des persönlichen Fürwortes „wir" bezeugt unsere Übereinstimmung im inhaltlichen Zusammenhang, der in vielen lebhaften Diskussionen gemeinsam erarbeitet wurde. Die Angabe der Verfasserin des jeweiligen Kapitels im Inhaltsverzeichnis steht für die an dieser Stelle grundsätzlich geleistete Arbeit.

Für Pflegende ist interdisziplinäre Zusammenarbeit dieser Art noch verhältnismäßig fremd. Zum größten Teil liegt dies daran, daß andere akademisch vorgebildete Berufsgruppen in Pflegenden offensichtlich keine Partnerinnen und Partner erkannten. Andererseits besteht sicher auch noch auf seiten der sich erst entwickelnden Pflegewissenschaft die Befürchtung, vereinnahmt zu werden.

Die Pflege braucht jedoch den Diskurs mit anderen Disziplinen; denn ihre Aufgaben und Probleme sind zum großen Teil nicht lösbar ohne Bezug auf andere Wissens- und Erfahrungsbereiche.

Auch die anderen im Gesundheitswesen wirkenden Berufsgruppen brauchen die interdisziplinäre Zusammenarbeit mit der Pflege – nur wissen sie es alle noch nicht so genau. Denen, die es vor uns gewagt haben, sind wir dankbar für das gute Beispiel; denen, die nach uns kommen, möchten wir Mut machen. Wir sind einen weiten Weg gekommen von recht spezifisch psychiatrischen Diskussionen zu der gemeinsamen Betrachtung des Umgangs mit und der Handhabung von „Komplexität" im modernen Management, die weit über die psychiatrische Pflege und Versorgung hinaus ihre Gültigkeit hat.

Eine auf Humanisierung gerichtete Steuerung der Pflege braucht ein
Pflegemanagement, das nicht verwaltet, sondern gestaltet; das nicht dem ab-
wegigen Glauben verfällt, daß Organisationen pure rationale Gebilde sind,
deren Geschicke von ausschließlich rational denkenden und handelnden
Menschen bestimmt werden, sondern das seine Inspiration und Kreativität
gerade aus der bunten und lebendigen Irrationalität des menschlichen Seins
bezieht.

Osnabrück/Lüneburg   Ruth Schröck
im September 1995   Gabriele M. Borsi

Inhaltsverzeichnis

1 Ein neues Nachdenken über die Pflege

> Es gibt Menschen, die Freude daran haben, über ihre Situation und über alles mögliche nachzudenken. Für die meisten gilt das allerdings nicht. Sie fangen im allgemeinen erst an nachzudenken, wenn etwas, das sie für ein Problem halten, die Routinen des Lebens gestört hat. Denken ist meistens eine Form des Problemelösens. Das beruht vermutlich auf der sehr einfachen und grundlegenden Tatsache, daß Denken „weh tut", daß es schmerzhaft ist. Jedenfalls suchen die meisten erst dann bei dieser schwierigen Beschäftigung Zuflucht, wenn sie unbedingt müssen. Dem ist noch hinzuzufügen, daß, wenn es nicht so wäre, kaum irgendetwas erledigt werden könnte. Denken ist nämlich nicht nur anstrengend, es kostet auch viel Zeit. (Berger u. Berger 1976, S. 19)

Pflege ist eine Tätigkeit, die oft kommentiert wird, aber über die man nicht allzu häufig oder gar grundsätzlich nachdenkt. Schließlich bezeugt sie ihr Tätigwerden in praktischen Handlungen, die sich beinahe schon offensichtlich irgendwie so zusammenfügen, daß sie den Gegebenheiten der Situation scheinbar gerecht werden. Doch ohne Zweifel denken Pflegende auch über ihre Handlungen nach. Sie nehmen Situationen wahr, ordnen diese nach bestimmten Merkmalen in ihre Vorstellungen von Pflege und in ihre pflegerischen Erfahrungen ein, setzen Prioritäten und entscheiden sich für spezifische Handlungen. Sie lösen mittels gewohnter Handlungsabläufe in einer routinierten Weise, die Wissen und praktische Kompetenz bezeugt, pflegerische Probleme. Sie erwarten, daß ihr Tätigwerden effektiv ist, indem der Patient nicht mehr über Schmerzen klagt, angemessen mit Nahrung versorgt worden ist, zur rechten Zeit in der Röntgenabteilung zur Verfügung steht oder für ärztliche Interventionen auch zu unüblicher Zeit zugänglich ist. Solange erprobte Handlungsstrategien und -abläufe situationsgemäß werden und bleiben, werden sie und die sie bestimmenden Annahmen und Vorstellungen kaum grundsätzlich in Frage gestellt werden.

Darin unterscheidet die Pflege sich nicht von anderen Lebens- und Arbeitsbereichen. Erst wenn die gewohnten Handlungsmuster in spezifischen Situationen Probleme eher vermehren als vermindern, Erwartungen eher enttäuschen als erfüllen und als Resultat Unzufriedenheit eher als Zufriedenheit stiften, beginnt man, sich grundsätzlicher mit den verschiedenen Aspekten, den tatsächlichen Gegebenheiten und den unterschiedlichen Sichtweisen der Beteiligten auseinanderzusetzen.

Man kann prinzipiell davon ausgehen, daß ein *Prozeß des Umdenkens* beginnt, weil sich tatsächlich ein Wandel vollzieht, der die Voraussetzungen ändert, auf denen die erprobten Handlungsstrategien beruhten und die sich nun nicht mehr als effektiv erweisen.

In menschlichen Situationen ist es selten eine einzige Ursache, die zu grundlegenden Veränderungen führt.

Man könnte sich vielleicht noch vorstellen, daß ein einziges, externes Ereignis, z. B. eine jahrelange Dürreperiode, die Lebensbedingungen so fundamental verändert, daß es völlig neue Handlungsweisen braucht, um überhaupt zu überleben. Viel wahrscheinlicher ist es, daß eine *konzeptionelle Revision*, d. h. eine Veränderung grundsätzlicher Denkweisen, dann stattfindet, wenn verschiedene Aspekte einer Situation sich wandelnd ineinander übergreifen und beeinflussen. Man kann auch sagen, daß menschlicher Wandel nicht unikausal, sondern eher *multikausal* ist. Zudem hat der Mensch die Fähigkeit, sich eine bessere und erstrebenswertere Welt, auch in seinem Berufsleben, vorzustellen.

Ein Grund, die Pflege zu kommentieren, ist seit Beginn beruflich ausgeübter Pflege in der zweiten Hälfte des 19. Jahrhunderts der immer wiederkehrende Mangel an irgendwie angemessen ausgebildetem Pflegepersonal. Mit Veränderungen in den Zulassungsvoraussetzungen, der Länge der Ausbildung, den Arbeitsbedingungen und der Entlohnung versuchte man, dem „Pflegenotstand", der eher die Norm als die Ausnahme darstellt, beizukommen. Zu einem grundsätzlichen Nachdenken über die Pflege kam es dabei oftmals nicht, und Ansätze dazu fanden selbst in den Reihen der Pflegenden nur geringen Widerhall. Dies änderte sich in den 70er Jahren dieses Jahrhunderts, als die Frage „Was ist Pflege?" eine anhaltende und weitreichende Diskussion auslöste. Einen bedeutenden Niederschlag fand diese Diskussion im Gesetz über die Berufe in der Krankenpflege (Krankenpflegegesetz – KrPflG) vom 4. Juni 1985. In der Festlegung der Ausbildungsziele, und damit ohne Zweifel in der Ausübung der Praxis der Pflege, steht an erster Stelle „die sach- und fachkundige, umfassende, geplante Pflege des Patienten" (§ 4 (1) 1). Als weiteres Ausbildungsziel werden „die Anregung und Anleitung zu gesundheitsförderndem Verhalten" (§ 4 (1) 3) genannt, das gesundheitsberatende Funktionen in den Bereich der Pflege rückt (Kurtenbach u. a. 1986, S. 87). Der Paradigmawandel, d. h. die gedankliche Veränderung eines Gesamtbildes, einer allgemeinen Vorstellung, der sich hier hinsichtlich der Pflege anbahnte, kann besser beurteilt werden, wenn man ihn mit herkömmlicheren Vorstellungen vergleicht.

> Sehr lange war die Krankenpflege geprägt von der karitativen Tradition, wonach sie als „Berufung und Dasein für andere", eng verknüpft mit der Wertvorstellung vom „Selbstlosen Dienen", verstanden wurde. Im Rahmen der Erweiterung von medizinischen Erkenntnissen und daraus abgeleiteten therapeutischen Behandlungsverfahren übernahm die Krankenpflege in zunehmendem Maße die Sichtweise der Medizin, deren Schwerpunkt auf der technisch-instrumentellen Diagnose und Therapie lag bzw. auch heute noch liegt; auf diese Weise geriet die Krankenpflege zunehmend in die Rolle des „Erfüllungsgehilfen" ärztlichen Tuns. Es entwickelte sich das Berufsbild der Krankenpflege als Heilhilfsberuf. Der Anspruch auf Eigenständigkeit in einem abgrenzbaren und klar definierten Aufgabenbereich wurde weitgehend außer acht gelassen.
>
> Gerade die von der Krankenpflege übernommene krankheits- und organbezogene Sichtweise der Medizin war ein wesentlicher Wegbereiter für die, nach dem Prinzip der ärztlichen Zuarbeit organisierte Funktionalpflege, die auch heute noch in der überwiegenden Mehrheit aller bundesdeutschen Krankenhäuser die Arbeitsabläufe des Pflegedienstes und somit die pflegerische Versorgung der Patienten bestimmt (Lorenz-Krause u. Zell 1992, S. 72).

Die in vielerlei Weise angestrebte Veränderung von einer *medizinorientierten* zu einer *pflegeorientierten* Sichtweise als Grundlage für pflegerisches Handeln leitete einen Vorstellungswandel ein, der komplexe, miteinander verbundene und aufeinander einwirkende Ursachen hat. Aus der Sicht der Pflegenden sind es drei Kernprobleme, die sich in dem herkömmlichen medizinorientierten Denk- und Handlungsrahmen offenbar nicht zufriedenstellend lösen lassen. Dem Patienten mangelt es vielerorts an effektiver Pflege. Die nach medizinischen Notwendigkeiten ausgerichteten Pflegeabläufe engen die Wahrnehmung der alltäglichen Lebensbedürfnisse des Patienten auf die Aspekte ein, die sich direkt aus der ärztlich definierten Symptomatologie und der entsprechenden medizinischen Intervention ergeben.

> Der pflegerische Arbeitsprozeß richtet sich ... im wesentlichen nicht nach den psychischen und physiologischen Bedürfnissen der Patienten, sondern die Patienten müssen sich umgekehrt vielmehr dem Arbeitsablauf des Pflegedienstes anpassen. Hinzu kommt, daß bei der funktionalen Pflege der Patient nicht mit wenigen oder gar nur einer einzelnen Pflegekraft in Kontakt kommt, sondern daß er dem Prinzip der funktionalen Arbeitsverteilung entsprechend von einer Vielzahl von Pflegekräften versorgt wird, die zumeist unzusammenhängende, einzelne Tätigkeiten an ihm ausführen (Lorenz-Krause u. Zell 1992, S. 72).

Pflegende, die unzusammenhängende Einzelhandlungen in bezug auf viele Patienten ausführen, haben keine Möglichkeit, die Effektivität der Pflege insgesamt für einen Patienten einzuschätzen. Sie können noch nicht einmal wissen, inwieweit ihr eigenes Tun zur Verbesserung oder Verschlechterung des Wohlbefindens des Patienten beigetragen haben mag.

Eine Studie zur Erfassung und Entwicklung ganzheitlicher rehabilitierender Prozeßpflege von apoplexiekranken Menschen (Krohwinkel 1993, S. 98) kategorisiert die pflegerischen Defizite im Rahmen einer funktionalen, medizinorientierten Pflege in der folgenden Weise:

1. Unsichtbarkeit:
   d.h. Pflegebedürfnisse/-probleme/Fähigkeiten werden nicht oder nur oberflächlich erkannt – Auswirkungen von Maßnahmen werden nicht erkannt.
2. Fragmentierung:
   d.h. Zusammenhänge von Problemen/Bedürfnissen und Fähigkeiten werden nicht oder nur oberflächlich erkannt – Pflege wird in Einzelteile zerlegt – nicht zusammenhängend durchgeführt.
3. Diskontinuität:
   d.h. Pflegeabläufe werden ständig unterbrochen oder Patienten erhalten bei Wechsel von Pflegepersonal unterschiedliche Pflege.
4. Abhängigkeit:
   d.h. Pflege ist an Defiziten des Patienten orientiert. Unsichtbarkeit, Fragmentierung und Diskontinuität verstärken abhängigkeitsfördernde Pflege.

Zu der Erkenntnis, daß die Summe aller pflegerischen Bemühungen für den einzelnen Patienten vielmals kaum eine für ihn angemessene Pflege darstellt, kommt die Frustration, daß qualifizierte Pflegende in medizinorientierten Handlungsmustern ihr pflegerisches Wissen und Können nicht umfassend einbringen können.

Diese Art zu pflegen trägt beträchtlich zu einer Verminderung der *Arbeitszufriedenheit* bei. Studien bezeugen, daß hier ein ursächlicher Zusammenhang zwischen dem ersten Kernproblem, dem Mangel an effektiver Pflege, und dem zweiten, der Verminderung der Arbeitszufriedenheit, besteht. In einer prioritären Rangfolge von Faktoren, die ihre Arbeitszufriedenheit bestimmen, halten Pflegende für wichtig (Güntert et al. 1989, S. 92):

- das Arbeitsklima,
- Beziehung zu Patienten und ihren Angehörigen,
- selbständiges Arbeiten,
- eigenverantwortliches Arbeiten,
- sinnvolle, wichtige Arbeitsleistung,
- Einsatz von Fähigkeiten und Kenntnissen,
- Anerkennung der geleisteten Arbeit.

Herkömmlichere Anreizsysteme, die Arbeitszufriedenheit der Pflegenden zu erhöhen, die zudem kein grundsätzliches Nachdenken über die Pflege erfordern, scheinen für sie jedoch weniger bedeutsam. Besoldung und Zulagen, Erreichbarkeit des Arbeitsortes und Einfluß auf die Arbeitszeitgestaltung werden zwar auch genannt, liegen aber in dieser Studie nicht unter den ersten 7 Faktoren, sondern rangieren an 12., 13. und 14. Stelle.

Ein drittes Kernproblem ist zweifellos mit dem Mangel an effektiver Pflege und der verminderten Arbeitszufriedenheit verknüpft. Pflegende erhoffen sich in der Ausübung ihres Berufes, wie auch andere Menschen, Anerkennung. Als ein traditioneller Frauenberuf, der zudem noch durch selbstloses Dienen und die Verrichtung niederer und unangenehmer Arbeiten gekennzeichnet war, hatte die Pflege ohnehin einen niedrigen Status. In dem Maße, in dem die Entwicklungen in der Medizin zahlreiche Helfer benötigten, zeigte sich für die Pflege ein Weg, von einer statushohen Berufsgruppe in ihrer Notwendigkeit und Wichtigkeit anerkannt zu werden. Ärzte brauchten zunehmend kompetente Hilfe, insbesondere in diagnostisch-technischen, aber auch medizinisch-therapeutischen Verrichtungen, und Pflegende boten sich in ausreichender Zahl an.

Nicht nur die offensichtliche Effektivität der Medizin in vielen Bereichen, sondern auch sozial- und gesundheitspolitische Entscheidungen brachten immer mehr Patienten in das Krankenhaus. In den Kliniken der inneren Medizin eines süddeutschen Krankenhauses war z. B. im Jahr 1986 eine Pflegeperson für durchschnittlich 36 Patienten zuständig, im Jahre 1990 aber schon für 50 Patienten (Krohwinkel 1993, S. 205). Nicht nur nahmen einzelne Aufgaben im Bereich der pflegerischen Mitarbeit bei medizinischer Diagnostik und Therapie zu, sondern diese erweiterten sich auch ständig durch neue medizinische Wirkungsmöglichkeiten. Die Arbeitszeit der Krankenschwester und des Krankenpflegers nahm nicht zu, sondern verringerte sich im Laufe der Zeit. Der Druck, die medizinischen Zuarbeiten, „unabhängig davon, wie die Personalbesetzung und der Pflegebedarf der Patienten" sind, zu erbringen, zeigt sich in stichprobenartigen Zeitmessungen.

Wenn in einer Frühschicht von 6.15 bis 14.15 Uhr in einer Station der inneren Medizin zwischen 410 und 555 Pflegeminuten für die Mitarbeit bei medizinischer Diagnostik und Therapie aufgebracht werden müssen, und damit in der Woche zwischen 32,5 und 42,25 pflegerische Arbeitsstunden, läßt sich bei einer Besetzung mit durchschnittlich 3 bis 4 Pflegepersonen (einschließlich Schülern und ungelernten Aushilfen) ermessen, wie wenig Zeit für die direkte Pflege des Patienten bleibt (Krohwinkel 1993, S. 207). Dieser massive Einsatz des ärztlichen Zuarbeitens trug nicht nur zu dem Mangel an effektiver Pflege und der damit verbundenen abnehmenden Arbeitszufriedenheit bei, er brachte auch keinesfalls die erhoffte Anerkennung. Die Pflegenden in ihrer primär pflegerische Aufgaben verdrängenden Rolle des Erfüllungsgehilfen ärztlichen Tuns förderte die Sichtweise der Krankenpflege als einen Heilhilfsberuf und damit die zur Überzeugung gewachsene Annahme, daß es in der Gesundheitsversorgung keinen arztfreien Raum geben kann. Wenn schon diese berufsinternen Erfahrungen Pflegenden ein Nachdenken über die Pflege nahelegen, so hat der sich anbahnende Paradigmawandel auch berufsexterne Ursachen.

1.1 Entwicklungen in der Gesundheitsversorgung

Am Ende des 19. Jahrhunderts erlebten die meisten Menschen Krankheit als ein plötzlich über sie hereinbrechendes Ereignis. Der Beginn einer Infektionskrankheit oder ein Unfall führten sehr rasch zu der notwendigen ärztlichen Behandlung und der in der Zeit der akuten Erkrankung notwendigen Pflege. Ebenso klar war gewöhnlich das Ende der Krankheit und damit das Ende der Behandlungs- und Pflegebedürftigkeit abzusehen. Für die große Mehrzahl der Menschen endete das Leben lange, bevor sie in einen wohlverdienten Ruhestand treten konnten.

Die Krankheiten, die am Ende des 20. Jahrhunderts in den industrialisierten Ländern die Gesundheitsrisiken bestimmen, sind ganz anderer Art. Unfälle sind allerdings immer noch wesentliche Todesursachen und auch die zweithäufigste Ursache permanenter Arbeitsunfähigkeit. Doch die häufigsten Todesursachen in der Bundesrepublik Deutschland sind Herz- und Kreislauferkrankungen, Krebs, Leberzirrhose, Diabetes und altersbedingte degenerative Erscheinungen. Ehe der Tod die Menschen in einem betagten oder sogar hochbetagten Alter ereilt, leiden sie oft an Erkrankungen der Atmungsorgane und an bewegungsbehindernden Krankheiten wie Rheuma und Arthritis. Unter den psychischen Erkrankungen stehen ernsthafte Depressionen an erster Stelle.

Der Verlauf dieser Krankheiten unserer Zeit bietet eine sowohl für die ärztliche als auch für die pflegerische Versorgung grundlegend veränderte Situation. Der Beginn der Krankheit ist, wenn überhaupt, oft nur rückblickend auszumachen. Über viele Jahre ist es möglich, die meist vagen Funktionsdefizite zu kompensieren und sie eher dem fortschreitenden Lebensalter zuzuschreiben. Ein akuter Zusammenbruch lebenswichtiger Funktionen führt zu tatkräftigen und lebenserhaltenen medizinischen Interventionen. Doch für viele Menschen bringen sie, oder der hoffnungsvolle Gang zum Arzt in einem früheren Stadium der Erkrankung, keine Heilung. Immer mehr Menschen, die früher längst gestorben wären, können für lange Zeit am Leben erhalten werden, allerdings ohne zu genesen.

Krankheit ist für die meisten Menschen nicht mehr eine Episode in ihrem Leben, sondern ein kontinuierlicher Anteil ihres Lebensalltags.

Nach einer Prognose werden aufgrund dieses Wandels im Krankheits- und Altersspektrum die akuten Erkrankungen bis zum Jahre 2000 um 11% zurückgehen, aber zugleich wird ein Anstieg chronischer Krankheiten von 2–3% erwartet (Sachverständigenrat 1988, S. 21–22). Die Anfrage nach Pflegeleistungen unabhängig von gleichzeitiger medizinischer Intervention wird ansteigen und weiter dazu beitragen, daß pflegerische Aufgaben patientenorientiert dargestellt werden müssen.

Es ist zu erwarten, daß Menschen zunehmend pflegerische Unterstützung auch und besonders außerhalb des Krankenhauses erwarten. Die Diskussionen und Regelungen um eine Pflegeversicherung, die nicht nur in der Bundesrepublik Deutschland geführt und erlassen werden, weisen klar darauf hin. Bisher mangelt es jedoch an Vorstellungen, wie Pflege außerhalb des Krankenhauses organisiert werden sollte und welche Aufgaben sich für das Pflegemanagement dabei ergeben. Die institutionellen Bedingungen in der

Gesundheitsversorgung, die bisher das akutmedizinorientierte Krankenhaus in den Mittelpunkt des deutschen Gesundheitssystems stellen, erfahren schon jetzt Veränderungen, die bisher von der Pflege kaum wahrgenommen werden (wollen). Ob es sich dabei um verkürzte Aufenthaltszeiten im Krankenhaus handelt, um Tagesoperationen oder um die Berechnung von Fallpauschalen, die Pflege muß ihren spezifischen Beitrag zur Versorgung des Patienten klarmachen können, da er nicht mehr wie bisher irgendwie in der medizinischen Leistung versteckt honoriert werden wird. Auch hier läßt sich eine patientenorientierte Darstellung kaum umgehen. Für das Pflegemanagement bedeutet das nicht nur eine unter vielen schwierigen Aufgaben, sondern auch eine Umstellung von einer traditionell verwaltenden zu einer gestaltenden Arbeitsperspektive. Zu den Entwicklungen in der Gesundheitsversorgung und zu den sich verändernden institutionellen Bedingungen gehören auch die wesentlich veränderten Anspruchsprofile an leitende Pflegepersonen.

Der Wandel in den Krankheiten und Gesundheitsrisiken, die der Mensch in der industrialisierten Gesellschaft erfahren hat und die sich ändernden institutionellen Bedingungen der Gesundheitsversorgung sind zum Teil eine Folge medizinischer Möglichkeiten und Begrenzungen, zu einem anderen Teil bestimmen sie diese wiederum. Zu den Illusionen herkömmlicher Gesundheitspolitik gehören (Kocher 1989, S. 9):

- Mehr Medizin = mehr Gesundheit!
- Die Gesundheit hängt vom Gesundheitswesen ab.
- Die schmerzlose Kostendämpfung.
- Wir können uns alle Behandlungen leisten.
- Wir haben eine moderne Gesundheitspolitik.

Die Medizin ist auf dem Wege ihrer unbezweifelbaren Erfolge an die Grenze gestoßen, wo sich eine Investition in medizinische Ressourcen nicht mehr in einem vergleichbaren Maße als ein Zuwachs an Gesundheit auszahlt. Zudem wird der Kampf um die Gesundheit zunehmend außerhalb des Gesundheitswesens entschieden. Die Krankheiten, die sich letzten Endes medizinischer Intervention entziehen oder ihr nur eine schadensbegrenzende Funktion einräumen, sind Folgen menschlicher Lebensweisen, deren Änderung einen grundsätzlichen Erfolg versprechen könnte. Das Gesundheitswesen hat einen wichtigen Beitrag zu leisten, aber sicher nicht den einzigen oder größten. Es „ist nur *einer* von vielen gesundheitsrelevanten Sektoren unserer Gesellschaft", sagt Kocher (1989, S. 11). Er illustriert dies mit einer Grafik (Abb. 1.1).

Vielleicht ist die Medizin oft nur die letzte Instanz, der die Probleme zufallen, die aus der Vernachlässigung ihrer Ursachen in anderen Lebensbereichen entstanden sind und eigentlich nur dort verhindert werden können. Sicher hat sich die Medizin nicht dessen allzu heftig gewehrt, vermittelt es ihr doch eine Allmachtstellung und die Überzeugung, auch in allen anderen Lebensbereichen als experte Instanz auftreten zu können.

Die Mühen, die sich z. B. die Reproduktionsmedizin macht, einigen wenigen Menschen zur Geburt eines gewünschten Kindes zu verhelfen, und dies

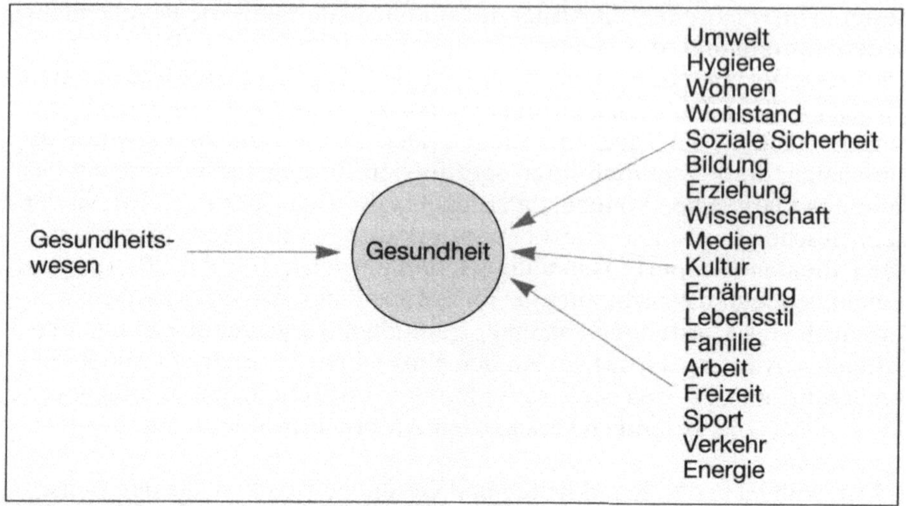

Abb. 1.1. Der vergleichbare Beitrag des Gesundheitswesens zur Gesundheit, nach Kocher (1989, S. 11)

unter Einsetzung immenser Ressourcen in einer überbevölkerten Welt, wären möglicherweise besser eingesetzt, gesellschaftliche Ansichten über den Status der kinderlosen Frau und über die Bedeutung der Blutsverwandtschaft unter den Mitgliedern einer Familie zu ändern.

Eine allgemein kritischere Betrachtung der Möglichkeiten und Grenzen medizinischen Handelns trägt auch zu einer Umorientierung in der Pflege bei.

1.2 Gesellschaftliche Veränderungen

Die Bedeutung, die den Bedürfnissen und Anliegen des einzelnen Menschen gegenüber denen einer Gruppe (z. B. der Familie, der Kirche, der Arbeitsorganisation, der Gesellschaft) zugemessen wird, hat sich über einige hunderte von Jahren im europäischen Raum, aber auch anderswo, grundlegend verändert.

Der zunehmende *Individualismus* drückte sich z. B. in der Unabhängigkeitserklärung der Vereinigten Staaten von Amerika von 1776 aus, in der es heißt:

„Alle Menschen sind gleich erschaffen ... Sie sind von ihrem Schöpfer mit gewissen unveräußerlichen Rechten begabt, zu denen das Leben, die Freiheit und das Streben nach Glück gehört" (Tschudin 1988, S. 58).

Die Allgemeine Erklärung der Menschenrechte der Vereinten Nationen aus dem Jahre 1948 war die erste in einer langen Reihe ähnlicher Deklarationen, die die Rechte des einzelnen, z. B. des Kindes, formulierten.

Die weltanschaulichen Auseinandersetzungen zwischen dem Kapitalismus westeuropäischer und dem Kommunismus osteuropäischer Prägung zentrieren sich um die Vorrechte des Individuums gegenüber dem Kollektiv. In einer Wettbewerbsgesellschaft, in der die Leistung des einzelnen Menschen als eine selbstverantwortliche Aufgabe gesehen wird, die ihm auch zunehmende Lebensalternativen und gewisse persönliche Freiheiten bietet, artikulieren sich seine Bedürfnisse und Anliegen auch selbstbewußter und fordernder als dort, wo kollektive Ziele im Vordergrund stehen.

Menschen, die sich im Arbeits- und Familienleben unter Berufung auf legitime individuelle Rechte eine angemessene Erfüllung ihrer individuellen Bedürfnisse erhandeln, werden auch zunehmend an das Gesundheitswesen selbstbewußter Forderungen stellen und eine effektive Behandlung und auch pflegerische Versorgung erwarten. Es scheint, daß es einen Zusammenhang und eine Wechselwirkung gibt zwischen der Entwicklung demokratischer Gesellschaften und dem Individualismus. Zu den grundlegenden Vorstellungen demokratischer Lebensformen gehört der Anspruch auf freie Meinungsäußerung und auf ein Mitspracherecht. In diesem Sinne hat eine zunehmende Demokratisierung die Alltagserfahrungen des einzelnen Menschen merklich verändert.

Zu den komplexen gesellschaftlichen Veränderungen im Bildungsbereich zählt die Zunahme an Schulabgängern mit Realschulabschluß und mit der Hochschul- oder Fachhochschulreife. In den Jahren zwischen 1964 und 1978 verringerte sich die Anzahl der Hauptschulabgänger insgesamt um 13,1%, während die Abgänger der Realschulen oder ihnen gleichwertiger Einrichtungen um 7,9% zunahm und 4,8% mehr Schulabgänger die Hochschul- oder Fachhochschulreife nachweisen konnte (Hübner u. Rohlfs 1988, S. 116).

Insbesondere machte sich diese Entwicklung unter den Frauen bemerkbar. Im Jahre 1964 konnten 85,9% aller Frauen nur einen Hauptschulabschluß vorweisen, 1978 waren dies nur noch 69,6%. Im gleichen Zeitraum erhöhte sich die Anzahl der Abiturientinnen von 2,8 auf 7,5%. Frauen mit besseren Schulabschlüssen strebten zielgerichteter auf den Arbeitsmarkt. Frauen artikulierten zunehmend ihre Auffassungen, unter denen, auch aus wirtschaftlichen Gründen, der Anspruch, Familie und Beruf miteinander vereinbaren zu können, an vorderster Stelle stand (Hübner u. Rohlfs 1988, S. 120). Eine Leistungsgesellschaft braucht auch zunehmend qualifizierte Arbeitskräfte. Auch hier stellten sich Frauen den wachsenden berufsqualifizierenden Ansprüchen. 1979 hatten 56% aller erwerbstätigen Frauen in den alten Bundesländern der Bundesrepublik Deutschland einen Berufsbildungsabschluß, 1992 waren dies 77% (Hübner u. Rohlfs 1994, S. 136).

Besser gebildete und besser ausgebildete Frauen sind zur gleichen Zeit Verbraucher und Versorgende im Gesundheitswesen. Es liegt immer noch in den Händen der Frauen, in erster Linie für die Gesundheit der Familienmitglieder zu sorgen. Sie haben in der Regel einen höheren und intensiveren Kontakt mit den Einrichtungen des Gesundheitswesens als Männer. Ihre geänderten Erwartungen werden sich auch in ihren Vorstellungen und Beurteilungen von der beruflich ausgeübten Pflege niederschlagen. Auf der anderen Seite sind auch die meisten beruflich Pflegenden immer noch Frauen, die teilhaben an dem gesellschaftlichen Wandel, der auch für sie zu den

Ansprüchen einer individualistisch geprägten, demokratisierten Gesellschaft führt. Es müssen sich Konflikte im Berufsalltag Pflegender ergeben, die oft weiterhin in stark hierarchisch strukturierten und autoritär geprägten Organisationen arbeiten. Ein struktur- und funktionsbezogenes Pflegemanagement kann diese Konflikte nur verschärfen, da es ihm an personenbezogenen Perspektiven und Managementstrategien mangelt.

1.3 Akademisierung und Professionalisierung der Pflege

Trotz der Veränderungen in den Krankheiten und Gesundheitsrisiken und sich ständig wandelnder institutioneller Bedingungen in der Gesundheitsversorgung sowie der kritischen Hinterfragung medizinischer Möglichkeiten und Begrenzungen, stützt sich das pflegerische Handeln in der Praxis noch weitgehendst auf überlieferte Traditionen.

Es mag zwar den mündigen, selbstverantwortlichen Bürger geben, der in einer auf individueller Leistung beruhenden Gesellschaft zum Prototyp des modernen Menschen geworden ist, einen mündigen Patienten gibt es kaum.

Pflegende jedoch eher als andere verbringen ihren gesamten Arbeitsalltag in unmittelbarem Kontakt mit Patienten, wo ihnen die Widersprüchlichkeiten dieser Situation kaum entgehen sollten. Ihre Wahrnehmungsfähigkeit hinsichtlich der mangelnden Erfüllung vieler Bedürfnisse der Patienten ist oftmals geschärft durch eine patientenorientierte Ausbildung im Rahmen von neuen Curricula, die nicht nur die Entwicklungen in der Gesundheitsversorgung, sondern auch die Folgen gesellschaftlicher Veränderungen in der Vermittlung relevanten Pflegewissens berücksichtigen. Pflegende, die wie andere individualistischer, demokratiebewußter und handlungswilliger geworden sind, fühlen sich oft in einer echten Zwangslage. Sie erkennen zunehmend, daß sie mit dem ihnen zur Verfügung stehenden Pflegewissen die komplex gewordenen Bedürfnisse der Patienten in dem herkömmlichen System der funktionalen Pflegeorganisation nicht erfüllen können. Auch wenn ihnen Wissen vermittelt worden ist, das diesen Anforderungen eher entspricht, mangelt es ihnen an Entwicklungs- und Handlungsfreiräumen, es effektiv einzusetzen.

Ein selbstverständliches Mitspracherecht bei Entscheidungen über die Versorgung eines Patienten gibt es nicht, oftmals zum Nachteil des betroffenen kranken Menschens, dessen medizinische Bedürfnisse wohl die Entscheidung bestimmen, dessen pflegerische Lebensbedürfnisse jedoch völlig unbeachtet, weil unerkannt bleiben.

> Wie oft entscheidet der Arzt, wann ein Patient entlassen werden kann, aufgrund der medizinischen Situation. Aus der Sicht der Pflege verfügt der Patient weder über die notwendige Selbstpflegefähigkeit, noch stehen ihm genügend Hilfen in der Familie oder in der Gemeinde zur Verfügung. Die Krankenschwester hat oft keine Möglichkeit, oder nimmt sie nicht wahr, den Entscheid des Arztes zu beeinflussen, und ist mit schlechtem Gewissen genötigt, den Patienten zu entlassen (Käppeli 1988, S. 23).

Ein besonderes Problem, durchaus vorhandenes und für die Versorgung des Patienten notwendiges Erfahrungswissen der Pflege einzubringen, ergibt sich aus dem Mangel theoretischer Fundierung eben dieses Wissens. Auch weil empirisch nicht überprüft, ist es schwierig, seine Gültigkeit und Verläßlichkeit einzuschätzen. Wenn es auch nicht immer zutrifft, so glauben akademisch ausgebildete Ärzte doch eher, dem Wissen der nicht akademisch vorgebildeten Pflegenden weniger Bedeutung beimessen zu können. In einigen Fällen würden sie sogar bezweifeln, daß es überhaupt pflegerisches Wissen gibt, das nicht vom medizinischen Wissen abgeleitet ist. Pflegende sind sich zunehmend bewußt, daß sie mehr und besser fundiertes Pflegewissen brauchen, um den komplexen Bedürfnissen der Patienten gerecht werden zu können und um dieses Wissen dann auch glaubhaft und mit eigener größerer Sicherheit in Entscheidungsprozesse einbringen zu können.

Die Erkenntnis, daß *Pflege zum Gegenstand der Forschung* werden muß, verbreitete sich von der Mitte der 70er Jahre an auch in den deutschsprachigen Ländern Europas, doch vorerst fand dieses Anliegen der Pflege wenig Gehör. Pflegende aus Deutschland gingen ins europäische und nordamerikanische Ausland, um sich in dort schon etablierten Pflegestudiengängen entsprechendes Wissen und Können anzueignen. Andere studierten an deutschen Hochschulen in anderen Wissensbereichen, um sich mit wissenschaftlicher Arbeit vertraut zu machen. Aus informellen Gruppen interessierter und engagierter Pflegepersonen entstanden formelle Vereinigungen, Stiftungen, ständige Konferenzen und ähnliche Strukturen, durch die Forderungen zur Akademisierung der Pflege vorangetrieben werden konnten. In der letzten Dekade dieses Jahrhunderts beginnt die Pflege, sich im tertiären Bildungsbereich zu etablieren. Es entstehen Diplomstudiengänge für leitende und lehrende Pflegepersonen (Pflegemanagement und Pflegepädagogik) sowie pflegepraxisorientierte Diplomstudiengänge mit spezifischen Schwerpunkten in Pflegewissenschaft und -forschung. Diese Entwicklungen bestärken, ergänzen und integrieren sich mit anderen anwachsenden Professionalisierungsbestrebungen.

Wir legen den Schwerpunkt vorliegenden Textes auf den stationären Bereich, da dieser als „Lernort" praktischen Handeln zunächst im Vordergrund steht. Natürlich ist es unabdingbar, daß ein modernes Pflegemanagement die ambulanten Versorgungsstrukturen in ihre Planung, Steuerung und weitergehende Begleitung einbeziehen muß. Hier zeichnen sich komplexe, neue Anforderungen an die Pflege ab.

> Die Krankenpflege ist gerade dabei, sich im Bewußtsein der Pflegenden zum vollwertigen Heilberuf zu entwickeln. In Gang gebracht und verstärkt hat diesen Wandel ein vielschichtiger Komplex von Faktoren und Triebkräften. Einen ganz gewichtigen Beitrag dürften Entwicklungen innerhalb der Krankenpflege selbst gespielt haben; eine Orientierung über den nationalen Zaun hinaus an der Praxis und Theorie der Pflege in anderen Ländern; die Rezeption vorliegender und aufkommender theoretischer Begründungen und Modelle von Krankenpflege in der Literatur und in den Curricula der Qualifikationswege des Führungs- und Ausbildungspersonals; Ansätze der systematischen Untersuchung, Beschreibung und Verbesserung der Wirkung bestimmter Pflegetechniken; die Verdichtung des Informations- und Kommunikationsnetzes innerhalb der Berufsgruppe aufgrund des Ausbaus medialer Fachforen, der internen und externen Fort- und Weiterbildung sowie der Berufsverbände und sonstiger Zusammenschlüsse (Betz 1992, S. 196).

Die Pflege ist in Bewegung geraten. Unter den Einflüssen gesellschaftlicher Veränderungen, die Pflegende als Menschen prägen und auch ihre beruflichen Erwartungen verändern, und von Entwicklungen der Gesundheitsversorgung, die sich auf grundlegend neue Bedürfnisse und entsprechende institutionelle Gegebenheiten einstellen muß, wendet sich die Pflege in einem zunehmenden Maße (wieder) dem Patienten zu.

1.4 Patientenorientierte Pflege und personenorientiertes Pflegemanagement

Menschen verbringen einen großen Teil ihres Lebens in Organisationen, meinte Etzioni (1963, S. 9), in denen sie geboren und erzogen werden, ihre soziale und politische Bestätigung finden und in denen sie vor allem arbeiten. Das Krankenhaus gehört zu den Organisationen, die am deutlichsten die bürokratischen Strukturen aufweisen, die der Arbeitsteilung und administrativen Kontrolle dienen und ihnen eine Beständigkeit verleihen, die zwecknützlich, aber auch zweckhinderlich sein kann.

In der klassischen Organisation Krankenhaus, das oft räumlich groß, anonym und schwer durchschaubar ist, kennen sich meistens alle Mitglieder nicht persönlich. Der Zweck der Organisation, definiert und artikuliert von der stärksten und mächtigsten Gruppe in der Organisation, ist immer der wichtigste Bestandteil ihrer Selbstdefinition. Persönliche Anliegen, Bedürfnisse und Gefühle sollen möglichst „vor der Tür" bleiben. Menschen sind auswechselbar in Organisationen. Ihr Fortgehen gefährdet das Bestehen der Organisation im allgemeinen nicht. Ein Gefühl der individuellen Bedeutungslosigkeit wird zudem dadurch verstärkt, daß Status und Anerkennung mehr an die Positionen in der Hierarchie gebunden sind als an die nachweisbare Kompetenz des einzelnen Mitarbeiters. Die bürokratische Organisation bedient sich unzähliger Regelungen und Vorschriften, die in dem Grade zunehmen und die Art der Ausübung der Arbeit bestimmen, wie der Status des Mitarbeiters abnimmt. Die Aufmerksamkeit der administrativen Kontroll- und Leitungsinstanzen bezieht sich eher auf das reibungslose Funktionieren der Organisation als auf ihre Effektivität. Während die Pflegenden einen Anspruch „auf angemessene Respektierung und Ermöglichung der therapeutischen Wirksamkeit im beruflichen Umfeld" (Betz 1992, S. 197) erheben, zunehmend Eigenständigkeit und Mitspracherechte einfordern und patientenorientierte pflegerische Organisationsstrukturen zu entwickeln suchen, bleiben sie in einer hierarchischen Ordnung verhaftet, die sie als individuelle Personen kaum wahrnehmen und bestätigen kann.

Auch der Empfänger der Dienste der Organisation Krankenhaus ist zumeist ein anonymisierter Fall, dessen Geschick von instituionsorientierten Gegebenheiten und Abläufen bestimmt wird. Das Krankenhaus nimmt auch den Patienten nur in einem sehr begrenzten Maße als Person wahr.

Ohne ein personenorientiertes Management jedoch ist eine patientenorientierte Pflege nicht möglich.

Pflegemanagement kann sich nicht in administrativer Kontrolle in erstarrten organisatorischen Strukturen erschöpfen, vielleicht gerade noch mit dem Zusatz einiger betriebswirtschaftlicher Kenntnisse, um komplexe finanzwirtschaftliche Ziele der Organisation mit umsetzen zu können, sondern es muß zu einer Dynamisierung, einem Werte- und Zielwandel und der Rehumanisierung der Arbeitswelt der Pflegenden beitragen, wenn auch der Patient wieder oder überhaupt zu einer Person werden soll, deren Bedürfnisse organisatorische Strukturen und Funktionen wesentlich mitbestimmen.

In einem zunehmenden, wenn auch sicher noch nicht ausreichenden Maße lenken epidemiologische und gesundheitspolitische Tatsachen die Überlegungen und die Aufmerksamkeit auf allen Ebenen des Gesundheitssystems auf die Notwendigkeit, von einem krankenversorgenden zu einem gesundheitsfördernden System gelangen zu müssen. Die Debatte darüber, wie dies im einzelnen geschehen sollte, ist facettenreich und des öfteren noch inkonklusiv. Von internationalen Gesundheitsorganisationen (WHO 1986, 1988) wird jedoch der Pflege dabei eine beträchtliche Aufgabe zugesprochen. Die Erkenntnis, daß es auch Menschen mit kontinuierlichen Krankheitsproblemen oder Behinderungen möglich ist, ein effektives, individuelles Leben in bedingter Gesundheit gestalten zu können, verbreitet sich.

Ein wesentlicher Faktor unter den „Bedingungen", die erfüllt sein müssen, damit der betroffene Mensch sich wohl und gesund fühlt, ist ohne Zweifel eine zumindest angemessene Pflege. Sie muß gesundheitsfördernde Perspektiven entwickeln und dementsprechend geeignete Interventionen anbieten können.

Patientenorientiert pflegen heißt gesundheitsfördernd pflegen.

Es ist jedoch kaum anzunehmen, daß Mitarbeiterinnen und Mitarbeiter, die in Organisationen arbeiten, die sie krank machen, sich dieser Anforderung stellen können.

Ein personenorientiertes Management muß auch gesundheitsfördernde Ziele haben. Es muß eine Personalpflege betreiben, die sich nicht nur in einigen funktionell bestimmten oder gar gesetzlich vorgeschriebenen Hygienemaßnahmen erschöpft, die im Kern der Unternehmensideologie verankert ist.

Personenorientiertes Management heißt, eine gesundheitsfördernde Personalpflege zu den Grundvoraussetzungen der betrieblichen Effizienz zu zählen.

Diesen Anforderungen in der zunehmenden Komplexität und Wandelbarkeit des Arbeitslebens in einer industrialisierten Gesellschaft am Rande der Jahrtausendwende gerecht zu werden, verlangt nicht nur erhöhte Managementkompetenzen, sondern eine völlig neue Sichtweise. Es geht nicht mehr darum, Menschen in primär vorgegebene strukturelle und funktionelle Organisationsformen einzufügen, um sie für die Ziele der Organisation nutzbar zu machen und zu diesem Zweck eine Portion Personalmanagement nachzuschieben. Es geht darum, zu erkennen, daß sich die Arbeitswelt des Menschen spektakulär verändern wird. Organisationen werden Menschen brauchen, die flexibel und innovativ ihre Arbeit gestalten und die fähig sind, strukturelle und funktionelle Gegebenheiten zu schaffen, mit denen die Organisation den unvermeidlichen Wandel bestehen kann – auch in der Pflege.

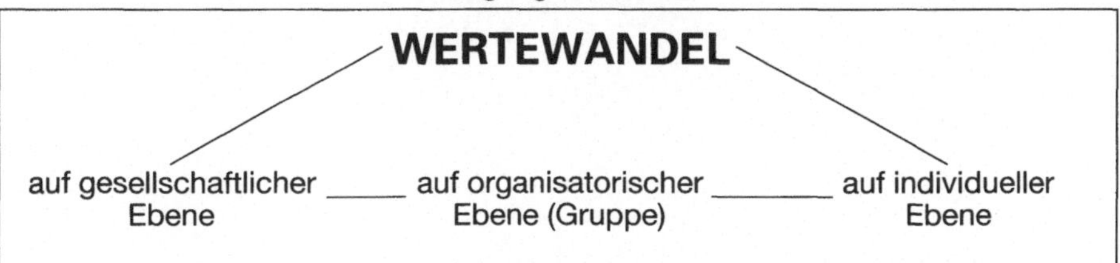

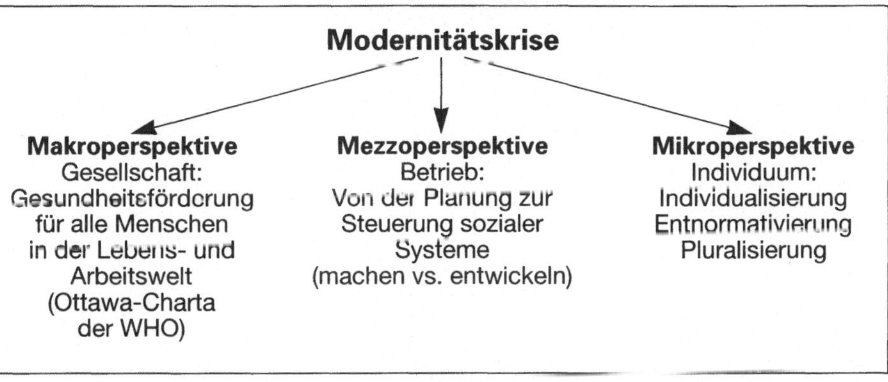

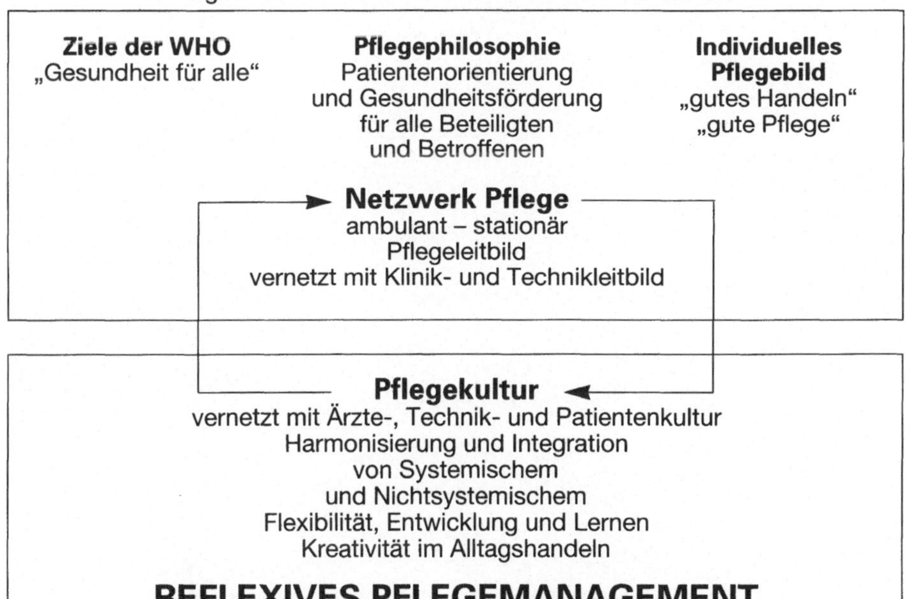

Abb. 1.2. Auf dem Weg zu einem reflexiven Pflegemanagement. (Borsi 1995)

2 Neue Herausforderungen an das Pflegemanagement

Pflegemanagement „heute" kann dargestellt werden, wie es im Alltag praktiziert wird, es kann aber auch Leitbilder und Entwicklungslinien aufzeigen, die in die Zukunft führen. Alte Denkmuster können dabei hinterfragt, die notwendige *reflexive Modernisierung* des Pflegemanagements problematisiert werden.

Pflegemanagement befindet sich in einem dynamischen Spannungsfeld von Fragen und Auseinandersetzungen, die die Entwicklung individueller und kollektiver Identität innerhalb einer modernen komplexen Gesellschaft berühren. Orientierungskrisen der Massengesellschaft verschränken sich mit den Verunsicherungen, Ambivalenzen und Orientierungskrisen des modernen Menschen, der dem Orientierungsverlust und der „ontologischen Bodenlosigkeit der Moderne" (Ziehe 1987) zu entfliehen trachtet bzw. diese Bindungslosigkeit, Entwurzelung und „Heimatlosigkeit des modernen sozialen Lebens" (Berger et al. 1877, S. 159) aktiv-konstruktiv zu bewältigen versucht. Diese Bindungskrise der modernen Gesellschaft greift besonders tief in Berufe mit einer spezifisch humanen Dimension. Durch die fortschreitende weltweite Vernetzung von globalen Strukturen, Institutionen und Gesellschaftssystemen wird die Zunahme von Wissen, also die Vergrößerung der Wissensbasis der Gesellschaft, zu einer gravierenden Herausforderung an die Zukunft. Die Zunahme von Wissen, verbunden mit dem stetigen Wandel und der Veränderung von Strukturen in Institutionen, verdeutlichen, „daß der dauerhafte Ausbau *einer* Wissensbasis durch *vermehrtes* Wissen nicht ausreichend ist, sondern daß es einer Anpassung bedarf, die bestehendes Wissen immer wieder in Frage stellt und neu strukturiert. Aufgrund dessen ist eine ständige Auseinandersetzung mit neuen Situationen notwendig, die zur Entwicklung von veränderten Managementfähigkeiten und Handlungsfertigkeiten führt" (Probst u. Büchel 1994, S. 6).

Mit diesem Wandel vom quantitativen zum qualitativen Wissen rückt die Lernfähigkeit des Einzelnen, der Gruppen sowie der Organisationen deshalb ins Zentrum gegenwärtiger Zeitdiagnosen. Lernen in diesem Zusammenhang stellt nach Peccei (1979) den Prozeß der Vorbereitung auf neue Situationen dar, um anstehende, zukünftige Probleme bewältigen zu können. Die konsequente Kultivierung dieser Flexibilität und Lernfähigkeit gehört deshalb in Zukunft zu einer beträchtlichen Herausforderung an das Pflegemanagement.

Tradiertes Wissen des Pflegemanagements, das auf vertrauten Strukturen, traditionellen Mustern und Erklärungsansätzen, sicheren Erfahrungen beruhte, veraltet in gravierendem Tempo und führt gleichzeitig zu neuer

Orientierungssuche, zu neuen Denkmustern, die aber auch von Orientierungskrisen und Orientierungskonflikten begleitet sind.

> Steigende Entwicklungsgeschwindigkeit der Gesellschaften, zunehmende Spezialisierung der Einzelnen, intensiverer Austausch zwischen immer komplexer aufgeteilten Einzelfunktionen, die stetig steigende Summe des insgesamt verfügbaren Wissens, die daraus erwachsende Verwissenschaftlichung auch des Alltagslebens in immer mehr Bereichen, die Notwendigkeit zu hochspezialisierter Informationsverarbeitung, dies alles fordert das verfügbare Orientierungswissen heraus. Die Vielfalt und Fülle der Informationen übersteigt die Fähigkeit des Menschen zu bewußter Erlebnisverarbeitung. Der Einzelne sieht sich zunehmend als Objekt nicht beeinflußbarer Prozesse, sieht seinen Entwurf der Realität auf nicht mehr zurechenbare Weise gefährdet (Weidenfeld 1994, S. 9).

Dies führt zu aktuellen betrieblichen Umbruchs- und Wandlungsprozessen in sozialen Organisationen. Es geht also um verfügbares und zukünftiges Orientierungswissen für den Einzelnen, für Gruppen und soziale Organisationen, um sich in dieser Komplexität einordnen zu können.

Die Handhabung und der Umgang mit Komplexität wird hier als Kernaufgabe jedes Managements definiert (vgl. Malik 1993).

Um für diese qualitativen Wandlungsprozesse gerüstet zu sein, ist eine reflexive Modernisierung des Pflegemanagements unabdingbar notwendig, die von einer grundlegenden Diskussion um die Entwicklung einer Managementphilosophie aus ihren paradigmatischen Grundlagen ausgeht und den gegenwärtigen Paradigmenwechsel einbezieht, nach dem Organisation „nicht mehr wie im herkömmlichen ‚social fact paradigm‘ als ein objektives Faktum angesehen, sondern als eine ‚Gesellschaftliche Konstruktion der Wirklichkeit‘ (Berger u. Luckmann 1980) in den Köpfen der Organisationsmitglieder" gesehen wird (Osterloh 1991, S. 162). Dieses interpretative Paradigma hat wesentliche Konsequenzen für eine moderne Arbeitsgestaltung in der Pflege 2000 und in der Entwicklung einer Managementphilosophie aus ihren paradigmatischen Grundlagen.

Ausgangspunkt einer Analyse zum „Problempatient Krankenhaus" und zum „Modernitätsnotstand des Pflegemanagements" (Meifort 1994, S. 41) ist ein beträchtlicher Handlungsbedarf, der durch neue gesetzliche und politische Änderungen im Gesundheitswesen erzeugt wird. Der dadurch bedingte Veränderungsdruck wird zusätzlich verstärkt durch eine Reihe von Schwachstellen in vielen Krankenhäusern, die nach Graf u. Mühlbauer (1995, S. 1) folgende Punkte umfassen:

- ein schwach ausgeprägter Organisationsgrad mit teilweise überkommenen steilen Hierarchien;

- bisweilen völlig fehlende Managementinstrumente, wie z. B. management- bzw. entscheidungsbezogene Informationssysteme, einschließlich der zur Nutzung notwendigen Kompetenz;
- eine unzureichende Kommunikationskultur zwischen den und innerhalb der Berufsgruppen im Krankenhaus;
- fachlich hochqualifizierte Mitarbeiter in allen Bereichen mit teilweise erschreckenden Mängeln in der sozialen und managementbezogenen Führungskompetenz.

Diese Liste der Problempunkte ist sicher nicht vollständig; sie zeigt jedenfalls auf, wie komplex die Verflechtung der angesprochenen Probleme und wie schwierig deshalb die notwendige Umstrukturierung und Veränderung vieler Krankenhäuser samt der dort arbeitenden Subgruppen ist. In diesem Netzwerk komplexer und komplizierter Handlungsfelder und sozialer Subsysteme ist eine Veränderung nur einzelner Schwachstellen oder Handlungsebenen völlig unzureichend und führt oft nur zu kurzfristigen Verbesserungen der Effektivität und Effizienz sowie der Qualität des Krankenhauses. Aus diesen Gründen ist es unabdingbar notwendig, von bereichsspezifischen und berufsgruppenbezogenen Veränderungsansätzen zu einem ganzheitlich-vernetzten Denken zu kommen. Bisher wurden meist irgendwelche Veränderungsstrategien von und auf einzelne Abteilungen, Berufsgruppen oder Bereiche der Arbeitsorganisation Krankenhaus bezogen, oft bedingt durch die Einführung neuer Medizintechnik oder neuer Behandlungsangebote neuer Patientenprofile.

Nach Hildebrand (1995) wird die Diskussion um eine umfassende Reorganisation eines Krankenhauses von Konzepten aus Amerika inspiriert und in Deutschland derzeit zwar vehement diskutiert, im praktischen Alltag jedoch kaum umgesetzt. Diese Reorganisation betrifft folgende Aspekte, die nach Graf u. Mühlbauer (1995, S. 2) in einen integrierten Veränderungsprozeß eingebettet werden müssen:

- das Management auf allen Hierarchieebenen;
- die Struktur- und Prozeßorganisation;
- die Informations- und Kommunikationssysteme;
- die Einstellungen, Qualifikation und Identifikation aller Berufsgruppen sowie
- die Führungsstrukturen und das Führungsverhalten.

Schlagworte, wie Qualitätsmanagement, Lean production, Fraktales Krankenhaus oder Total Quality Management werden in diesen Problemanalysen für das Gesundheitswesen diskutiert und in einen ganzheitlichen Zusammenhang mit Veränderungen in sozialen Organisationen gebracht.

In diesen angestrebten Veränderungsprozessen geht es nach den genannten Autoren (s. S. 3) um folgende Ziele:

- **Partizipation** – d. h. entwicklungsfähigen und entwicklungwilligen Mitarbeitern werden verbesserte Chancen zur Vergrößerung ihres Entscheidungs- und Handlungsspielraumes gegeben.

- **Dienstleistungsorientierung** – die Qualität der Patientenversorgung und der Organisationskultur soll weiter verbessert werden.
- **Effizienzsteigerung** – Die Betriebs- und Investitionskosten sollen gesenkt und/oder die Leistungserbringung verbessert werden, damit die Wirtschaftlichkeit erhöht wird.
- **Effektivität und Integration** – Das Krankenhaus soll zu einem Netzwerk im Rahmen eines Versorgungssystems in der Region systematisch ausgebaut werden.

Die Frage lautet deshalb: Wie können diese Ziele umgesetzt werden? Welchen Beitrag kann das Pflegemanagement zu dieser Aufgabenstellung leisten?

Um diese vielfältigen anstehenden Aufgaben, vor denen die Arbeitsorganisation Pflege und das Pflegemanagement steht, bewältigen zu können, rückt die Lernfähigkeit, das „Können" erneut ins Blickfeld, die von Probst u. Büchel (1994, S. 183) mit folgenden Kriterien beschrieben werden kann:

- Fähigkeit zur Kooperation und Partizipation (demokratisch/autoritär),
- Fähigkeit der Kommunikation und Schaffung von Transparenz (Diffusion/Konzentration),
- Fähigkeit zur Problemanalyse und Lösung von komplexen Aufgaben (analytisches Vorgehen und ganzheitliche Problemlösung),
- Fähigkeit zur Speicherung von Wissen (Geschichten/Anweisungen).

Es geht in dieser systemorientierten Perspektive also um Herstellung eines sinngebenden Rahmens, um den Aufbau von ethischen und normativen Grundlagen, um die Schaffung eines gemeinsamen Wertebewußtseins, wie in Abb. 2.1 zu sehen ist.

Notwendig dafür ist ein neues Denken und ein erweitertes Handlungswissen, um mit den neuen Formen *systemischer Rationalisierung* umgehen zu können. Pflegemanagement kann hierbei für die Mitarbeiter im Pflegebereich als Orientierungsvermittlung beschrieben werden, die individuelles „sinnvolles" Leben, das Wohlbefinden der dort arbeitenden Menschen mit den Zielen der Gemeinschaft und der Gesellschaft verknüpft und verbindet und so zu einer stabilen *kollektiven Identität* führt, die den gesamtgesellschaftlichen Aufgaben des Gemeinwohls gerecht wird. Pflegemanagement muß in dieser Betrachtungsweise ein Selbstbild, eine eigene Identität entwickeln, die „bewußt" die eigene Sinn- und Systembildung reflektiert.

Identität bedeutet bei personalen AkteurInnen deren Selbstbewußtheit im Spiegel ihrer sozialen Umwelt. In einem übertragenen Sinne spricht moderne Organisationsforschung auch von einer korporativen oder institutionellen ‚Identität'. (Corporate Identity) Damit bezieht sich Identität nicht nur auf die Probleme personaler Sinnbildung, sondern auch auf professionelle und organisatorische Systembildung (Pankoke 1994, S. 4).

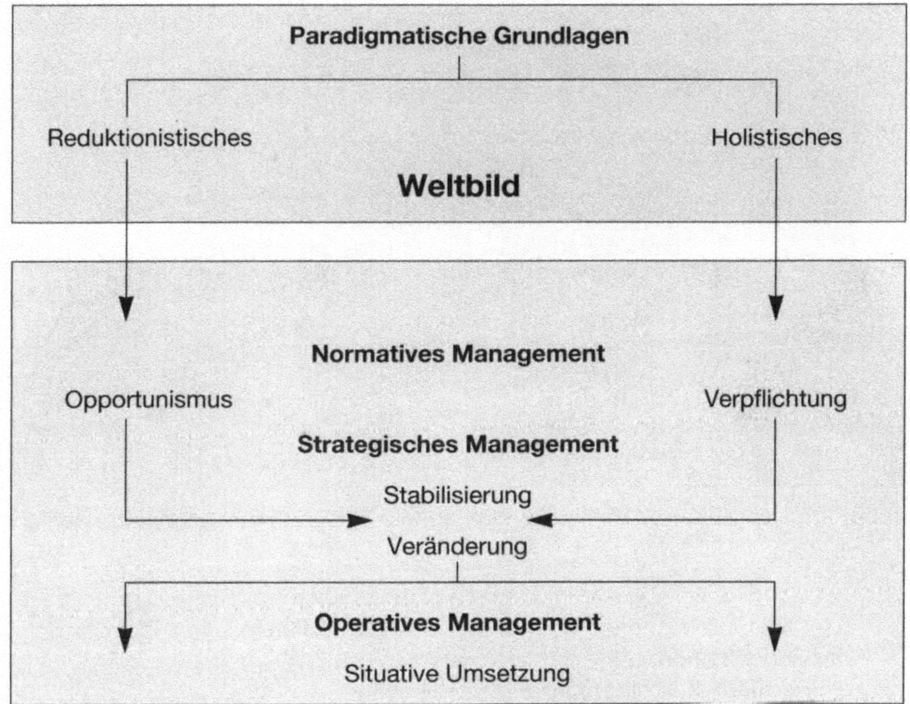

Abb. 2.1. Entwicklung einer Managementphilosophie aus ihren paradigmatischen Grundlagen. (Nach Bleicher 1991, S. 419)

Um individuelle Identität mit Problemen kollektiver Identitätsbildung, die Fragen des Gemeinwohls unserer Gesellschaft berühren, zu verbinden, werden wir im vorliegenden Text Pflegemanagement mit einem Konzept des Organisationswissens verknüpfen, das Tradition und Wandel umfaßt (Abb. 2.2).

Die Organisation Pflege mit deren Leitbildern, Strategien, Zielen, Kultur und Strukturen wird in diesem Zusammenhang zwar als Bezugsrahmen für individuelles Handeln und individuelles Lernen gesehen; die Wechselwirkung zwischen den Mitarbeitern und der Organisation führen jedoch zu einer gemeinsamen Wissensbasis, die aber etwas anderes ist als die Summe der einzelnen Teile. Probst u. Büchel (1994, S. 7) definieren organisationales Lernen wie folgt:

Unter organisationalem Lernen ist der Prozeß der Erhöhung und Veränderung der organisationalen Wert- und Wissensbasis, die Verbesserung der Problemlösungs- und Handlungskompetenz sowie die Veränderung des gemeinsamen Bezugsrahmens von und für Mitglieder innerhalb der Organisation zu verstehen.

Die neuere Managementlehre der Betriebswirtschaftslehre spricht deshalb von der Notwendigkeit einer Erneuerung der grundlegenden Managementprinzipien:

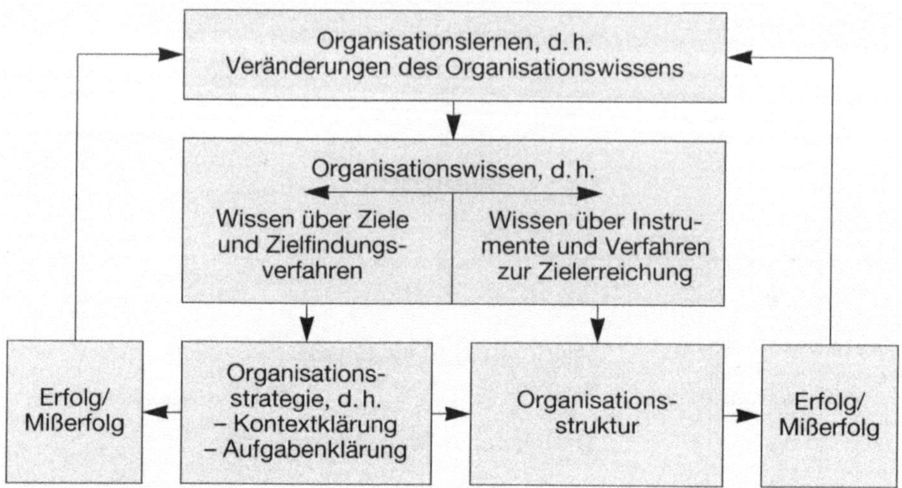

Abb. 2.2.   Organisationslernen und die Entwicklung von Organisationsstrategien und -strukturen. (Nach Geißler 1994, S. 37)

- die „Responsiveness" gegenüber den Bedürfnissen von Betroffenen der Organisation;
- die Lernfähigkeit einer Organisation sowie
- deren Handlungsfähigkeit (vgl. Pautzke 1989).

Aus diesem Grunde ist eine Institutionalisierung und „konsequente Kultivierung der Lernfähigkeit" notwendig, um die erhöhte Komplexität der Führungsaufgaben im Pflegedienst im „magischen Viereck" von Struktur, Strategie, Kultur und Personal systemisch und ganzheitlich vernetzen zu können. Dazu müssen folgende Prozesse des Lernens bewältigt werden:

- Strategieentwicklungsprozesse,
- Kulturentwicklungsprozesse,
- Strukturentwicklungsprozesse und
- Personalentwicklungsprozesse.

Diese vielfältigen Aufgaben und Prozesse können nur in einem integrierten Managementprozeß gelöst werden.

2.1 Krisen als Auslöser von Wandel

Krisen können als Auslöser von Wandel beschrieben werden, die es erforderlich machen, sich mit einem neuen Weltbild, einem veränderten Interpretationsschema, mit veränderten Theorien und Konzepten auseinanderzusetzen. Zeitanalysen von Futurologen und Zeitkritikern aus den unterschiedlichsten Wissenschaftsbereichen diskutieren und prognostizieren einschneidende paradigmatische Veränderungen der Gesellschaft *von der Moderne zur Postmoderne*. So löst nach Bell (1973) eine nachindustrielle Gesellschaft die Industriegesellschaft ab; Naisbitt (1982) analysiert zehn Megatrends, die unser Leben verändern werden; Capra (1987) zeichnet ein neues Weltbild, das sich in seinen Bausteinen fundamental vom bisher vorherrschenden „mechanistischen", kartesianischen Weltbild unterscheidet. Vester (1985) fordert ein neues Denken, um in einem kybernetischen Zeitalter die „Komplexität der Wirklichkeit" abbilden zu können. Diese Prognosen beschreiben fundamentale qualitative Wandlungsprozesse, mit denen jeder einzelne sich auf verschiedenen Ebenen seiner Lebens- und Arbeitswelt auseinandersetzen muß. Es handelt sich hier um Prognosen über Wandlungsprozesse zweiter Ordnung. Insbesondere soziale Organisationen sind von diesen paradigmatischen Wandlungsprozessen betroffen. Deshalb ist es für das Management von sozialen Organisationen, hier das Pflegemanagement, unabdingbar notwendig, sich mit diesen paradigmatischen Veränderungen auseinanderzusetzen.

Im folgenden soll ein sozialwissenschaftlicher Beitrag zu einem konzeptionellen Pflegemanagementverständnis entwickelt und zur Diskussion gestellt werden, der von einer notwendigen reflexiven Modernisierung der Pflege ausgeht. Eine grundlegende Reorientierung des Denkens steht an. Kuhn (1962) hat den Paradigmabegriff zur Beschreibung wissenschaftlicher „Revolutionen" in die Diskussionen eingeführt. „Paradigma steht für die Art und Weise, wie Menschen ihre Wahrnehmungsstrukturen organisiert haben, für Weltsicht, Glaubenssätze, und in unserem Bereich, Managementphilosophien" (Staehle 1991, S. 830). Paradigmen können auch als Handlungs- und Erkenntnisprogramme verstanden werden.

Diese Veränderungs- und Wandlungsprozesse werden in Tabelle 2.1 aufgelistet. Sie weisen auf einschneidende, paradigmatische Änderungen der Arbeitsweise einer sozialen Organisation hin. Es geht um qualitative Veränderungen des Bezugsrahmens nicht nur auf der Ebene der Organisation, sondern auch auf der Ebene des Individuums, der Gruppe und der Gesellschaft, also auf einer Mikro-, Mezzo- und Makroebene. Diese Merkmale werden wir hier, auf das Thema Pflegemanagement bezogen, diskutieren und weiterführen.

Tabelle 2.1. Merkmale von Wandel 1. und 2. Ordnung. (Nach Staehle 1991, S. 830 in Anlehnung an Levy u. Merry 1986, S. 9)

Wandel 1. Ordnung	Wandel 2. Ordnung
Beschränkt auf einzelne Dimensionen, Aspekte	Mehrdimensional
Beschränkt auf einzelne Ebenen	Umfaßt alle Ebenen
Quantitativer Wandel	Qualitativer Wandel
Wandel des Inhalts	Wandel im Kontext
Kontinuität, gleiche Richtung	Diskontinuität, neue Richtung
Inkremental	Revolutionär
Logisch und rational	Vermeintlich irrational, andere Rationalität
Ohne Paradigmawechsel	Mit Paradigmawechsel

Der Sprung vom quantitativen zum qualitativen Wandel fällt dabei besonders ins Auge. Dies muß auch für das Thema dieses Buches, Pflegemanagement im Wandel, auf einzelnen Analyseebenen problematisiert werden. Bezogen auf das Pflegemanagement als soziales System werden intrasystemische und extrasystemische Krisenursachen unterschieden, so beispielsweise bei den Umweltbedingungen von Pflegemanagement. „Allgemein bedeutet *Krise* die unbeabsichtigte und unerwartete nachhaltige Störung eines Systems (Person oder Institution) oder wesentlicher, für dessen Überleben zentraler Teile" (Staehle 1991, S. 831).

Pflegemanagement im Wandel muß deshalb zunächst durch eine umfassende Analyse seines komplexen Spannungsfeldes diese verschiedenen Einfluß- oder Wirkfaktoren sowie die wechselseitigen *Verschränkungen und Interdependenzen* reflektieren, über die die in der Pflege arbeitenden Organisationsmitglieder miteinander verbunden sind (Abb. 2.3). Dazu genügt aber nicht das alte kausale Wenn-Dann-Denken, sondern es ist ein neues, systemorientiertes Denken angezeigt, das der Komplexität des Spannungsfeldes Pflege gerecht wird.

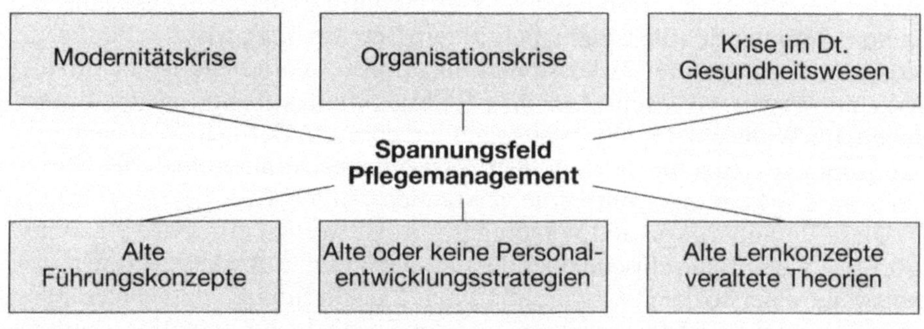

Abb. 2.3.   Spannungsfeld Pflegemanagement

Die herkömmliche Krisenursachenforschung ist insgesamt (noch) fest im eindimensionalen, linearen Ursache-Wirkungs-Denken verhaftet (und entsprechend defizitär sind die Therapievorschläge), obgleich offensichtlich ist, daß Krise einen Systemzustand beschreibt, zu dessen Entstehung mehrere, eng miteinander vernetzte, sich gegenseitig verstärkende Ereignisketten beigetragen haben. Die Suche nach der Krisenursache ist folglich vom Ansatz her verfehlt und verleitet lediglich zu kurzschlüssigen Krisenbewältigungsmaßnahmen (Staehle 1991, S. 833).

Pflegemanagement muß deshalb aus der umfassenderen, „ganzheitlichen" Sicht einer **ökopsychosozialen Konzeption der Gesundheitsförderung** im Sinne der WHO-Definition gesehen und interpretiert werden, die seine Einbettung und Vernetzung in das Gesundheitssystem Krankenhaus sowie in das bundesdeutsche Gesundheitswesen ganz allgemein reflektiert.

> Gesundheitsförderung im Krankenhaus hat die Erhöhung von Gesund-
> heitskompetenz bei Mitarbeitern und Patienten zum Ziel. Sie sollte aber
> ebenso auf eine gesundheitsförderliche Gestaltung der Arbeitswelt für
> die Beschäftigten abzielen. Die Notwendigkeit dazu ergibt sich nicht zu-
> letzt aus dem engen Zusammenhang zwischen den Arbeitsbedingungen
> von Beschäftigten und der Qualität der Versorgung in interaktionsintensi-
> ven Dienstleistungsbereichen (vgl. Badura 1992 a; Feuerstein u. Badura
> 1991) (Müller u. Münch 1993, S. 324).

Im folgenden Argumentationsgang gehen wir von einem *sozialen Modell von Gesundheit* aus, das eine Neuorientierung auf präventive Strategien zur Herstellung einer leb- und erlebbaren Umwelt zum Ziel hat (Abb. 2.4). Eine reflexive Modernisierung des Pflegemanagements muß nach unserer Auffassung an diesem Paradigma der Gesundheitsförderung ansetzen und die individuellen und organisationalen Ressourcen einer betrieblichen Gesundheitsförderung hinterfragen (vgl. Kapitel 3.5, Das Paradigma der Gesundheitsförderung).

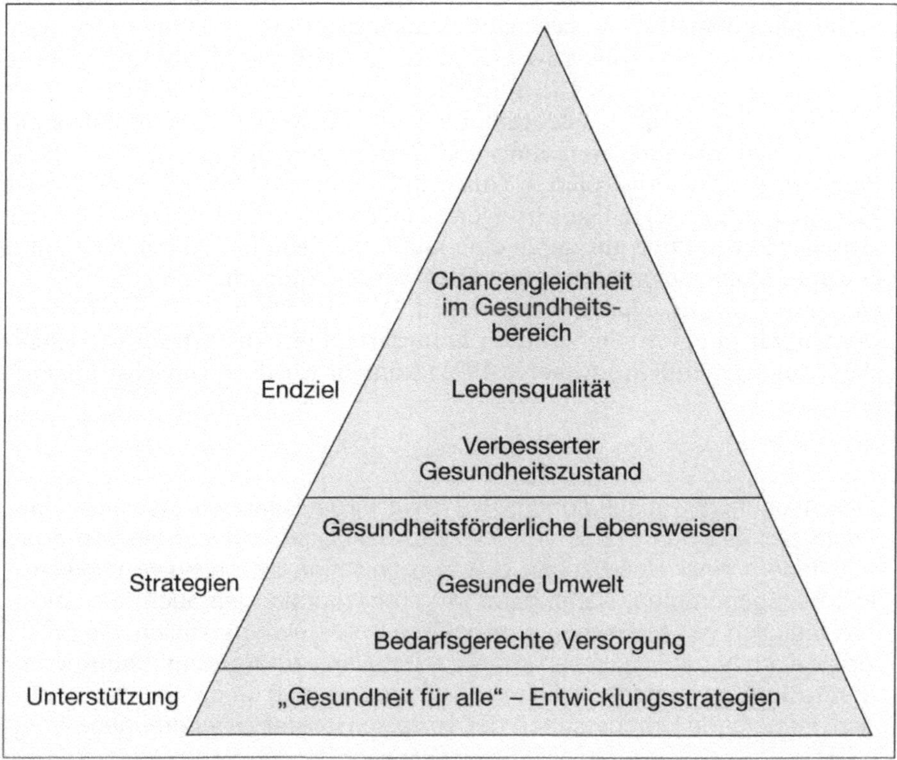

Abb. 2.4.   Ziele zur „Gesundheit für alle". Die Gesundheitspolitik für Europa. (WHO, Regionalbüro für Europa, 1993)

„Social construction paradigm"

Gegenwärtig ist in sozialen Organisationen ein gravierender Paradigmenwandel der Organisationstheorie im Gange, der mit den Stichworten Redynamisierung, Rehumanisierung und Repolitisierung charakterisiert werden kann (vgl. Türk 1989). Dadurch wird allmählich auch in der „Praxis" ein neues Verständnis über Arbeitsorganisationen einführt. Es enthält für deren Management wesentliche Implikationen, (siehe Kap. 3.3; Kap. 5.6; Kap. 6.5) Hier wird zunächst das interpretative Paradigma der Organisationstheorie beschrieben, das sich mit der *Konstruktion von Wirklichkeit* befaßt und zu weitreichenden Auswirkungen auf die Zusammenarbeit und das Management in kooperativen Arbeitszusammenhängen führt, insbesondere auf die Gestaltung der Beziehungen zwischen Führenden und Geführten.

Nach dem neuen Wissenschaftsverständnis der interpretativen Organisationsforschung ist unter Organisationen nicht (allein) objektivistisch ein konkret existierendes Gebilde zu verstehen, sondern von den Organisationsteilnehmern (intern und extern) selbst produzierte, also sozial konstruierte Realitäten (vgl. Berger u. Luckmann 1987; Weick 1979; Schmidt 1987). Nach dieser paradigmatischen Sicht gibt es auch nicht eine (richtige) Organisationsstruktur für eine (objektive) Organisationsumwelt; in unserem Falle „eine" richtige Sicht vom Arbeitsfeld Pflege, deren Planung und Führung, eine „richtige" Pflegemanagementtheorie und Pflegemanagementphilosophie, sondern mehrere Interpretations- und Deutungsmöglichkeiten. Nach diesem Paradigma sozial konstruierter Wirklichkeit bedeutet dies, einen diskursiven **Managementprozeß** in Gang bringen zu müssen, was nach organisationstheoretischer Perspektive nur durch eine kulturelle Sicht bzw. durch eine kulturbewußte Managementhaltung geleistet werden kann, die von einer *kommunikativen Führungsethik* untermauert ist. Was das für unser Thema bedeutet, werden wir in einzelnen Schritten herausarbeiten. Aus betriebswirtschaftlicher Managementlehre (Staehle 1991) können wir dazu zunächst folgendes lesen:

> Gesellschaftliche Institutionen, wie etwa Organisationen, gewinnen im Laufe der Zeit den Status von Sachgesetzlichkeit und werden von den Mitgliedern einer Gesellschaft bzw. Organisation als objektive Wirklichkeit wahrgenommen. Dabei gerät in Vergessenheit, daß auch Institutionen lediglich von Menschen geschaffene Konstrukte darstellen, die prinzipiell auch anders aussehen könnten. Der Hang zur **Verdinglichung von Institutionen** manifestiert sich in der Tatsache, daß Menschen dazu neigen, ihre eigene Urheberschaft der sozialen Realität zu verdrängen.

> Wandel spielt sich in *konstruktivistischer* Sichtweise (vgl. Berger u. Luckmann 1987; Schmidt 1987) zunächst in den Köpfen der Menschen ab. Die **Konstruktion von Wirklichkeit**, hier übertragen von der symbolischen Ebene der Institutionalisierung auf die materielle Ebene der Entstehung einer Organisation, erfolgt in folgenden Stufen:
>
> 1. **Externalisierung:** Die Entäußerung eines subjektiv gemeinten Sinns durch den/die Gründer leitet die Gründungsphase ein. Es muß ein Basiskonsens über das gemeinsam Gewollte erzielt und permanent reflektiert werden.
>
> 2. **Habitualisierung:** Verhaltensweisen, Handlungen und Arbeitsweisen werden – bei positiver Erfahrung – zur unreflektierten Regelbeherrschung. Verhalten wird durch Erwartungsstabilisierung prognostizierbar, und die Organisation wird durch Routinisierung von Spannungen und Konflikten entlastet.
>
> 3. **Institutionalisierung:** Im Prozeß der Institutionalisierung werden Handlungen und Handelnde in ihrem Verhalten typisiert und damit auf längere Zeit festgeschrieben.
>
> 4. **Objektivation/Verdinglichung:** Institutionalisierte Handlungen werden mit der Zeit als objektive Wirklichkeit erlebt. Objektivation bedarf jedoch der Legitimation. Überlieferte institutionelle Wirklichkeiten (Traditionen) müssen Sinn machen.
>
> Festzuhalten ist, daß in konstruktivistischer Sichtweise Wirklichkeitsbestimmungen geändert werden können, und zwar vor allem über neue Interpretationsmuster (Stachle 1991, S. 839).

Pflegemanagement muß so gesehen **Systemsteuerung** und **Kulturentwicklung** verbinden. Der Fokus wird also auf die Verbesserung der pflegerischen Kultur und Organisationsstruktur gelegt, auf eine Rehumanisierung der Pflege. Zu den Aufgaben des Pflegemanagements gehört es deshalb, kulturelle Lernprozesse anzustoßen und dementsprechende Spielräume und Kommunikationsforen zu gewähren. Mit dem Begriff *kulturbewußtes Management* kann noch zusätzlich ein weiterer Schwerpunkt gesetzt werden: Durch ein „symbolisches Management", also durch symbolische oder argumentative Schaffung intersubjektiver Sinngemeinschaft und durch „konsensorientiertes Management", das auf argumentativer Konsensfindung und dialogischer Willensbildung beruht, können die erhöhte Vielfalt von Wertstrukturen und -veränderungen, insbesondere die veränderten Werthaltungen der Mitarbeiter, gebündelt und auf (neue) Leitbilder und Ziele hin ausgerichtet werden. Wir werden auf diese theoretischen Managementkonzepte und deren praktische Implikationen für den pflegerischen Alltag zurückkommen.

Mit diesen Schlagworten und Begriffen der Managementlehre der Betriebswirtschaft werden dialogische Umgangs- und Kommunikationsformen angesprochen, die auf eine *Demokratisierung im betrieblichen Alltag* und damit verbunden auch auf eine „Renaissance des Politischen" (Beck 1995, S. 104) hinführen. Mit dem Begriff „Subpolitik" läßt sich der systemisch-reflexive Charakter betrieblicher Wandlungsprozesse umschreiben.

Gedanken zu einer reflexiv-systemischen Modernisierung
des Pflegemanagements gehen deshalb nicht von
isolierten Teillösungen aus, sondern von einem
systemischen Ganzen, d. h. von Pflege als einem
vernetzten und selbstrückbezüglichen System.

Pflege 2000

Die Zukunft der Pflege wird derzeit heftig diskutiert, auch unter dem globalen Begriff Pflege 2000, in Anlehnung an ähnliche Formulierungen wie Arbeit 2000, Umwelt 2000 und Solidarität 2000. Hinter diesen Schlagworten
stehen gesellschaftspolitische Veränderungen, ein gravierender Wandel der
Arbeits- und Lebenswelt und damit verbunden eine dramatische Steigerung
der komplexen Anforderungen, die auf Individuen und Organisationen zukommen werden (Abb. 2.5). Insbesondere der beschleunigte Wandel insti-

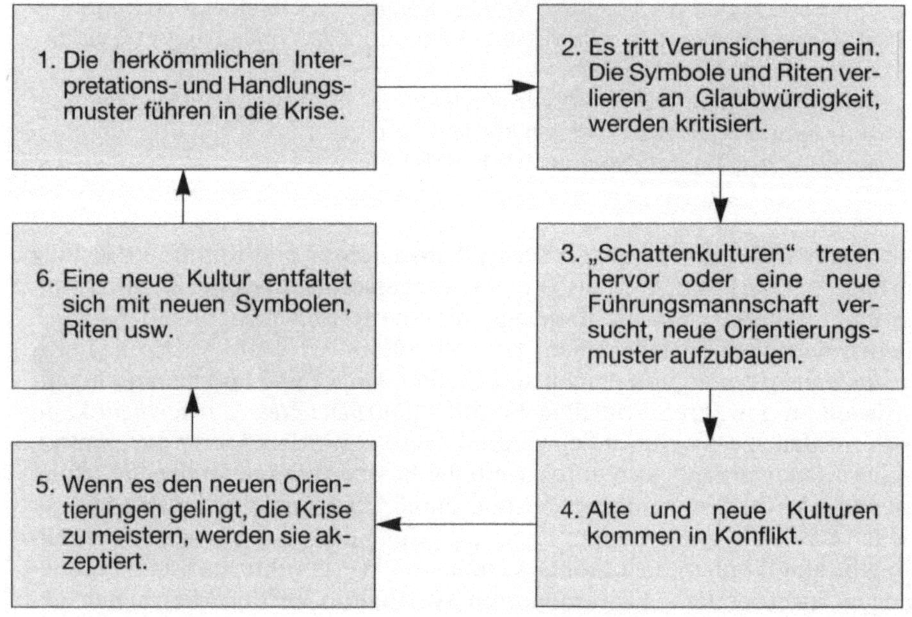

Abb. 2.5.   Typischer Verlauf eines Kulturwandels. (Nach Dyer 1985, S. 211 in der Über-
setzung von Steinmann u. Schreyögg 1990, S. 549; aus: Staehle 1991, 1988, S. 854)

tutioneller Rahmenbedingungen sowie die Auswirkungen der wachsenden
sozialen und technischen Komplexität berühren das Management von sozialen Systemen, so auch das Pflegemanagement innerhalb der vernetzten
Strukturen unseres Gesundheitssystems. Gesamtgesellschaftliche Zeitdiagnosen unterschiedlicher Fachdisziplinen fordern auf, in die dringend anstehende Diskussion um die Zukunft, auch um das Gesundheitswesen 2000 und

„Solidarität 2000" einzutreten, den gegenwärtigen Dialog aller Disziplinen mitzusteuern, der sich mit dem „Problem einer Reintegration der technologischen Zivilisation in die gesellschaftliche Kultur der Zukunft" befaßt (Nagel 1992, S. 7). Eine **neue Partnerschaft im Gesundheitswesen** wird hier angesprochen (vgl. DBfK 1995, S. 27). Dies gilt natürlich auch für die Berufsgruppe Pflege, gilt es doch in die ethische *Mit*steuerung und *Mit*verantwortung für die Zukunft einzutreten, sich als eigenständige Gruppe zu Behandlungs- und Pflegefragen, zu ethischen Forschungsfragen, wie beispielsweise zur Gentechnik, zu beteiligen. Zu diesem gesellschaftlichen Auftrag der Pflege können wir nachlesen:

> **Der gesellschaftliche Auftrag der Pflege ist, dem einzelnen Menschen, der Familie und Gruppen dabei zu helfen, ihr physisches, psychisches und soziales Potential zu bestimmen und zu verwirklichen, und zwar in dem für die Arbeit anspruchsvollen Kontext ihrer Lebens- und Arbeitsumwelt. Deshalb müssen die Pflegenden Funktionen aufbauen und erfüllen, die die Gesundheit fördern, erhalten und Krankheit verhindern. Zur Pflege gehört auch die Planung und Betreuung bei Krankheit und während der Rehabilitation, und sie umfaßt zudem die physischen, psychischen und sozialen Aspekte des Lebens in ihrer Auswirkung auf Gesundheit, Krankheit, Behinderung und Sterben. Die Pflegenden gewährleisten, daß der Einzelne und die Familie, seine Freunde, die soziale Bezugsgruppe und die Gemeinschaft ggf. in alle Aspekte der Gesundheitsversorgung einbezogen werden. Sie unterstützen damit Selbstvertrauen und Selbstbestimmung der Menschen. Die Pflegenden arbeiten auch partnerschaftlich mit Angehörigen und anderen an der Erbringung gesundheitlicher und ähnlicher Dienstleistungen beteiligten Gruppen zusammen.**
>
> **Pflege ist eine Kunst und eine Wissenschaft, sie setzt das Verständnis und die Anwendung fachspezifischen Wissens und Könnens voraus. Sie stützt sich auf Wissen und Verfahren aus den Geisteswissenschaften, ebenso wie aus den Natur- und Sozialwissenschaften, der Medizin und der Biologie (Pflege im Wandel, WHO, Europäische Schriftenreihe, Nr. 48.).**

Die Pflege kann dadurch einen eigenen genuinen Beitrag zur Bewältigung aktueller Zeitfragen leisten, dem ansteigenden Bedarf an Betreuung, Pflege und Unterstützung alter und kranker Menschen gerechter werden, Humanität durch eine patientenorientierte Pflege umsetzen, was vor dem Hintergrund einer veränderten Krankheits- und Gesundheitsversorgungslandschaft und dem beträchtlichen Anstieg chronischer Erkrankungen besonders wichtig ist. Um für diese vielfältigen Aufgaben und Anforderungen gerüstet zu sein, ist der Ansatz „Betriebliche Gesundheitsförderung" von entscheidender Bedeutung. Die Ressourcenforschung in der Arbeitswelt Pflege muß deshalb die herkömmliche Belastungsforschung ablösen und von einem **salutogenetischen Gestaltungsansatz** ausgehen (vgl. Antonovsky 1979; Udris et al. 1992):

> Die sozialwissenschaftliche Belastungsforschung arbeitete zahlreiche Hinweise für das hohe Maß an Berufsverdrossenheit, Berufsflucht, Nachwuchsprobleme insbesondere der pflegerischen Probleme heraus; erforschte auch institutionelles Abwehrverhalten und arbeitsbezogene Strategien der Belastungsreduktion, wie z. B. die Abwendung vom Patienten. Die Ressourcenforschung in der Arbeitswelt Krankenhaus geht dagegen von einem salutogenetischen Denkmuster aus, das die ‚Gesundheitsförderung und Krankheitsbewältigung im und durch das Krankenhaus' im Programm *Gesundheitsförderndes Krankenhaus* propagiert (Magdeburger WHO-Empfehlungen 1992). ... Dabei geht das wissenschaftliche und politische Konzept der Gesundheitsförderung im Krankenhaus von einem Organisationsverständnis aus, das das Krankenhaus als komplexes soziales System sieht, das nach heutigem Verständnis auch irrationale und unbewußte Prozesse sowie den Eigensinn der Subjekte ‚hinter den Kulissen der Organisation' (vgl. Selvini-Palazzoli et al. 1984) umfaßt. Mit diesem Programm Gesundheitsförderndes Krankenhaus verändert sich nach dem Gutachten von Feuerstein und Badura (1991) in einschneidender Weise die Arbeitssituation aller professionellen Berufsgruppen im Feld des Gesundheits- und Krankheitspanoramas, was beträchtliche Implikationen für alle Mitarbeiter auf allen hierarchischen Ebenen hat: Gesundheitsförderung in dieser Perspektive verlangt eine Umorientierung in den Strategien und Qualifikationen der *kooperativen Akteure* (Borsi 1994, S. 45).

Dieses System Pflege samt Pflegemanagement mit der Zielsetzung Patientenorientierung und Gesundheitsförderung für Patienten *und* Mitarbeiter kann nicht mit einem linearen, monokausalen Denken erfaßt und analysiert werden, sondern nur durch ein systemisch vernetztes Denken *gemanagt* werden, das das System Pflege ganz grundsätzlich als (begrenzt) gestaltbar begreift.

2.2 Zur Humanisierung der Pflege

Der Berufsstand, das Berufsbild und das Berufsethos der Pflege sowie damit verbunden das Pflegemanagement befinden sich in einem gravierenden Wandel und in einem radikalen Umbruch. Es gilt, notwendige Veränderungen im Berufsalltag Pflege einzuleiten und anzupacken. Im folgenden werden überblicksartig ausgewählte Aspekte der Sozialphilosophie und -psychologie aufgezeigt, wichtige Denk- und Handlungskonzepte aus der Arbeits- und Organisationsforschung sowie aus der Betriebswirtschaftslehre beschrieben, die den Menschen, die in sozialen Organisationen Mitarbeiter, Gruppen und Organisationssubsysteme leiten, Mut machen sollen, Veränderungs- und Entwicklungsprozesse anzustoßen, umzusetzen und langfristig zu begleiten.

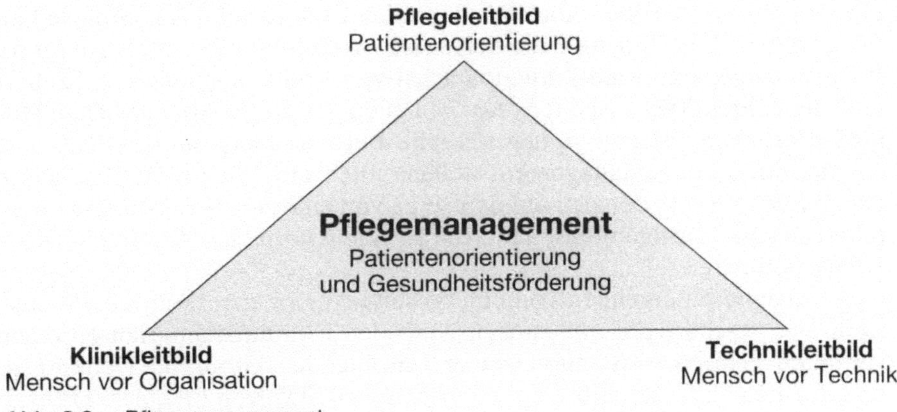

Abb. 2.6.   Pflegemanagement

Das Zukunftsszenarium der Pflege 2000 muß zunächst die zentralen Einflußfaktoren herausarbeiten, die gegenwärtig das komplexe Spannungsfeld des Pflegeberufs tangieren. Es geht um *Humanität im Krankenhaus* durch Patientenorientierung für alle Beteiligten und Betroffenen (Abb. 2.6). Bei dieser Leitlinie geht es um eine *Rehumanisierung* der Pflege. Diese Humanisierung des Arbeitsfeldes Pflege könnte eine der Strategien sein, um Fluktuation, innere Kündigung, Entfremdung, fehlende Kommunikations- und Interaktionschancen proaktiv und präventiv aufzufangen, wie Feuerstein u. Badura (1991) in ihrem sozialwissenschaftlichen Forschungsbericht zur Humanität im Krankenhaus herausgearbeitet haben.

Die Diskussion um die Zukunft der Pflege sowie die Aufgaben und Anforderungen an das Pflegemanagement kann nur vor dem Hintergrund des gesellschaftlichen Strukturwandels der modernen Arbeits- und Lebenswelt differenziert geführt werden, die auch die Wandlungen der Wertorientierungen einschließen und analysieren. In Abb. 2.7 ist Pflege und damit Pflegemanagement eingekreist von globalen Konzepten und schlagwortartigen

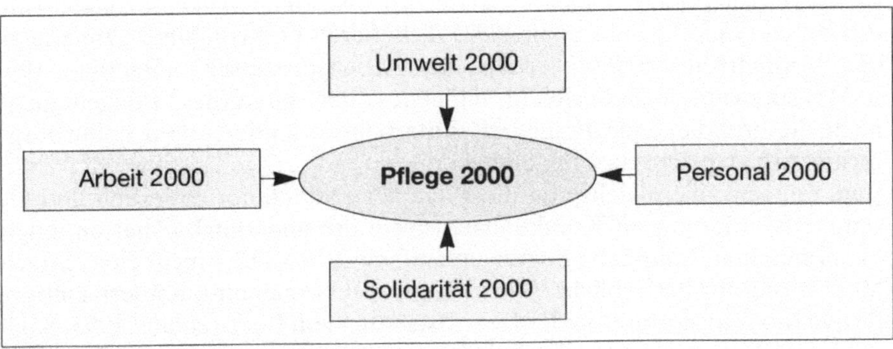

Abb. 2.7.   Pflege 2000

„Programmen", die aber einen gravierenden Einfluß auf das komplexe Feld Pflege haben. Die Dynamik, die sich zwischen diesen Problemfeldern für das Pflegemanagement ergibt, muß zunächst von einem allgemeinen „Szenarium" des Jahres 2000 ausgehen, das die neuen gesamtgesellschaftlichen Herausforderungen aufzeigt, denen sich alle Berufsgruppen und deshalb auch ein modernes Pflegemanagement stellen muß, wenn Pflege *ein Beruf wie jeder andere* sein soll, der sich auf dem Weg von einer Dienstleistungsgemeinschaft zu einer Tarifgemeinschaft, d. h. zu einem *normalen Arbeitnehmerverhältnis* befindet.

Zeitdiagnosen sprechen von einem weltweit global verknüpften Weltsystem; wir beschäftigen uns zunächst mit den Zukunftsszenarien zu einem vereinten Europa, was schon genug verschiedene kulturelle Denkmuster und -formen birgt, die unter einer *europäischen Sicht* von Pflege 2000 bewältigt werden müssen. Für diese Fragestellungen, die das Personal 2000 sowie die Personalentwicklung in der Pflege zentral berühren, ist es zunächst wichtig, auf das andropozentrische Denkmodell des traditionellen bürgerlichen „Individuum", des „homo clausus" europäischer Prägung hinzuweisen, das die **Besonderheit europäischer Denkmuster zu Subjekt und Gesellschaft** berührt. Insbesondere in der Auseinandersetzung mit neueren Strömungen der amerikanischen Sozialpsychologie und der neueren Frauenforschung wurden neue Vorstellungen vom „Subjekt" herausgearbeitet (vgl. Bilden 1989, Keupp zuletzt 1994).

> Im Zeitalter der Postmoderne, so Sampson (1989), ereignet sich der Übergang zu einem global verknüpften Weltsystem und damit zu einer veränderten funktionalen Einheit des sozialen Systems, die nicht mehr das Individuum sein kann, sondern eine globaler konzeptualisierte Form haben muß (Bracht 1994, S. 127).

Auch die Diskussion und das sog. Normalarbeitsverhältnis gehört in diesen Gesamtzusammenhang. Lesen und reflektieren wir aufmerksam die gegenwärtigen Zeitdiagnosen um die Moderne, die vor dem Hintergrund gesamtgesellschaftlicher Transformationsprozesse einen *neuen Sozialcharakter der Arbeit* (vgl. Matthies et al. 1994) diskutieren und von einer „zunehmenden normativen Subjektivierung des Arbeitsprozesses" (Baethge 1994, S. 245) sprechen, so stellt sich für ein neues oder „modernes" Pflegemanagement die grundlegende Frage, wie mitarbeiterorientierte und bedürfnisgerechte Arbeitsplätze für Pflegende hergestellt bzw. organisiert werden sollen (und müssen), die gleichzeitig die Ziele der Patientenorientierung und Gesundheitsförderung im Krankenhaus sowie die unabdingbar harten, engen ökonomischen Rahmenbedingungen umfassen. Es ist hier nicht eine einfache Modernisierung betrieblicher Wandlungsprozesse gemeint, sondern eine „reflexive Modernisierung" in der Begriffsfassung von Beck (zuletzt 1995, S. 11).

Dieser Reflexivitätsbegriff befaßt sich mit einer neuen Stufe des gegenwärtigen Modernisierungsprozesses, worauf auch für unsere Argumentationsstruktur im folgenden Text ausführlich und differenziert eingegangen werden muß.

Neue Ansprüche an die Arbeit

Für Pflegepraktiker und Pflegemanager wird an allen Orten sichtbar, daß Mitarbeiter nicht im Aggregatscharakter „Personal", als beliebige Manövriermasse oder als austauschbare Nummern in Dienstplänen oder Organigrammen behandelt werden wollen, die dazu noch ihre personale Identität bei Dienstantritt an der Klinikpforte abgeben, sondern als individuelle Persönlichkeit den Anspruch an ihre jeweilige Arbeits(um)welt stellen, „Subjektivität" in der Arbeit, in der Freizeit, also im Berufsleben genauso wie im Privatleben entfalten zu können, auch dafür „Spielräume" zur Verfügung gestellt zu bekommen (vgl. Baethge 1994). Ein *neues Mitarbeiterprofil* zeigt sich, auf das das Pflegemanagement sich einstellen und problemadäquat reagieren muß.

In einer umfangreichen Jugendstudie über Arbeiter, Angestellte, Ungelernte und Gelernte zu Ansprüchen bezüglich der Arbeit, die sicher im Trend auch für Pflegende gelten kann, wurde herausgearbeitet, daß heutzutage subjektbezogene Ansprüche an die Arbeit dominieren. Moderne Menschen möchten keine Nummern in der Masse sein, sondern die eigenen Bedürfnisse nach *Sinn-Entfaltung* und *Selbstverwirklichung* in die Arbeit einbringen:

Man will innerlich an der Arbeit beteiligt sein, sich als Person in sie einbringen können und über sie eine Bestätigung eigener Kompetenzen erfahren. Man will sich in der Arbeit nicht wie ein Jedermann, sondern als Subjekt mit besonderen Fähigkeiten, Neigungen und Begabungen verhalten und die Tätigkeit in der Dimension persönlicher Entfaltung und Selbstverwirklichung interpretieren können. Sätze wie: Die Arbeit soll mir persönlich etwas bringen; sie soll mir Spaß machen ... (Baethge 1994, S. 246).

In der genannten Studie zum subjektiven Verhältnis jüngerer Erwachsener zur Erwerbsarbeit wird als markantestes Merkmal der „starke(n) Rückbezug auf die eigene Emotionalität und Persönlichkeitsentfaltung" hervorgehoben und die „Offenheit, mit der sie ihr Bedürfnis nach Selbstdarstellung und -entwicklung auch in der Arbeit reklamieren", betont (Baethge 1994, S. 246). In Anlehnung an den Begriff des „self-developer" von Maccoby (1988) wird in den verschiedensten Wissenschaftsdisziplinen über einen *neuen Sozialcharakter der Arbeit* diskutiert.

> Maccoby charakterisiert damit eine neue Generation vor allem von Angestellten in den Dienstleistungsberufen, welche die guten, in der vorberuflichen Sozialisation angeeigneten intellektuellen und kommunikativen Fähigkeiten nun in der Arbeit in kooperativen Vollzügen anwenden wollen. Sie wollen als ganze Person und nicht nur als Rollenspieler behandelt werden und lehnen sachlich nicht begründete Autoritätsverhältnisse ab, sehen die Arbeit auch als Gelegenheit an, etwas Neues zu lernen, sich weiterzuentwickeln und ein Gefühl der Kompetenz und Unabhängigkeit zu gewinnen; zugleich kalkulieren sie sehr genau, wieweit sie sich auf welche Arbeit einlassen. Sie wollen sich von der Arbeit nicht auffressen lassen, da sie auch ein befriedigendes Privatleben führen möchten, und suchen, sofern die Tätigkeit ihre expressiven Bedürfnisse nicht erfüllt, diese außerhalb der Arbeitzeit zu befriedigen (vgl. Maccoby 1988, S. 20 und S. 167 ff.) (Baethge 1994, S. 247).

Alheit (1994, S. 191) unterscheidet bei diesem *neuen* Mitarbeitertyp drei verschiedene Strategien zur Konstruktion des Lebenslaufes oder der Berufsbiographie:

- den biographischen „Networker",
- den biographischen „Patchworker",
- den biographischen „Designer".

Auf die Bedeutung dieser „Biographisierung des Lebenslaufes" für die Gestaltung der Arbeitsorganisation Pflege werden wir im folgenden Text noch weiter eingehen (vgl. Kohli 1994, S. 232), bietet sie doch für Frauen, die durch Beruf und Familienarbeit doppelt belastet sind, eine positive Perspektive, wenn eine *lebenslauforientierte Personalstrategie in der Pflege* realisiert wird, die weibliche Lebensräume und -muster als „Flickerlteppich" akzeptiert und wertet.

Diese neuen, subjektbezogenen Ansprüche an die Arbeit und an die betriebliche Arbeitsumwelt zeigt sich heute in allen Teamgesprächen, Klinikkonferenzen etc. und führt zu einer beträchtlichen „kulturellen Unruhe", auf die vom Management überlegt und differenziert eingegangen und geantwortet werden muß. Unter dem vordergründig ironisierenden Thema „Das Gespenst der Postmoderne im Krankenhaus" wurde von Borsi (1994) modernes und postmodernes Denken problematisiert und auf eine neue Managementhaltung bezogen. Postmodernes Management muß die Pluralität der Lebens- und Arbeitsformen individualisierter Mitarbeiter akzeptieren, aufgreifen und auf die damit verbundenen *Zeitmuster* in einer differenziellen Personalpolitik eingehen. Die Probleme der „Individualisierung der Personalwirtschaft" in der Arbeitsorganisation Pflege wurde von Borsi (1995) dargestellt.

Durch die vielfältige Buntheit und Pluralität der Mitarbeiter wird das Pflegemanagement vor vollkommen neue Aufgaben und Probleme gestellt, da die herkömmlichen Führungsmodelle „top-down", die traditionellen

Lenk- und Kontrollinstrumente oft auf Anweisung und Machtausübung beruhten, für diese neuen „veränderten" Mitarbeiter aber, die heute als autonome Subjekte, als **„Bürger im Betrieb"** angesprochen werden wollen, nicht mehr greifen. Des weiteren wird zunehmend sichtbar, daß Pflegende, die sich zwar mit ihrem Berufsbild und ihrer Tätigkeit identifizieren, sich deshalb noch lange nicht mit der Organisation, in der sie arbeiten, und deren Organisationsphilosophie oder Organisationszielen einverstanden erklären. Beispielsweise können individuelle Auffassungen über Humanität im Krankenhaus und über humane Pflege weit auseinanderdriften von den organisationalen Vorstellungen über Humanität, über Technikanwendung o. ä.

Diese beträchtliche neue Organisationsdynamik stellt schwierige Anforderungen an das Pflegemanagement als Subsystem eines übergeordneten Systems Krankenhaus sowie der weiterführenden Behandlungs- und Versorgungsstrukturen (Abb. 2.8).

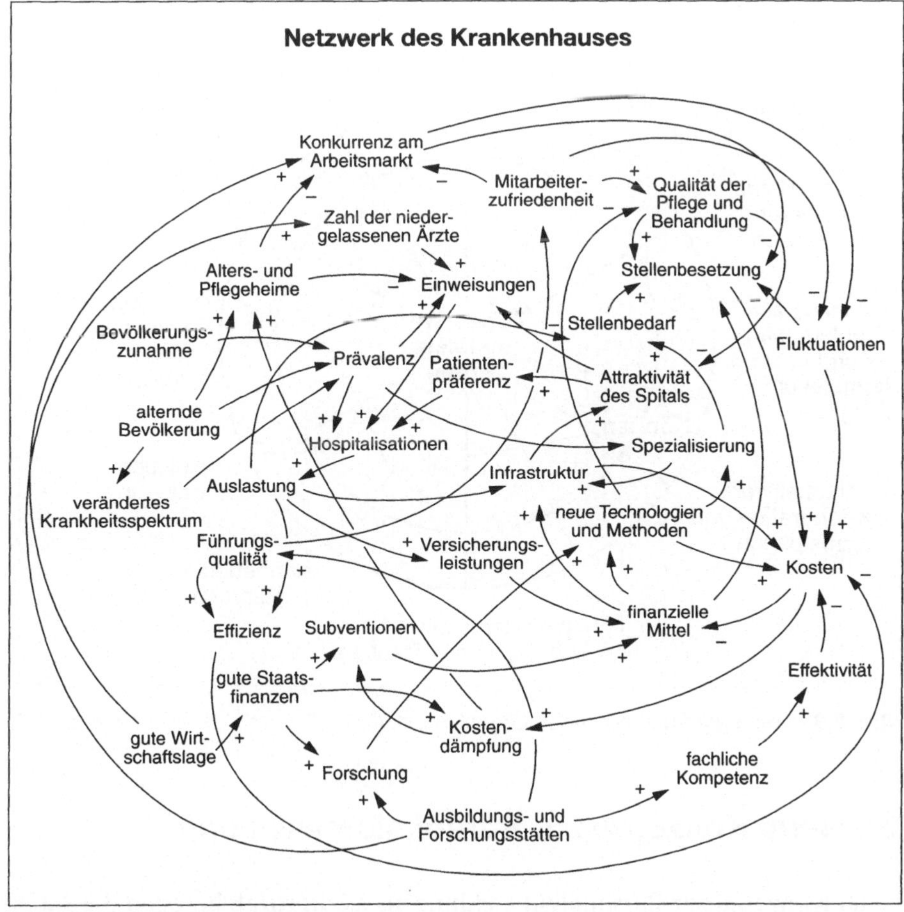

Abb. 2.8.   Das Krankenhaus als Netzwerk. (Nach Güntert u. Sagmeister 1991, S. 284)

Diese subjektbezogenen Ansprüche der Mitarbeiter im Pflegedienst an ihre Arbeit, insbesondere die sogenannten kommunikativen Bedürfnisse, die vor lauter Streß, Hektik, Datenfülle, Apparatemedizin im praktischen pflegerischen Alltag meist zu kurz kommen, können nur durch ein differenziertes Set an Maßnahmen aufgefangen werden. Insbesondere das Gebiet der Personal*entwicklung* und Personal*pflege* muß mit einer darauf abgestimmten Organisationsentwicklung verknüpft werden, die nach der Metapher „lernende Organisation" eine *Harmonisation* von Strategie, Struktur und Kultur, das heißt eine systemorientierte, ganzheitliche Betrachtungs- und Analyseebene zum komplexen vernetzten Spannungsfeld Pflege anstrebt. Die Arbeitsorganisation Pflege als lernende Organisation verstehen bedeutet, in den Aufbau von interkultureller, kommunikativer und partizipativer Kompetenz einen zentralen Arbeitsschwerpunkt des Pflegemanagements zu setzen, was nur durch vielfältige Lernprozesse auf allen Ebenen innerhalb der Organisation Pflege erreicht werden kann (Abb. 2.9).

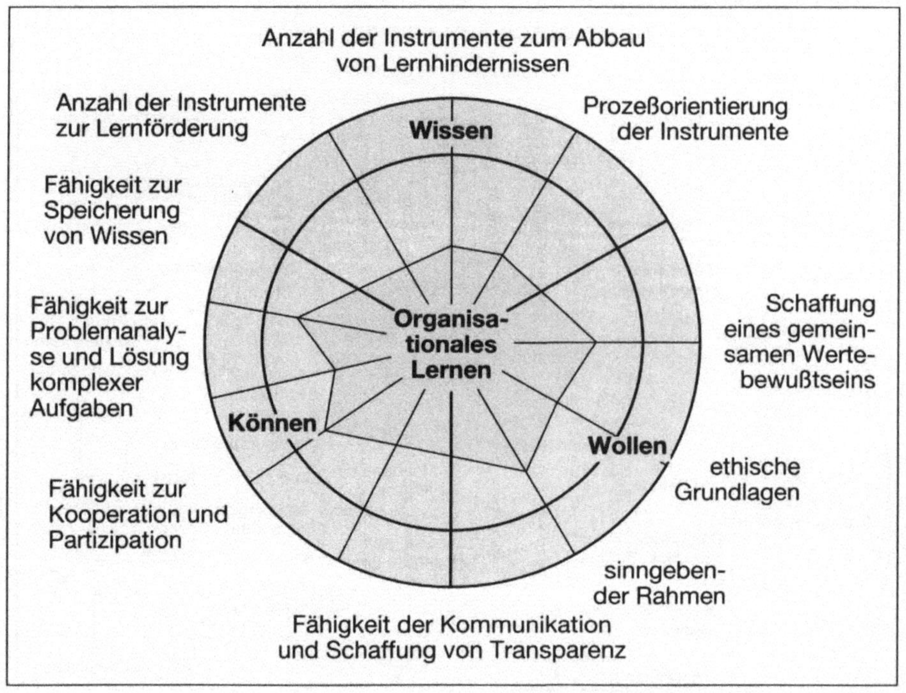

Abb. 2.9.   Reifegrad der lernenden Organisation. (Nach Probst u. Büchel 1994, S. 183)

2.3 Neue Konzepte zur Personalentwicklung

Neue Konzepte zur Personalentwicklung als Lernprozeß betonen die Interdependenz von Personalentwicklung und Organisationsentwicklung, die

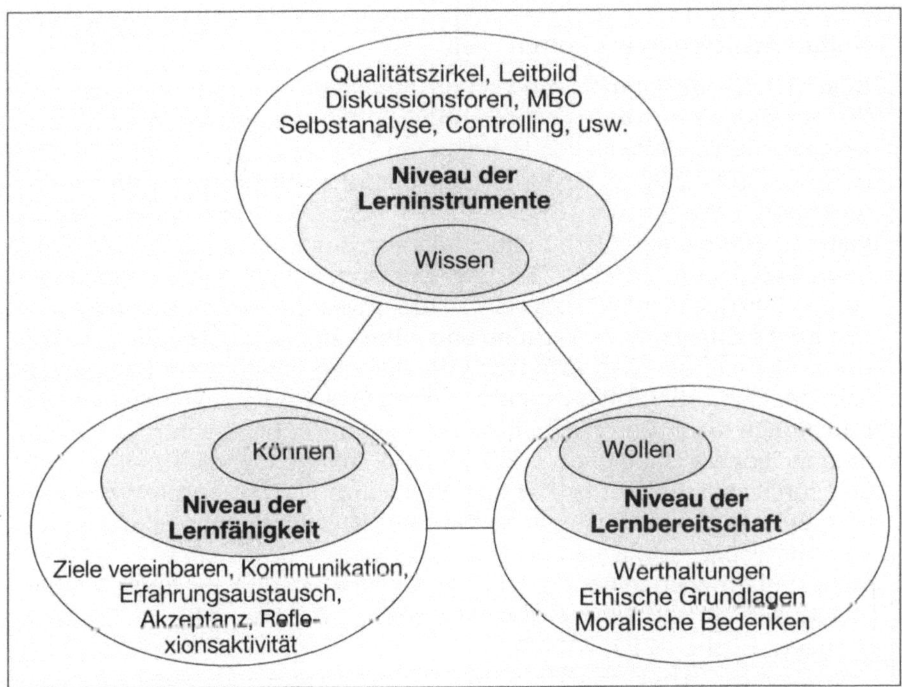

Abb. 2.10.   Zusammenspiel von Wissen, Können und Wollen. (Nach Probst u. Büchel 1994, S. 182)

über die Entwicklung von Teams von einer *soziotechnischen Systemgestaltung* ausgehen. Dabei können Konzepte des organisationalen Lernens benutzt werden, um Personalentwicklung mit Organisationsentwicklung zu verknüpfen. Probst u. Büchel (1994, S. 182) zeigen in Abb. 2.10 ein integratives Konzept der lernenden Organisation, die vom Zusammenspiel von Wissen, Können und Wollen ausgeht.

Mit differenzierten Strategien der Personalentwicklung, Qualitätszirkeln, mit partizipativer Arbeits- und Organisationsgestaltung wird eine Annäherung des Managements an die „eigenwilligen Subjekte", an diese neuen Mitarbeiterprofile versucht. Mit der Metapher „lernende Organisation" wird eine Verbindungsbrücke zwischen individuellen Ansprüchen an den Arbeitsplatz, Arbeitstätigkeit und den organisationalen Zielen vorgeschlagen, die die Wissensbasis der Organisation problematisiert.

Kulturentwicklung als Lernprozeß

Kultur ist ein im Rahmen von Lernprozessen erworbenes Wissens- und Erkenntnissystem, das der Interpretation von Erlebnissen (Erfahrungswissen) und der Genese von Handlungen (Aktionswissen) dient (Klimecki u. Probst 1990). Somit ist Kultur ein „implizites Phänomen", das in gemeinsamen Werten und Orientierungen zum Ausdruck kommt (Steinmann u. Schreyögg 1991). Kultur stellt also ein Muster aus Werten, Normen, Deutungen etc. dar. Managementhandeln kann nicht unabhängig vom kulturellen Kontext gesehen werden, weil dieser das Deutungsmuster für die Erfassung, Bewertung und Interpretation des Handelns liefert. Durch die internen und externen Interaktionen entsteht ein Bezugsmuster, das den Organisationsmitgliedern als Orientierungsrahmen für Interpretationen dient. Durch das mehrheitlich geteilte Bezugsmuster können organisationale Handlungen und Wahrnehmungen eingeordnet werden und somit stellt Kultur den Rahmen des ganzen Systems dar. Wenn Kultur das Resultat des Systems als Ganzes ist, dann muß der Umgang mit Veränderungen sowie Lernen wohl eher als ein Bereitstellen von Rahmen- und Prozeßbedingungen für die Wahrnehmung bzw. Interpretation von Kultur verstanden werden (Klimecki u. Probst 1990, S. 61; aus: Probst u. Büchel 1994, S. 140).

Ob es sich bei diesem kulturellen, lern- und entwicklungsorientierten Gestaltungsansatz um eine „kommunikative Rationalisierung" handelt oder um eine der möglichen Strategien zur Verbesserung und Rehumanisierung der Pflege, wird zu diskutieren sein. In diesem Zusammenhang wird auch das Thema Management als „Sozialtechnologie" oder „Manipulation" virulent. Einzelne Managementtheoretiker unterschiedlicher Fachdisziplinen, z.B. Osterloh (1992, S. 83), sprechen von der Notwendigkeit „systemischer Rationalisierung", die eine interdisziplinäre Zusammenarbeit der Disziplinen erfordert, um Organisations- und Managementwissen sinnvoll zu integrieren. Zunehmend rückt die gängige Vorstellung des *rational* handelnden Managements in die Diskussion, die die gegensätzlichen Managementkonzepte problematisiert, die sich mit den Schlagworten *Machen versus Entwickeln* charakterisieren lassen.

Becker, Küpper und Ortmann (1988, S. 90 ff.) beschreiben sechs Problemkomplexe, „die der schlüssigen organisationstheoretischen Ausarbeitung des Gedankens funktionaler Rationalität zu schaffen machen:
1. die so offensichtlich begrenzte Rationalität menschlicher Individuen,
2. die Vielfalt von Zielen und Interessen der Organisationsmitglieder,
3. eine gewisse Anarchie organisationaler Entscheidungsprozesse,
4. machtpolitische Beeinträchtigungen der Effizienz von Problemlösungen,
5. die Vielfalt kulturell bedingter Weltdeutungen und Wahrnehmungsweisen und
6. – und in gewisser Weise dadurch ausgelöst und dies alles zusammenfassend – die systemtheoretische Frage nach der Funktion von Zwecken in Organisationen und den Grenzen des Denkens in Kategorien von Zweck und Mittel überhaupt."

Eine *andere Rationalität* wird sichtbar. Aus diesem Grunde boomt die Managementliteratur und Managementtagungen zu neuen Konzepten, beispielsweise zum sog. Leanmanagement, die in der forcierten Suche nach neuen Konzepten und Strategien die jeweilige eigene Unsicherheit und Angst der Führungskräfte aufzeigen und den Umgang mit diesen oben schon beschriebenen mikropolitischen „Spielern" thematisieren. Wir sind ja gerade dabei, eine erste überblicksartige Problemanalyse für unseren Argumentationszusammenhang *Pflegemanagement* zu erstellen, deshalb möchten wir wenigstens kurz auf weitere Schwierigkeiten eingehen, die sich für das Management aus der zunehmenden Spaltung der Mitarbeiter in Modernisierungsgewinner und Modernisierungsverlierer ergeben.

Es zeigt sich auch, daß *niedrigere,* oft weniger ausgebildete Berufsgruppen ihre subjektiven Ansprüche an die Arbeit oft nicht einfordern (können). Der *Betrieb Pflege als sozialer Raum* problematisiert die *Chancengleichheit für alle,* (siehe Kapitel *Entwicklungsförderliche Arbeitsgestaltung,* Stichwort partizipative Strukturen und partizipative Arbeitsgestaltung). Matthies et al. (1994, S. 240) sprechen in ihren Empfehlungen zu einer notwendigen *Neugestaltung der Arbeitswelt* von einer „neuen Bedeutung von Chancengleichheit", die von Führungskräften reflektiert werden muß.

Dieses neue Bild der Mitarbeiter in der Pflege ist bisher ganz kursorisch umrissen worden. Das neue Mitarbeiterprofil mit dem beschriebenen subjektzentrierten Arbeitsverständnis ist vor allem in leistungsstarken Arbeitsgruppen zu finden, wie sie beispielsweise im Bild des *schlanken Krankenhauses* von Badura (1993) sowie in der Rationalisierungsstrategie und dem Managementkonzept „lean production" gefordert werden. Diese Mitarbeiter können häufig schon als „Wissensarbeiter an Informationsmaschinen" beschrieben werden, da in herkömmlichen Arbeitsablauf- und Handlungsketten die „Technik" meist vor Personal- und Patientenorientierung Vorrang hat. Es geht hier um die Informations- und Definitionsmacht der naturwissenschaftlich geprägten Medizin sowie um die Bedeutung und strukturelle Macht der Technik für Kooperations- und Kommunikationsprozesse zwischen Beteiligten und Betroffenen. Badura (1993) spricht von „strukturierten Realitäten", die grundsätzlich die „Technik" und die sog. Sachzwänge vor die notwendige Patientenorientierung und Gesundheitsförderung auch der Mitarbeiter setzen (Abb. 2.11). Im Konzept des Schnittstellenmanagements von Feuerstein (1993) wird der Umgang mit diesen verschiedenen strukturellen Realitäten und Machtressourcen angesprochen, was im Kapitel 5.6 dargestellt wird.

Diese soziale Ungleichheit innerhalb von Modernisierungsgewinnern und -verlierern, zwischen gut ausgebildeten und wenig ausgebildeten Pflegekräften, auch zwischen jung und alt, auch zwischen *männlicher Technikarbeit* und *weiblicher Pflege* wird in Zukunft sicher zunehmend schwierig zu managen sein. Hier stoßen wir wieder auf das Spannungsverhältnis zwischen persönlicher Identität und sozialer Identität, die es für das Management zu reflektieren gilt. Die Spannung zwischen Individuum und Organisation muß von leitenden Führungskräften in ein „Gleichgewicht" gebracht werden. In

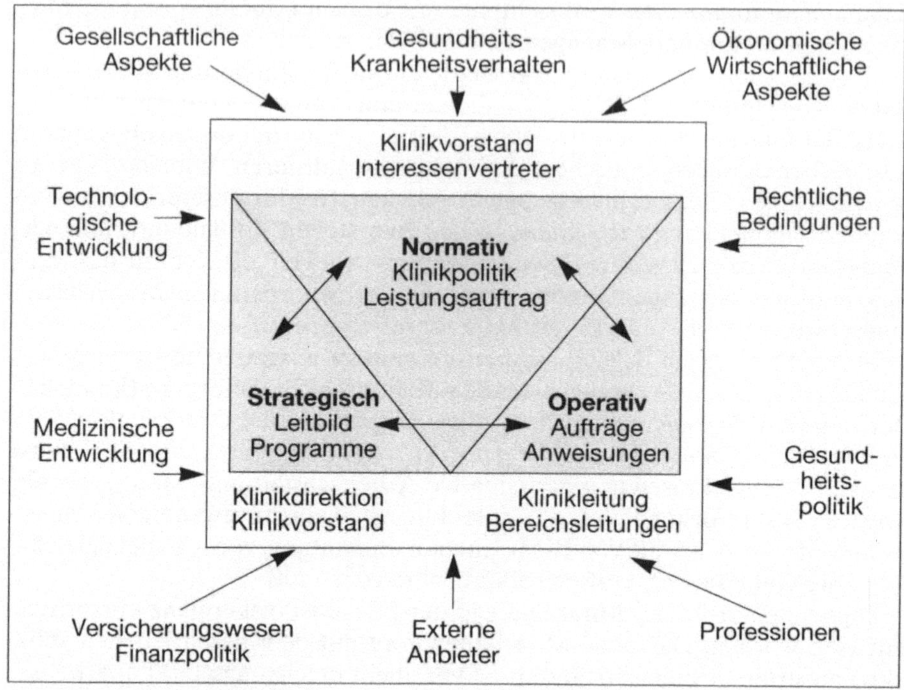

Abb. 2.11. Gesamtdarstellung des integrierten Krankenhausmanagements. (Nach Sidamgrotzky 1994, S. 46)

der betriebswirtschaftlichen Managementlehre spricht man in diesem Zusammenhang von einer notwendigen Harmonisation von Strategie, Struktur und Kultur (vgl. z. B. Bleicher 1991, S. 86 ff.).

Programm-, Kommunikations- und Personalstrukturen müssen so angelegt sein, daß innerhalb der allgemeinverbindlichen Handlungsprämissen genügend Spielraum für eine flexible-situationsgerechte Gestaltung ... verbleibt. Sowohl die strukturellen Prämissen, als auch die Auslegung und Handhabung von Spielräumen müssen grundsätzlich, wenn auch zu vorher vereinbarten Zeiten und Anlässen, Gegenstand eines Diskurses zwischen den Beteiligten und Betroffenen werden können, also einer gesprächsweisen Selbstreflexion ohne autoritäre Reglementierung von Themen, Meinungen und Formen der Diskussion (Hegner 1981, S. 119; vgl. auch Pankoke 1989, S. 76) (Pankoke 1994, S. 5).

Pflegemanagement wird durch die gesellschaftliche Modernisierung, durch den sog. Wertewandel und durch diese Entwicklungen eines subjektorientierten Arbeitsverständnisses quasi dazu „gezwungen", auf die Bedürfnisse der Mitarbeiter im Pflegebereich stärker einzugehen und die eigene Kontroll- und Definitionsmacht kritisch zu hinterfragen. Dies ist deshalb ein wichtiger Gestaltungsauftrag für Pflegemanager, „Spielräume" bereitzustellen und dadurch *Entwicklungsräume und Möglichkeitsräume* für die Mitarbeiter zu eröffnen oder zu fördern. Das heißt: kontextuelle Rahmenbedingungen zu schaffen, die die persönlichkeitsförderlichen Arbeitsplätze in lernförderlichen Strukturen anerkennen und optimieren. Dies kann mit Hilfe des soziotechnischen Systemansatzes erfolgen, was zu diskutieren sein wird. Die interdisziplinären Forschungen und Ergebisse zu einer Neugestaltung der Arbeitswelt der Zukunft zeigen auf:

Heute geht es in der Arbeitswelt um „Prozesse der Kommunikation, der Sinnsuche und Sinnvermittlung, der Formung und Gestaltung sozialer Beziehungen" (Matthies et al. 1994, S. 20).

Diese Kernaussage zu betrieblichen Wandlungsprozessen deutet darauf hin, daß auf diese kommunikativen Mitarbeiterbedürfnisse und Mitarbeiterwünsche differenziert eingegangen werden bzw. durch ein „ressonanzfähiges institutionelles Arrangement" (vgl. Klages 1993, S. 14) geantwortet werden muß, will man über Identifikationsprozesse Mitarbeiter aufbauen, begeistern, erhalten, was häufig mit dem Begriff *intrinsische Motivation* beschrieben wird. Diesen Mitarbeiterbedürfnissen, diesem Kommunikations- und Interaktionsbedarf der Mitarbeiter stehen die Wünsche und Bedürfnisse der Patienten gegenüber, schaukeln sich oft zu einer resignativen Verschränkung auf, wenn durch forcierte Apparatemedizin eine unbewältigte, informationstechnisch erzeugte Datenflut das persönliche private „Gespräch" verdrängt, vor lauter Hektik und Zeitnot zu kurz kommt oder oft sogar ganz ausfällt. Die sozialwissenschaftliche Krankenhausforschung fordert aus diesen Gründen:

An die Stelle unseres fragmentierten, hospital- und technikzentrierten Systems müssen regionalvernetzte Versorgungslandschaften treten, d. h. ein Kontinuität und Ganzheitlichkeit der Versorgung ermöglichender Mix aus technikintensiven und interaktionsintensiven, an stationären und ambulanten Angeboten (Badura 1993, S. 39).

Der Deutungsbedarf der Patienten ist durch die Medizintechnik und durch die extreme Aufgabenspezialisierung gravierend gestiegen, woran die sozialwissenschaftliche Krankenhausforschung in ihren Expertisen und Berichten zur „Humanität im Krankenhaus" eindringlich hinweist. Modernisierungsprozesse im Pflegemanagement müssen diesen Deutungsbedarf wahrnehmen und aufnehmen, gilt es doch **den Patienten als Subjekt der Behandlung anzuerkennen**, der als wichtiger Kotherapeut und Koproduzent seine Behandlung mitsteuert, dessen Compliance und psychosoziale Copingressourcen und -strategien für einen optimalen Behandlungsablauf oder Gesundungsprozeß unabdingbar notwendig sind und wichtige Ansatzpunkte darstellen. Eine verstärkte Patienten(re)orientierung wird eingefordert. Auf dieses Konzept der „Behandlungspartnerschaft" kann hier nur hingewiesen, aber nicht näher eingegangen werden (vgl. Nagel 1992; Egle u. Hoffmann 1993; Böker 1991). Aus der Sicht eines Gesundheitswissenschaftlers können wir dazu lesen: „Patienten sind Koproduzenten im strengen Sinne, d. h. Kodiagnostiker und Kotherapeuten. Ihr Laienwissen, das bei chronisch Kranken sehr weit gediehen sein kann, sollte auch bei der Gestaltung des Leistungsgeschehens im Krankenhaus Eingang finden" (Badura 1994, S. 259). Hiermit wird eine „patientenorientierte Systemgestaltung im Gesundheitswesen" postuliert, die durch eine „systemische Modellierung von Schlüsselproblemen" im System Krankenhaus optimiert werden kann, die aber unabdingbar mit ambulanten Versorgungsstrukturen vernetzt werden müssen.

Exkurs: Sozialwissenschaftliche Krankenhausforschung I

Feuerstein u. Badura (1991) identifizieren als zentrales Problem den „Zusammenhang von Technisierung, systemischen Belastungsdimensionen, Gesundheitsförderung und Patientenorientierung" (S. 43), der sich gravierend auf Anonymität im Krankenhaus, den Deutungsbedarf des Patienten sowie die Abnahme von „emotionaler Zuwendung und sozialer Anerkennung" auswirkt. In diesem Forschungsbericht wird die notwendige Compliance des Patienten mit verfügbaren Copingstrategien verbunden, die durch eine Verbesserung der zwischenmenschlichen Interaktionen zu einem besseren, schnelleren, effizienteren und damit auch kostengünstigeren Behandlungsverlauf führen können.

> **Schlüsselproblem „Beziehungslosigkeit"**
> Beziehungslosigkeit im Krankenhaus ist in hohem Maße mit Technisierungsprozessen, Arbeitszeitsystemen, rationalisierten Organisationsstrukturen und formalisierten Handlungsabläufen verbunden. Tangiert davon ist zum einen das Verhältnis Arzt-Patient und Pflegekraft-Patient, zum anderen aber auch die Beziehung zwischen und innerhalb der Berufsgruppen. Das Vakuum an zwischenmenschlicher Kommunikation und Interaktion reflektiert:
> - die Aufmerksamkeitsverschiebung des ärztlichen Blicks weg vom Patienten als Person und hin zu technisch produzierten Körperdaten;
> - die Verschiebung des ärztlichen Zeitbudgets auf den Umgang mit Technik zu Lasten des Umgangs mit Kollegen und Patienten;
> - die Ausdifferenzierung klinischer Einrichtungen im Sinne der Aufgabenteilung zwischen Stationen und technischen Funktionseinheiten;
> - die Ausdehnung des technisch vermittelten Zugangs zum Patientenkörper im Kontext diagnostischer und therapeutischer Maßnahmen und bei der Überwachung von Körperfunktionen;
> - die Verschiebung des pflegerischen Zeitbudgets von care zu cure;
> - die auf einzelne Tätigkeiten – und nicht auf Patienten – bezogene Arbeitsteilung in Verbindung mit einem die Personalzusammensetzung ständig verändernden Wechselschichtsystem (Feuerstein u. Badura 1991, S. 121).

Diese sozialwissenschaftlichen Autoren gehen von einer systemischen Entwicklungsdynamik innerhalb von vernetzten Handlungsketten aus, die den Behandlungserfolg, die Verweildauer und damit nicht nur die Humanität für Beteiligte und Betroffene, sondern auch die krankenhausbetriebswirtschaftlichen Kosten gravierend beeinflussen.

> Die Bedeutung des zwischenmenschlichen Imperativs erschöpft sich nicht in einem Mehr an Humanität im Krankenhaus. Kognitive Hilfen, emotionale Unterstützung und soziale Anerkennung sind zugleich Faktoren, die in komplexer Weise mit den Bedingungen der Durchführung therapeutischer Maßnahmen (compliance) und mit dem Erfolg des Behandlungsverlaufes (psychische Stabilisierung; coping) verbunden sind. Wir gehen davon aus, daß eine Verbesserung der zwischenmenschlichen Interaktionen im gemeinsamen Interesse von Patienten und medizinischem Personal, speziell auch der Pflegekräfte, realisiert werden kann. Eine Verbindung zwischen der Patientensituation und den Belastungsdimensionen der Pflegearbeit sehen wir besonders im emotional-atmosphärischen Bereich und in den Bedingungen der Konstitution von subjektivem Sinn. Reduzierte Kommunikationschancen des Personals werden von Patienten als Zurückweisung erfahren, belasten das Stationsklima, erschweren ihre Integrierbarkeit in dem Behandlungsablauf und dadurch die Arbeit des Personals. Partikularisierte Arbeitsstrukturen begünstigen eine entpersonalisierte Wahrnehmung von Patienten. Die Patienten geraten zum Objekt übergreifender Arbeitsabläufe – und dabei nicht selten in die Rolle eines Störfaktors. Behandlungserfolge verlieren ihren Bezug zum persönlichen Einsatz des Pflegepersonals, erlöschen als Quellen intrinsischer Motivation und sozialer Anerkennung durch Patienten (Feuerstein u. Badura 1991, S. 122).

Wir folgen in unserer Argumentationslinie zum „Pflegemanagement im Wandel" diesem systemorientierten Ansatz „System Krankenhaus" im Sinne von Feuerstein u. Badura (1991) und Badura (1993). Wir werden im weiteren Verlauf das vernetzte Subsystem Pflege sowie Fragen und Probleme des Pflegemanagements unter dieser sozialwissenschaftlichen Sichtweise thematisieren.

Feuerstein u. Badura (1991, S. 123) gehen davon aus, „daß die Konstitutionsbedingungen von Beziehungslosigkeit in komplexer Weise mit den Systemstrukturen des Krankenhauses verflochten sind" und nur durch ein **integratives Systemkonzept** aufgefangen oder bewältigt werden können. Sie benennen notwendige zu entwickelnde Gestaltungsoptionen, die verschiedene Ebenen betreffen und die in ein integratives Systemkonzept integriert werden müssen:

1. Organisationsgestaltung,
2. Arbeitsgestaltung,
3. soziotechnische Systemgestaltung,
4. professionelle Verhaltensmuster und Qualifikationen,
5. patientenbezogene Maßnahmen.
   (z.B. „patient teaching"; Coping-Strategien; Patienten-Selbsthilfe).

Den Zusammenhang zwischen Technik, Arbeitsorganisation, Streß und Patientenorientierung im Krankenhaus, der von Feuerstein u. Badura (1991) im o. g. Gutachten hergestellt wird, können wir gut Abb. 2.12 entnehmen:

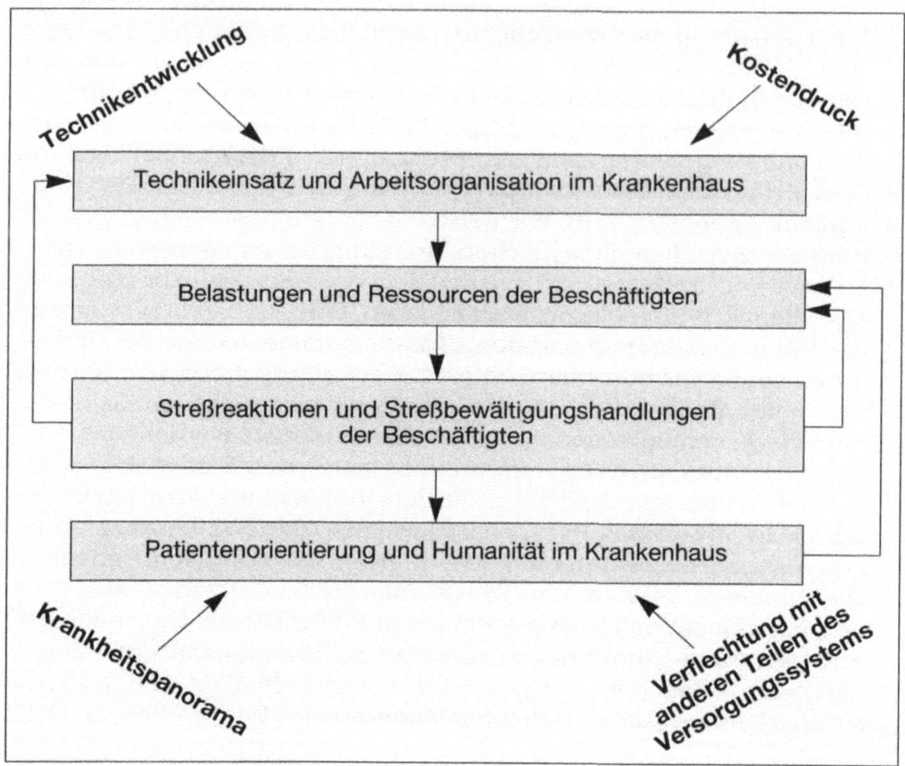

Abb. 2.12.   Zusammenhang zwischen Technik, Arbeitsorganisation, Streß- und Patientenorientierung im Krankenhaus. (Modifiz. nach Feuerstein u. Badura 1991, S. 43)

Es handelt sich dabei um Probleme, die Ausdruck einer dysfunktionalen Systematik sind – von Strukturbildungsprozessen also, die einerseits in komplexer Weise mit technischen Entwicklungen, institutionellen Rationalitäten, organisatorischen Strategien und professionellen Orientierungen verbunden sind und andererseits die Integrationsfähigkeit wichtiger Akteure die Bedingungen ihres erfolgreichen Handelns und damit die Produktivität und Entwicklungspotentiale des Systems unterlaufen (Feuerstein u. Badura 1991, S. 121).

Reflexives Pflegemanagement

Wir haben oben schon überlegt, ob eine kulturelle Perspektive durch eine kulturbewußte Managementhaltung zu einer Verbesserung der Wahrnehmung der Wirklichkeit „Pflege" führen und ob diese „root metaphor" zu unserem Thema *Pflegemanagement im Wandel* einen weiterführenden konstruktiven Beitrag leisten kann. In herkömmlichen Strukturen war *Arbeit im Betrieb*, so auch Pflege im Gesamtsystem Krankenhaus, die Nutzung von

Arbeitskraft, heute dagegen wird sie als Ort sozialer Kommunikation und Interaktion gesehen. Wir sprechen häufig von dem Wandel der sog. *Dienstleistungsgesellschaft* zu einer *Kulturgesellschaft*. Wie oben dargestellt, verbinden sich damit neue Denkmuster als Voraussetzungen für neue Bezugsrahmen und für neue Wirklichkeitsbestimmungen. Die mit diesem Wandel verbundenen offenen Fragen und Probleme wirken auch ganz fundamental in die Gestaltung der „Organisation Pflege" hinein.

Seit Mitte der 70er Jahre wird ein reflexives Verständnis von Modernisierung sichtbar, auf das wir im folgenden Text immer wieder aus verschiedenen Blickrichtungen und Analyseebenen zurückkommen werden.

> Reflexivität im hier verwendeten Sinne meint also die praxiswirksame ‚Selbstrückbezüglichkeit' gesellschaftlicher Modernisierungsprozesse im Sinne nicht nur ihrer Selbsterzeugung, sondern auch des Bewußtseins ihrer Selbsterzeugung." ..... Der Reflexivitätsbegriff bezieht sich unmittelbar auf eine neue Stufe des Modernisierungsprozesses, auf einen „Bruch innerhalb der Moderne (Pries 1991, S. 38).

Wir folgen hier Becks Unterscheidung zwischen einfacher und reflexiver Modernisierung (1993, 1995). Dabei wird mit der Annahme einer linearen Weitermodernisierung gebrochen: „Weitermodernisierung hebt die Grundlagen industriegesellschaftlicher Modernisierung auf." Was das im einzelnen bedeutet und welche Auswirkungen diese Gedankengänge auf unser Rahmenthema haben, werden wir im folgenden Text weiter ausarbeiten. Jedenfalls wirken sich diese neuen Interpretationsschemata gravierend auf eine neue individuenzentrierte Managementphilosophie in sozialen Systemen aus.

Wir sprachen oben vom Aufbau des Selbstbildes und der Identität des Pflegemanagements, das vom Konzept einer kommunikativen Ethik ausgeht, die gegenwärtig die philosophische Diskussion in Deutschland beherrscht. Es geht um die „Bewußtmachung" der normativen und kulturellen Grundlagen, die für eine neue kommunikative Diskursethik sensibilisieren soll und die die Zusammenhänge zwischen Führenden und Geführten in kooperativen Arbeitsbeziehungen umfaßt. Ein reflexives Pflegemanagement tut gut daran, sich zunächst die „kognitive Struktur" des Problemfeldes Pflege zu vergegenwärtigen und darauf aufbauend mit „kultureller Sensibilität" zu reagieren, um einen Begriff von Sackmann (1990, S. 168) für unseren Zusammenhang zu gebrauchen. Was ist damit gemeint?

> Um Kultur gestaltend im Sinne eines kulturbewußten Managements wirken zu können, ist zum Bewußtwerdungsprozeß auch eine *Sensibilisierung* gegenüber unterschiedlichen und/oder sich verändernden kulturellen Kontexten notwendig. Während der Bewußtwerdungsprozeß zu einem bestimmten Zeitpunkt die herrschenden kulturellen Annahmen mit historischer Perspektive widerspiegelt, das heißt einen *Zustandsbericht* abgibt, bezieht sich die kulturelle Sensibilität auf den *dynamischen Aspekt* von Unternehmenskultur. Die Sensibilität könnte auch als *Lesefähigkeit* beschrieben werden, die einem ermöglicht, innerhalb der Unternehmung kulturelle Unterschiede und Veränderungen wahrzunehmen und sich im Denken, Handeln und bei Interaktionen darauf entsprechend ein- und umzustellen (Sackmann 1990, S. 168).

Pflege als kultureller Code

Eine diskursive Führungsethik setzt voraus, daß Handeln in der Arbeitsorganisation Pflege nicht restlos rational begründet werden kann. Wird Pflege als Subsystem eines vernetzten Spannungsfeldes Gesundheitswesen als kulturelles System gesehen, so können Gestaltungsmöglichkeiten eröffnet bzw. zugelassen werden. Unter den Begriffen Organisationsspielraum – Handlungsspielraum – Tätigkeitsspielraum werden wir die **Flexibilität** beschreiben, diese Freiräume zu erkennen, wahrzunehmen, auszufüllen und auch zu gestalten.

Innerhalb der Grenzen des Organisationsspielraumes (Abb. 2.13) entwickelt sich das jeweilige kulturelle Grundmuster einer Organisation samt deren Subkulturen. Mit Hilfe von „Systemcodes" können Mitarbeiter innerhalb der Organisation kulturelle Werte und Normen entwickeln oder Veränderungen wahrnehmen. Was wird hier in diesem Zusammenhang unter „Code" verstanden?

> Es ist jener Satz von Informationen, der darüber entscheidet, welchen Ausschnitt aus seinem Umfeld ein Organismus wie wahrnimmt (Wahrnehmungsfilter), wie er die aufgenommenen Informationen gewichtet und bewertet, wie weit er sie heranzieht zu seiner Weiterentwicklung (etwa zur Erweiterung des im Kopf gespeicherten Wirklichkeitsmodells), und was für Handlungen (Signale, physische Einwirkungen) nach außen er daraus ableitet (wobei der Code die verfügbaren Handlungs- und Ausdrucksmuster bestimmt) (Lutz 1992, S. 104).

Mit diesem Systemcode oder kulturellem System ist hier die kognitive Grundstruktur (Organisationskultur) gemeint, die die Grundlage für eine gemeinsame Interpretation bildet, was unter Pflege zu verstehen ist. Erst diese kognitive Grundstruktur ermöglicht die Zusammenarbeit von Mitar-

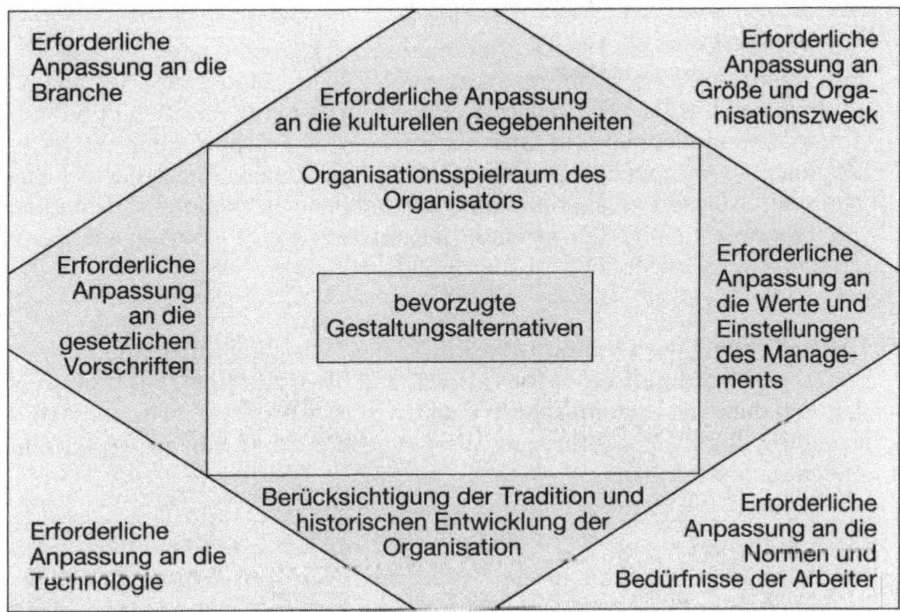

Abb. 2.13.   Grenzen des Organisationsspielraumes. (Aus Staehle 1991, S. 548; nach Khandwalla 1977, S. 266)

beitern und Gruppen, auch die Koordination von Handlungen, Fakten, Situationen und Ereignissen, von Interessen, Zielen und Ideen. Sackmann (1983, S. 308) spricht von einem **Kulturfilter**, der als gemeinsamer Bezugsrahmen „Wahrnehmungen, Interpretationen und Reaktionen auf gewisse Problemkonstellationen" steuert und leitet. Implizite Normen und Richtlinien, verstärkt durch den jeweiligen Zeitgeist pflegerischer Konzepte und Theorien, führen zum erwünschten und erwarteten Verhalten der Organisationsmitglieder. So gesehen hat Organisationskultur, in unserem Falle die kulturelle Dimension der Pflege, eine „stabilisierende, bedeutungsverleihende, konservierende und richtungsweisende Funktion." In der betriebswirtschaftlichen Managementlehre werden die sog. „offiziellen Handlungstheorien" („espoused theory") von den „Gebrauchstheorien" („theory-in-use") unterschieden.

Die organisationsinternen „theories-in-use" resultieren aus den individuellen und den kollektiv geteilten Erfahrungen, den zwischen ihnen bestehenden Wechselbeziehungen sowie einer Gegenüberstellung der Erfahrungen und des institutionellen Bezugsrahmens (Probst 1993, S. 474).

Aus einem anderen Blickwinkel können wir weiter zu diesen kognitiven Grundstrukturen und Codes lesen:

> In Organisationen sind diese ‚theories-in-use' kollektiv geteilte Erwartun-
> gen über Funktionszusammenhänge von Zielen, Situationen, Techniken
> und einzusetzenden Handlungen sowie den damit verbundenen techni-
> schen, ökonomischen und sozialen Normen. Sie dienen damit auch der
> Kognition von Umwelt und ordnen jeweils Situationswahrnehmungen be-
> stimmten Klassen von als wirksam unterstellten Handlungen/Strategien
> zu. Lernobjekte und Lernniveaus lassen sich nun in bezug auf diese
> ‚theory-in-use' bestimmen (Türk 1989, S. 105).

Die Bedeutung der Organisationskultur liegt vor allen Dingen in ihrer Integrations-, Koordinations-, Motivations- und Identifikationsfunktion. Es handelt sich dabei um dynamische Wechselwirkungsprozesse zwischen den Mitarbeitern, deren Bedürfnissen, Werten, Zielen und den organisationalen Zielen und -strukturen.

> **Der Kulturansatz wird unter Managern wie unter Organisationstheo-
> retikern benutzt, weil er die *Konstruiertheit der organisatorischen
> Wirklichkeit* offenlegt. Diese Theorieprämisse läßt sich mit dem ‚post-
> modernen' Zweifel an endgültiger Weltschau, letztem Sinn, absoluten
> Wahrheiten, objektiver Realität, allgemeinverpflichtenden Ideologien
> und Dogmen verknüpfen. Die Annahme, daß das, „was wir ‚wirklich'
> nennen, das Ergebnis entweder selbst getroffener zwischenmensch-
> licher Abmachun-gen ist oder solcher, in die wir als Angehörige einer
> bestimmten Kultur (...) buchstäblich hineingeboren werden" (Watzla-
> wick 1988, S. 15), läßt auch die Organisationswirklichkeit als eine in In-
> teraktionen ‚gemachte', ‚erfundene' und ‚ausgehandelte' Realität er-
> scheinen, die auch anders gemacht, neu erfunden und alternativ aus-
> gehandelt werden kann (Bardmann 1994, S. 362).**

Die Bedeutung dieses Denk- und Gestaltungsansatzes liegt u. a. in der *Betonung der kollektiven Verantwortlichkeit* und der Forderung nach einem reflexiven Diskurs über gemeinsame, soziale Ziele, der Gestaltung von Zukunftsfragen, beispielsweise einer ethischen Mitbestimmung in Forschungsfragen.

Auf dem Weg zu einer kulturbewußten Managementhaltung

Grundlegende Wert- und Hintergrundannahmen spiegeln sich in der Organisations-, hier Pflegephilosophie, die die Eigenheit und Besonderheit jedes sozialen Systems, so auch der Pflege, ausmacht, wider. Aus diesem Grunde ist jeder Wandel – auch das Pflegemanagement im Wandel – gehalten, die Tradition bzw. Vergangenheit oder „Geschichte" seines Systems einzubeziehen und reflexiv darauf aufbauend, Veränderungen, Entwicklungs- und

Lernprozesse zu initiieren, den Wandel einzuleiten. Dies kann auch als ein *Management der Widersprüche* beschrieben werden, das der oben beschriebenen *kulturellen Sensibilität* bedarf, wenn wir die Bedeutung des „Organisationsgedächtnisses" der Pflege näher betrachten. In unserer Argumentationslinie hier geht es zunächst um den oben genannten gemeinsamen Bezugsrahmen, den „Kulturfilter" bzw. die kognitive Grundstruktur, die durch diesen Focus sichtbar gemacht werden kann. Wir haben die Notwendigkeit für das Pflegemanagement herausgearbeitet, stärker „mitarbeiterorientiert" in einem systemorientierten Managementansatz auf die Bedürfnisse und Wünsche der „neuen" Mitarbeiter einzugehen. Dieses Ziel kann nur durch eine kulturbewußte Managementhaltung erreicht werden, die auch die ethisch-moralische Dimension einer Führungsethik reflektiert: „Führen und geführt werden." Wir folgen dem Vorschlag von Bleicher (1991, S. 49 ff.) aus der betriebswirtschaftlichen Managementlehre, der 3 Ebenen des Managements unterscheidet:

Normatives Management – Strategisches Management – Operatives Management

Auf den paradigmatischen Grundlagen des sog. normativen Managements fußen alle weiteren Gestaltungsansätze im Pflegemanagement. Deshalb soll im folgenden vorrangig auf die Fragen und Zielsetzungen dieser Managementebene eingegangen werden. Management wird hier nicht als Aufgabe der obersten Pflegedienstebenen gesehen, sondern horizontal und vertikal, auf alle Ebenen des Systems Pflege verteilt, postuliert.

Bezogen auf das sog. Konzept des integrierten Krankenhausmanagements, können wir diese 3 Managementebenen, die auch unser Thema Pflegemanagement zentral berühren, uns anhand der Abb. 2.14 nochmals verdeutlichen.

Dieser Ansatz der betriebswirtschaftlichen Managementlehre kann wesentliche Denkimpulse für zu entwickelnde Gestaltungsoptionen abgeben, um ein/e entwicklungsorientierte/s, kulturbewußte/s Pflegemanagementverständnis und -haltung aufzubauen. In Abb. 2.15 wird versucht, dieses Konzept von Bleicher (siehe oben) auf das Pflegemanagement zu übertragen. Die normativen Elemente in der Pflege sowie im Pflegemanagement werden von den Umwelt- und Rahmenbedingungen des Krankenhausmanagements beeinflußt und wirken sich auf alle hierarchischen Ebenen sowie auf alle strategischen und operativen Dimensionen aus.

Aus dem Blickwinkel der „Organisationsentwicklung" geht es nach Fatzer (1993, S. 126) ganz allgemein dabei um:

- Management von Komplexität,
- Management von Unterschiedlichkeit,
- Management von Interdependenz und Integration,
- Management von ständigem Wandel.

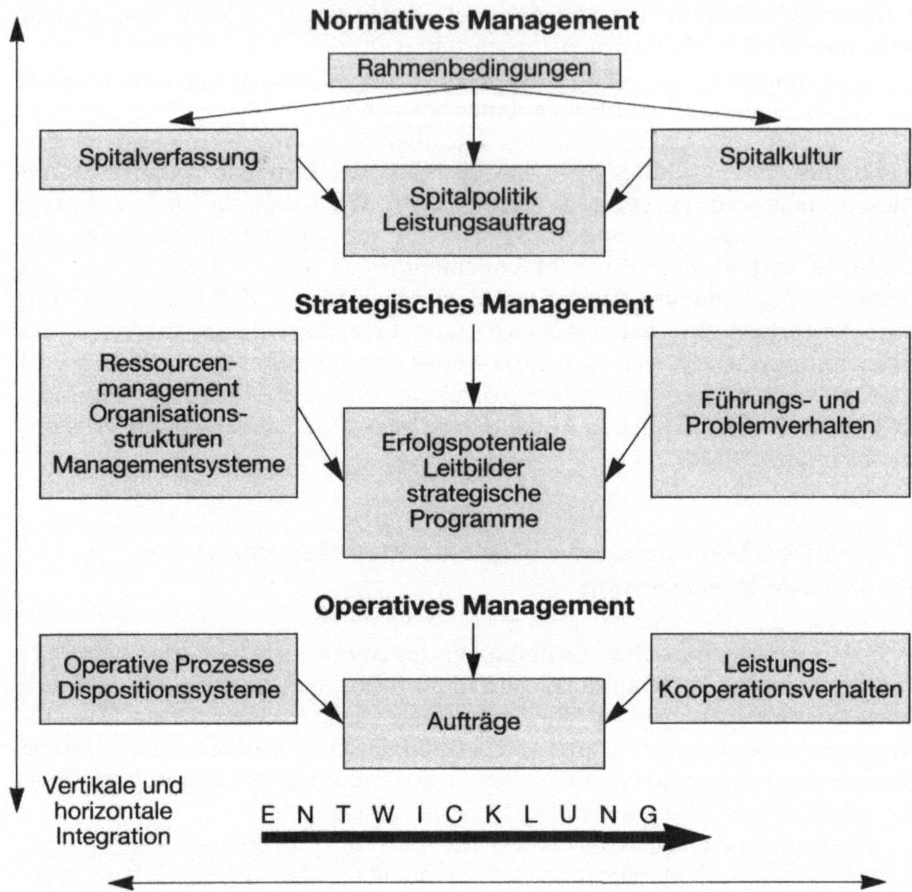

Abb. 2.14.   Konzept des integrierten Krankenhausmanagements nach der Struktur von Bleicher. (Aus Sidamgrotzky 1994, S. 44)

Vision als positives Zukunftsbild

In einem normativen Pflegemanagement wird die Klärung und Harmonisierung der Werthaltungen auf allen Ebenen der „Organisation Pflege" angestrebt. So geht es bei der Entwicklung eines Pflegeleitbildes und bei der Miterstellung des Klinikleitbildes um die kritische Reflexion von Wertsetzungen sowie um die Entwicklung von tragfähigen, sinnmachenden Wertsetzungen für zukünftige Entscheidungen, Forschungsfragen, Nach- und Nebenfolgewirkungen. Im Zusammenhang mit ethischen Fragen in der Pflege werden wir darauf noch näher eingehen. Das globale Ziel der WHO im Konzept Gesundheitsförderndes Krankenhaus (vgl. Magdeburger Empfehlungen 1992) führt zu einer grundlegenden neuen Orientierung bei der Gestaltung der Arbeitsorganisation Pflege. Für diesen Wandel und Veränderungs-

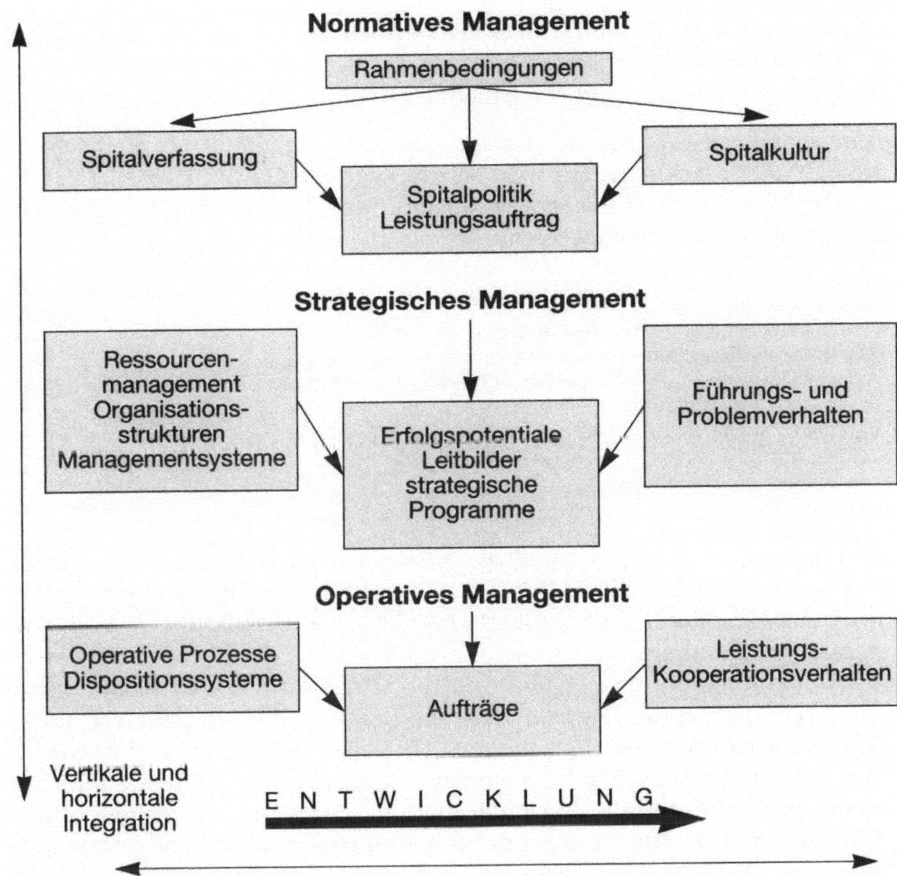

Abb. 2.15.   Zielebenen eines integrierten Pflegemanagements

prozeß muß ein kulturbewußtes normatives Management Entwicklungs-
und Lernprozesse fördern, die Lernen und lebenslanges Lernen als Wert
verstärkt implementieren. Bei normativer Führung in diesem Sinne geht es
um die Entwicklung, Einführung und Durchsetzung eines „stimmigen" Wertesystems für alle Mitarbeiter, das in der Lage ist, die zukünftigen Pflegeak-
tivitäten aus übergeordneter Sicht zu begründen, zu legitimieren und einen
sinngebenden Kontext für alle Beteiligten und Betroffenen zu schaffen.

Die Vision kann ein positives Zukunftsbild der Pflege entwerfen und entwickeln. So wird eine Vision von Hinterhuber (1992, S. 42) mit einem Polar-
stern verglichen, der zwar nicht das Ziel einer Reise ist, jedoch die Richtung
angibt, die in einer Arbeitsorganisation das Denken, Handeln und Fühlen
der Mitarbeiter bestimmen.

Als Komponenten einer Vision werden aus betriebswirtschaftlicher Sicht
(Bleicher 1994, S. 105) folgende Eigenschaften benannt:

- *Realitätssinn* (Dinge so sehen, wie sie sind, und nicht wie sie in den Vorstellungen und Wünschen sein sollten).

- *Offenheit* nach außen (Aufgeschlossenheit gegenüber dem Zeitgeist und echten Bedürfnissen der Menschen).
- *Spontaneität* (Fähigkeit, verschiedene Blickpunkte einzunehmen).

Von einzelnen Autoren wird auch noch die Kreativität als vielleicht entscheidendes Merkmal einer Vision hervorgehoben (Abb. 2.16).

Die Wirkungen von Visionen auf die Mitarbeiter können in folgenden Punkten zusammengefaßt werden (Magyar 1989, S. 5):

1. Sinnvermittlung und Faszinationskraft,
2. „Brandstiftung" und Begeisterung,
3. Impulsgebung und „Trendsetting",
4. Identifikations- und Erinnerungsfähigkeit,
5. Kreativitäts- und Innovationsförderung,
6. Lokomotionswirkung, Motivation und Integration,
7. Kompass- und Leuchtturmfunktion,
8. Vorsprungsproduktion, Macht- und Existenzsicherung.

Bleicher (s. oben) betont, daß die Vision vor allen Dingen kommuniziert werden muß und nicht in den Schreibtischschubladen top down „ruhen" darf: „Dabei muß der besondere Charakter der Vision, der sie vom routinemäßigen Planungs- und Kontrollprozeß abhebt, durch die Wahl geeigneter Kommunikationsträger und -mittel betont werden. Als Kommunikationsträger kommt hier insbesondere die Leitungsspitze in Betracht, um der Vision das nötige Gewicht zu geben" (Bleicher 1994, S. 111). Hier wird der Ansatz des Symbolischen Managements angesprochen. Leitende Führungskräfte in der Pflege müssen sich deshalb mit ihren jeweiligen symbolischen Wirkungen als Kultur- und Kommunikationsträger eingehend auseinandersetzen, die Wirkung von Visionen und Pflegephilosophie reflektieren.

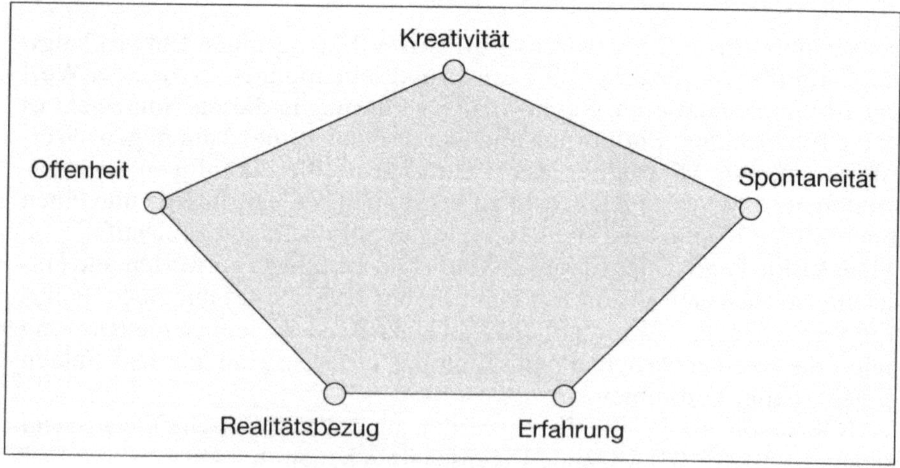

Abb. 2.16.   Fünf Komponenten einer Vision nach Hinterhuber (1992) (Aus Bleicher 1994, S. 105)

Es geht also um den Zusammenhang zwischen Regeln, Struktur, Verhalten und Ordnung, die unter dem Leitbild einer Pflegephilosophie subsumiert werden müssen. Zeigt sich bei reflexiver Betrachtung dieses komplexen Feldes die Notwendigkeit, mit Hilfe der „Kulturmetapher" oder einer kulturellen Sichtweise den Arbeitsbereich der Pflege zu entwickeln, auszubauen oder gar auf (neue) *übergeordnete Ziele* hin wie beispielsweise *Patientenorientierung und Gesundheitsförderung für alle Beteiligten und Betroffenen* auszurichten sowie zu verändern, so stellt sich zunächst das Problem einer eingehenden Kulturanalyse, die die verschiedenen Kulturebenen und deren Verschachtelung und Beziehungen zum Ausgangspunkt nimmt. Hierzu liefern *Problemskizzen zur psychosozialen Situation der Zeit* einen ersten Einstieg und gestalterischen Ansatzpunkt, die die Sinnproblematik der Moderne vom „Verlust der Zukunft" bis zum „Zwang zur Zukunft" in einem weiten Bogen umspannen, was in interdisziplinären Zeit-Diagnosen zunehmend aufgegriffen wird.

2.4 Problemskizzen zur psychosozialen Situation der Zeit

Die Analyse und Diskussion der psychosozialen und psychoökonomischen Situation unserer Zeit reicht derzeit vom *Verlust der Zukunft* bis zum *Zwang der Zukunft.* In diesem geforderten Prozeß der Modernisierung individueller und kollektiver Identität geht es letztlich um die notwendige auszugestaltende Transformation und Umstrukturierung unserer gesamten Lebensgrundlagen, unserer Lebens- und Arbeitswelt, was unter der Frage nach der Solidarität 2000 thematisiert wird, die auch die Zukunft der Pflege alter und kranker Menschen umfaßt.

Vor dem Hintergrund eines sich beschleunigenden Erosionsprozesses in unserer Lebens- und Arbeitswelt, also zwischen Katastrophe und Fortschritt, wie beispielsweise Lübbe (1990), Beck (zuletzt 1994), Keupp (zuletzt 1994) aus 3 ganz verschiedenen Wissenschaftsdisziplinen immer wieder herausarbeiten, sowie vor dem Hintergrund zunehmender Individualisierung und Pluralisierung wird Pflege, so unsere These, zum Problem, da sie an der Schnittstelle zwischen Individuum und Organisation angesiedelt, den Stellenwert des „Sozialen" ganz praktisch hinterfrägt. Wir befinden uns alle in riskanten Freiheiten zwischen Autonomie und Anomie, wie Beck u. Beck-Gernsheim (1994) eindringlich beschreiben. Zwischen Subjekt und Gesellschaft müssen Formen der Hilfe und Solidarität neu definiert werden:

Die Bezugsrahmen staatlich institutionalisierter Politik und Verwaltung einerseits und die Bezugsrahmen der Individuen, die ihre Biographie-Bruchstücke zusammenzuhalten versuchen, brechen nun auseinander und prallen konfliktvoll aufeinander in gegensätzlichen Entwürfen von

„Gemeinwohl", „Lebensqualität", „Zukunftsfähigkeit", „Gerechtigkeit",
„Fortschritt". Ein Riß tut sich auf zwischen den Gesellschaftsbildern,
die in Politik und Institutionen vorherrschen, und den Entwürfen, die
aus den Lebenslagen der um lebbare Formen ringenden Individuen
entstehen (Beck u. Beck-Gernsheim 1994, S. 31).

In diesem Spannungsfeld zwischen Individualisierung und Integration, zwischen einer strukturellen Offenheit zunehmender „Pluralisierung der Lebensformen" und einer hochindividualisierten komplexen „Suchgesellschaft" geht es um Wertegemeinsamkeiten, die gemeinsam gefunden und immer wieder neu hergestellt („konstruiert") werden müssen. Die Pflege und der Umgang mit kranken und alten Menschen stellt deshalb drängende Zukunftsfragen der Integration von Werten wie Humanität in der Pflege. In der gegenwärtigen ganz allgemeinen Diskussion verschiedenster Fachdisziplinen um Liberalismus und Kommunitarismus werden diese Fragen aufgegriffen, die um das Verhältnis oder den Beitrag des einzelnen zur Gemeinschaft und Gesellschaft kreisen. Aus diesem Grunde möchten wir ganz kursorisch in diese Problemstellungen einführen, da sie das Thema Pflege zentral berühren.

Zur sozialen Konstruktion von Zukunft

Rinderspacher (1994, S. 19) diskutiert „Zukunft als Weltanschauung" und geht von einer notwendigen sozialen Konstruktion von Zukunft durch Demokratisierung aus, soll eine „optionale Gestaltung von Sozialbeziehungen" (Matthies et al. 1994, S. 241) erreicht werden (Abb. 2.17). Dies kann uns für unsere Überlegungen zu einer präventiven Arbeits- und Organisationsgestaltung der Organisation Pflege weiterführen.

In der heutigen pluralen und pluralistischen Welt der Moderne und Postmoderne kann – soll Zukunft konsensuell konstruiert werden – nur durch eine friedliche Koexistenz von verschiedenen Lebens-, Arbeits- und Organisationsformen das kritische Gleichgewicht zwischen den neuen Werten Freiheit, Verschiedenheit und Toleranz eingependelt werden, die gleichzeitig das Prinzip der Gleichheit und Partizipation anerkennen. Hoffmann (1995, S. 3) frägt kritisch: „ Wer besetzt, wem gehört fortan die Zukunft? Eine genaue Vorstellung, was Zukunft – ins Politische übersetzt – eigentlich sein kann, ist abhanden gekommen. So hat jetzt ein Rennen eingesetzt, um wenigstens den Begriff zu erobern ,... Zukunft – von wem, für wen?' "

Zukunft als Teil der gesamtgesellschaftlichen Konstruktion der Wirklichkeit ist, wie die Gesellschaft auch, selbst einem steten Wandel unterworfen, und zwar in qualitativer wie in quantitativer Hinsicht. Sozusagen die Nullhypothese betrifft die qualitative Frage, ob Zukunft als gesellschaftlich relevantes Orientierungssystem zum Zeitpunkt des Entwicklungsstadiums X einer Gesellschaft überhaupt verfügbar ist. Die eher quantitative Frage bezieht sich, wie erwähnt, auf die Weite des Horizonts von Zukunft sowie auf die Durchdringung einer Gesellschaft mit dem Konzept Zukunft, d. h. auf die Verallgemeinerung von „Zukunft" oder eines bestimmten Typs von Zukunftsorientierung in der Bevölkerung.

Wenn nicht unveränderbare physikalische Gesetze, sondern soziale Verläufe, sprich: sozialer Wandel Zukunft konstituieren, dann wäre Zukunft anders ausgedrückt wesensmäßig eine soziale Norm oder Bestandteil des umfassenden gesellschaftlichen Wertesystems mit all seinen Implikationen (vgl. hierzu Esser, 1994). Zukunft ist anders formuliert der spezifische Ausdruck einer bestimmten Weltsicht: *Zukunft als Weltanschauung.*

Zukunft als Wert beinhaltet zunächst die Verpflichtung der Mitglieder der Gesellschaft auf eine Blickrichtung: definitionsgemäß auf den Blick „nach vorn". Diese vielleicht trivial erscheinende Aussage ist jedoch höchst voraussetzungsvoll. Sie unterstellt ein Weltbild, in dem erstens Zeit als *Linie* gedacht ist, zweitens diese Linie *eine Richtung* hat und drittens der „Zeit"-Raum, der nach dem Jetzt kommt, als *offen* konzipiert ist. Dies ist nur möglich auf der Basis eines bestimmten Entwicklungsstandes von Gesellschaft, der im westeuropäischen Kontext je nach Blickwinkel und Erkenntnisinteresse als Aufklärung, Industrialisierung und/oder Modernisierung beschrieben worden ist (Rinderspacher 1994, S. 31).

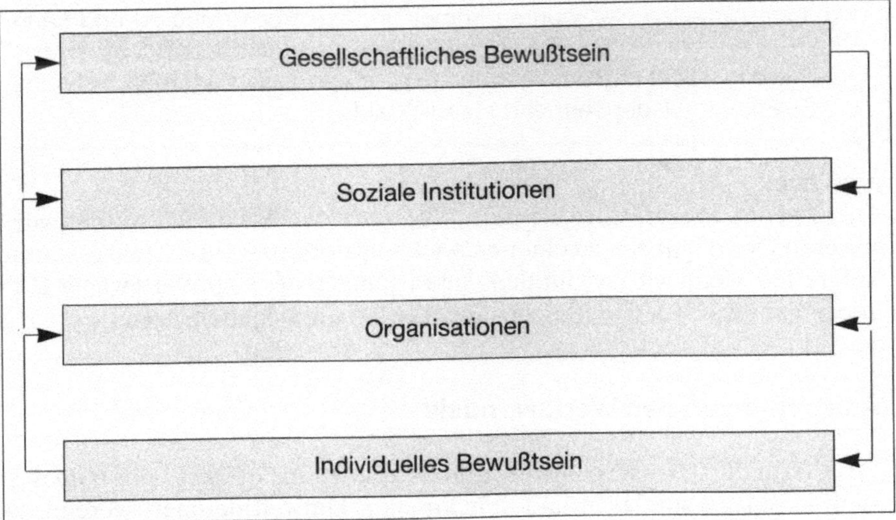

Abb. 2.17. Topoi der Zukunftsorientierung. (Nach Rinderspacher 1994, S. 24)

Diesen offenen Zukunftsraum gilt es, proaktiv-präventiv auszuhandeln. Aus diesem Grunde wollen wir deshalb diesen offenen Zukunftsraum etwas näher beleuchten, der nach o. g. paradigmatischer Grundannahme sozial konstruiert werden muß. Was heißt das für das Pflegemanagement?

Ganz allgemein stehen Sinn- und Orientierungsfragen für eine lebenswerte Zukunft an, die alle sozialen Berufsgruppen besonders angehen. Die Diskussion um die Krise der Moderne, die inzwischen unübersehbar zu einer Überlebenskrise der Menschheit, das heißt für uns alle, geworden ist, der wir auch nicht mehr ausweichen oder entrinnen können, verweist auf die gravierenden ökologischen, technischen und gesamtgesellschaftlichen Veränderungsprozesse und Umbrüche, die „bewältigt" werden müssen. Lyotard spricht vom irreversiblen Ende der Fortschrittsvisionen und Fortschrittsutopien, vom „Ende der Metaerzählungen" (1979, 1986); einer dieser „métarécit" ist der Mythos, die Komplexität der Wirklichkeit erfassen zu können, was uns gleichzeitig zum Ende des Mythos der Machbar- und Planbarkeit bei der Bewältigung von Problemen in der Arbeitsorganisation Pflege führt. Auf die damit verbundene Fähigkeit, mit offenen Systemen und unberechenbaren, dynamischen Strukturen umgehen zu können, werden wir aus ganz verschiedenen Perspektiven und Analyseebenen öfter zu sprechen

> Vor dem Hintergrund der Wanderungsbewegungen der Weltbevölkerung, der steigenden Anzahl alter Menschen, die in Zukunft betreut und gepflegt werden müssen, einem veränderten Gesundheits- und Krankheitspanorama, insbesondere einem Anstieg chronischer Krankheiten bei gleichzeitig harten ökonomischen Rahmenbedingungen der Kostendämpfung im Gesundheitswesen kommt der Gestaltung der menschlichen, pflegerischen und institutionellen Ressourcen immer größere Bedeutung zu und kann als eine der vorrangigen Zukunftsaufgaben unserer Gesellschaft eingestuft werden. Nicht umsonst geraten Schlagworte wie Vertrauen, Toleranz und Solidarität wieder vermehrt ins Blickfeld.

kommen.

Diese neuen Werte, wie *Vertrauen, Toleranz und Solidarität* werden wir in unseren Überlegungen zu einer entwicklungsförderlichen Arbeitsgestaltung aufgreifen, wenn wir uns mit den Auswirkungen des sog. Wertewandels, bezogen auf unser Rahmenthema, eingehender auseinandersetzen.

Auswirkungen des Wertewandels

Die Gesundheitsversorgungsstrukturen können als offenes, autonomes System in einer komplexen und dynamischen Umwelt definiert werden. Die damit verbundenen Wechselwirkungen und Umweltveränderungen, wie beispielsweise der Wertewandel, müssen deshalb beachtet und registriert werden; es muß darauf auch antizipativ reagiert werden. Das Thema Wertewandel, bezogen auf das Stichwort Pflege 2000, ist nicht ungefährlich, da Prognosen um die Zukunftsentwicklung des Gesundheitssystems und damit deren Subsystem Pflege nur in einem Versuch bestehen kann, „einen aus der Vergangenheit in die Gegenwart hineinführenden Trend aufzufinden, der sich in die Zukunft verlängern läßt", wie der Speyrer Werteforscher Klages (1993, S. 2) ganz allgemein gehalten formuliert. Die innerorganisatorische Komplexität des Arbeitsbereiches Pflege als Subsystem Krankenhaus entwickelte eine beträchtliche Dynamik, die nicht zuletzt bedingt ist durch die Veränderungsgeschwindigkeit von theoretischem, praktischem und technischem Wissen, von pflegerischen Konzepten, Leitlinien und Standards, von stationären Behandlungsformen und Behandlungsketten. Diese System- oder Organisationsdynamik innerhalb der Pflege wird verstärkt durch den Druck gesamtgesellschaftlicher Veränderungsprozesse, drastischen Sparmaßnahmen im Gesundheitswesen, neuen Formen der Arbeit (und der Rationalisierung), so beispielsweise durch das Konzept Totalqualitymanagement. In unserem Zusammenhang hier geht es um Managementwissen, das das sog. Organisationswissen mit kultureller Sensibilität analysiert und reflektiert, um je nach *Organisationsdiagnose* eine Wissensveränderung, Einstellungsveränderung, Verhaltensveränderung und Ergebnisveränderung pflegestrategisch miteinander zu verknüpfen.

Gestaltungsempfehlungen und Strategien zur Humanisierung der Arbeitswelt in der Pflege, auch zur Rationalisierung von Arbeitsprozessen wie TQM oder z.B. Leanmanagement oder auch die Aspekte kooperativer Führung, die von interaktionellen Beziehungen zwischen Führern und Geführten ausgehen, stehen vor der elementaren, ganz grundsätzlichen Entscheidungsproblematik, Werte und -trends bei Mitarbeitern, Gruppen, Gesellschaft „richtig" zu diagnostizieren und sie dann gegebenenfalls auch richtig zu transformieren, was in der betriebswirtschaftlichen Managementlehre mit dem Begriff *symbolisches Management* umschrieben wird.

Nach Silberer (1991, S. 171) dürfen bei dieser „Transformation" nicht nur Schwierigkeiten gesehen werden, sondern auch Chancen, „weil enorme Handlungsspielräume erkannt und kreativ genutzt werden können. Die Werteorientierung stellt jedenfalls eine Herausforderung an das Kreativitätspotential" dar, die es von den Führungskräften zu bewältigen gilt. Dies gilt natürlich auch für den Umgang mit Werten und den veränderten Werthaltungen im Pflegemanagement und einer werteorientierten Personalpolitik.

Auf die Implikationen dieser Perspektive eines *werteorientierten Pflegemanagements* werden wir in einem gesonderten Kapitel dieses Buches (Kap. VII) ausführlich und näher eingehen. Hier ging es zunächst nur darum, den Fokus auf die System- bzw. Organisations*dynamik* innerhalb der Pflege zu richten, da diese so gravierend von gesamtgesellschaftlichen Umbruchs- und Wertewandelprozessen tangiert wird.

2.5 Zur Dynamik und Komplexität von Pflegemanagement

Eine sozialwissenschaftliche Diskussion um ein „modernes" Pflegemanagement kann an verschiedenen Abgrenzungsmöglichkeiten ansetzen, wenn man Pflege als ein vernetztes System oder Subsystem eingebettet in einen umfassenden „lose gekoppelten" Systemverbund der Gesundheits- und Behandlungsketten des bundesrepublikanischen Gesundheitswesens sieht. Wir sehen, daß wir hierbei von verschiedenen Blickwinkeln der Systembestimmung und -begrenzung ausgehen müssen, um dann dadurch unterschiedliche Wirklichkeiten „konstruieren" und kulturelle Muster bilden zu können. An diesem paradigmatischen *interpretativen* Denkansatz zum „sozialen Konzept von Gesundheit" werden sich unsere Ausführungen des öfteren orientieren, deshalb möchten wir im folgenden auf die Bedeutung der subjektiven Wahrnehmungen und „Interpretationen" der sozialen Akteure näher eingehen.

Grundlegende Annahme des vorliegenden Textes ist die koevolutionäre Verschränkung („dynamische Interaktion") zwischen den Mitarbeitern und den sie umgebenden Umwelten, hier der Arbeitsorganisation Pflege, also die Beziehung zwischen Subjekt und Organisation. Eine Theorie des Subjektes und der Persönlichkeitsentwicklung kann so mit einer Theorie der Organisation und Organisationsentwicklung verknüpft werden. Dadurch wird nach Geißler (1994, S. 9) ein interessanter „Diskurs über betriebliche Bildung, Personalentwicklung und Führung" angestoßen, der auch auf die Pflege übertragen werden kann (Abb. 2.18). Als Brückenglied zwischen einer solchen Personalentwicklung *am Arbeitsort* und einer damit verkoppelten Organisationsentwicklung *des Arbeitsortes* wird nach heutiger personalwirtschaftlicher und sozialpsychologischer Theorie der Begriff des Lernens neu gefaßt. Es geht um das Spannungsfeld zwischen einer Individualisierung des Wissens und einer Demokratisierung der Wissensstrukturen, das durch das Konzept Lernende Organisation aufgefangen werden kann.

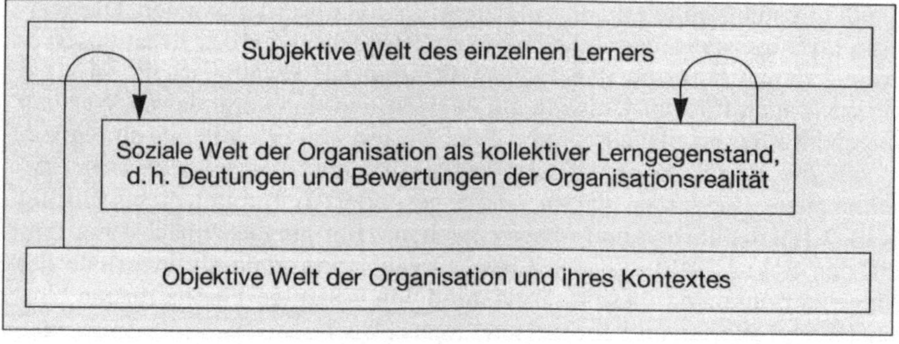

Abb. 2.18. Das Zusammenspiel von Organisationslernen der objektiven und subjektiven Welt. (Nach Geißler 1994, S. 57)

Zur Wahrnehmung der Wirklichkeit

Die Wahrnehmung der Wirklichkeit ist ein komplexes wissenschafts- und erkenntnistheoretisches Problem, das auf den philosophischen Grundlagen des Konstruktivismus und dem paradigmatischen Denkmodell zur Kybernetik sozialer und biologischer Systeme fußt. Folgende Forscher haben sich mit diesen Phänomenen befaßt: von Foerster (1985), Maturana (1985), Maturana u. Varela (1987), Luhmann (1984). Diese Denkansätze gehen davon aus, daß unsere Welt so, wie wir sie wahrnehmen und interpretieren, eine Erfindung unseres Nervensystems ist. Dadurch kommt es natürlich zu beträchtlichen Wahrnehmungsverzerrungen, was oft mit dem Begriff des sog. „blinden Fleckes" umschrieben wird.

> Wissenschaftliche, gesellschaftliche und individuelle Wirklichkeiten werden dadurch erfunden (konstruiert), daß wir an die vermeintliche – da draußen – objektiv bestehende Wirklichkeit immer mit gewissen Grundannahmen herangehen, die wir für bereits feststehende – objektive – Aspekte der Wirklichkeit halten, während sie nur die Folgen der Art und Weise sind, in der wir nach der Wirklichkeit *suchen*. ... Das vermeintlich *Gefundene* ist ein *Er*fundenes, dessen Erfinder sich des Aktes seiner Erfindung nicht bewußt ist, sondern sie als etwas von ihm unabhängiges zu entdecken vermeint und zur Grundlage seines ‚Wissens' und daher auch seines Handelns macht (Paul Watzlawick).

Diese interpretative Theorieperspektive, die keinen einheitlichen theoretischen Aussagenzusammenhang hat, geht in ihrem Grundverständnis davon aus, die subjektiven Wahrnehmungen und Deutungen der sozialen Akteure zu betonen, wobei sie gleichzeitig „in ihrem Gesellschaftsverständnis auf soziale Ordnung, Stabilität und Integration (unter Zurückstellung von sozialem Konflikt und tiefgreifenden Wandlungsprozessen)" rekurriert, worauf Wollnik (1993, S. 278) hinweist:

> Die „subjektive Ausrichtung" bedeutet
> - ontologisch: die Wirklichkeit ist sozial konstruiert und bewußtseinsabhängig, vor allem durch Kommunikation unter Verwendung bestimmter sprachlicher Kategorien (nominalistische Position);
> - epistemologisch: sozialwissenschaftliche Erkenntnis ergibt sich nur bei Berücksichtigung der Perspektiven der Akteure und relativ zu kulturell geteilten Sinnzusammenhängen (anti-positivistische Position);
> - anthropologisch: die Menschen handeln auf der Grundlage ihres freien Willens, sie folgen eigenen Zielen und Motiven, zwar bewußt, aber niemals strikt determiniert durch äußere (materielle und soziale) Faktoren (voluntaristische Position);
> - methodologisch: die einzelfallbezogene Beschreibung aus unmittelbarer Erfahrung sowie die plausible Verallgemeinerung haben Vorrang vor variablen Analysen, quantitativer Messung und der Suche nach generellen Gesetzen mittels systematischer Hypothesentests (ideographische Position).

Wollnik (siehe oben) stellt die Grundannahmen des positivistischen und des interpretativen Paradigmas in folgender Tabelle (2.2) einander gegenüber:

Tabelle 2.2. Gegenüberstellung positivistischer und naturalistischer Grundannahmen. (Aus Wollnik 1993, S. 280; nach Lincoln u. Guba 1985, S. 37)

Grundannahmen über …	Positives Paradigma	Naturalistisches Paradigma
das Wesen der sozialen Wirklichkeit	Es gibt nur eine soziale Wirklichkeit. Sie ist objektiv vorgegeben und in beliebiger Einteilung analysierbar.	Es gibt viele soziale Wirklichkeiten. Sie sind sozial konstruiert und nur als Ganzheiten verstehbar.
die Beziehung des Forschers zu seinem Erkenntnisobjekt	Forscher und Forschungsgegenstand sind unabhängig voneinander.	Forscher und Forschungsgegenstand stehen in Interaktionen, sind untrennbar.
die Möglichkeit der Generalisierung	Zeitlich und kontextuell ungebundene Gesetze sind möglich.	Es sind nur zeitlich und kontextuell gebundene Arbeitshypothesen möglich.
die Möglichkeit kausaler Beziehungen	Es gibt reale Ursachen, die ihrer Wirkung zeitlich vorangehen oder gleichzeitig mit ihr auftreten.	Alle Einheiten prägen sich zu jedem Zeitpunkt wechselseitig, so daß Ursache und Wirkungen nicht unterscheidbar sind.
die Rolle von Werten	Wissenschaftliche Forschung ist wertfrei	Wissenschaftliche Forschung ist in mehrfacher Hinsicht wertgebunden.

Aus der interpretativen Perspektive der Organisationstheorie können wir dazu lesen: „Die Zielsetzung des *interpretativ-symbolischen* Ansatzes (der Organisationstheorie) richtet sich … nicht so sehr auf die Aufklärung der Vorgänge im Kanal oder im Inneren der interagierenden Personen, sondern gilt den Fragen der Konstituierung der gesellschaftlichen Verständigungsmöglichkeiten sowie der Bestimmung der Folgewirkungen kommunikativer Prozesse im sozialen Umfeld: ‚Aus der interpretativen Perspektive betrachtet, bestehen Kommunikationsprozesse in Organisationen aus koordinierten Verhaltensmustern, die in der Lage sind, Organisationen zu schaffen, sie aufrechtzuerhalten und auch aufzulösen. … Vermittels der Fähigkeit, an diesem Kommunikationsprozeß zu partizipieren, kann das Individuum seinerseits eine eigene soziale Realität schaffen und formen.‘ (Krone et al. 1987, 27)" (Frey et al. 1993, S. 365/367). Überspitzt formuliert: Wenn Kommunikationen versiegen, bricht das System zusammen. Der Begriff der „Anschlußfähigkeit" im Sinne von Luhmann (1975) rückt hier ganz zentral ins Blickfeld.

2.6 Pflegende als Problemlöser

Nach diesem interpretativen Ansatz gehen wir im folgenden Text davon aus, *Pflegende als Problemlöser* zu betrachten, die die in Abb. 2.19 dargestellten Wahrnehmungsprozesse durchlaufen.

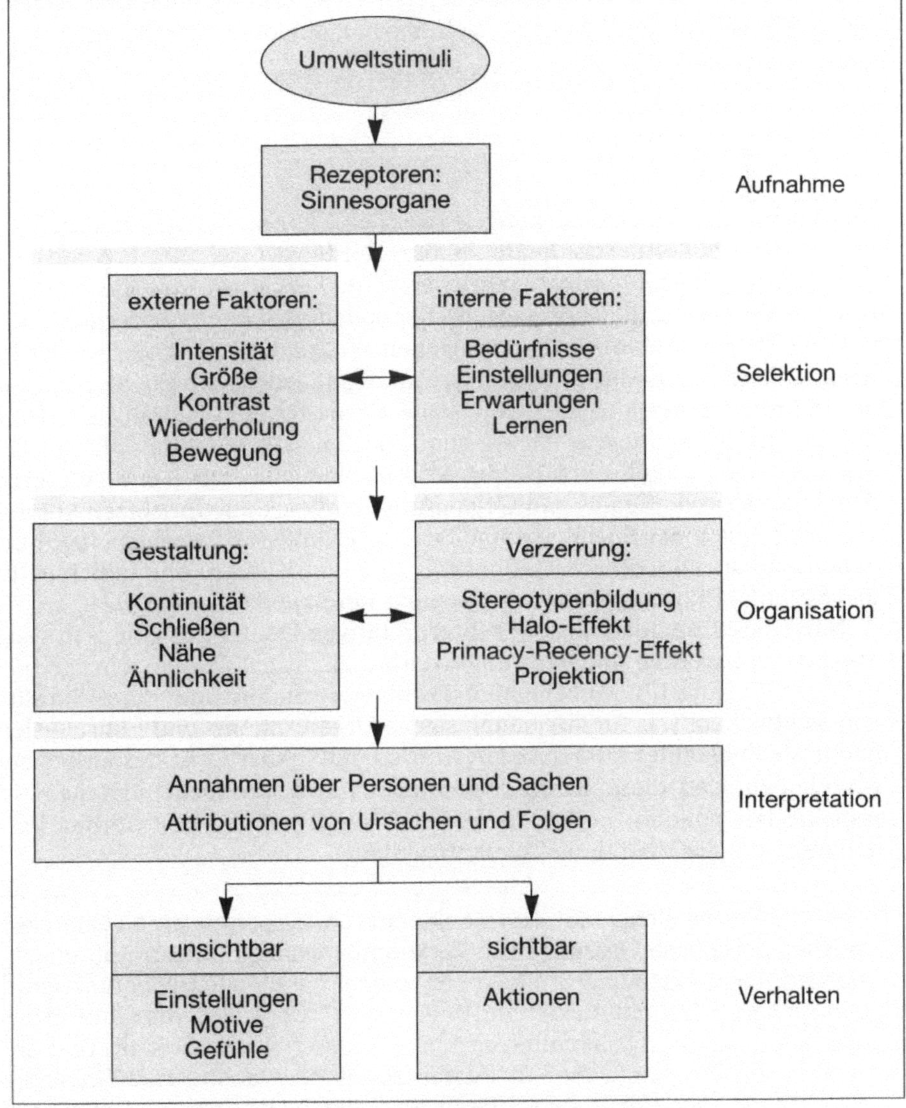

Abb. 2.19.   Stufen des Wahrnehmungsprozesses. (Nach Staehle 1991, S. 181)

Betrachten wir Pflegemanager als Problemlöser im turbulenten Spannungsfeld Pflege, so müssen wir zunächst akzeptieren, daß der Einzelne in seiner ganzen eigenen gesamten Persönlichkeit als eigenes Subsystem in dieses System Pflege eingebettet ist. Dies bedeutet aber, daß diese ganze gesamte Persönlichkeit des Pflegemanagers offen sein muß, sich selbst zu hinterfragen, sich selbst „systemisch" zu entwickeln oder weiterzuentwickeln, um dann auch andere Mitarbeiter *entwickeln* zu können. Es geht dabei um Selbstwahrnehmung und Selbstreflexion, die in individuelle und kollektive Lern- und Entwicklungsprozesse eingebettet ist. Management und Führung bedeutet nach dieser Sichtweise, sich selbst und andere entwickeln.

Kognition (Wahrnehmung und Informationsverarbeitung) – und über sie laufen alle Führungsprozesse – ist die Konstruktion, die Errechnung der Realität. ‚Konstruieren' bedeutet ordnen, neu anordnen und neu entwickeln (Kastner 1990, S. 130).

Es geht hier um Wechselwirkungen zwischen Führungskräften und den einzelnen Mitarbeitern, was heute in der Betriebswirtschaftslehre mit dem Schlagwort *laterale Führung* beschrieben wird. Aus diesem Grunde gilt es, gerade für Führende, die andere Menschen anleiten, lenken, fördern und entwickeln, sich die Subjektivität der eigenen Wahrnehmung immer wieder bewußt zu machen, da sich ja nach o.g. Paradigma jeder Mensch, also auch jeder Mitarbeiter, seine eigene Welt, seine eigene Realität aufbaut. Es geht in diesem systemorientierten Ansatz zum Pflegemanagement deshalb um Fragen der Persönlichkeitsentwicklung des Einzelnen, die sich in energetisierenden Prozessen von Team- und Organisationsentwicklung fortsetzen können, was im Rahmen der Soziologie und Sozialpsychologie Moscovici (1976) und darauf aufbauend Cranach et al. (1987, 1989) im Konzept der Individuellen und Sozialen Repräsentationen problematisieren und erforschen.

Nach dieser paradigmatischen interpretativen Denkweise gibt es in systemischen Netzwerken und Wirkungskreisläufen deshalb keine „einzige oder richtige" Lösung für Management-Probleme, sondern nur eine Pluralität von Sichtweisen, was für ein gemeinsames Organisations- und Führungsleitbild deshalb idealiter ausgehandelt werden muß. Aber es ist besonders hervorzuheben, daß diese Komplexität nicht nur bedrohliche und negative Aspekte hat, sondern in ihrer positiven Vielfalt aufgegriffen werden kann und muß, um die Vielfalt der Welt abzubilden.

Der gute Problemlöser läßt sich weniger durch die permanenten Charakteristika komplexer Prozesse wie Widersprüchlichkeit, Instabilität, unerwartete Wendungen usw. irritieren. Er ist eher bereit, alte Bilder aufzugeben und sich Neuem zu öffnen. Weiter beschäftigt sich der gute Problemlöser stärker mit alternativen Entwicklungen in der Zukunft und er vermag sie sich plastischer vor Augen zu führen. Das mentale Training, also das innerlich Vor-Augen-Führen zukünftigen Handelns im Detail gelingt guten Problemlösern besser als schlechten (Kastner 1990, S. 146).

Wir haben festgestellt, daß jede Problemsicht grundsätzlich auch eine Frage der Abgrenzung von Systemen ist. So kann man beispielsweise das System Pflege sehen als

- ein System zur gesundheitlichen Versorgung kranker Menschen,
- ein kommerzielles System zum Gelderwerb der Mitarbeiter,
- ein System zur Selbstverwirklichung der Mitarbeiter,
- ein Verteilersystem für Pharmaka,
- ein System zum Stapeln pflegerischer Güter,
- ein System zur Ausbildung und Förderung des Nachwuchses,
- ein Arbeitsorganisationssystem für Pflegende.

(Modifiziert und an unser Thema adaptiert nach Kastner 1990, S. 136).

Überfliegen wir diese absichtlich etwas provokativ gehaltene Auflistung, kann man sich überspitzt formuliert fragen, was nun eigentlich „genau" das Problem beim Pflegemanagement sei. Diese einzelnen Punkte unserer Liste bedingen für Pflegemanager eine jeweils spezifisch eingeengte Problemwahrnehmung. So wichtig und richtig diese ist, geht es doch zunächst um einen *Blick aufs Ganze,* bevor ein einzelnes, anfallendes Problem herausgefiltert werden kann. Diese Problemwahrnehmung unterliegt zahlreichen Fehlerquellen, was in folgender Übersicht deutlich sichtbar wird und zur Vorsicht mahnen soll (Ulrich u. Probst 1991, S. 236):

Denkfehler im Ablauf des Problemlösungsprozesses

Ungenügende Problematisierung:
- unkritische Übernahme von Werten und Zielen,
- unkritische Wahrnehmung der Situation.

Unrealistisches Modellieren und Interpretieren der Problemsituation:
- statisches Denken,
- zu enge Abgrenzung der Situation,
- Nichterfassen von Wechselwirkungen und Regelkreisen,
- Nichtberücksichtigung von „Nebenwirkungen".

Reduktives Planen und Entscheiden:
- mangelndes kreatives Suchen nach Neuem,
- Rückfall in punktuelles Ursache-Wirkungs-Denken,
- Vernachlässigung von Zeitverzögerungen.

Unzweckmäßiges in Gang setzen und Verwirklichen:
- Machen statt Entwickeln,
- fehlendes Frühwarnsystem,
- reaktives Handeln bei „Störungen".

Hier wird ein Denken in Systemen und Netzwerken vorgeschlagen, um mit der Dynamik und Komplexität von Problemsituationen vernünftig umgehen zu lernen, in der grundlegenden Annahme, daß es keine optimale beste Problemlösung gibt. Auf die Frage, was ein Problem eigentlich ist, werden wir in Kapitel 4.1, S. 149 noch näher eingehen, da damit mikropolitische Strategien angesprochen werden.

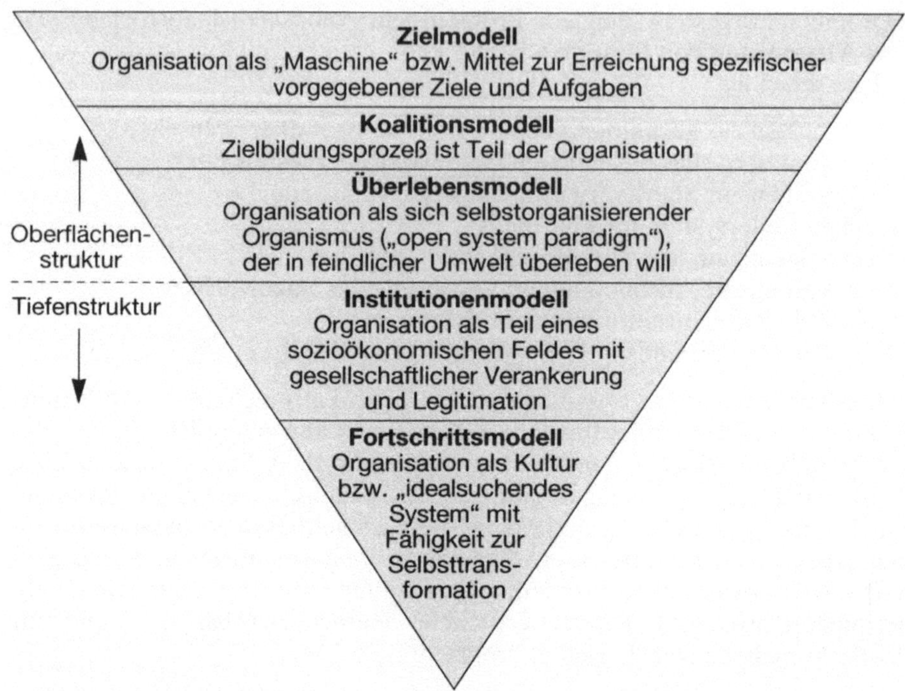

Abb. 2.20.   Organisatorische Sinnmodelle. (In Anlehnung an Kirsch 1990, S. 471; nach Sattelberger 1991, S. 13)

Organisationen können mit ganz unterschiedlichen Metaphern beschrieben (vgl. Morgan 1986) oder in organisatorische Sinn-Modelle nach *Sinnorientierungen* unterschieden werden (Abb. 2.20). Cohen, March und Olsen (1972) haben vorgeschlagen, Organisationen mit der Metapher vom „Mülleimer" („garbage can") zu beschreiben und zu analysieren, da Entscheidungen in Organisationen von folgenden Einflüssen ausgehen:

- Entscheidungshungrige Menschen, die unabhängig von faktischer oder formeller Kompetenz auf Betätigungsmöglichkeiten lauern (Motto: „Egal wo, ich werde überall gebraucht!")
- Probleme, die unabhängig von formalisierten Thematisierungskontexten auf Artikulationsgelegenheiten warten
- Vorgefertigte Lösungsmuster, die unabhängig von der spezifischen Natur eines Problems auf Anwendung warten – überspitzt gesagt: Nicht Probleme suchen ihre Lösungen, sondern Lösungen suchen sich ihre Probleme (Seibel 1992, S. 331).

Hier greifen wir diese Metapher vom Mülleimer besonders heraus, da sie deutlich das Chaos von Problemen, Zielen, Entscheidungen und Lösungen beschreibt. Eine Sichtweise, die wir später in unserer Diskussion beispielsweise um die Definitionsmacht der Technik, die im gängigen Klinikalltag Vorrang vor Patienten- und Personalorientierung hat, nochmals aufgreifen werden. In Weiterentwicklung des Mülleimer-Modells beschreibt Kirsch (1993, S. 272) die *„Komplexität der Organisation* vornehmlich als Resultante eines ‚Konflikt- bzw. Interessenpluralismus' ":

> Aus der Betrachtung des individuellen Problemlösungsverhaltens wissen wir, daß Individuen Aufgaben dadurch als Probleme erfassen, daß sie die Aufgabe in einem bestimmten Kontext als Problem definieren. Ein und dieselbe Aufgabe (oder allgemein: Stimulussituation) kann unterschiedlich wahrgenommen und interpretiert, d. h. in unterschiedlichen Kontexten als Problem erfaßt werden. Problemdefinitionen (und diesen Problemdefinitionen entsprechende Lösungen) sind stets kontextspezifisch. ... In jedem Kontext kann jedoch die Aufgabe nur partiell als Problem erfaßt werden. Da es keinen alles umfassenden Kontext gibt, der von allen Beteiligten geteilt wird, wird letztlich eine Menge partieller, kontextspezifischer Problemdefinitionen und ‚Lösungen' entwickelt, die sich nicht sinnvoll zu einer Problemdefinition (bzw. einer in sich konsistenten Beschreibung einer Problemlösung) zusammenfassen lassen (Kirsch 1992, S. 66).

Wir werden diese schwierigen und komplexen Fragestellungen der Problemdefinition und Problemlösung im Zusammenhang mit der Diskussion um *Rationalität* und irrationales Handeln in sozialen Systemen weiter crörtcrn, da sie auf das *Konzept des Strategischen Managements* weitreichende Auswirkungen haben.

Betrachtungswinkel des Systems Pflege (Abb. 2.21)

Wir können von natürlichen Systemen lernen, wenn es darum geht, die Gesamtzusammenhänge zu erkennen und darauf folgend im nächsten Schritt die Probleme oder das einzelne Problem herauszufiltern, um es zu „lösen". Erst im Abstand können schwierigere Probleme in ihrem ganzheitlichen Zusammenhang *genauer* betrachtet werden. Kastner spricht davon, daß „nur in einer permanenten Bewegung des Heran- und Zurücktretens innerhalb eines Handlungssystems des Erkennens, Diagnostizierens, Planens, Sinngebens und Zielesetzens" das Problemfeld näher und präziser analysiert werden kann. Er schlägt deshalb vor (S. 126), daß Führungskräfte lernen müssen:

- Komplexe Systeme (einschließlich des eigenen Wahrnehmungssystems) in ihrer funktionalen Organisation zu begreifen,
- soweit möglich, systemische Wechselwirkungen, Vernetzungen und dynamische Zusammenhänge zu erfassen bzw.
- sich auf deren Unberechenbarkeit einzustellen und
- diese Erkenntnisse ökologisch, d. h. systemverträglich umzusetzen.

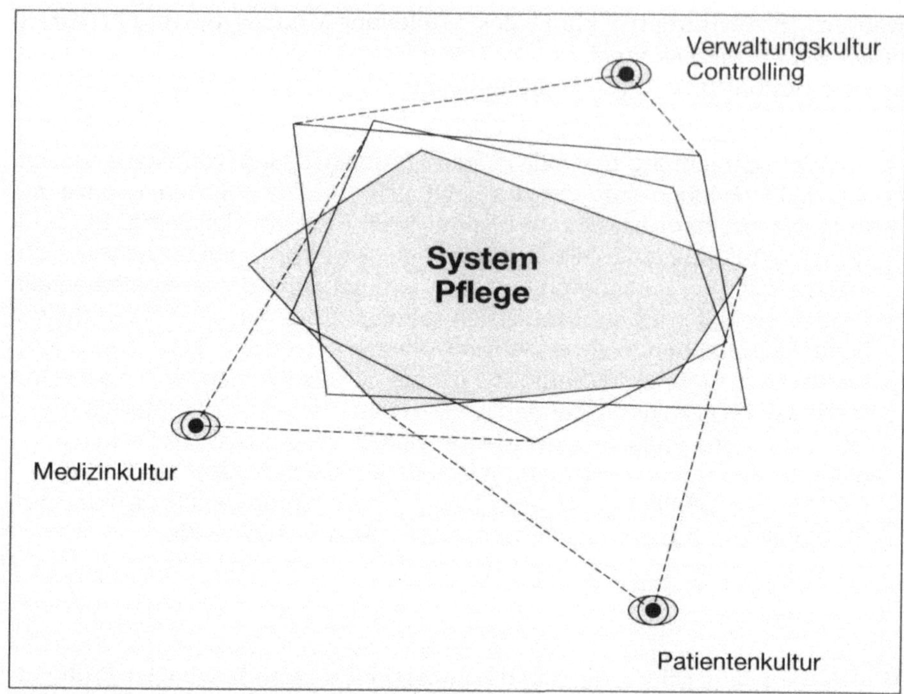

Abb. 2.21.   Betrachtungswinkel des Systems Pflege: Verschiedene Abgrenzungsmöglichkeiten ‚desselben' Objektes. (Mod. nach Ulrich u. Probst 1991, S. 35)

Nach dieser paradigmatischen Perspektive bedeutet Problemlösen in komplexen Strukturen nicht, „eine ‚wahre Lösung' zu erarbeiten (konvergentes Denken), sondern für ein Problem verschiedene Lösungsalternativen zu erarbeiten, die unterschiedlich gut ‚passen' können. Denken und Handeln im System stellt Heuristiken (Suchstrategien) zur Verfügung, die die Wahrscheinlichkeit passender Lösung erhöhen." (Kastner 1990, S. 127) Gomez u. Zimmermann (1992) beschreiben innerhalb der Managementtheorie der Betriebswirtschaftslehre die Vorgehensweise dieses Systemdenkens mit Hilfe von „Strategischer Organisationsmethodik" (Abb. 2.22) folgendermaßen:

Die *Organisationsmethodik* gibt das schrittweise Vorgehen bei der Verfolgung der obigen Ziele vor. Dieses umfaßt die Problemabgrenzung und Zielbestimmung, die Organisationsanalyse, die Organisationsdiagnose, das Organisationsdesign sowie die Implementierung und das Controlling. Dieses Vorgehen erzeugt Erkenntnisse und Optionen über Organisationsprofile und Organisationsdynamik. Wenn Führungskräfte mit Hilfe dieser Methodik und dieser „Landkarte" einen besseren Weg durch die oft verwirrende organisatorische Landschaft der heutigen Zeit finden, hat dieses Buch seinen Zweck erfüllt (Gomez u. Zimmermann 1992, S. 234).

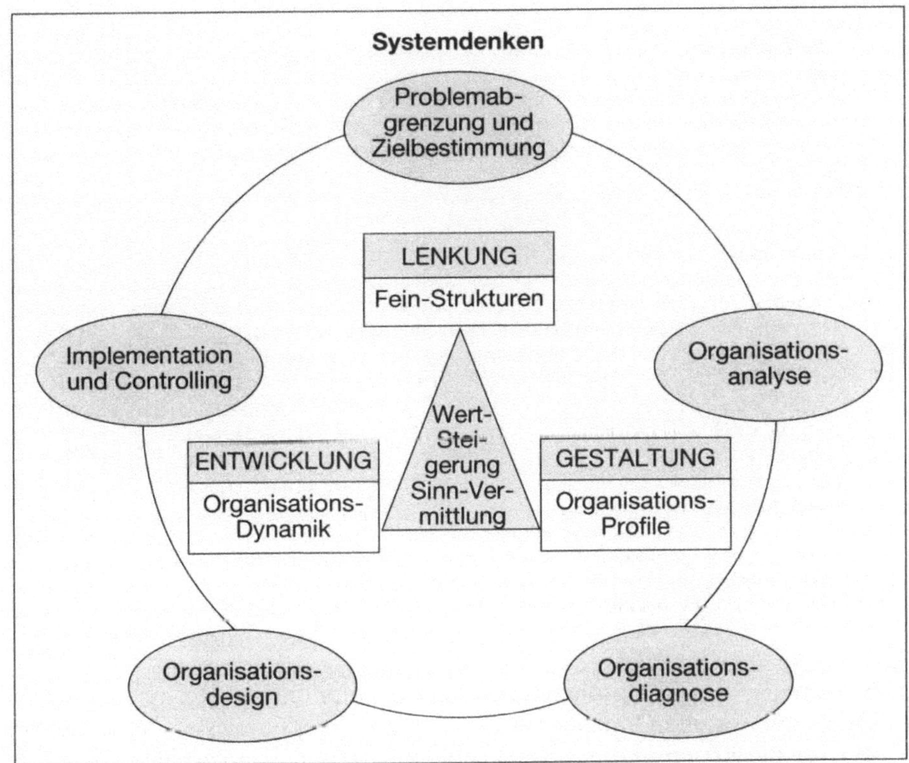

Abb. 2.22. Strategische Organisationsmethodik. (Nach Gomez u. Zimmermann 1992, S. 234)

Wir folgen für unseren Argumentationszusammenhang „Pflegemanagement im Wandel" diesen Gestaltungsvorschlägen des St. Galler Managementansatzes und werden im folgenden einzelne Begriffe und Konzepte näher erklären und problematisieren sowie diese dann zu *Bausteinen einer reflexiven Modernisierung des Pflegemanagements* zusammensetzen und zur Diskussion stellen.

Systemisches Denken

Wir fassen Pflegemanagement als *Problemlösen in komplexen Systemen* auf, das in das System Krankenhaus oder weiter übergeordnet in das Gesundheitssystem eingebettet ist. Deshalb ist ein systemisches Denken notwendig, das von der *Ganzheitlichkeit der Betrachtung* ausgeht, von der *Integration der Vielfältigkeit* durch die *Schaffung eines Denkmusters im Umgang mit Systemen.* Gomez u. Zimmermann (1992, S. 20) beschreiben dieses neue Denken folgendermaßen:

Kernelemente des neuen Führungsverständnisses als Basis des St. Galler Management-Konzeptes sind:

> ● *Ganzheitlichkeit der Betrachtung:* Ein Unternehmen wird als ein System verstanden, das als Ganzes mehr (oder besser etwas anderes) ist als die Summe seiner Teile. Dabei werden drei Dimensionen dieses Systems unterschieden: eine normative, eine strategische und eine operative Dimension. Sie beschreiben voneinander abgrenzbare Problemfelder, die durch ein ganzheitliches Management zu bearbeiten sind.
> ● *Integration von Vielfältigkeit:* Die Unterteilung in unterschiedliche Dimensionen der Unternehmung bedeutet nicht, daß diese bei der Suche nach Lösungen von Managementproblemen voneinander zu trennen sind. Vielmehr muß mit einer integrierenden Betrachtungsweise der Tatsache Rechnung getragen werden, daß die Dimensionen sich gegenseitig durchdringen, voneinander abhängen, also untereinander eine starke Vernetzung aufweisen. Diese Vernetzung wird unter Einbezug der Umwelt des Unternehmens anerkannt und bei der Methodik der Anwendung des Management-Konzeptes berücksichtigt.
> ● *Schaffung eines Denkmusters für den Umgang mit Systemen:* Dieses soll dem Management eines komplexen Systems helfen, eine sinnvermittelnde Philosophie zu entwickeln und diese durch eine vielfältige Gestaltungsaktivität in die Unternehmen umzusetzen. Zur Strukturierung der Managementaktivität stellt das Management-Konzept einen Bezugsrahmen zur Verfügung, der es ermöglicht, die eigenen Erfahrungen und Handlungsweisen sowie zukünftig anzustrebende Veränderungen den unterschiedlichen Modulen und Dimensionen der Gestaltung, Lenkung und Entwicklung eines Unternehmens zuzuordnen.

Es geht also um die Bereitstellung eines problembezogenen „Bezugsrahmen für Sinnvolles und Ganzheitliches" und um ein systemisches Vorgehensmuster für die Lösung komplexer Probleme, die die kontextualen und situativen Bedingungen reflektieren (vgl. Ulrich 1984).

Folgen wir diesen Ansätzen einer betriebswirtschaftlichen Managementlehre und übertragen sie auf unser Argumentationsfeld Pflegemanagement, so bedeutet Denken und Handeln in den dynamischen Vernetzungen des Systems Pflege, dessen Komplexität anzuerkennen, diese bewußt und reflektiert „wahrzunehmen" sowie mit Flexibilität darauf einzugehen. Anstelle einfacher linearer Ursache-Wirkungs-Ketten ist dieses vernetzte Denken hilfreich, um die *Eigendynamik des Systems Pflege* mit all ihren Subsystemen oder Mitgliedern aufzufangen, anzuerkennen, zu lenken und zu steuern, quasi in einem *Netzwerk von Managementwissen.* Dies führt zu einem wichtigen Gestaltungsauftrag für das Pflegemanagement: Es ist unabdingbar notwendig, *systemische* mit *nichtsystemischen* Elementen zu verknüpfen (Abb. 2.23).

Das *Phänomen der informalen Organisation* kennt jeder Pflegepraktiker, so die stabilen informalen Strukturen hinter den „Kulissen der Organisation", die häufig auf persönlichen Kontakt- und Kommunikationswegen, Seilschaften, Gegenübertragungsmechanismen, Machtbeziehungen, informellen Vertrauenspersonen und informellen Führern beruhen. Es entwickeln sich „mit der Zeit" häufig gruppenspezifische, auch subpolitische „Welten" mit Spezial-Codes, was in der negativen Ausprägung auch als „Erbhöfe" bekannt ist. Dabei entstehen kulturelle Muster, die eine weitreichende Wirkung auf die „kognitive Verankerung" des Alltagshandelns und der Alltags-

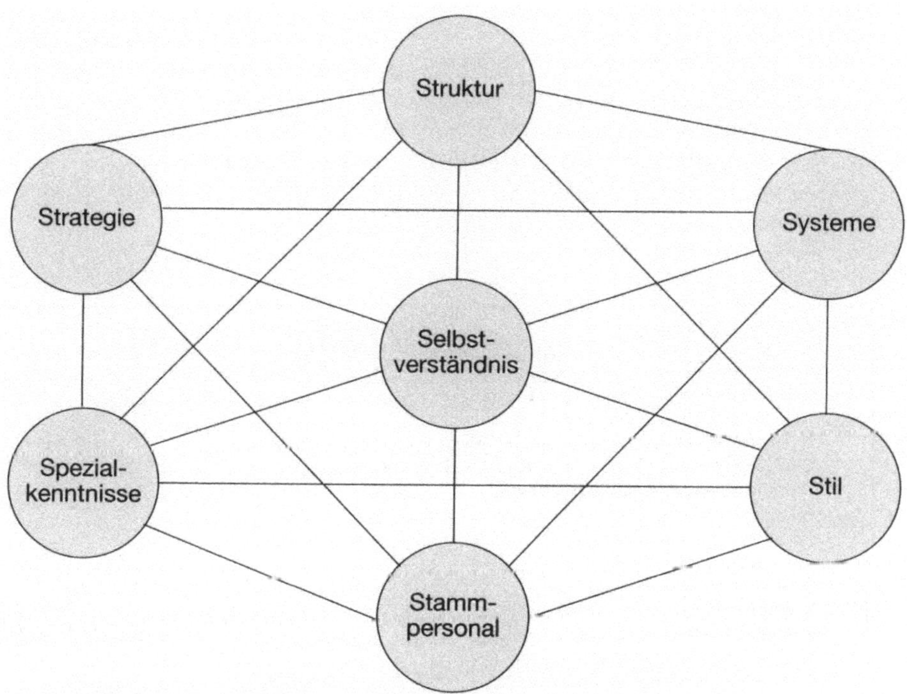

Abb. 2.23. Harte und weiche Faktoren im 7-S-Modell. (Nach Bleicher 1991, S. 22)

rituale in der Pflege vor Ort haben. Diese kulturellen Muster, Werte und das Wissen des einzelnen wie das Organisationswissen bestimmen die Vorstellungen, was Behandlung und Pflege sein soll, bestimmen aber auch „die Vorstellung einer Gesellschaft darüber, was Organisationen sein sollen, wozu sie da sind und wie sie funktionieren sollten. ... in unserer Gesellschaft die Zweckrationalität und ökonomische Effizienz zu den Leitvorstellungen der Organisationsvorstellungen gehören" (Girschner 1990, S. 108). Girschner (1990, S. 82) beschreibt die „Angleichungs- und Korrekturprozesse zwischen Individuum und Organisation" folgendermaßen:

Wir müssen also zwei organisationstheoretische Argumente aufeinander beziehen. Zum einen tritt die formale Organisation den Organisationsmitgliedern als je vorhanden gegenüber. Zum anderen entwickeln die Menschen in der Organisation informal je eigene Handlungsformen und Normierungen. Formale und informale Elemente verschmelzen dabei zur Gesamtstruktur der Organisation.

Diese unsichtbaren Lernprozesse im „heimlichen Lehrplan des Betriebes" gilt es vermehrt zu beachten.

Lernen ist in dem hier im Anschluß an Kolb entwickelten Modell ein Austausch von Wissen zwischen einem Kollektiv, das heißt einer Gesellschaft, einer Organisation, einer Abteilung oder Gruppe auf der einen und einem Individuum auf der anderen Seite. Dieser Austausch bewirkt eine quantitative Erweiterung und /oder qualitative Veränderung der je vorliegenden Wissensbestände (Geißler, 1994; Abb. 2.24).

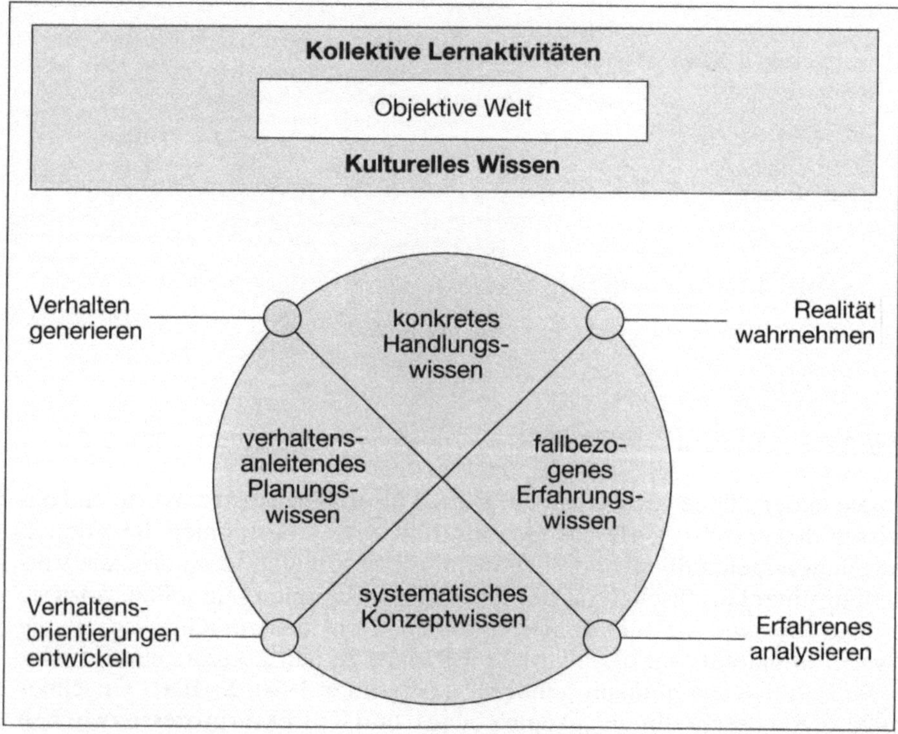

Abb. 2.24.   Lernen als sich entwickelnde Interaktion zwischen individuellen und kollektiven Lernaktivitäten und Wissensbeständen. (Nach Geißler 1994, S. 192)

Hier kann die Theorie des Organisationslernens mit dem *Konstrukt der organisationellen Wissensbasis* verbunden werden.

Im Begriff des *kollektiven Gedächtnisses* werden Erfahrungen und Wissen thematisiert, die sich in institutionellen und mentalen Routinen zeigen: „Das haben wir immer so gemacht!"

Unternehmenskultur ist Bestandteil der Routine oder Gewohnheiten, die im alltäglichen Arbeitsprozeß bei der Wahrnehmung, im Denken, Handeln und Fühlen unreflektiert zum Tragen kommen. Diese Automatismen gilt es nun, von ihrem programmhaften Ablauf her ins Bewußtsein zu bringen und zu reflektieren. Um aber den Automatismus solcher Routineaktionen zu unterbrechen, braucht man „Stolpersteine". Es lassen sich zwei extreme Formen solcher „Stolpersteine" unterscheiden:

1. Ein Bedürfnis der bewußten Bestandsaufnahme gemäß dem Grundsatz „there are always ways to improve", was im folgenden mit **evolutionär** bezeichnet wird. Und
2. eine als extrem dringlich wahrgenommene Notwendigkeit zur Veränderung, was mit **revolutionär** bezeichnet wird. Der Bewußtwerdungsprozeß als erste Phase einer bewußten Kulturgestaltung läßt sich daher wie folgt darstellen (Abb. 2.25):

Je nach wahrgenommener Dringlichkeit, etwas machen zu sollen oder zu müssen, wird unterschiedlich vorgegangen, um von den kultur-unbewußten (Routine-) Handlungen wegzukommen und deren Angemessenheit einschließlich ihrer Auswirkungen überprüfen zu können, d. h. den Schritt von der unbewußten Anwendung zur bewußten Kenntnisnahme zu machen (Sackmann 1990, S. 164).

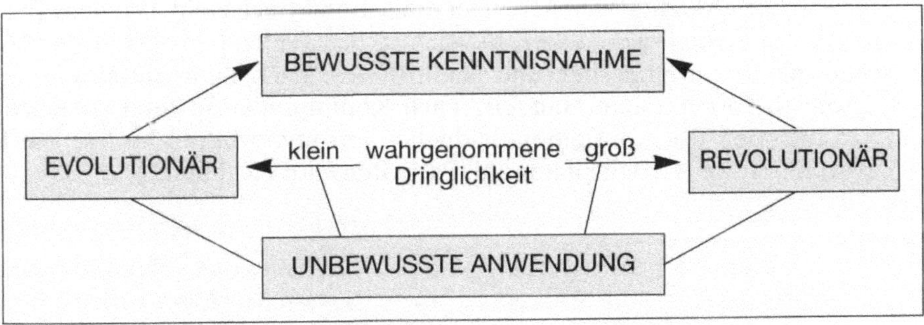

Abb. 2.25.   Routine. (Nach Sackmann 1990, S. 194)

Auf den Begriff Evolution, der oft auch mit Entwicklung gleichgesetzt wird, werden wir noch ausführlich zurückkommen.

Entwicklung nach dem heutigen Organisationsverständnis und in dem im nachfolgenden unterlegten Sinn *besteht in einer Philosophie des Eingreifens und Lernens, die bei den Beziehungen zwischen den Systemteilen untereinander und den Systemteilen mit der Umwelt ansetzt* (Probst 1993, S. 451).

Bei Routinehandlungen handelt es sich um Prozesse *historischen Lernens*, in denen die Organisationsmitglieder im täglichen Umgang mit den Organisationsstrukturen ihre „Erfahrungen" gemacht haben, so auch beispielsweise über den Umgang mit Patienten. Oft existiert ein stillschweigender Konsens über den Umgang *mit* der Organisation. Es geht um Anpassung und Akzeptanz der organisationalen Strukturen durch die Mitarbeiter, ein Problemfeld, auf das wir noch von verschiedenen Seiten zu sprechen kommen. Girschner (s. oben) spricht von einem „sozialen Wunder", daß „zur richtigen Zeit die richtigen zueinanderpassenden Dinge mit einem adäquaten Wissen" ablaufen und durchschnittlicherweise auch klappen, was wir in der Metapher vom Mülleimer schon angesprochen haben.

Diese Leistungsfähigkeit von Organisationen liegt, ... zum guten Teil in der Rationalisierung und Formalisierung ihrer arbeitsorganisatorischen Strukturen begründet. Dies sind Mechanismen, die durch Komplexitätsreduktion, Sinndefinitionen und ausdifferenzierte Arbeitsrollen jedem Organisationsmitglied angemessene Zielorientierungen, instrumentelle Verfahrensweisen sowie Handlungsinhalte und Kooperationspartner zuweisen (Girschner 1990, S. 70).

Der Zweckrationalität der Arbeitsorganisation Pflege steht also der „Eigensinn der Subjekte" gegenüber, die sich in der Widerspenstigkeit der Menschen mit ihren Wünschen und Bedürfnissen nach Sinn-Entfaltung, nach persönlich-emotionalem Handeln, nach Kommunikation zeigt, gleichzeitig aber auch den Blick auf die individuellen, oft unbewußten Motive wie Berufswahl, Pflege, Arbeitsplatzwahl, Patientenwahl etc. lenkt.

Wir dagegen meinen, wenn wir von Entwicklung sprechen, eine tiefgreifende und evolutive Veränderung des jeweiligen Systems, eine Mutation, die zu einem Prozeß der Erweiterung führt, ein Prozeß, der das Potential der Reflexion, Selbstthematisierung, Flexibilität und Kontext für sinngebende Systemhandlungen vergrößert (Probst 1993, S. 449).

Zur „Identität" der Pflegemanagements

Auch das Pflegemanagement muß nach diesem grundsätzlichen systemorientierten Denkansatz ein Selbstbild anfertigen, auch die eigene Sinn- und Systembildung hinterfragen, eine neue Reflexibilität entwickeln, die zu einem veränderten Umgang mit der Pluralität der Mitarbeiter führt. Nach organisationskultureller Perspektive und soziologischer Begrifflichkeit ist es notwendig, nach dem Selbstbewußtsein der Pflegenden und des Pflegemanagements im Spiegel deren sozialen Umwelt zu fragen und zu diskutieren (vgl. Pankoke 1994). Jeder Pflegedienst, jede Pflegedienstleitung muß deshalb ein Selbstbild von sich haben oder für die Zukunft entwickeln, sich auch von Zeit zu Zeit selbst hinterfragen, ob das in praxi angewandte Management- und Führungskonzept noch zeitgemäß ist, d. h. ob es mit den veränderten Rahmenbedingungen und Anforderungen der Mitarbeiter, der übergeordneten Systeme, auch der Gesellschaft etc. noch zu vereinbaren ist.

Bisher wurden häufig einfache und relativ naive Vorstellungen entwickelt, man brauche in der Top-Down-Etage lediglich endlich eine neue Pflegephilosophie, ein neues Pflegeleitbild und ein neues Führungsmodell entwickeln, die dann nach Instruktion aller Mitarbeiter ab einem bestimmten Stichtag einzuführen seien. Der Mythos der Plan- und Machbarkeit wird zunehmend durch die Komplexität von Kommunikation und Koordination obsolet, der sich in der kulturellen Unruhe in der Praxis so auch im alltäglichen Umgang mit Mitarbeitern zeigt.

Alte Führungskonzepte, die oft von der sog. Eigenschaftstheorie ausgingen, greifen immer weniger. Statt dessen müssen sich leitende Führungskräfte in der Pflege verstärkt mit Fragen der *Selbstorganisation* und *Selbstregulierung* von Systemen auseinandersetzen, um „gekonnt" mit komplexem Organisationswissen umgehen zu können, die den Pluralisierungstendenzen der Moderne gewachsen sind. Es geht also vorrangig darum, nochmals sei es wiederholt, wie soziale Systeme „wahrgenommen", gemanagt und gesteuert werden, aber auch um die Frage, *ob* und vor allen Dingen *wie* Leitbilder und Führungsmodelle entwickelt und eingeführt werden können. Aus betriebswirtschaftlicher Managementlehre schreibt Malik (1993, S. 172) dazu:

> Ein Führungsmodell lebt im wesentlichen dadurch, daß es das führungsbezogene Denken und Handeln der Führungskräfte bestimmt. ... Das Führungsmodell muß aber darüber hinaus auf einer gemeinsamen Basis von Führungswissen, Überzeugungen, einer gemeinsamen Sprache und einer gemeinsamen, allgemein verständlichen Philosophie ruhen und so gewissermaßen von innen heraus wachsen, statt von außen (oder oben) aufgezwungen zu werden.

Die Sinnfindung durch eine gesellschaftsbezogene Pflegemanagementphilosophie gerät dadurch in unsere Diskussion. In Tabelle 2.3 werden die wesentlichen empirisch gewonnenen Werthaltungen in Wirtschaft, Politik, Gesellschaft und Wissenschaft in einer Übersicht zusammengefaßt:

Tabelle 2.3. Wandel in den gesellschaftlichen Werthaltungen. (Aus Bleicher 1994, S. 76)

Werthaltungen des industriellen Zeitalters	Werthaltungen eines neuen Zeitalters
Wirtschaft	
Arbeit als Lebensinhalt	Arbeit als Mittel zur Gestaltung der Freizeit
Orientierung an materiellem Wohlstand	Orientierung an individueller Autonomie und sinnvoller Tätigkeit
Leistungsorientierung	Selbstwertempfindung
Karrierestreben	soziale Anerkennung
unpersönlicher Führungsstil	persönlicher Führungsstil
Orientierung an wirtschaftlichem Erfolg	ökologisches Bewußtsein
Erfolg	Kooperation und Verantwortung
Wettbewerb und Konkurrenz	
Politik	
Dominanz des Individuums	Dominanz der Gemeinschaft
Private Eigentumsrechte	soziale Mitwirkungsrechte
Nachtwächterstaat	Wohlfahrtsstaat
formelle Rechtsstaatlichkeit	materielle Rechtsstaatlichkeit
(Prinzip Demokratie)	(Prinzip Leben)
Gesellschaft	
traditionelle Lebensform	Suche nach alternativen Lebensformen
Betonung von Disziplin und Pflicht	Betonung von Spontaneität und Unabhängigkeit
bürgerliche Tugenden	Neue Erziehungsziele
Betonung instrumenteller Werte	Betonung expressiver Werte
Rollentrennung zwischen Mann und Frau	Emanzipation und Gleichberechtigung
Wissenschaft	
disziplinär	systemisch
analytisch	ganzheitlich
lineare Kausalität	reziproke Kausalität
mechanistisch	organismisch
technomorph	evolutionär
Beschäftigung mit einfachen Phänomenen	Beschäftigung mit komplexen Phänomenen
Grundlage des kritischen Rationalismus	Suche nach einer neuen Grundlage anwendungsorientierter Forschung

Es geht also um ein neues Denken über das Management sozialer Systeme, sowie über das „Führungsmodell", das sich daraus ergibt (Abb. 2.26):

> Ein Führungsmodell einführen heißt also in erster Linie, mit Hilfe bestimmter Instrumente und Maßnahmen einen Prozeß der *Entstehung* und *Kultivierung* von Einsichten, Überzeugungen, einer gemeinsamen Sprache und eines gemeinsamen Bezugsystems in die Wege zu leiten und in Gang zu halten (Malik 1993, S. 193).

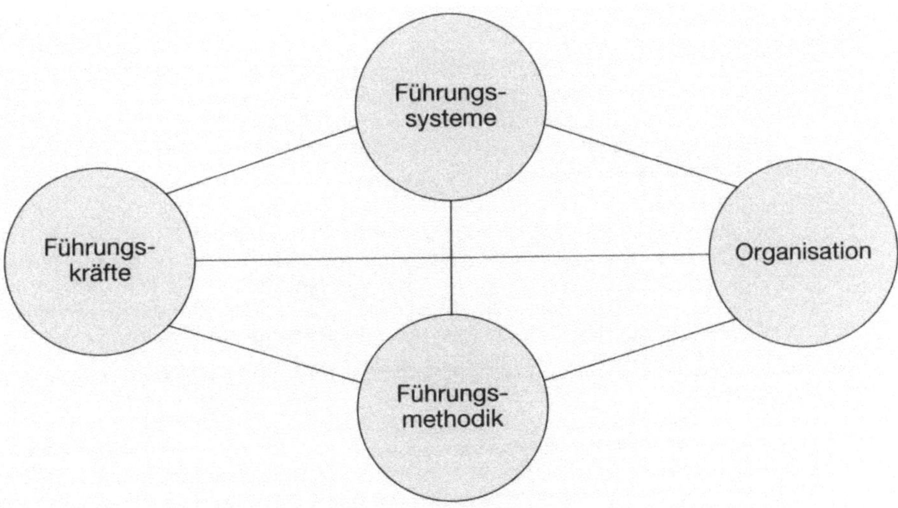

Abb. 2.26. Führungskonzept. (Nach Malik 1993, S. 153)

Nach diesem paradigmatischen interpretativen, systemorientierten Denkansatz geht es deshalb im folgenden Text zum Pflegemanagement nicht um Manager-Entwicklung, sondern um Management-Entwicklung.

Malik arbeitet folgende übergreifende Zielsetzungen heraus, die eine moderne Managemententwicklung verwirklichen sollte:

Folgende Ziele stehen speziell im Vordergrund:

- *Angemessene Mitwirkung der Mitarbeiter*
  Wie schon erwähnt wurde, müssen Führungsmodelle im Denken und Handeln der Mitarbeiter verankert werden. Ohne deren entsprechende Mitwirkung kann das nicht erreicht werden. Managemententwicklungsprogramme müssen diesem Umstand Rechnung tragen. Im Idealfall, der praktisch allerdings kaum realisiert werden kann, würden die Mitarbeiter ihr eigenes Führungsmodell entwickeln.

- *Vermittlung der erforderlichen Kenntnisse an die Mitarbeiter*
  Mitwirkung der Mitarbeiter setzt verständlicherweise ein gewisses Maß an Kenntnissen über Führungsprobleme und ihre Lösungsmöglichkeiten voraus. Diese Kenntnisse sind aber häufig, insbesondere im mittleren und unteren Kader, nicht vorhanden. Oft stellt man sogar einen erschreckenden Mangel an Wissen über Führungszusammenhänge, Führungsmethoden usw. fest. Ohne ein gewisses Minimum an konkretem Wissen ist nicht nur die Mitwirkung in Frage gestellt, sondern später auch die Handhabung eines Führungsmodells.

- *Das notwendige Minimium, nicht das mögliche Maximum*
  Die Kunst der wirkungsvollen Managemententwicklung besteht darin, aus der Fülle der Möglichkeiten, die die moderne Managementlehre anzubieten vermag, gerade diejenigen Konzepte, Instrumente und Methoden auszuwählen, die für den speziellen Fall absolut notwendig sind.

- *Anpassung der Konzepte an die Erfassungs- und Lernfähigkeit der Mitarbeiter*
  Dieses Ziel steht mit den übrigen in enger Verbindung. Man erlebt immer noch viel zu häufig, daß Konzepte vorgeschlagen werden, die einfach die intellektuellen Fähigkeiten der Mitarbeiter überfordern. Die Handhabung eines Führungsmodells darf nicht in eine Spezial- oder Geheimwissenschaft ausarten, die nur von wenigen Spezialisten beherrscht wird.

- *Revidierbarkeit*
  Aus bereits genannten Gründen muß immer wieder damit gerechnet werden, daß im Verlauf eines Managemententwicklungsprozesses Fehler gemacht werden. Führungskonzepte müssen daher revidiert werden können. Es wäre falsch, nur weil man „konsequent" sein will, auf erforderliche Modifikationen zu verzichten, selbst wenn das mit dem Eingestehen einer Fehlentscheidung verbunden ist.

- *Verknüpfung von „harten" managementbezogenen und „weichen" psychologischen Aspekten*
  Managemententwicklungsprozesse weisen in der Regel mehrere Ebenen auf. So wenig man mit einseitig auf die psychologischen Komponenten ausgerichteten Ansätzen bewirken kann, so falsch wäre es, ausschließlich auf die sachlichen, managementbezogenen Elemente abzustellen. Beide Aspekte müssen angemessen berücksichtigt werden.

(Malik 1993, S. 175, 176).

Moderne systemorientierte Managemententwicklung integriert diese einzelnen Elemente und Ziele im Rahmen einer koordinierten *Prozeßgestaltung,* also durch eine Harmonisation von Strategie, Struktur und Kultur, worauf wir im folgenden Text aus verschiedenen Perspektiven noch näher eingehen werden.

Pathologie der Organisation

Diese verschiedenen Eigendynamiken individueller und kollektiver, auch korporativer Akteure enthalten bedrohliche Aspekte, die in ihrer Unberechenbarkeit und Unsicherheit Angst machen können. Individuelle und kollektive Abwehrreaktionen können die Folge sein. Organisationstheoretiker schreiben dazu: „Das System entgleist." Wir sprechen hier von pathogenen Fehlentwicklungen organisationaler Zustände und Prozesse, die Türk (1978, S. 166 ff.) in seiner „Pathologie der Organisation" folgendermaßen beschreibt:

> Eine Überkomplizierung liegt dann vor, wenn die Organisationsstrukturen oder das für ein Organisationsmitglied relevante Handlungsfeld so komplex sind, daß sie die kognitive Informationsverarbeitungskapazität des Individuums überfordern.
>
> Ein zweites pathologisches Grundmuster ist die Übersteuerung des Individuums, die darin besteht, daß die Organisationsstrukturen zur Reduktion von Komplexität und Kontingenz die Eigenkomplexität des Individuums erheblich überschreiten.
>
> Von einer Überstabilisierung der Organisation spricht man dann, wenn im Bewußtsein der Organisationsmitglieder ausgeblendet wird, daß es sich bei Organisationen um Menschenwerk handelt, das prinzipiell zur Disposition steht, verändert, abgeschafft, neu etabliert werden kann.

Türk betont, was für unsere Fragestellung dringend reflektiert werden muß, daß es sich bei dem Phänomen der Überstabilisierung eines sozialen Systems nicht um eine ‚echte' organisationsstrukturelle Fehlentwicklung handelt, sondern „... **um einen organisationsstrukturell bedingten Bewußtseinszustand der Organisationsmitglieder"** (Türk 1976, S. 136).

Die Auswirkungen dieser pathogenen Fehlentwicklungen oder dieser Lernpathologien in sozialen Organisationen beschreibt Ulrich (1984, S. 316) eindrucksvoll:

> Diese permanente Selbsterfahrung als *Objekt* fremdbestimmter Sachzwänge statt als mündiges *Subjekt* kooperativer Problemlösung erzeugt Gefühle der „Entfremdung", untergräbt die Entfaltung personaler Identität und damit die innere Bereitschaft, sich zur Bewältigung erkannter Herausforderungen als ganze Persönlichkeit begeistert, kreativ und eigenverantwortlich zu engagieren.

Auf den Begriff der Entfremdung und die damit zusammenhängenden individuellen und kollektiven Phänomene werden wir weiter unten noch näher eingehen. Hier ging es zunächst darum, darauf hinzuweisen, daß Pflegemanagement sich aufgrund der beschriebenen Eigendynamik der Subjekte sowie der Organisation, die sich koevolutiv in zirkulären Wechselwirkungsprozessen aufschachern können, sich deshalb verstärkt mit dem *Management der Organisationskultur* auseinandersetzen muß, um die zugrundeliegenden Werte, das *Organisationsgedächtnis* in eine pragmatische Synthese mit neuen Konzepten, Pflegeleitbildern und einer normativen Pflegephilosophie zu bringen. Es gilt, das Problem **Pflegemanagement konzeptionell und pragmatisch zwischen funktionalistischem und interpretativem Paradigma zu verorten**. Diese beiden paradigmatischen Perspektiven schließen sich nicht aus, sondern können einander sinnvoll ergänzen, worauf wir bei der Diskussion um den Begriff *„strategisches Pflegemanagement"* noch weiter eingehen werden.

Organisationsstruktur

Zu einem kulturbewußten Pflegemanagement gehören sach- und struktur-bezogene Arbeitsbedingungen; so beispielsweise die Organisationsstruktur, Entlohnung, Managementsysteme und Technologien, Architektur und Raumgestaltung, um einige Faktoren zu benennen.

Die Organisationsstruktur zeigt Verantwortlichkeiten sowie formale Informations- und Kommunikationswege auf. Die *Art* der Organisationsstruktur zieht zum einen Personen mit bestimmten Bedürfnissen an und unterstützt bei denen, die längere Zeit in ihr arbeiten, die Entwicklung entsprechender Denk- und Verhaltensweisen. So haben die Ergebnisse einer empirischen Studie gezeigt, daß die Organisationsstruktur neben der speziellen Art von Mitarbeitern eine Rahmenbedingung für den vorhandenen kulturellen Kontext der Unternehmung darstellt und beide sich wechselseitig bedingen (Sackmann 1985). Die flache, dezentrale Organisationsstruktur wurde nach verschiedenen „Versuchen" bewußt eingeführt und gepflegt, um unternehmerisch denkende und handelnde Mitarbeiter zu behalten, zu fördern und weiterhin zu gewinnen (Sackmann 1990, S. 174).

In der Managementtheorie der Betriebswirtschaftslehre lassen sich zwei extreme Formen von Organisationsstrukturen unterscheiden, nämlich mechanische und organische:

Mechanische Strukturen zeichnen sich durch einen hohen Grad an Arbeitsteilung, Hierarchie, Bürokratisierung, Differenzierung und Formalisierung aus, während organische Strukturen wenig Bürokratisierung, Formalisierung, Hierarchieunterschiede, Differenzierungen und formale Arbeitsteilung aufweisen. Organische Strukturen stellen daher bessere Bedingungen für innovatives Verhalten dar als mechanische, die eher einen „Dienst nach Vorschrift" unterstützen, fördern und verstärken (Sackmann 1990, S. 174).

Es gilt eben übertragen auf unsere Argumentationslinie Pflegemanagement im Wandel, diese Kontextbedingungen durch eine bewußte Kulturgestaltung, die an den Kulturträgern, insbesondere an leitenden Führungskräften in der Pflege, ansetzen müssen, zu unterstützen und zu fördern. Hilfreich sind in diesem Zusammenhang die Konzepte von Organisationsspielraum, Handlungs- und Tätigkeitsspielraum, die von Führenden als auch von den Geführten wahrgenommen und erkannt werden müssen.

Vorhandene individuelle, gruppenspezifische und organisatorische Handlungs- und Gestaltungsspielräume werden vom Management oft nicht genutzt. Dies zeigt auf, daß mit *Flexibilität* und *Kreativität* für Fragen der Humanisierung im Krankenhaus noch Spielräume aufzufinden sind. Hier ist die **Kreativität im Alltagshandeln** angesprochen.

2.7 Metaentscheidungen über die Arbeitsorganisation Pflege

Metaentscheidungen über die Arbeitsorganisation Pflege, die die Arbeitsorganisation Pflege im Zusammenhang mit der Technik beispielsweise nach einem Maschinenbild gestalten, greifen heutzutage nicht mehr. Aus organisationskultureller Sicht ist eine Öffnung für Autonomie, Selbstbestimmung und Selbstfindung nötig, die *gleichzeitig* die Selbstbindung der Mitarbeiter reflektiert. Aus diesem Grunde ist ein neues Denken im Pflegemanagement nötig, um kulturelle Altlasten, die erhebliche Widerstandsquellen und gravierende Lernbarrieren bedeuten können, zu überwinden und sich auf neue Mitarbeiterprofile und neue organisationsstrukturelle Rahmenbedingungen einlassen zu können. Es gilt, eine *offene Kommunikationskultur* aufzubauen, die zwischen Strategie und Struktur eine *innere Führung* ermöglicht. Eine innere Führung, die „unter Verzicht auf disziplinierende *Kontrolle* das Mitarbeiterverhältnis an *Vertrauen* bindet. Vertrauen aber bildet sich aus Verstehen und Verständigung ‚in der wechselseitigen Offenheit für die Freiheit des Anderen", so der Soziologe Helmut Schelsky in seinem Appell, auch in der modernen Organisationsgesellschaft ‚Dauerreflexion' institutionalisierbar" zu machen (vgl. Schelsky 1957) (Pankoke 1994, S. 13).

Es geht also darum, eine neue Reflexivität in der Pflege zu entwickeln, die von einer notwendigen Harmonisation von Strategie, Kultur und Struktur ausgeht. Das bedeutet, daß das Pflegemanagement sich nach diesem ganzheitlich vernetzten Denkansatz nicht mehr (nur) nach einer Top-down-Perspektive weniger Führungskräfte mit den Aufgaben des Personaleinsatzes nach Minutenwerten und Organigrammen, mit Ablaufanalyse, Planung und Kontrolle, mit kostenbewußter Personalrationalisierung, mit der Vorgabe der Arbeits- und Zeitplanung, der Auswahl und Beschaffung sog. Organisationsmittel befaßt, sondern mit der Entwicklung, Einführung und Pflege eines *integrativen Systemkonzeptes* für die Führung und Organisation ‚Pflege', das die grundlegenden Beziehungen sowie das vielfältige Beziehungsgeflecht zwischen strategischer Planung, Organisation und Personalwesen einbezieht, die Beziehungen zwischen Strategie, Kultur und Struktur unterschiedlicher Subgruppen reflektiert und harmonisiert. Dieses komplexe dynamische Beziehungsgefüge innerhalb des übergeordneten Systems „Krankenhaus" wird im Subsystem Pflege folgendermaßen beschrieben:

Es geht um die Bewältigung von komplexen Aufgaben in einem sozial, ökonomisch, betrieblich, fachlich und standespolitisch schwierig gewordenen Feld, auf das sich Einflüsse aus der Medizin, aus anderen Professionen, aus den Medien, von seiten der Patienten, der Kostenträger, der Tarifpartner und der Politik auswirken. Lehr- und Leitungskräfte im Pflegebereich müssen dieses vielfältige Geflecht ordnen, analysieren, strukturieren und auf das Wesentliche reduzieren können. Sie müssen daraus Leitlinien und Konzepte für das Forschen, Lehren, Handeln und Führen entwickeln, müssen das Vorhersehbare daraus ableiten, Prognosen abgeben und Wahrscheinlichkeiten schätzen. Sie müssen Konflikte in der Sache und zwischen Personen und Gruppen in Bewertungshierarchien überführen und danach entscheiden; sie müssen Kosten- und Nutzensabwägungen vornehmen und die Ergebnisse an den Zielvorgaben, den Randbedingungen und den intervenierenden Variablen messen und bewerten. Dazu ist nicht nur ein umfangreiches Fachwissen auf den verschiedensten Gebieten notwendig; mehr noch sind es Einstellungen, Auffassungen, Verfahrensweisen, taktisches Geschick und strategisches Vermögen, aber auch der Anspruch auf Qualität bei der Leistungserstellung und auf Rationalität als Erkenntnis-, Handlungs- und Entscheidungsmaxime, die als herausragende Eigenschaften gefordert werden müssen (Denkschrift der Robert-Bosch-Stiftung 1992, S. 97).

Betrachten wir in diesem Zitat das komplexe Aufgabenfeld unterschiedlichster Problemstellungen im turbulenten Feld Pflege unter einem ganzheitlich vernetzten systemischen Denkansatz, so wandelt sich das Bild der Pflegedienstleitung und des Pflegemanagements von einer formalistisch-rationalistischen „Regelungstechnik von Systemen" zum „Entwerfen und Pflegen spontaner Ordnungen". Organisation, Führen und Leiten ist danach nicht mehr die Aufgabe der obersten Pflegedienstleitung; nach diesen Gedanken und Konzepten ist damit vielmehr ein **heterarchisches Prinzip** verbunden, das das Organisationswissen und die Organisationskapazität über das System verteilt, fördert und ausbaut. „Die entstehende Flexibilität ist Folge der Einbeziehung der Betroffenen und der Schaffung eines Potentials für das gestaltende Handeln und für neue Verhaltensweisen" (Probst 1987).

Diese Überlegungen und Denkansätze werden wir im folgenden aus verschiedenen Blickwinkeln beschreiben und diskutieren, insbesondere unter dem zentralen Leitbegriff „Entwicklung", der bei der Planung und Steuerung sozialer Systeme, hier des Arbeitsbereiches Pflege, eine dominante Rolle spielt. Es geht um Reflexion im Pflegemanagement.

2.8 Konturen einer übergreifenden Modernisierungsstrategie im Pflegemanagement

Hier wurden nun mehrfach von verschiedenen Seiten die Systemaspekte der Personal- und Organisationsentwicklung angesprochen, die Konturen einer übergreifenden Modernisierungsstrategie abgeben können. Nimmt man die Ergebnisse und Trends des Wertewandels ernst, so zeigen sich in der derzeitigen Arbeitsorganisation Krankenhaus beträchtliche Systemschwächen, die gravierend die Leistung und Effizienz beeinträchtigen.

Es reicht also nicht allein aus, die Führungskräfte zur kooperativen und delegativen Führung sowie auch zur Arbeitsstrukturierung und zur Personalentwicklung anzuhalten, um auf den mittleren und unteren Personalebenen eine erfolgreiche Mitarbeitermotivierung zu leisten. Moderne Management- und Organisationsforschung spricht sich für die Notwendigkeit einer ganzheitlichen, systemisch-vernetzten Systemgestaltung aus, die ein damit verknüpftes „Personalentwicklungssystem" aufbaut, um einen direkten Zusammenhang zwischen Personalbeurteilungen, Fortbildungsmaßnahmen, Versetzungen und Beförderungen herzustellen und diese nicht so einfach von verschiedenen „Personalverantwortlichen" in unterschiedlichen Bereichen und Büros nebeneinander herlaufen zu lassen. Es ist unabdingbar notwendig, daß für alle Beteiligten und Betroffenen der direkte Bedingungs- und Folgenzusammenhang nach konsistenten und plausiblen, eindeutigen und einheitlichen Kriterien verstehbar, einsichtig und transparent ist (vgl. Klages/Hippler 1991, S. 145 ff.).

Unter dieser Maxime müssen Führungsfähigkeit, Personalentwicklung und Arbeitsstrukturierung als hauptsächliche Säulen einer auf die Pflege 2000 zielenden Modernisierungsstrategie gesehen werden. Hier rückt der Systemzusammenhang zwischen den Komponenten und deren systemische Verknüpfung ins Blickfeld (Abb. 2.27). Es genügt deshalb nicht, ein einzelnes Teilkonzept, das sich z. B. aus dem sog. Wertewandel herauskristallisiert, in Angriff zu nehmen und es dabei zu belassen. Aufgrund der Ergebnisse der Management- und Organisationsforschung gibt es ganz offenbar kaum eine realistische Möglichkeit, die motivationsfördernden Beiträge der einzelnen Komponenten voneinander abzutrennen. Hier muß die „Ganzheitlichkeit" von Zusammenhängen ganz zentral berücksichtigt werden, da sonst Pläne und Strategien umsonst verpuffen. Fachleute sprechen hier von „Einfachheitsfallen". Es geht also um den Aufbau einer stimmigen Kultur in der Arbeitsorganisation Pflege, in deren Zentrum von allen geteilte Werte stehen, wie beispielsweise die oben genannte WHO-Perspektive „Patientenorientierung und Gesundheitsförderung" für alle Beteiligten und Betroffenen. Es ist unbestreitbar, daß eine positiv ausgeprägte Organisationskultur die Leistungsmotivation von Mitarbeitern beeinflussen kann. Eine leistungsbezogene Arbeitsatmosphäre wirkt sich um so effizienter aus, wenn das „Klima" eines Krankenhauses und dessen Subsystem Pflege generell leistungsbezogen ist. Das Zugehörigkeitsgefühl zu einem solchen Krankenhaus oder zu der

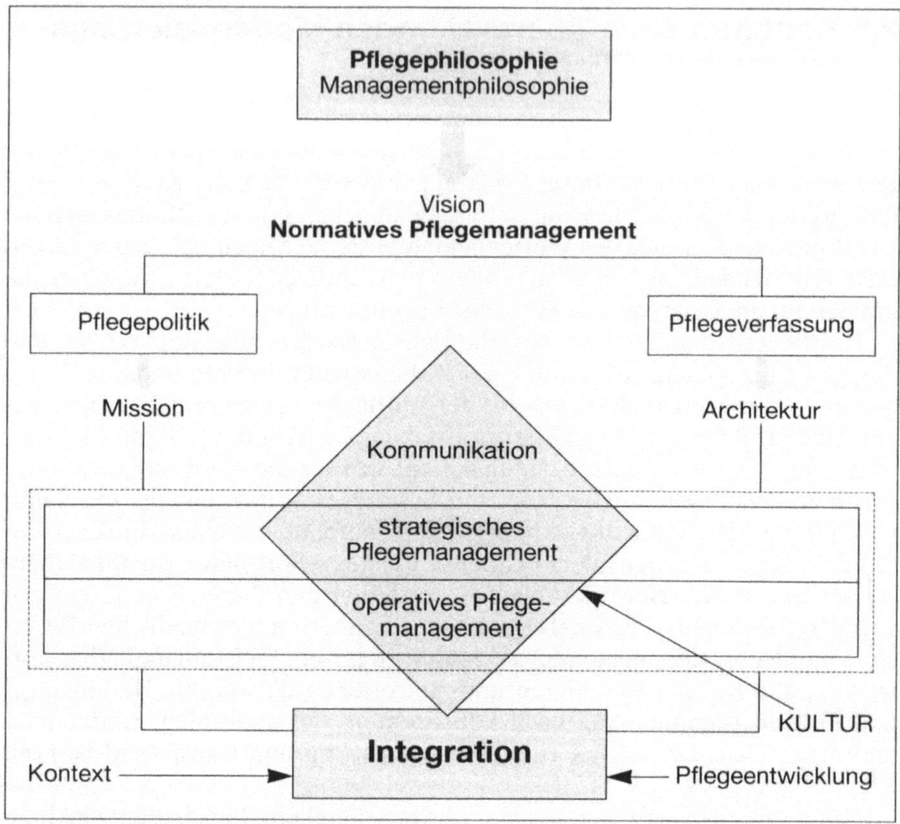

Abb. 2.27. Reflexives Pflegemanagement. (Modifiziert und adaptiert nach Bleicher 1994, S. 58)

dort arbeitenden Berufsgruppe Pflege sowie der „Berufsstolz" kann dazu führen, daß die in dessen „Kultur" verankerten Werte wie Humanität, Patientenorientierung und Gesundheitsförderung für alle Beteiligten und Betroffenen sowie die in dieser Kultur verankerten Leistungswerte „internalisiert", d.h. also geteilt und aktiv mitgetragen werden. Hier wird die grundsätzliche Dienstauffassung angesprochen. Diese Ausbildung einer leistungsbezogenen Kultur wird zur Steuerung des alltäglichen Arbeitsverhaltens der Mitarbeiter im Pflegedienst gefordert.

In einem so konzipierten kulturbewußten Management geht es nicht um „Revolutionen". Nach Osterloh (1991, S. 164) muß in einem 1. Schritt eine Bewußtmachung der bestehenden Kultur erfolgen, was ein theoretisch reflektiertes „kontrolliertes Fremdverstehen" voraussetzt. Im 2. Schritt wird durch eine „reflexive Brechung" (Ulrich 1984, S. 318) eine kritische Diskussion mit allen Organisationsmitgliedern über die bestehende Organisationskultur angebahnt, um in einem 3. Schritt über kommunikative Räume Veränderungsprozesse einzuleiten, die die Dynamik der Subkulturen durch eine diskursive Führungsethik aufgreift.

Weiterführende Literatur

Alheit P (1994) Zivile Kultur. Verlust und Wiederaneignung der Moderne. Campus, Frankfurt am Main

Badura B, Feuerstein G, Schott T (Hrsg.) (1993) System Krankenhaus. Arbeit, Technik und Patientenorientierung. Juventa, Weinheim und München

Baethge M (1994) Arbeit und Identität. In: Beck U, Beck-Gernsheim E (Hrsg.) (1994) Riskante Freiheiten. Suhrkamp, Frankfurt am Main

Beck U, Beck-Gernsheim E (1994) Riskante Freiheiten. Suhrkamp, Frankfurt am Main

Bardmann TM (1994) Wenn aus Arbeit Abfall wird. Aufbau und Abbau organisatorischer Realitäten. Suhrkamp, Frankfurt am Main

Bleicher K (1991) Organisation. Strategien, Strukturen, Kulturen. Gabler, Wiesbaden

Bleicher K (1994) Normatives Management. Politik, Verfassung und Philosophie des Unternehmens. Campus, Frankfurt am Main

Borsi GM (1994) Das Krankenhaus als lernende Organisation. Zum Management von individuellen, teambezogenen und organisatorischen Lernprozessen. Asanger, Heidelberg

Borsi GM (1995) Handlungsketten – Machtketten. In: Pflege. Wissenschaftliche Zeitschrift für Pflegeberufe, Heft 1. u. 2. Huber, Bern

Feuerstein G, Badura B (1991) Patientenorientierung durch Gesundheitsförderung im Krankenhaus. Zur Technisierung, Organisationsentwicklung, Arbeitsbelastung und Humanität im modernen Medizinbetrieb. Gutachten im Auftrag der Hans-Böckler-Stiftung. Bd. 39, Düsseldorf

Geißler H (1994) Grundlagen des Organisationslernens. Deutscher Studienverlag, Weinheim

Malik F (1993) Systemisches Management, Evolution, Selbstorganisation. Grundprobleme, Funktionsmechanismen und Lösungsansätze für komplexe Systeme. Paul Haupt, Bern

Probst GJB (1993, 1992) Organisation. Strukturen, Lenkungsinstrumente, Entwicklungsperspektiven. verlag moderne industrie, Landsberg am Lech

Rinderspacher JP (1994) Zukunft als Weltanschauung. In: Holst E, Rinderspacher JP, Schupp J (Hrsg.) (1994) Erwartungen an die Zukunft. Zeithorizonte und Wertewandel in der sozialwissenschaftlichen Diskussion. Campus, Frankfurt am Main

Sackmann S (1990) Möglichkeiten der Gestaltung von Unternehmenskultur. In: Lattmann C (Hrsg.) Die Unternehmenskultur. Theoretische und praktische Implikationen. Management Forum

Sidamgrotzki E (1994) Kompendium des integrierten Krankenhaus-Managements. Lengwil (CH): Die Libelle

3 Pflege als offenes System in seiner Umwelt

Pflege kann als zweckgerichtetes soziales System definiert werden, das in das übergeordnete System der Gesundheitsversorgung eingebettet ist und von diesem wiederum auf vielfältigste Weise beeinflußt wird. Jedes System muß sich auf verschiedene Umweltbedingungen einstellen, da Systeme und Subsysteme in vielfaltigen Netzwerken und zirkulären Rückkopplungsschlaufen lose verkoppelt und diese verknüpft betrachtet werden können, um die zugrundeliegende Dynamik und Dialektik zu erfassen (vgl. Weick 1976, Orton & Weick 1990). Dies bedeutet aber auch, daß soziale zweckgerichtete Systeme der „Welt" gegenüber offen sind und mit ihr in gewisser Weise in ständiger Interaktion und Kommunikation stehen. Systemtheoretiker oder systemorientierte Pflegemanager richten deshalb ihre Aufmerksamkeit nicht schwerpunktmäßig auf individuelle Prozesse, sondern betrachten und reflektieren Systeme oder soziale Organisationen als Ganzes.
System wird wie folgt definiert:

Ein System ist ein dynamisches Ganzes mit spezifischen Eigenschaften und Verhaltensweisen. Es besteht aus Teilen, die untereinander in Wechselwirkung stehen, so daß keines der Teile völlig unabhängig von allen übrigen Teilen existieren kann und das Verhalten des Ganzen durch den Wirkungszusammenhang der systembildenden Teile beeinflußt wird (Probst 1992, S. 27).

Diese Systemdefinition betont die Verflechtung und Vernetzung der internen und externen Systemkomponenten, die aus einzelnen Elementen bestehen und durch Systembeziehungen verbunden sind. Jedes dieser systembildenden Teile ist nur gemeinsam mit allen übrigen Teilen handlungsfähig (Abb. 3.1).

Wir gehen im folgenden Text von den Merksätzen aus, die Ulrich und Probst (1991, S. 56) aus dem Blickwinkel der betriebswirtschaftlichen Managementlehre im Rahmen ihrer „Anleitung zum ganzheitlichen Denken und Handeln" aufgestellt haben:

- Systeme sind offen gegenüber ihrer Umwelt und stehen mit dieser in Wechselwirkung.
- Offenheit zur Aufnahme und Abgabe von Energie und Information ist notwendig zum Überleben eines Systems.
- Lebensfähige Systeme sind nie vollständig autonom in ihrem Verhalten, sondern müssen sich einpassen in ihre Umwelt.
- Das Verhalten eines Systems kann nur verstanden werden, wenn es gedanklich in Verbindung mit seiner Umwelt, als Teil eines umfassenden Systems, gesehen wird.
- Aus Menschen bestehende, soziale Systeme sind sowohl in eine natürliche wie auch in eine gesellschaftliche oder kulturelle Umwelt eingebettet.
- Zweckgerichtete soziale Systeme sind dazu da, in der Gesellschaft bestimmte Funktionen zu erfüllen. Sie sind damit als Teil eines umfassenden Systems in ihrer Existenz abhängig von der Akzeptierung ihrer Leistungen durch ihre Umwelt.
- Die gesellschaftliche Umwelt sozialer Systeme stellt ein komplexes System von menschlichen Werthaltungen und Verhaltensregeln dar, in die sie sich einpassen müssen.
- Zweckorientierte soziale Systeme können sich bewußt mit ihrer Umwelt auseinandersetzen und sich in ihrer Struktur verändern. Diese spezifischen Fähigkeiten sind jedoch nicht naturgegeben, sondern müssen durch Menschen geschaffen und aufrechterhalten werden.

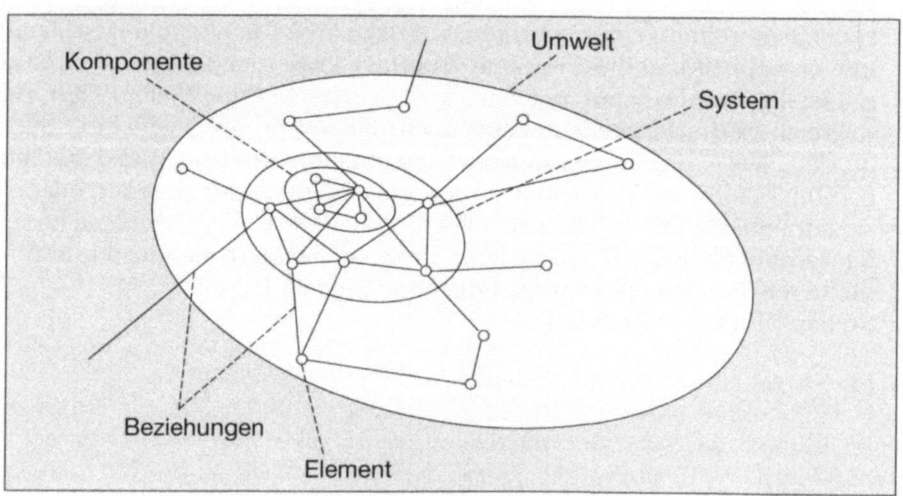

Abb. 3.1.   System als Gesamtheit mit Elementen, Beziehungen und Umwelt. (Nach Ulrich u. Probst 1991, S. 28)

3.1 Spielräume der Gestaltbarkeit

Ganz allgemein kann man Systeme, je nach dem Blickwinkel, aus dem sie betrachtet werden, folgendermaßen unterscheiden:

- technisches System,
- soziales System,
- soziotechnisches System,
- multipersonales System.

In folgendem Text wird das System Pflege und das damit verbundene Pflegemanagement unter einem soziotechnischen Denk- und Gestaltungsansatz beschrieben, der eine *gemeinsame* und *gleichzeitige* Optimierung des sozialen und des technischen Systems postuliert; das bedeutet, daß die soziale Komponente, die Ressource Mensch, nicht sozusagen nachträglich an die technische Komponente bzw. die organisationalen Strukturen angepaßt werden darf, sondern in einem *integrierten Gesamtkonzept* gemeinsam mit allen Beteiligten und Betroffenen innerhalb partizipativer Strukturen entwickelt wird. Unter Technik wird dabei alles subsumiert, was an Rahmenbedingungen oder strukturellen sogenannten Sachzwängen dem sozialen System gegenübersteht. Wir werden auf diesen soziotechnischen Gestaltungsansatz noch näher eingehen; hier geht es zunächst nur um die System-Umwelt-Beziehungen.

Aus organisationstheoretischer Perspektive werden die „Spielräume der Gestaltbarkeit des Organisation-Umwelt-Verhältnisses" folgendermaßen umschrieben:

Organisationen sind in einem Kreislaufzusammenhang mit den für sie relevanten Umweltsektoren in vielerlei Rückkopplungsschleifen und Interdependenzbeziehungen eingebunden. Dabei spiegeln sich ausgewählte Umwelteigenschaften in Organisationsmerkmalen wieder und umgekehrt hat die Organisation Einfluß auf diese Sektoren, d. h. auf Gesellschaft, andere Organisationen und einzelne Menschen. Aus gesamtgesellschaftlicher Perspektive haben wir es mit eng miteinander verwobenen sozialen, informatorischen und materiellen Prozessen zu tun, innerhalb derer einzelne Organisationen sozusagen ausdifferenzierte, zweckorientierte Verdichtungen von Arbeits- und Sinnzusammenhängen sind. ...
Der gesamtgesellschaftliche Prozeß der Arbeitsteilung und Differenzierung hat dabei ein problematisches Spannungsverhältnis hervorgetrieben. Auf der einen Seite hat die funktionale Differenzierung und Spezialisierung der Gesellschaft in Form von Organisationen zu einer Verstärkung von deren Formalisierung und der damit verbundenen Innenorientierung der Handlungsabläufe geführt. Die organisierten Systeme wurden immer geschlossener. Auf der anderen Seite nimmt, wie wir gesehen haben, die Abhängigkeit der Organisationen von der Umwelt immer mehr zu. Wenn wichtigere Ressourcen ausbleiben, bricht das System zusammen. Deshalb ist ein hohes Maß an Zusammenarbeit mit ‚der' Umwelt notwendig. Es bedarf der Außenorientierung (Girschner 1990, S. 109).

Zur Dynamik der Austauschbeziehungen

Da ein System in seine Umwelt eingebettet ist und von dieser, wie wir eben gelesen haben, auf vielschichtigste Weise beeinflußt wird, rückt die Dynamik der Austauschbeziehungen ins Blickfeld; dies bedeutet aber auch, daß soziale zweckgerichtete Systeme in ihrer turbulenten Dynamik und potentiellen Veränderungsfähigkeit begriffen und gesehen werden müssen. Es ist ganz wesentlich zu sehen, „daß das Organisation-Umwelt-Verhältnis keine statische Relation ist, sondern selber mehr oder weniger der Gestaltbarkeit unterliegt" (Girschner 1990, S. 110). Dies „ist auch für das Problem gesellschaftlich-ökologischer Krisen und den Funktionen der Organisationen dabei von großer Bedeutung".

Unter dieser Sichtweise darf ein System deshalb nicht in Unbeweglichkeit verharren oder sogar erstarren, sondern muß, wie jedes „lebendige" System, die Möglichkeit haben, sich zu entwickeln, zu verändern, anzupassen; umgekehrt aber auch diese Möglichkeit aktiv ergreifen! Über den komplexen Begriff Lernfähigkeit haben wir in Kapitel 1 schon gesprochen. Auf diesen Gedankengang werden wir im Zusammenhang mit der Diskussion über das Menschenbild der Weltgesundheitsorganisation (WHO) nach dem Motto *Gesundheit für alle im Jahr 2000* zurückkommen, den diese in ihren Leitlinien zur Gesundheitsförderung vorschlägt. Dieses Phänomen der Veränderungsfähigkeit eines Systems wird oft mit dem Begriff der „Lebensfähigkeit" eines Systems umschrieben und in die Diskussion eingebracht, womit die notwendige Flexibilität eines jeden Systems angesprochen wird.

Aber: Umgekehrt muß und kann auch jedes System Einfluß auf andere Systeme und auf seine Umwelt nehmen, es darf sich nicht in „Inseln" zurückziehen, isolieren und abschotten; ein Sachverhalt, der manchmal mit dem Stichwort *insulare Organisationskultur* beschrieben wird. In diesem Zustand ist ein System lernunfähig und rigide (vgl. Organisationspathologie, Kapitel 2, S. 76).

Unter Umwelt eines Systems sind die externen Bedingungen zu verstehen, in deren Rahmen sich ein System entwickelt. Sie besteht aus externen Elementen, mit denen das System in einen Wirkungszusammenhang tritt (Probst 1993, S. 27).

Aus diesen Gründen sind gesellschaftliche Veränderungen und Umbruchprozesse, die beispielsweise durch den sog. Wertewandel mitbedingt sind, als gravierende Einflußfaktoren auf das System Pflege zu betrachten. Wie das System in seiner Umwelt dargestellt werden kann und von welchen 6 wichtigsten Umweltsegmenten ein zweckgerichtetes soziales System abhängig ist, zeigt Abb. 3.2:

- ökologische Umweltbedingungen,
- technologische Umweltbedingungen,
- ökonomische Umweltbedingungen,
- soziale Umweltbedingungen,
- politische Umweltbedingungen,
- rechtliche Umweltbedingungen.

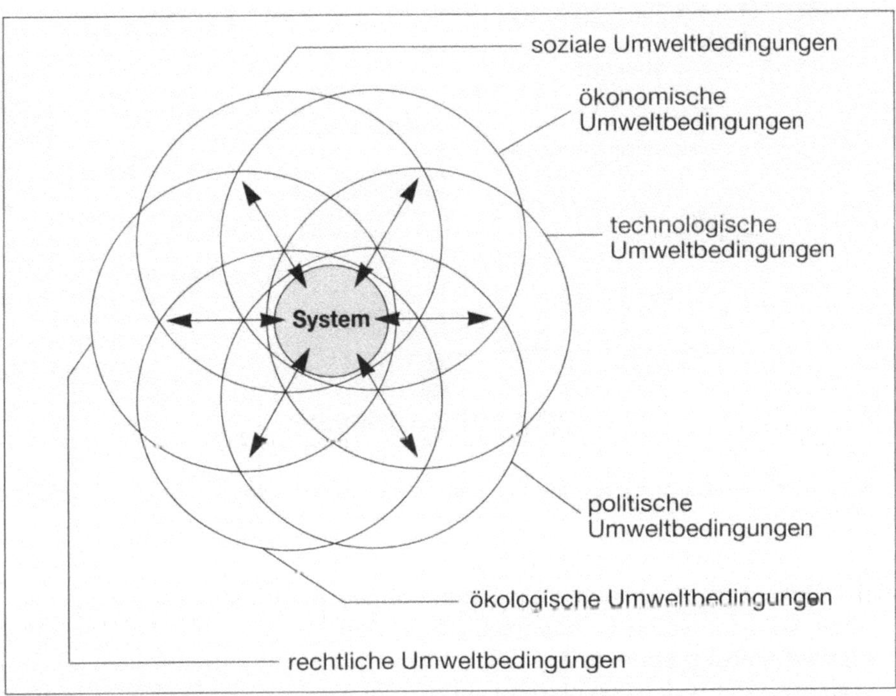

Abb. 3.2. Verschiedene Umweltsegmente eines Systems. (Nach Probst 1993, S. 28)

In unserem Falle hier können wir beispielsweise die derzeitige forcierte Kostendämpfung im Gesundheitswesen als einen der zentralen Faktoren benennen, die ganz wesentlich Einfluß auf die Gestaltungsspielräume des Pflegemanagements hat. Pflegemanagement als Subsystem des übergeordneten Krankenhausmanagements ist in hohem Maße eingebunden in diese sechs wichtigsten Umweltsegmente (vgl. Abb. 3.2). Diese bilden eine Makroperspektive, die nicht unterschätzt werden darf und die wesentliche Rahmenbedingungen abgeben. So bilden die Einflußbereiche des Staates im Gesundheitswesen (Abb. 3.3) ebenfalls zentrale Umweltbedingungen für das Arbeitsfeld Pflege.

Diese äußeren Rahmenbedingungen und Umfelder der Versorgungslandschaft „Gesundheitssystem" als umfassendes Supersystem, sozusagen auf einer hierarchisch höheren Ebene, setzen durch ihre übergeordneten gesellschaftlichen Faktoren bestimmte, oft auch enge Grenzen und schränken natürlicherweise den freien Gestaltungsraum und die Möglichkeit zur „Selbstlenkung" der sozialen Systeme ein. Hier in unserem Text geht es also darum, daß diese Umwelt-Gesundheitsversorgungssystem-Beziehungen als Wechselwirkungen zwischen Systemen zu begreifen sind, die sich *gegenseitig* durchdringen und beeinflussen.

In einer Makroperspektive ist die Ebene der Gesellschaft das umfassende System, während das Gesundheitssystem sozusagen ein Mezzoelement ist,

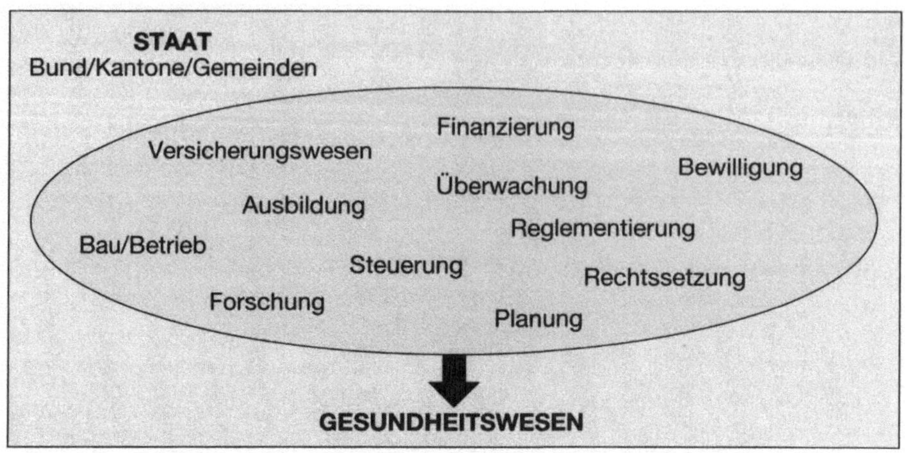

Abb. 3.3. Einflußbereiche des Staates im Gesundheitswesen. (Nach Sidamgrotzky 1994, S. 76)

das als weitere Subsysteme das Krankenhaus umfaßt, das dann wiederum in einer Mikroperspektive in verschiedene weitere Sub- oder Teilsysteme gegliedert werden kann, z.B. Pflege, Verwaltung, Patienten, Medizintechnik. Als Beispiel für den zirkulären Einfluß einer solchen Umweltbedingung auf das soziale System Pflege sowie auf die/den einzelne/n Pflegende/n werden wir in folgendem Text den sogenannten „Wertewandel" auf verschiedenen Analyseebenen näher beschreiben, insbesondere die Auswirkungen der *Erosion der Arbeitswelt* sowie die gravierenden Einflüsse und Folgen der Informationstechnologien. Von zentralem Interesse für einen soziotechnischen Gestaltungsansatz in der Pflege sind dabei die Maximen einer modernen sozialwissenschaftlichen Technikforschung, die die „kulturelle Bedeutungsseite der Technik" problematisieren. Hier können *politische* Anknüpfungspunkte zu Fragen der Gestaltbarkeit bzw. der „sozialen Konstruktion" der Technik gesetzt werden, die auch ethisches Handeln in der Pflege, im Pflegemanagement sowie Forschungsfragen in der Pflege ganz elementar berühren. Die Verantwortung des Pflegemanagements sowie die Komplexität des Aufgabenspektrums wird an dieser Stelle besonders sichtbar. (Auf „kollektive Unverantwortlichkeit" kooperativer und korporativer Akteure gehen wir in Kap. 6 ein). Zur Umwelt der Pflege gehört neben anderen zentralen Einflußfaktoren vorrangig der ökonomisch-politische Kontext, der in der Gesundheitslandschaft der Bundesrepublik Deutschland harte Rahmenbedingungen setzt: Der Macht- und Kompetenzstreit der verschiedenen wissenschaftlichen Disziplinen, Berufsgruppen, Interessen- und Berufsverbände, auch der medizintechnischen Anbieter prägen ganz gravierend das Umfeld der Pflege. Abb. 3.4 zeigt das Pflegepersonal als Teil- oder Subsystem des übergeordneten Mezzosystems Krankenhaus.

In der Politikmetapher der Organisationstheorie, werden die Interessenkonflikte der Teilsysteme oder Organisations- und Systemmitglieder thema-

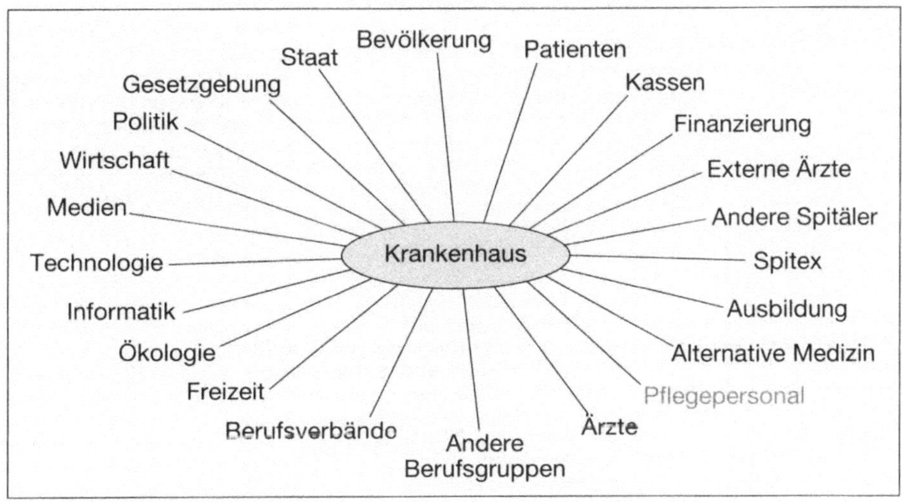

Abb. 3.4.   Krankenhausumwelt-Analyse. (Nach Sidamgrotzky 1994, S. 201)

tisiert. Die Aushandlung dieser Interessen- und Entscheidungskonflikte problematisieren Herrschafts- und Verteilungsprobleme. Hier wird vorausgesetzt, daß es sich um politische Prozesse, um „Politik im Krankenhaus", handelt. Die Konfliktaustragung (Abb. 3.5), die teilweise als Machtausübung fungiert, wird häufig mit dem Begriff der „Mikropolitik" umschrieben, was in Kapitel 5.6 dargestellt werden wird.

All diese Fragen und Probleme gehen notwendigerweise gravierend in Führungskonzepte, -stile sowie die damit verbundenen Partizipationsstrukturen und -möglichkeiten ein. Denn unsere heutige moderne Gesellschaft westlicher Kultur in Europa ist ein überaus komplexes vielschichtiges System, das nicht durch ein einfaches Lenkungssystem unter Kontrolle gehalten werden kann. Insbesondere Ulrich betont:

Eine demokratische Gesellschaftsverfassung dagegen beruht auf dem Gedanken der breiten Marktverteilung letztlich auf alle Bürger, denen sowohl ein hohes Maß an individueller Selbstbestimmung wie auch an Mitwirkungsmöglichkeiten an der Lenkung der ganzen Gesellschaft eingeräumt werden soll. ... Macht ... Systemtheoretisch bedeutet das, daß die demokratische Gesellschaft nicht von irgendwem gesteuert wird, sondern nach den Vorstellungen der Selbstlenkung mit Hilfe von weitverzweigten und vielfältigen Lenkungsmechanismen sich selbst unter Kontrolle hält (Ulrich u. Probst 1991, S. 301 ff.).

Betrachten wir das System Pflege unter diesem systemorientierten Denkansatz, der die Umwelteinflußfaktoren des Gesundheitsversorgungssystems

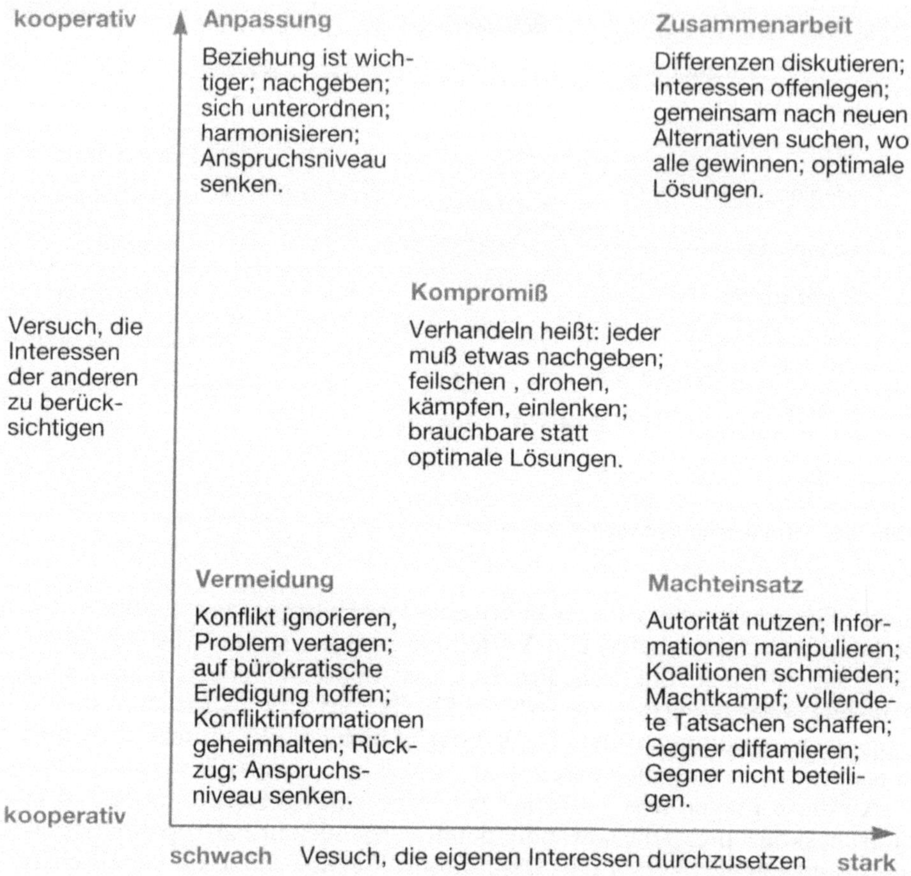

kooperativ ↑ Anpassung

Beziehung ist wich-
tiger; nachgeben;
sich unterordnen;
harmonisieren;
Anspruchsniveau
senken.

Zusammenarbeit

Differenzen diskutieren;
Interessen offenlegen;
gemeinsam nach neuen
Alternativen suchen, wo
alle gewinnen; optimale
Lösungen.

Versuch, die
Interessen
der anderen
zu berück-
sichtigen

Kompromiß

Verhandeln heißt: jeder
muß etwas nachgeben;
feilschen , drohen,
kämpfen, einlenken;
brauchbare statt
optimale Lösungen.

Vermeidung

Konflikt ignorieren,
Problem vertagen;
auf bürokratische
Erledigung hoffen;
Konfliktinformationen
geheimhalten; Rück-
zug; Anspruchs-
niveau senken.

Machteinsatz

Autorität nutzen; Infor-
mationen manipulieren;
Koalitionen schmieden;
Machtkampf; vollende-
te Tatsachen schaffen;
Gegner diffamieren;
Gegner nicht beteili-
gen.

kooperativ

schwach   Vesuch, die eigenen Interessen durchzusetzen   stark

Abb. 3.5.   Konflikthandhabung. (Nach Thomas 1976, Scholl 1993, S. 436)

mit dem Subsystem Pflege verbindet, so stoßen wir auf tiefgreifende sozio-
strukturelle Veränderungsprozesse, wie grundlegende Veränderungen der
Wertestrukturen beispielsweise in Pflegephilosophien, Pflegekonzepten, in
der Beziehung Pflegende – Patient, u. a. Für unsere Fragestellung *Pflegemanagement im Wandel* sind diese Überlegungen wichtig, da eine *normative
Umweltanalyse* der Information des Managements dient:

> Informationen bestehen nicht aus Objekten (Personen, Sachen, sozialen
> Normen, physischen Erregungen) an sich, sondern aus Symbolen bzw.
> Zeichen. Ihre Bedeutung liegt in ihrer Fähigkeit, bestimmte, das Verhalten
> ihrer Benutzer beeinflussende Objekte zu repräsentieren (Reber 1989, S.
> 349).

Hier ist von Bedeutung, daß die Erfassung und Verarbeitung von „Wirklich-keit", von Informationen auf der selektiven Wahrnehmung der Empfänger beruht, sowohl im positiven als auch im negativen Sinn (Bleicher 1994, S. 157). Die Vorstellung bzw. das Bild der Umwelt, in unserem Falle das *Bild der Pflege* sind dabei von besonderer Bedeutung (Abb. 3.6).

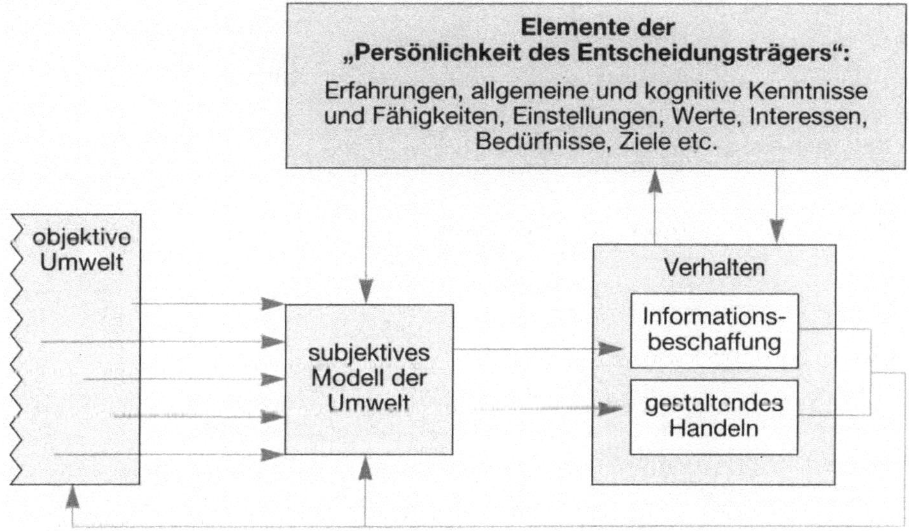

Abb. 3.6.　Umfeldwahrnehmung. (Nach Bleicher 1994, S. 157 in Anlehnung an Marr 1984, S. 97)

3.2 Zur gesellschaftlichen Umwelt der Pflege

Wir können nicht alle Aspekte beschreiben, die das System Pflege berühren (Abb. 3.7). Besonders eingehen werden wir auf die *gesellschaftliche Umwelt,* denn u.E. können Gesundheitsförderung der Mitarbeiter am Arbeitsort Pflege, qualitative Personalarbeit und Personalpflege als zentrale Strategien eingeschätzt werden, um zukünftiges Mitarbeiterpotential aufzubauen, das vorhandene Mitarbeiterpotential zu erhalten und zu fördern.

Eine der zentralen Einflußfaktoren auf die Pflege und das Pflegemana-gement sind die demographischen Veränderungen der Bevölkerung, uner-wartet neue Patientenzahlen durch Wanderungsbewegungen Ost-West, neue Patientenprofile, insbesondere das Anwachsen chronischer Krank-heitsverläufe etc. Übereinstimmung herrscht darin, daß der sog. Wertewan-del das Arbeitsfeld *Pflegemanagement* sowie die *Personalarbeit der Pflege* für die Zukunft am nachhaltigsten beeinflußt.

Eine der größten Herausforderungen für das Pflegemanagement 2000 ist deshalb die Frage, ob und in welcher Weise sich die Werte der Mitarbeiter verändern, wie man mit diesen oben genannten demographischen Struktur-

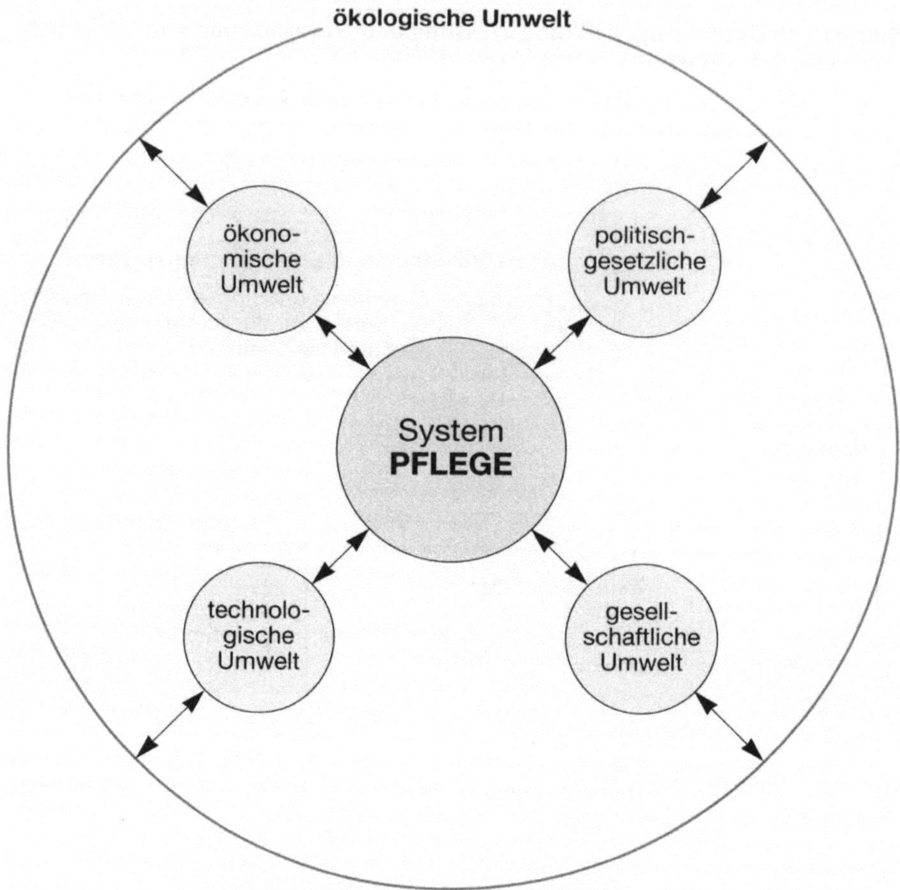

Abb. 3.7.   Pflege im Spannungsfeld ihrer Umsysteme

variablen umgehen soll. Des weiteren interessiert die Frage, wie vor dem Hintergrund harter krankenhausbetriebswirtschaftlicher Rahmenbedingungen und Sparmaßnahmen sich diese Probleme auf die betriebliche Personalarbeit auswirken.

Folgende Aspekte des sog. Wertewandels lassen sich inhaltlich feststellen:

- eine Säkularisierung nahezu aller Lebensbereiche;
- eine starke Betonung der eigenen Selbstentfaltung und des eigenen Lebensgenusses;
- eine Betonung und Hochwertung eigener Freizeit;
- eine Befürwortung der Gleichheit zwischen den Geschlechtern;

> - eine Ablösung der Sexualität von überkommenen gesellschaftlichen Normen;
> - eine abnehmende Bereitschaft zur Unterordnung und zum sich Einfügen in Strukturen und Regelungen;
> - eine sinkende Akzeptanz der Arbeit als einer Pflicht;
> - eine höhere Bewertung der eigenen körperlichen Gesundheit;
> - eine Hochschätzung unzerstörter und bewahrter natürlicher Umwelt;
> - eine Skepsis gegenüber den tradierten Werten der industriellen Gesellschaft, wie etwa Leistung, Wirtschaftswachstum, technischer Fortschritt
>
> (von Rosenstiel et al. 1987, 1989, 1991, 1993).

Hradil (1992 b) hat für eine Analyse neuer sozialer Mentalitäten einige Entwicklungstendenzen zusammengefaßt, die auch für die Personalarbeit in der Pflege herangezogen und problematisiert werden können:

- Eine allmähliche Entkoppelung der Lebensweisen von früher klassen- oder schichtspezifischen Daseinsbedingungen (z. B. Beruf); statt dessen die Entstehung neuer soziokultureller Gruppierungen entlang „zugeschriebener" Merkmale (z. B. Alter, Geschlecht, Religion).

- Eine bewußtere Lebensführung, die z. B. auch die Möglichkeit der Überwindung von Sozialisationsvorgaben einschließt.

- Eine entsprechende allmähliche Loslösung der Lebensweisen von den kulturellen Denk- und Verhaltensmustern der sozialen Herkunft, die Raum läßt für lebensphasenspezifische Stile.

- Eine wachsende Kompetenz der Individuen, sich situationsadäquat in unterschiedlichen Lebenssphären (Beruf, Freizeit, Familie, Öffentlichkeit) zu bewegen, und, damit verbunden, eine individuell stärkere Begrenzung, Mischung und Kombination von Lebensstilen und Lebensformen.

- Eine teilweise Abkehr von strategischen und interessengebundenen Verhaltensweisen und ein Vordringen lageunabhängiger Deutungen und Werte.

- Eine zunehmende Ausdifferenzierung der Großgruppen Gleichgesinnter nach regionalen Teilkulturen, Generationszusammenhängen, lokalen und personellen Netzwerken.

Eine differenzierte Kenntnis dieser Entwicklungstendenzen kann zu einer konstruktiven *proaktiven* lebenszyklusorientierten Personalpflege beitragen. Deshalb sollen hier im weiteren empirisch fundierte Forschungsergebnisse der Sozialwissenschaften herangezogen werden. Folgende Veränderungen in den Lebenslagen und -situationen lassen sich in Anlehnung an Zapf et al. (1987, S. 16 ff.) anhand historischer Entwicklungen empirisch belegen:

Veränderungen in den Lebenslagen

- Das durchschnittliche Bildungsniveau der Bevölkerung hat bei gleichzeitiger Differenzierung der individuellen Leistungsqualifikationen deutlich zugenommen. Damit haben sich klassen- und schichtspezifische Unterschiede der Lebenschancen verringert, aber individuelle Merkmale als Ursachen sozialer Differenzierung an Bedeutung gewonnen. Bildung wird als ‚lebenslanges Lernen‘ zunehmend für die allgemeine Lebensbewältigung relevant (Hoffmann et al. 1990, S. 38).

- Die Haushaltsgrößen haben drastisch abgenommen. Primärbeziehungen sind kein lebenslanges Arrangement mehr. Zeiten ohne Erziehungspflichten haben – infolge sinkender Geburtenzahl – zugenommen. Die Scheidungsquote hat sich gegenüber der Jahrhundertwende mehr als verzehnfacht. Alternative Lebensformen und Partnerschaften haben sich neben der Ehe etabliert.

- Die Erwerbsquote alleinstehender und verheirateter Frauen bewegt sich aufeinander zu – in bestimmten Altersgruppen ist sie identisch. Allerdings bleibt die Differenz insbesondere verheirateter Frauen zur Erwerbsbeteiligung der Männer sowie eine unterschiedliche Verteilung auf verschiedene Wirtschaftszweige und Berufspositionen bestehen (vgl. Willms-Herget 1985, S. 88, 204).

- Die relativen Aufwendungen für den unmittelbaren Lebensunterhalt haben sich im Verlauf des Jahrhunderts – der Tendenz nach bei Arbeitern wie Angestellten – signifikant verringert und den Übergang zu einer ‚dispositiven Lebensführung‘ ermöglicht. Kollektive Güter und Dienstleistungen sowie Infrastrukturen spielen für die Überlebenssicherung eine zunehmende Rolle (z. B. Umwelt oder Friedensbedrohung), womit sich die Bedeutung des monetären Einkommens relativiert

(Quelle: Matthies et al. 1994, S. 22).

Strukturveränderungen in den hochindustrialisierten westlichen Ländern und diese eben beschriebenen Veränderungen in den Lebenslagen führen, wie wir alle wissen, zu Bedrohungen der Lebensqualität und des Wohlbefindens, oft sogar zur Gesundheitsgefährdung. Zu diesen „bedrohlichen Elementen der Gesundheitsgefährdung" gehören nach Timm (1987, S. 84) beispielsweise

> – die sich beschleunigenden Umstellunganforderungen in der Arbeitswelt infolge der rapiden technologischen Umwälzung der Produktions- und Dienstleistungssysteme,
> – inhumane, isolierende, Kooperation und Selbstverwirklichung behindernde Organisationsstrukturen der Arbeit sowie die zunehmende Verwendung gesundheitsbeeinträchtigender Arbeitsstoffe und Produktionsverfahren,
> – die wachsende Belastung oder Zerstörung der natürlichen Umwelt und des ökologischen Gleichgewichts mit noch weitgehend unbekannten Folgen für Gesundheit und Überlebensbedingungen,
> – die Entkopplung der Lebensbereiche Arbeit, Sozialbeziehungen, Sozialisation, Freizeit, soziale Sicherheit, Gesundheitsversorgung und die Parzellierung der menschlichen Siedlungsformen,
> – die zunehmende Funktionsunfähigkeit unmittelbarer sozialer Beziehungssysteme (Verwandtschaft, Familie, Freundschaft) und die wachsende Regulierung und Sicherung der menschlichen Lebensvorgänge durch entfremdete, bürokratisierende Dienstleistungssysteme.

Aus diesen Gründen rückt das Konzept „Lebensweise" ins Blickfeld, das hier unter dem Gesichtspunkt *Ressourcen der Gesundheit* problematisiert werden muß (vgl. Kapitel 3, S. 116).

Interaktives Aktor-Umwelt-Modell

Es ist eigentlich überflüssig, zu bemerken, daß Pflege und Pflegehandlungen „Umwelten" haben. Hier kommt es uns insbesondere darauf an, zu einem neuen Denken anzuregen, welches die Komplexität des Betrachtungs- und Analysefeldes Pflegemanagement herausarbeitet, das als soziales System an der *Schnittstelle von mikro- und makrosoziologischen Aussagen* steht. Wir gehen dabei von einem interaktiven Aktor-Umwelt-Modell aus. Pflegehandlungen und Pflegemanagement können nach dieser Sicht nicht von „Umwelten" abgetrennt gesehen werden. Die konfliktträchtige Wechselwirkung zwischen Person und Organisation, zwischen Selbstbestimmung und Fremdbestimmung, wurde schon mehrfach angesprochen.

> Gefordert ist ein *aktives Handlungsmodell des Alltags*, das das Ich zum Zentrum hat, ihm Handlungschancen zuweist und eröffnet und es auf diese Weise erlaubt, die aufbrechenden Gestaltungs- und Entscheidungsmöglichkeiten in bezug auf den eigenen Lebenslauf sinnvoll kleinzuarbeiten. Dies bedeutet, daß hier hinter der Oberfläche intellektueller Spiegelfechtereien für die Zwecke des eigenen Überlebens ein *ichzentriertes Weltbild* entwickelt werden muß, das das Verhältnis von Ich und Gesellschaft sozusagen auf den Kopf stellt und für die Zwecke der individuellen Lebenslaufgestaltung handhabbar denkt und macht? (Beck 1986, S. 217, 218).

Mit dem Prozeß der *Individualisierung* ist vom *Konflikt der zwei Modernen* die Rede: „Moderne und Gegenmoderne, einfache und reflexive Modernisierung greifen ineinander" (Beck 1993, S. 149). Was bedeutet das? In sozialwissenschaftlichen Analysen können wir dazu lesen: Der moderne Mensch, der Mitarbeiter *heute* muß sich mit der Auflösung herkömmlicher industriegesellschaftlicher Lebensformen auseinandersetzen, die die traditionellen Selbstverständlichkeiten wie Ehe, Familie, geschlechtsspezifische Arbeitsteilung, Berufs- und Statusrollen hinterfragen. Diese intrapsychische und interpersonale Auseinandersetzung ist aber nicht frei gewählt und nicht eine Sache der Beliebigkeit: Diese Individualisierung „beruht nicht auf der freien Entscheidung der Individuen", wie Beck (1993, S. 152) eindringlich herausarbeitet, sondern auf dem *Zwang zur aktiven, eigenen Gestaltung des Lebens*, also der eigenen Biographie, die selbsthergestellt, selbstgestaltet und auch selbstinszeniert werden muß; dies alles innerhalb ihrer sozialen Rahmenbedingungen, Netzwerke, Bindungen und Beziehungen. Dem Individuum heute steht es frei, in „riskanten Chancen", wie Keupp (1994) schreibt, sein Leben zu gestalten bzw. in allen Lebensphasen Wahlen und Entscheidungen zu treffen, die allerdings eingegrenzt sind von gesellschaftlichen und sozialrechtlichen Rahmenbedingungen wie beispielsweise Ausbildungsverordnungen etc. Der Sozialstaat ist mit den Worten Becks „vielleicht – wider Willen – eine *Versuchsanordnung zur Konditionierung ich-bezogener Lebensweisen.*" Die herkömmlichen Lebenslagen und deren Lebensführung werden aufgelöst und abgelöst, durch „eine andere Art der Lebensführung und Lebensgestaltung" ersetzt, nach der der einzelne, also „das Individuum als *Akteur, Konstrukteur, Jongleur* und *Inszenator* seiner Biographie, seiner Identität, seiner sozialen Netzwerke, Bindungen, Überzeugungen" (Beck 1993, S. 151 u. 154) fungiert.

Diese *Patchwork-Identität des modernen Menschen*, die nach dem Homeworkerprinzip sozusagen als Flickerlteppich zusammengesetzt wird, ist derzeit ein ausgiebiges Analyse- und Diskussionsthema der Sozialwissenschaften, so beispielsweise bei Bilden (1989) und Keupp (1989). „‚Individualisierung' heißt also: Die *Normal*biographie wird zur *Wahl*biographie, zur Bastelbiographie (Ronald Hitzler)" (Beck 1993, S. 152). Diese Doppelgesichtigkeit von Individualisierung nicht zu reflektieren bedeutet für das Pflegemanagement und dessen Personalmanagement, wichtige Hinweise *aus der Umwelt* außer acht zu lassen, die zur betrieblichen Gesundheitsförderung der Mitarbeiter beitragen können; denn für das Pflegemanagement und dessen Aufgabenspektrum Personalmanagement, Personalentwicklung und Personalpflege ergeben sich aus diesem sozialwissenschaftlichen Blickwinkel der Risiken und Chancen der Individualisierung vielfältige Ansatzmöglichkeiten für die Arbeits- und Organisationsgestaltung im Arbeitsbereich Pflege, die zunächst „wahrgenommen" und auf die dann noch differenziert eingegangen werden muß, will man das oben genannte Leitziel *Gesundheit für alle*, das heißt auch am Arbeitsplatz Pflege, verwirklichen.

In Anlehnung an Alheit (1994, S. 179) wird kontingentes Handeln „theoretisch und empirisch als Interaktion mit spezifischen Umwelten" beschrieben und „diese Umwelten auch als Produkte biographischen Handelns dargestellt" (1993, S. 197 ff.), wobei reflexive Prozesse der Selbstplanung und Selbstherstellung von Biographie koordiniert werden müssen. Dieser Denkansatz geht über die Individualisierungsthese moderner Zeitdiagnosen, so auch Beck, hinaus. Soziales Handeln wird hier an die Schnittstelle von Mikrosystem und Makrosystem zu dessen Umwelten gesetzt und in Anlehnung an Parsons (1953, 1968) von den drei klassischen systemischen Handlungsumwelten *(intraaction environments)* ausgegangen, nämlich Kultur, Gesellschaft und Persönlichkeit. Dieser Ansatz ermöglicht es, das „heimliche Drama der Modernisierung moderner Gesellschaften" (Alheit 1994, S. 177) aus der Sicht der sozialen, kooperativen und korporativen Akteure mit der Beck'schen Fassung von „Individualisierung" zu verbinden, der die Mikro- und Makroebenen möglicher Analyseperspektiven und Problemlagen in differenzierter, verwickelter Weise verschränkt.

In der Beck'schen Fassung aber suggeriert (der Begriff Individualisierung) eine faszinierende Verbindung von Erscheinungen auf der soziologischen Mikro- und Makroebene. So steht er einerseits für interessante Veränderungen im sozialen Nahbereich, der Familienkonstellationen, der Verwandtschafts- und Geschlechterbeziehungen. Er rekurriert aber zugleich auf Standardisierungsprozeduren sozialer Institutionen und erfaßt sogar das gestiegene Bedürfnis der isolierten Individuen nach neuen Formen der Vergemeinschaftung (Alheit 1994, S. 177).

Die Individualisierungsthese wird hier erweitert und in einer weiteren Reichweite problematisiert, eine Sichtweise, auf die wir aus verschiedenen Betrachtungsebenen zurückkommen werden, wenn wir das *Bedürfnis des modernen Menschen nach Einbindung in die Welt des Sozialen,* seine Sehnsucht nach Sicherheit und Ordnung diskutieren. Hier verknüpfen sich diese individuellen Fragestellungen mit gesamtgesellschaftlichen Aufgaben, die mit dem Stichwort „Gemeinwohl" und „Solidarität" umschrieben werden können. Es geht ja darum, wie dieser Aufbruch hochindividualisierter Mitarbeiter einer zweckorientierten sozialen Organisation auf eine Wertegemeinsamkeit hin eingebunden werden kann, die auf die Pflege kranker und alter Menschen abzielt; es geht sozusagen um Kooperation und Integration pluralisierter Individuen auf gemeinsame Ziele hin wie Gesundheitswesen 2000 oder Solidarität 2000. Wir haben oben schon die damit verbundene kulturelle Unruhe in der postmodernen Gesellschaft angesprochen.

Reflektieren und analysieren wir diese Thesen, so können differenzierte Kenntnisse über zeitgenössische Modernisierungsdiagnosen für ein pragmatisches Konzept modernen Pflegemanagements herangezogen werden und konstruktive Hinweise geben, geht es doch dabei (auch) um Fragen der Individualisierung oder Demokratisierung des Wissens, die die Handlungsorientierungen im Pflegemanagement berühren. Diese neuen Aspekte des Modernisierungsprozesses greifen deshalb auch fundamental in die „Pflege". Wir folgen der soziologischen Argumentationslinie von Alheit, die davon ausgeht,

> daß die Umwelten kontingenten Handelns – Kultur, Gesellschaft und Persönlichkeit – keineswegs universell gegeben sind, sondern von der Position der Akteure im sozialen Raum abhängen. Kultur erscheint dann konkret als horizontbildende Sozialität, das heißt als spezifische Lebenswelt von Akteuren, als soziale Welt in Reichweite. *Gesellschaft* ist vor allem die Dimension erlebter Vergemeinschaftung, also das soziale Milieu, dem ich angehöre. Und *Persönlichkeit* steht für den Akt der ‚Biographisierung', den ich zu leisten habe, wo immer mein Platz in der Gesellschaft ist: die fortgesetzte Synchronisierung der Erlebnisse, die ich mache, mit der Erfahrung, die ich zu machen glaube – die beständige Konsistenz – und Kontinuitätssicherung meines ‚Ich' (Alheit 1994, S. 181).

Dieser Ansatz bedeutet, daß der einzelne, das Subjekt, nicht *atomisiert,* sondern in interaktiven und kommunikativen Bezügen eingebettet in eine soziale Welt gesehen wird, d. h. aber auch, mit deren Verpflichtungen und Rechten. Aus dem Blickwinkel der *modernen* Sozialpsychologie ist dazu folgendes zu lesen:

> In Philosophie und Psychologie wird über das Subjekt noch immer sehr stark substanzontologisch gedacht, in Kategorien von Mittelpunkt, von Geordnetheit, eben von Identität im Sinne eines hierarchisch-zentralisierten Modells. Vertreter des postmodernen Denkens halten dieses Modell für theoretisch und empirisch unhaltbar.
> Der Psychoanalytiker Norman Holland betont, daß die frühere Auffassung von einer soliden Identität einem neuen Identitätskonzept gewichen ist, einem Konzept, das auf Interaktion beruht: ‚Dieser Identitäsbegriff (…) dezentriert das Individuum auf eine eindeutig postmoderne (…) Weise. (…) Das persönlichste und Wichtigste, was ich habe, meine Identität, liegt nicht in mir, sondern in deiner Interaktion mit mir oder in einem gespaltenen Ich' " (Holland 1983, 304). „Das postmoderne Selbst ist keine zusammenhängende Identität mehr, die die Macht hat, ihrer Umgebung eine (gewiß subjektive) Ordnung aufzuzwingen. Um Hollands Wendung aufzunehmen, es ist dezentriert worden. Das radikal Unbestimmte des Postmodernismus ist ins individuelle Ego eingezogen und hat seine frühere (unterstellte) Stabilität drastisch beeinträchtigt. Identität ist etwas ebenso Unsicheres geworden wie alles andere." (Bertens 1987, S. 93 f.)" (Keupp 1994, S. 242).

Lebensführung wird hier als Aufgabe, als Konstruktionsleistung des modernen Subjekts begriffen. Mitarbeiter im Pflegedienst können unter dieser soziologischen Prämisse von ‚Lebensführung als Konstruktion' als *biographi-*

sche Systeme gesehen werden, die im Laufe des Lebens innerhalb ihrer Berufsbiographie sowie ihrer biographischen Temporalität *kreative Muster* ausbilden können. Es kann sich dabei im Idealfall um folgende Konstruktionstypen handeln: um den biographischen Networker, um den biographischen Patchworker und um den biographischen Designer (vgl. Alheit, s. S. 194). Für die Gestaltung weiblicher Berufslebensläufe bietet dieser Denkansatz wichtige Optionen, erlaubt er doch, vom sog. „männlichen" Normalarbeitsverhältnis abzuweichen.

Um „die Idee des Humanen auch in Organisationen durchsetzen" (Geißler 1994, S. 8) zu können, müssen wir uns mit diesen individuellen und gesellschaftlichen Wandlungsprozessen und „Umbrüchen" etwas näher beschäftigen, da sie die *Sinnproblematik des modernen Mitarbeiters*, aber auch die Sinn-Ebenen der Organisation zentral berühren. Es gilt, für diese möglichen kreativen Muster innerhalb des Berufslebenslaufes der Mitarbeiter *Spielräume* zur Verfügung zu stellen, Möglichkeiten und Chancen zu eröffnen. Den möglicherweise krisenhaften Zusammenhang zwischen biographischer „Leistung" des Individuums und den verschiedenen Handlungsumwelten zeigt Abb. 3.8, die Alheit in Anlehnung von Habermas' Theorie des kommunikativen Handelns entwickelte.

strukturelle Komponenten Handlungsumwelten	Kultur	Gesellschaft	Person	Ressourcen
lebensweltlicher Horizont	Risiken der Enttraditionalisierung	Prozesse der „Kolonisierung"	Erosion von Hintergrundgewißheit	Tradition
soziales Milieu	Verunsicherung der kollektiven Identität	soziale Differenzierung	Entfremdung	Solidarität
individuelle Biographie	Verlust von Vorbildern	Verdrossenheit	„Artifizialisierung" der Biographie	Identität

Abb. 3.8.   Krisensymptome der Handlungsumwelten, angelehnt an Habermas 1981, S. 205. (Aus: Alheit 1994, S. 187)

Es zeigen sich 3 Veränderungssymptome, die sich jeweils auf eine der beschriebenen Handlungsumwelten beziehen:

Im schmalen ‚Öffnungskorridor' eines modernisierten sozialen Raumes entsteht auf diese Weise tatsächlich der Testfall einer ‚Lockerung' kontingenter Handlungen der Individuen von ihren ‚natürlichen' Umwelten. Wir beobachten drei Veränderungssymptome, die sich jeweils auf eine der beschriebenen Handlungsumwelten beziehen (s. Abb. 3.8):

1. *Eine latente Enttraditionalisierung der Lebenswelten.* Selbstverständlich gegebene Hintergrundgewissheiten werden prekär. Der angestammte Herkunftshabitus verliert an Bedeutung und hinterläßt eine tiefe Orientierungslücke. Hervorragend erforscht ist dieses Symptom etwa am Bildungsaufstieg von Arbeitertöchtern.
2. *Eine soziale Differenzierung des Milieus.* Es wäre ein Fehler zu glauben, alle traditionellen sozialen Milieus seien gleichmäßig in Auflösung begriffen. Instabilitäten zeigen sich aber unbestreitbar in jenem ‚Öffnungskorridor' des sozialen Raumes. Hier findet eine deutliche Ausdifferenzierung klassischer proletarischer und kleinbürgerlicher Milieus statt – also der Herkunftmilieus sozialer Aufsteiger. Es entstehen neue soziale Milieus, deren Konsistenz nur schwer zu prognostizieren ist. Eines der spektakulärsten Beispiele der vergangenen Dekade, das ‚links-alternative Milieu' ist nach einer kurzen Karriere in der ersten Hälfte der achtziger Jahre drastisch geschrumpft und tendiert heute gegen 2% der Bevölkerung.
3. *Eine Artifizialisierung der Biographie.* Im Prozeß der zwangsweisen Lösung von traditionellen Erwartungsmustern werden auch die Baupläne moderner Biographien fragiler. ‚Lebensgeschichten' sind in bestimmten Sphären des sozialen Raumes nicht mehr unhinterfragte Verständigungsversuche sozialer Akteure mit sich selbst und problemlos idealisierten Anderen, sondern u.U. mühsame oder lustvolle Inszenierungen. Hier könnte etwas zur sozialen Praxis werden, was die jüngere Systemtheorie hochabstrakt als ‚Autopoiesis' personaler Systeme beschreibt.

Fassen wir diese Beobachtungen zusammen, so läßt sich in der Tat eine gewisse Dynamisierung von Handlungsdispositionen und Handlungsumwelten in einer bestimmten Sphäre des sozialen Raums nicht bestreiten. Wir stoßen hier womöglich auf das soziale Ursprungsszenario der Individualisierungsthese (Alheit 1994, S. 186–190).

In Anlehnung an diese Modernisierungsdiagnosen stellen wir hier die These in den Raum, daß mit dem Phänomen der Individualisierung die vielschichtig vernetzten und verwobenen mikro- und makrosoziologischen Ebenen der Arbeitsorganisation Pflege gut problematisiert werden können. Soziologische Zeitanalysen diagnostizieren für die letzten 20 Jahre der bundesrepublikanischen Gesellschaft eine „erstaunliche Bewegung im sozialen Raum", eine „Modernisierung des sozialen Raumes". Diese „Öffnung des sozialen Raumes", beispielsweise durch die Bildungsreform etc., ist nicht unproblematisch. Alheit (1994, S. 181 u. 190) konstatiert „eine gewisse Dynamisierung von Handlungsdispositionen und Handlungsumwelten", was zur viel diskutierten *Individualisierungsthese* zurückführt. Im Konzept einer werteorientierten Personalpolitik oder einer lebenslauforientierten Personalarbeit können diese Veränderungen konstruktiv aufgegriffen und gestaltet werden.

> Biographisches ‚Networking‘, ‚Patchworking‘ und ‚Designing‘ sind also
> äußerst erfinderische soziale Coping-Strategien in biographischer Per-
> spektive, die auf eine Lockerung der Beziehung von biographischer
> Handlungschance und verfügbaren Handlungsumwelten reagieren. Der
> Effekt ist keineswegs pauschal ‚Individualisierung‘ im Beckschen Sinn,
> sondern zugleich die Entdeckung kreativer Muster ‚neuer Assoziation‘:
> *Networkers* bauen tatsächlich neue intergenerationale und interfamiliale
> Netze und rekonstruieren – matrilinear – das konventionelle Verwandt-
> schaftssystem. Ihre Biographien sind ‚Familiengeschichten‘, gleichsam
> *interwoven biographies. Patchworkers* sind Peer-Spezialisten. Sie kreie-
> ren Szenen und alternative Öffentlichkeiten, neue Milieus und neue Le-
> bensformen. Es ist nicht auszuschließen, daß diese soziale Phantasie,
> die aus der Knappheit hervorgeht, gesamtgesellschaftliche Bedeutung
> erhält. *Designer* schließlich sind Collageure; sie inszenieren sich selbst. In
> diesem Prozeß nehmen kollektive Referenzen ab und Selbstreferenzen
> zu. Der idealtypische Endpunkt wäre tatsächlich ein selbstreferentielles,
> autopoietisches biographisches System (Alheit 1994, S. 194 u. 195).

Hier zeigt sich ein beträchtliches Potential an Kreativität im Alltagshandeln,
auf das ein modernes Pflegemanagement reflektiert und differenziert eingehen muß. Auf den damit verbundenen Begriff Kreativität werden wir
zurückkommen. Wir sehen jedenfalls, daß sich das *Bild des Mitarbeiters* beträchtlich wandelt.

Eine zentrale Frage ergibt sich aus diesen Beschreibungen der Krise der
Moderne, der Erosion der Handlungsumwelten durch Enttraditionalisierung, Artifizialisierung und Ästhetisierung: Wie geht das Pflegemanagement
bzw. auch die neue Berufskonstruktion Pflege mit diesem Phänomen der Individualisierung um und wie muß deshalb idealiter in Zukunft die *Hand-
lungsumwelt Pflege* aussehen, damit Pflegende als soziale Akteure „gute
Erfahrung" und „Handlungs- und Erfahrungswissen", „gutes Organisationswissen" in ihrer ganz konkreten Arbeitswelt aufbauen können? Ganz grundlegend ist festzuhalten, daß Loyalität, Vertrauen, gute Kooperation, Kommunikation, Partizipation nur im praktischen Alltag im Alltagslernen vor
Ort, im *heimlichen Lehrplan des Betriebes* erfahren und gelernt werden können. Wir haben oben schon über Erfahrungswissen und von einem notwendigen Übergang individuellen Wissens zu einer kollektiven, in der Organisation verteilten Wissensbasis gesprochen, die die Grundlage für den Aufbau
von neuem Wissen, neuen Wissensbeständen bildet und die in Leitbildern
verankert werden muß. Soziologisch ausgedrückt, geht es heute um die
(Re)konstruktion von individueller Biographie innerhalb zerfallener enttra-
ditionalisierter Umwelten zu neuen Mustern auf neuem Niveau, die gleichzeitig die harten Rahmenbedingungen der veränderten makrosoziologischen Strukturen reflektieren. In Verbindung mit dem verstärkten Einsatz
der modernen Informations- und Kommunikationstechnik sowie der moder-

nen Apparatemedizin treten heute die folgenden Anforderungen an die Mitarbeiter in den Vordergrund:

- Fachliches Können, einschließlich neuer technikbezogenen Kenntnisse und Fähigkeiten,
- Bereitschaft zur Übernahme von mehr und größerer Verantwortung,
- Fähigkeit zum selbständigen Denken,
- Kooperationsfähigkeit,
- Flexibilität,
- Kreativität,
- Lernbereitschaft.

Soziologische und sozialpsychologische Zeitdiagnosen sprechen von der Notwendigkeit, die Individualisierung des Wissens durch eine *Demokratisierung des Wissens* zu erweitern und gleichzeitig Kommunikations- und Interaktionsräume bereitzustellen, um auf diese neue Unübersichtlichkeit makrosozialer dynamischer Umwelten eingehen zu können. Wir werden unter dem Stichwort *Partizipation* und *Demokratisierung* im Betrieb darauf zu sprechen kommen. Will man im Pflegemanagement differenziert und sensibel auf diese Wandlungen im sozialen Raum eingehen, so gilt es, diese neuen Mitarbeiterprofile in ihren kulturellen Mustern, in ihrer pluralistischen Vielfalt anzuerkennen und in einen Entwicklungs- und Lernprozeß einzubinden, im Personalmanagement zu berücksichtigen. Für eine moderne Arbeitsgestaltung unter dem Motto Arbeit 2000 geht es dabei um „Demokratisierung im Betrieb", wobei ganz eindeutig *kulturelle und mikropolitische Aspekte* ins Zentrum der Betrachtung rücken. Über die Repolitisierung der Organisationstheorie haben wir oben schon ganz kurz gesprochen. Deshalb gilt:

Offene Gesellschaft wird sich heute neu bewähren müssen im aktiven Bezug auf wachsende Unübersichtlichkeit und Entsicherung. Gesellschaftlicher Wertewandel, der gestern noch als die Öffnung von Grenzen und Aufbruch von neuen Ufern gefeiert wurde, macht zugleich vieles *komplexer* und *abstrakter, riskanter* und *politischer.* Dabei gibt es kaum mehr die durchgängige, repräsentative Ausrichtung, die noch ausgehen könnte von der Eindeutigkeit einer innersten Mitte und eines obersten Zentrums. Vielmehr erscheint moderne Wirklichkeit eher vieldeutig und mehrwertig, unübersichtlich und unberechenbar. Die soziologische Theoriesprache spricht von Zentrifugalität und Polyvalenz, Multiperspektivität und Polykontextualität (vgl. Fuchs 1992). ‚Pluralität' wäre dann zu beziehen auf eine gesteigerte Kontingenz und Komplexität der immer vielfarbiger auseinandertreibenden Lebenszusammenhänge und Sinnwelten, die in ihrem *Eigenrecht,* ihrem *Eigengewicht* und ihrer *Eigendynamik* zu akzeptieren und so zu eigenen Wegen sozialer Praxis zu aktivieren sind (Pankoke 1994, S. 14).

Pflegemanagement muß sich mit dieser Multiperspektivität und Polykontextualität auseinandersetzen und mit einem beträchtlichen Maß an potentieller Kreativität der Mitarbeiter im Alltagshandeln rechnen. Es geht darum, für diese neuen, veränderten Mitarbeiter, die als 'Bürger im Betrieb' anerkannt werden wollen, *kollektive Strukturen und kommunikative Räume* zu (re)konstruieren, die von der Maxime „neues Wissen als demokratisches Wissen" im Sinne von Alheit (1994, S. 195) ausgehen, um Zufriedenheit und Wohlbefinden in der Arbeit zu gewährleisten, die hier als Grundlage für eine patientenorientierte „gute" Pflege angesehen wird.

3.3 „Politik als ganzheitliches, menschliches Konzept"

Aus diesen Gründen rückt politisches Handeln zwischen Politik und Kultur ins Blickfeld. Der Begriff Politik wird hier ins Private ausgeweitet und als *ganzheitliches, menschliches Konzept* beschrieben, um differenziert auf diese neuen *sozialkulturellen Milieus* eingehen zu können. Alheit (1994, S. 203) gibt folgenden „Hinweis auf die Perspektiven der Moderne am Ende des 20. Jahrhunderts:

- Wir beobachten zunächst eine Phase der *Spaltung von Politik und Kultur* bis zum Ende der 1950er Jahre. Wenigstens zu Beginn dieser Phase läßt sich dabei deutlich der Versuch einer Entpolitisierung des Kulturellen erkennen.
- Daran schließt sich ein Prozeß an, der bis heute erst ansatzweise rekonstruiert ist: Der kulturelle Raum wird zum Bereich einer *subpolitischen Auseinandersetzung,* eines ‚semantischen Grabenkrieges' sozusagen. Der Effekt ist erstaunlich. Die heimlichen Gefechte um neue Formen der populären Kultur leiten unmerklich, aber unübersehbar einen *Informalisierungsprozeß* der westdeutschen Gesellschaft ein.
- Diese Phase wird abgelöst durch ein Stadium, das man als *Politisierung der Kultur* beschreiben könnte. Der Raum des Politischen ‚franst aus' und durchdringt zunehmend alle Lebensbereiche. Bildung, Wohnen, Verkehr, die Künste, auch die Kirchen werden explizit ‚politisiert'. Entscheidender Anstoß für diesen Prozeß ist zweifellos die *68er Bewegung;* aber seine Auswirkungen bleiben keineswegs auf die Studenten beschränkt.
- Seit Ende der 1970er Jahre deutet sich nun eine vierte Phase an, eine Art *Kulturalisierung der Politik.* Gemeint ist damit einerseits, daß politische Fragen nicht länger als Spezialprobleme von Experten gelten können, sondern unübersehbar alle angehen und zu Lebensfragen – dramatisch gesprochen sogar zu ‚Überlebensfragen' – geworden sind. Die Zerstörung der Umwelt, die Bedrohung durch absurde Vernichtungspotentiale, die Gefahren der Atomenergie sind überzeugende Beispiele. Andererseits kündigt der Widerstand gegen diese globalen Risiken – das, was wir die ‚*neuen sozialen Bewegungen*' nennen – ein verändertes Modell sozialer Integration an: Politik ist keine exponierte soziale Aktion neben anderen mehr; *das Private wird politisch.* Und dieser Satz aus der Frauenbewegung hat nicht das geringste zu tun mit einem Rückzug aufs Subjektive. Er bedeutet: Wie wir uns ernähren, wie wir mit unserem Körper umgehen, wie wir die privaten Beziehungen organisieren, die Probleme zwischen den Geschlechtern regeln, wie wir die Arbeitsteilung im Alltag neu aushandeln – das bestimmt die politische Kultur ganz ebenso wie die Haupt- und Staatsaktionen. Politik verlangt ein *ganzheitliches,* ein menschliches Konzept (Alheit 1994, S. 202, 203).

Wir haben diesen ganz kursorischen Überblick über die Umweltbedingungen, die auf das Arbeitsfeld Pflege sowie das Pflegemanagement einwirken, dargestellt und mehrere Ebenen angesprochen, da sie als Umfeld für die Pflege Rahmenbedingungen setzen, die für ein neues ganzheitliches Verständnis zum Pflegemanagement herangezogen werden können und müssen.

3.4 Pflege als turbulentes Feld

Betrachten wir das System Pflege als ein Netzwerk unterschiedlichster Einfluß- und Wirkfaktoren, die in zirkulären Rückkopplungsschleifen sich gegenseitig bedingen und aufschaukeln (können), so kann Pflegemanagement zunächst in einem „turbulenten Feld" verortet werden, das in seiner Gesamtheit einem ständigen dynamischen Veränderungsprozeß unterworfen ist. Abb. 3.9 greift ein Teilnetzwerk Krankenhaus und Umwelt heraus. Es

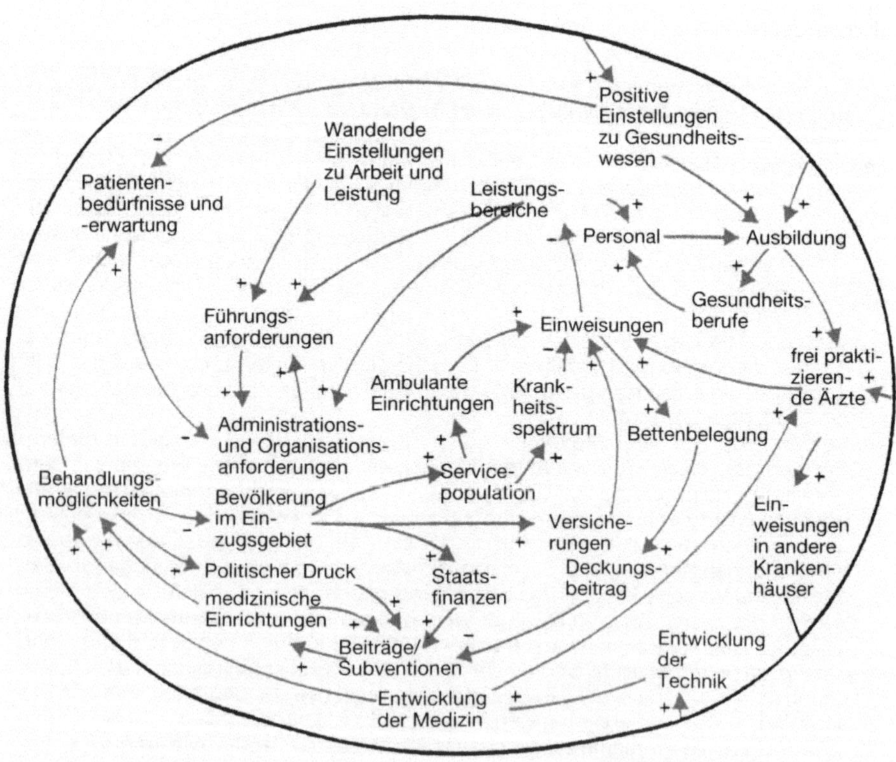

Abb. 3.9. Ausschnitt der Ebene Krankenhaus und Umwelt. (Nach: Ulrich u. Probst 1991, S. 181)

kann hilfreich sein, um auch für unsere Fragestellungen die wesentlichen Einflußfaktoren des Mezzosystems Krankenhaus auf das Subsystem Pflege sowie auf das Mikrosystem Pflegende sichtbar zu machen.

Wir folgen hier einem entwicklungsorientierten Denkansatz, der von einem integrativ-interaktionistischen Grundmodell der Organisations-Umwelt-Beziehungen ausgeht und begreifen Organisationen, hier im Text das Pflegemanagement, als offene, zweckgerichtete soziale Systeme, die einerseits Umweltveränderungen aufgreifen, andererseits aber ihrerseits in ihre Umwelt eingreifen können, um subpolitisch günstige Lebens- und Arbeitsbedingungen zu schaffen. Wir gehen im vorliegenden Text von folgender zentralen Annahme aus:

> Organisationen und deren Systemmitglieder sind nach dieser Sichtweise in einem turbulenten Feld permanent gestaltend aktiv.

Nach der Theorie organisierenden Handelns von Weick (1977a) erzeugen und verändern die Systemmitglieder ständig die 'Realitäten' ihrer Umwelt und Zusammenarbeit, „passen Anforderungen an kognitive Aufgabenschemata an oder handeln so, daß organisationale Identität erhalten bleibt. Die Theorie von Weick impliziert ein Organisationsverständnis, das Bezüge zum psychologischen Konstruktivismus (Watzlawick 1981) und zum biologischen Autopoiese-Prinzip aufweist (Maturana 1982)" (Greif 1993, S. 61).

Emery und Trist (1965) gehen von Organisations-Umwelt-Verflechtungen aus und haben Idealtypen von Umwelten herausgearbeitet, die „eine Hierarchie aufsteigender Komplexität und relevanter 'Unsicherheit' mit sich bringen" (vgl. Wilpert 1993, S. 496), was zu unterschiedlichen Formen der Steuerung, Intervention, Kontrolle, Koordination und 'Führung' führen kann. In diesem Konzept taucht der Begriff „turbulentes Feld" auf: ein Feld, das „im Grund" ständig in Bewegung ist und, bedingt durch die Komplexität und Vernetztheit, ständigen dynamischen Veränderungsprozessen unterliegt. Nach Sichtweise dieser Organisationsforscher kann nur durch die Entwicklung kollektiver Werte diese Dynamik bewältigt werden. Es wird damit auch die Polarität von Stabilität und Veränderungsdynamik von Organisationsumwelten angesprochen.

> Woodward unterscheidet demnach drei Umweltebenen: (1) Die gesellschaftliche Umwelt mit ihren soziokulturellen, ökonomischen und politisch-rechtlichen Elementen; (2) die Aufgabenumwelt, welche die unmittelbaren Adressaten, Klientel und Bezugsgruppen einer Organisation umfaßt; (3) die interne Organisationsumwelt mit ihren menschlichen und materiellen Ressourcen und Hilfsmitteln. Alle drei Ebenen stehen in intensiven Welchselbeziehungen, die letztlich Effektivität und Erscheinungsbild der Organisation beeinflussen (Wilpert 1993, S. 498; nach Woodward 1965).

Hier wird zwischen *interner Umwelt* eines sozialen Systemes, beispielsweise der strukturellen und technologischen Gegebenheiten und Bedingungen, und der *externen Umwelt* unterschieden, die als Aufgaben- und gesellschaftliche Umwelt auf das System einwirkt.

Mit diesem Bild eines turbulenten Feldes kann auch die Arbeitsorganisation Pflege treffend beschrieben werden. Die Vorstellung von dynamischen Umwelt(en) um das Pflegesystem und -management relativieren deshalb die managerialen Vorstellungen von „Stabilität", „Planung" und „Sicherheit". Auf die Macherperspektive *Top-Down* werden wir im Zusammenhang mit dem zentralen Begriff 'Entwicklung' noch näher eingehen, der die individuellen und organisationalen Ressourcen mobilisiert und verbindet. Organisationstheoretiker sprechen hier von der *Gärtner-Metapher* der Organisationstheorie. Diese in einem integrierten Grundmodell zu erfassenden System-Umwelt-Beziehungen, die wir für das System Pflege sowie für das System Pflegemanagement heranziehen wollen, orientieren sich, wie wir gesehen haben, an der allgemeinen Systemtheorie sowie an der organisch-biologisch inspirierten Metapher der Betrachtung lebender Systeme. Auf die Macher- oder Autonomieperspektive des Managements werden wir im Kapitel 4.5, S. 164 eingehen.

Exkurs: Die Organismusmetapher der Organisationstheorie

Der Maschinenmetapher entgegengesetzt ist in vielerlei Hinsicht die Organismusmetapher. Organisationen werden wie Organismen (Einzeller, Pflanzen, Tiere, Menschen) als offene Systeme betrachtet, die im ständigen Austausch mit ihrer Umwelt stehen und dabei trotz ständiger Umweltveränderungen ihre Eigenart bewahren. Indem sie Materie (Rohstoffe, Vorprodukte), Energiepotentiale (Arbeit, Kapital) und Informationen aus ihrer Umwelt importieren, *(Input)*, diese in Güter oder Dienstleistungen von höherem Wert transformieren *(Throughput)* und an bestimmte Umweltsektoren im direkten oder indirekten Tausch gegen den benötigten Input abgeben *(Output)*, können Organisationen ebenso wie alle lebenden Systeme ‚überleben'. Je komplexer die Umweltanforderungen sind, umso stärker muß die innere Differenzierung offener Systeme in gut koordinierte Subsysteme sein, um die Komplexität der Anforderungen aufzunehmen und nicht an unberücksichtigten Anforderungen zu scheitern .... Die Systemtheorie geht von der Equifinalität lebender Systeme aus, das heißt, das gleiche Ziel kann auf sehr unterschiedlichen Wegen erreicht werden. Dementsprechend wurde vom sogenannten soziotechnischen Ansatz gezeigt, daß es nicht eine wirtschaftlich beste technische Organisation gibt, der sich die soziale anzupassen hätte, sondern daß es Gestaltungsmöglichkeiten zur wechselseitigen Anpassung von technischem und sozialem System gibt, die auf differenzierte Zielbündel hin optimiert werden können (Sydow 1985). Dieser Gedanke hat viele Forschungen über Möglichkeiten der Arbeitsgestaltung angeregt.

> Mit der Weiterentwicklung der biologischen Systemtheorie ergaben sich immer neue Anregungen, die auch in der Organisationsforschung aufgegriffen werden, wie die Ideen der Selbstorganisation, des Wandels von Strukturen durch positive, abweichungsverstärkende Rückkopplung und der Ko-Evolution von Organismen und Umwelten (vgl. z. B. Bauer u. Matthis 1989) (Scholl 1993, S. 414).

In diesem Zusammenhang müssen wir uns nochmals den gegenwärtigen Paradigmenwandel der Sozialwissenschaften vergegenwärtigen, der nach dem Konzept des „Kognitiven Konstruktivismus" davon ausgeht, die Wahrnehmung der „Realität" als konstruktiven *Prozeß informationsverarbeitender Subjekte* aufzufassen; dies bedeutet, daß das informationsverarbeitende menschliche Subjekt nicht die von der Umwelt kommenden Reize passiv-rezeptiv abbildet, wie die Theorie des Behaviorismus behauptet, sondern daß es diese aktiv-konstruktiv mit seinem individuellen Wissensvorrat, also den vorhandenen kognitiven Strukturen, dem sprachlichen wie nichtsprachlichen Vor- und Weltwissen verbindet. Deshalb kann man sagen, daß die aufgenommene selektiv rezipierte Information zu einem nicht geringen Teil eigenständig und aktiv konstruiert wurde. So gesehen übernimmt dieses umweltverarbeitende Subjekt kein reales Abbild der Welt. Auf die schwierigen Fragen der Wahrnehmung der Wirklichkeit können wir nicht näher eingehen.

Für unsere Fragestellung hier ist nun von zentralem Interesse, wie sich diese Konstruktion von vielen unterschiedlichen ,subjektiven Realitäten' der Mitarbeiter im Pflegedienst verbinden läßt, um einen intersubjektiven Zusammenhang zwischen subjektiven und objektiven Realitäten herzustellen bzw. wie ganz grundlegend soziale Kontexte entstehen, die sich idealiter auf ein gemeinsames Ziel wie beispielsweise Patientenorientierung und Humanisierung im Krankenhaus ausrichten.

Zum Thema Selbstorganisation

In dem interdisziplinären Feld der Organisationsforschung „entwickelte sich eine lebendige Auseinandersetzung über integrierte, systemische Organisationstheorien, Unternehmenskulturen (Neuberger u. Kompa 1987), organismische und organische Organisationsmodelle, Netzwerkmodelle und kreative Organisationstheorien (vgl. Morgan 1986).
Ein aktuelles theoretisches Thema ist die Untersuchung evolutionärer Prozesse der Selbstorganisation (Kasper 1991; Probst 1987; Weick 1985). Erkenntnisse aus der Physik und molekularen Biologie (Warela 1979; zusammenfassend Küppers 1987) sowie der neueren Systemtheorie (Maturana 1981; Luhmann 1984) werden spekulativ herangezogen, um die Grundprinzipien zu beschreiben, durch die funktionale Ordnung aus Chaos entsteht und nach denen sich soziale Systeme dynamisch selbst organisieren. Während das Ziel der herkömmlichen prozeßorientierten Organisationsforschung darin bestand, so viel wie möglich zu regeln und alle relevanten Organisationsgrundsätze kontrollierbar zur Verfügung zu stellen, sollte nach Selbstorganisationskonzepten so wenig wie möglich vorgegeben und geregelt werden. Durch Selbstbeobachtung und Selbstreflexion (vgl. das double-loop learning nach Argyris u. Schön 1978 und Weicks 1985, Theorie organisierenden Handelns und das Konzept des kreativen Chaos ...) sollen die Organisationsmitglieder selbst organisiert lernen (Greif 1991) und Handlungsregeln ihrer Tätigkeit selbständig adaptiv weiterentwickeln (Greif 1993, S. 43, 44).

Dieser Denk- und Gestaltungsansatz individuellen und kollektiven Lernens wurde im Konzept „Das Krankenhaus als lernende Organisation" von Borsi (1994) ausführlich dargestellt und auf Prozesse des organisatorischen Lernens konzentriert, die ganz allgemein gehalten, von Geißler (1994) umfassend beschrieben wurden.

Im vorliegenden Buch geht es uns insbesondere darum, auf die potentiell aktive Rolle des Mitarbeiters beim Aufbau der Berufskonstruktion Pflege aufmerksam zu machen, auf die neuen Mitarbeiterprofile als *autonome Subjekte* hinzuweisen, die das Pflegemanagement reflektiert in seine Führungsethik und in die damit verbundenen Leitbilder sowie Gestaltungsansätze einbeziehen muß. Es gilt, individuelle und kollektive Systeme und Strukturen zu verbinden. Dieses integrative Konzept einer vernetzten Personal- und Organisationsentwicklung muß in einem „stimmigen" Leitbild transparent gemacht werden. Hier kann eine wichtige Zukunftsaufgabe des Pflegemanagements ansetzen, auf die *Krise des Pflegeberufes* und den sog. *Pflegenotstand* nicht nur zu reagieren, sondern proaktiv, also professionell und fachpolitisch einzuwirken, d.h. die Arbeitsorganisation Pflege zu gestalten.

Werte als kultureller Kontext im Arbeitsfeld Pflege

Wilpert (1993, S. 500) bezeichnet mit Kultur ganz allgemein „die Gesamtheit der von Menschen geschaffenen Umwelt mit ihren objektiven (Städte, Organisationen usw.) und subjektiven" Normen, Werten, Anteilen. Wir haben schon hervorgehoben, daß Werte als grundlegende Einflußfaktoren auf die Pflegesystem-Umwelt-Beziehungen gelten können. Werte werden als „Indikatoren künftiger Tendenzen von Organisationen" (Wilpert 1993, S. 499) gesehen; Werte können durch ihre Zielorientierung ganz unmittelbar eine beträchtliche organisationspsychologische Bedeutung erlangen.

> Institutionen werden von Malinowski (1951) als kleinste kulturelle Einheit verstanden und Wert (= gemeinsames Interesse) als Hauptmotiv gemeinsamer, d. h. organisierter Anstrengungen zur Befriedigung biologischer, sozialer und geistiger Bedürfnisse, an denen sich Werte orientieren. Hier wird also unmittelbar die Zielorientierung von Organisationen angesprochen, die unterschiedliche Organisationsbedingungen bewirkt ... (Wilpert 1993, S. 500).

Die international und interkulturell vergleichende Organisationsforschung spricht hier auch vom 'kulturellen Kontext' bzw. geht der Frage nach, welche Kultureinflüsse auf soziale Organisationen und ihre Mitglieder einwirken. Wie wir oben schon gesehen haben, sprechen soziologische Zeitanalysen von turbulenten Veränderungen im 'sozialen Raum'. Diese Fragen können zu einer Diskussion um das komplexe Thema *Transkulturelle Pflege* weiterführen, die vor dem Hintergrund Europa 2000 sowie der Wanderungsbewegungen der Weltbevölkerung, insbesondere Ost-West, in Zukunft anstehen. Wir konzentrieren unsere Argumentationslinie hier auf den deutschen Sprachraum, der üblicherweise von einem „alten" subjektzentrierten Menschenbild europäischer Kultur ausgeht.

Es ist schwierig, ein einheitliches Begriffsverständnis von Werten vorzulegen und es von anverwandten Begriffen und Konzepten wie Werthaltung, -einstellung und -orientierung abzugrenzen. Westmeyer (1984) spricht von einem regelrechten 'Wertwortesalat'. Zunächst einmal können Werte verstanden werden als kulturell und sozial determinierte Ordnungs- und Orientierungskonzepte, die die Wahrnehmung und das Verhalten der Individuen prägen (vgl. Kmieciak 1976). Folgende Wertkonzeption und -definition verbindet eine handlungstheoretische Perspektive mit Aspekten der Wahrnehmungspsychologie und eignet sich deshalb besonders gut für organisationspsychologische Fragestellungen, die die Gestaltungsaufgaben und den Gestaltungsauftrag des Pflegemanagements berühren und deshalb hier für unsere Argumentationslinie herangezogen werden: Ein Wert ist „ein kulturell und sozial determiniertes (und geltendes), dynamisches, ichzentrales, selbstkonstitutives Ordnungskonzept als Orientierungsleitlinie, die den

Systeminput einer Person (Wahrnehmung) selektiv organisiert und akzentuiert sowie ihren Output (Verhalten) reguliert, mithin eine ichdirigierte aktive Planung und Ausrichtung des Verhaltens über verschiedene Situationen hinweg ermöglicht" (Kmieciak 1976, S. 150). Diese individuelle Sicht muß nun zu kollektiven Wertorientierungen und -mustern erweitert werden:

> Verstanden als kulturell und sozial determiniertes Ordnungs- und Orientierungskonzept mit wahrnehmungs- und verhaltensprägender Wirkung (Kmieciak 1976) ist Wert jedoch allemal auch für organisationspsychologische Fragestellungen von Bedeutung, gleich, ob sie mit individueller oder überindividueller Perspektive formuliert werden. Die Wirkweise von Werten als Eingangsgrößen (input) für Organisationen ist eine der Fragen, die gestellt werden muß, denn es scheint plausibel, anzunehmen, daß die (westliche) Grundüberzeugung aktiver Beherrschung der Natur ein anderes, aktivieres Arbeitsverhalten nahelegt als die einer eher resignativen Unterwerfung unter die Natur wie sie in manchen eher fatalistischen Kulturorientierungen anderer Breitengrade zu finden ist (Wilpert 1993, S. 500).

Auf die Bedeutung international vergleichender Studien zu kollektiven Wertorientierungen mit verhaltensprägenden Folgen für Menschen oder Mitarbeiter in Arbeitsorganisationen für unser Rahmenthema kann hier nicht näher eingegangen werden; wir verweisen auf die interkulturell vergleichenden Forschungen von Hofstede (1980), der wichtige nationale Unterschiede kultureller Ausprägungen aufgefunden hat, die auch das Thema Führung berühren:

> Führungstheorien, Vorstellungen zur Arbeitszufriedenheit, zu gewünschten Fähigkeiten von Mitarbeitern ... sind kulturabhängig. ... Diese Kulturabhängigkeit wird mit zunehmender Internationalisierung virulenter. ... Es scheint aber einige Facetten zu geben, die zu einer Klärung beitragen können, inwieweit in einer Kultur entwickelte Theorien auf andere Kulturen übertragbar sind.
> Hofstede (1989) fand folgende Kriterien:
> a) Machtverteilung, d. h. inwieweit in einer Kultur akzeptiert wird, daß Macht ungleich verteilt ist. Hier gäbe es kaum Chancen für partizipative Führung wie etwa in Frankreich (vgl. Weinert 1989).
> b) Unsicherheitsvermeidung, d. h. inwieweit man sich in einer Kultur durch Ungewißheit bedroht fühlt und zu deren Vermeidung oder Reduzierung formale Regeln einführt. Hierzu tendiert man in der BRD besonders.
> c) Individualismus-Kollektivismus, d. h. Einstellung zu der Frage, inwieweit jeder für sich selbst verantwortlich ist oder durch die Gesellschaft „aufgefangen" und „gelenkt" wird. Hier dürfen sich in der aktuellen politischen Situation starke Unterschiede zwischen BRD- und DDR-Angehörigen ergeben.
> d) Maskulinität-Feminität; dieses Kontinuum bezieht sich auf Werte, die wie Dominanz, Durchsetzung, Gelderwerb usw. als eher männlich gesehen werden (USA) versus Feminität wie Wärme, Nachgiebigkeit, Kompromißbereitschaft usw. (Europa) (Kastner 1990, S. 29).

Diese Forschungen zu nationalen Unterschieden kultureller Werte und Normen sind für das Verständnis und die Probleme um die Pflege in einem vereinten Europa 2000 von Bedeutung. Die Diskussion um Pflege wird immer noch üblicherweise vor dem Hintergrund eines *europäischen Subjektverständnisses westlicher Industrienationen* geführt. Dieses Subjektverständnis geht vorrangig von einem androprozentischen Subjektmodell des Homo clausus europäischer Prägung aus. Diesen Gesichtspunkt gilt es, bei der Diskussion um kulturelle Muster am Arbeitsort Pflege zu reflektieren. Es ist hier nicht Raum, auf diese wichtigen Fragen näher einzugehen. Wir können hier jeweils nur vereinzelte Aspekte aus der Komplexität des Aufgabenspektrums Pflegemanagement herausgreifen. Im folgenden gehen wir auf das neue Bild des arbeitenden Menschen ein, das als „Umwelt" implizit im Paradigma der Gesundheitsförderung aufscheint und normative Züge trägt. Wir gehen dabei von einem *entwicklungsorientierten Menschenbild* aus.

Wie Werte aus überindividueller Perspektive, also sozusagen als Umweltbedingungen auf die Arbeitsorganisation Pflege und damit auf das individuelle Verhalten der Pflegenden Einfluß nehmen und einwirken können, soll am Beispiel des *Paradigmas der Gesundheitsförderung* aufgezeigt werden. Dieses Paradigma stellt durch das ihm zugrundeliegende neue Menschenbild wesentliche richtungsweisende normative Leitlinien und Rahmenbedingungen auf, die die Mitarbeiter in der Pflege und damit das Pflegemanagement in Zukunft ganz zentral berühren. Abb. 3.10 zeigt, wie sich subjektive und objektive Gesundheitstheorien mit sozialwissenschaftlichen und medizinischen Gesundheitstheorien berühren und/oder überschneiden.

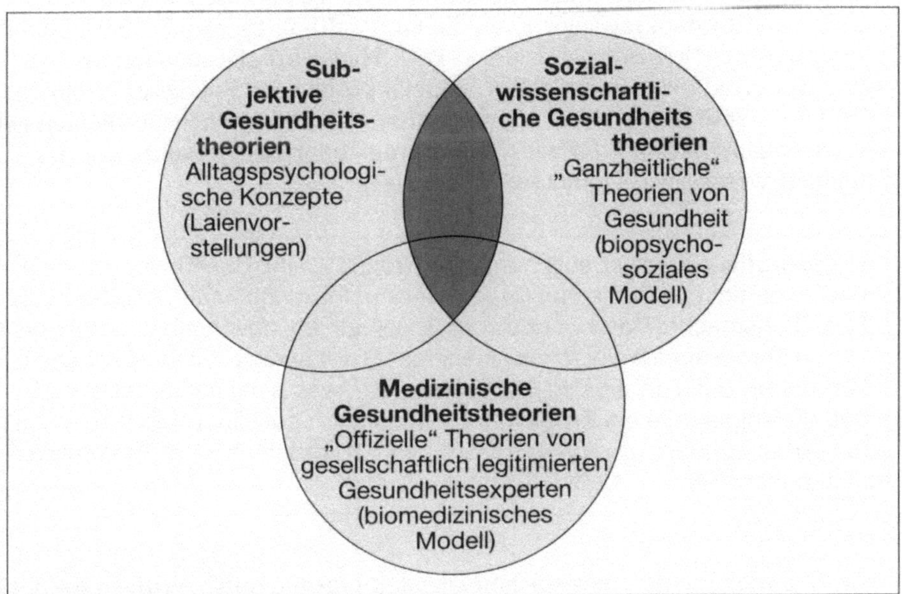

Abb. 3.10. Definitionsinstanzen von Gesundheit. (Nach: Udris et al. 1992, S. 13)

3.5 Das Paradigma der Gesundheitsförderung

Das Thema und der Problembereich *Pflegemanagement im Wandel* wird hier in diesem Text unter einem interdisziplinären Denk- und Gestaltungsansatz analysiert, der Pflegemanagement als eines der Elemente oder Subsysteme des übergreifenden bundesdeutschen Gesundheitssystems auffaßt. Es erscheint als sinnvoll, trotz der Unschärfe des Begriffs „Gesundheitssystem", das Sozialsystem Gesundheitswesen als übergeordnetes System, sozusagen als Umwelt, für das Systemelement Pflege zu begreifen. Unter dieser paradigmatischen systemischen Perspektive wirken sich Werteveränderungen im Gesundheitswesen, seien sie ethisch, ökonomisch oder politisch begründet, ganz unmittelbar auf alle Teilsysteme aus. Auf das komplexe Problem einer „Interpenetration" in Systeme kann hier nicht eingegangen werden (vgl. Luhmann 1975).

Innerhalb einer Vielfalt von Elementen oder Subsystemen mit ganz unterschiedlichen Funktionen, die in zirkulär vernetzten Rückkopplungsschlaufen das turbulente Spannungsfeld *Gesundheitssystem* ausbilden, gilt es, die gewünschten übergeordneten Ziele der Weltgesundheitsorganisation durch eine „Globalstrategie für Gesundheit für alle bis zum Jahre 2000" zu implementieren und umzusetzen (vgl. Kapitel 2, S. 25). Es geht dabei nicht lediglich um normative Leitlinien, Empfehlungen oder um den öffentlichen Auftrag der Versorgung der Bevölkerung durch das Gesundheitssystem, sondern um eine *sozialwissenschaftlich-ökologisch-fundierte Konzeption von Gesundheitsförderung*, die gleichzeitig eine neue Definition von Kranksein und Gesundsein postuliert und dadurch zu ganz neuen versorgungspraktischen Konsequenzen führt: von „technokratischer Krankheitsverwaltung zu sozialer Gesundheitsverantwortung" (Kickbusch 1987, S. 123). Hier wird „Gesundheit als soziales statt als bürokratisch-industrielles Modell" propagiert. Bei dieser grundlegenden Umorientierung unseres Verständnisses von Gesundheitsproblemen geht es vorrangig um einen (neuen) Alltagswelt- oder Lebensweltbezug des Gesundheitswesens, wie Timm (1987) herausgearbeitet hat.

Die Betroffenen selbst sollen in dem Prozeß Gesundheit involviert sein, und zwar nicht im Sinne von begrenzter Ausführungsmacht, sondern von Definitionsmacht. Das bedeutet, daß Selbsthilfe oder Selbstverantwortung nicht verstanden wird als einseitiger Delegationsprozeß, in welchem von außen definiert und zugewiesen wird – was schlimmstenfalls heißt, daß diejenigen, die ein Problem haben, es auch gefälligst selbst zu lösen haben –, sondern als Umverteilung von Kompetenz und Ressourcen (Kickbusch 1987, S. 125).

Die Grundelemente eines solchen sozialen Gesundheitsbegriffes faßt Kickbusch (1987, S. 125 f.) nach den Ausführungen von Lewin (1980) folgendermaßen zusammen:

Grundelemente eines sozialen Gesundheitsbegriffes:
- Ein sozialer Gesundheitsbegriff sieht sich im Gegensatz zum professionell entwickelten bürokratischen Gesundheitsmodell. Das traditionelle Arzt-Patient-Modell ist im Dienstleistungsmodell zum Produzenten-Konsumenten-Verhältnis geworden. Erst die ‚Wiederentdeckung‘ der nicht-professionellen Gesundheitsversorgung hat es ermöglicht, erste Schritte weg von diesem Tauschmodell zu unternehmen. Ein sozialer Gesundheitsbegriff baut demnach auf einer nichtprofessionellen, alltäglichen Konstruktion von Gesundheit und Krankheit auf.
- Ein sozialer Gesundheitsbegriff sieht realistisch, daß für viele Menschen Gesundheit nicht das höchste Ziel im Leben darstellt. Gesundheitsnormen stehen häufig im Gegensatz zu einem wichtigeren Ziel, nämlich Glück. Damit ist allen paternalistischen Ansätzen von Gesundheitserziehung eine Absage erteilt: Es ist Bestandteil des Alltags, daß Menschen Risikoentscheidungen treffen (wollen und müssen), und es birgt große Gefahren, die wenigen Optionen, die Menschen heute noch offenstehen, aus gesundheitserzieherischem Wohlwollen noch weiter einzuschränken. ‚Die Auseinandersetzung über soziale versus persönliche Kontrolle in bezug auf Gesundheit und Sicherheit spielt eine zentrale Rolle‘.
- Ein sozialer Gesundheitsbegriff sieht Selbstverantwortung als Ausdruck menschlicher Würde und Selbstbestimmung, als Möglichkeit der Persönlichkeitsentwicklung. Von daher ist die Selbstbehandlung (self-care) die erste und die am weitesten verbreitete Form von Gesundheitsversorgung – alle anderen Ebenen der professionellen (auch der primären) Versorgung sind ergänzend und unterstützend. Diese Bedeutung von self-care steht in keinem Verhältnis zur Machtlosigkeit der nicht-professionellen Gesundheitsversorgung im Vergleich zur professionellen. Mit wenigen Ausnahmen ist letztere elitär, ausgrenzend und mystifizierend. An Selbsthilfe orientierte Gesundheits(erziehungs-)strategien müssen demzufolge stets ein erweitertes Selbstbestimmungspotential vor Augen haben. Sie müssen Optionen erweitern, auch zum Eintritt in das professionelle System, anstatt sie einzugrenzen.
- Ein sozialer Gesundheitsbegriff beinhaltet die Erkenntnis, daß mehr als nur eine dominante medizinische bzw. Heilkultur möglich ist. In jeder Gesellschaft sind verschiedene Umgangsweisen mit Gesundheit und Krankheit gleichzeitig vorhanden, und oft bewegen sich die Betroffenen sehr selbstverständlich zwischen diesen Systemen. Damit soll nicht jeder kurz aufleuchtenden Gesundheitsmode das Wort geredet werden, doch sollte die grundsätzliche Ausrichtung deutlich werden: ‚Gesundheit ist ein komplexes Ganzes, und alle Maßnahmen einer erfolgreichen Intervention müssen ebenfalls ganzheitlich bzw. integriert sein‘.

In diesen *Leitlinien der Weltgesundheitsorganisation* wird eine grundlegende Neuorientierung empfohlen, „als deren Schlüsselelement ein organisiertes System der primären Gesundheitsversorgung genannt wird. Darüber hinaus nennt die Strategie 3 Hauptelemente: die Förderung von gesundheitsdienlichen Lebensweisen, die Eindämmung verhütbarer Erkrankungen und die Bereitstellung einer Versorgung, die für alle angemessen, zugänglich und akzeptabel ist. Die zugrundeliegenden Prinzipien sind Gerechtigkeit, Prävention, Partizipation und Kostenwirksamkeit" (Kickbusch 1987, S. 124).

Wir können hier nicht auf die normativ-utopische Begriffsbestimmung von Gesundheit eingehen, die die Weltgesundheitsorganisation in ihrem gesundheitspolitischen Programm „Gesundheit für alle im Jahr 2000" zugrundelegt, nach der die Menschen „ihre physischen, geistigen und emotionalen Fähigkeiten voll zum Einsatz bringen können" sollen, ihr „Gesundheitspotential entwickeln und ausnutzen, um ein gesellschaftlich und wirtschaftlich erfülltes Leben zu führen" (WHO 1985, S. 7, 36). Nach Udris et al. (1992, S. 10) wird heute in dieser Konzeption „die ausschließliche ‚Opferperspektive' verlassen und eine Selbst- bzw. Mitverantwortung des einzelnen Menschen für die Erhaltung seiner Gesundheit postuliert. Die Beeinträchtigung von Gesundheit und die Entstehung von Krankheiten werden aber in spezifischen *Lebensweisen* ('life styles') gesehen, die wiederum durch soziale, kulturelle, ökonomische, natürliche und technische Lebens- und Arbeitsbedingungen geprägt und modifiziert werden. Die WHO fordert deshalb auch die Aufdeckung und Beseitigung gesellschaftlich bewirkter „Risikofaktoren für die Gesundheit" und krankmachender „struktureller Verhaltensursachen" (WHO 1985, S. 2, 71). Sie fordert, politisch herzustellende Veränderungen der Lebens-, Arbeits- und Umweltbedingungen der Menschen durchzusetzen gegen gesellschaftliche und wirtschaftliche Interessen und Mächte. (Schmidt, 1989, S. 52) Nach Hurrelmann (1991) zeichnet sich inzwischen auch theoretisch eine Überwindung der isolierten und mechanisch-additiven Risikofaktorenmodelle ab. ‚Eine Lebensweise kann immer nur in einem sozialen Kontext verstanden werden, kann nur von einem vergesellschafteten Menschen gelebt werden' (S. 204). Lebensweise kann verstanden werden als ‚die Gesamtheit von Bedeutungsmustern und Ausdrucksformen, die im Verlauf der kollektiven Anstrengungen von Menschen herausgebildet werden, um die Anforderungen und Widersprüche der sozialen Strukturen und Situationen zu bewältigen.' (S. 204)" (Udris et al. 1992, S. 10). Hier rückt die Gestaltung der Arbeitsbedingungen als organisationale Ressourcen ins Blickfeld, die zur Gesundheitsförderung und zum Wohlbefinden des arbeitenden Menschen herangezogen, aufgebaut und „gestaltet" werden können.

Das Thema und der Begriff „Lebensweise" und deren gesundheitliche Auswirkung rückt ins Blickfeld für unser Thema Pflegemanagement und dessen Aufgabe, für die Mitarbeiter gesundheits- und persönlichkeitsförderliche Arbeitsbedingungen zu eröffen und herzustellen, wie wir oben schon ausgeführt haben.

Aktive präventive Gesundheitssicherung, Gesundheitsförderung sowie die aktive Beteiligung der Betroffenen sind gefordert, die von einem „positive(n) Begriff von Arbeit als Auseinandersetzung mit den Lebensbedingungen, als gesellschaftliche und individuelle Entwicklungsweise" (Timm 1987, S. 86) ausgeht.

Hier setzt das Konzept „Gesundheitsförderndes Krankenhaus" an, das individuelle und organisationale Ressourcen verbindet. Es geht hier um die Gesundheitsförderung der Mitarbeiter in der Arbeitswelt Pflege und um Überlegungen zu *präventiven Maßnahmen der Arbeits- und Organisationsgestaltung*.

„Gesundheitsförderung im Krankenhaus hat die Erhöhung von Gesundheitskompetenz bei Mitarbeitern und Patienten zum Ziel. Sie sollte aber ebenso auf eine gesundheitsförderliche Gestaltung der Arbeitswelt für die Beschäftigten abzielen. Die Notwendigkeit dazu ergibt sich nicht zuletzt aus dem engen Zusammenhang zwischen den Arbeitsbedingungen von Beschäftigten und der Qualität der Versorgung in interaktionsintensiven Dienstleistungsbereichen (vgl. Badura 1992 a, Feuerstein u. Badura 1991)" (Müller u. Münch 1993, S. 324).

Betriebliche Gesundheitsförderung im Pflegebereich kann in dieser paradigmatischen Perspektive an der Ressourcenforschung in der Arbeitswelt ansetzen, die von den Gesundheitswissenschaften und von der Arbeitspsychologie herausgearbeitet und die überblickshaft im Konzept „Das Krankenhaus als lernende Organisation" aufgeführt wurden. Pflegemanagement muß sich deshalb mit diesen Fragen der normativen Umwelteinwirkungen auf das System Pflege eingehend auseinandersetzen, um effektive, präventive Gestaltungsmaßnahmen entwickeln zu können, die der Gesundheitsförderung und Persönlichkeitsentwicklung der Pflegenden als Systemmitglieder der Arbeitsorganisation im Krankenhaus förderlich sind.

Bei Primärprävention im Arbeitsbereich Pflege geht es um Förderung und Erhaltung von Gesundheit der Mitarbeiter sowie um die Verhinderung von Streß, Burn-out, von psychosozialen Krankheiten. Primärprävention bezieht sich in diesem Zusammenhang auf Förderung und Erhaltung von Gesundheit sowie auf die Verhinderung von Krankheiten.

Ganz grundlegend geht es um eine Balance, um einen optimalen Gleichgewichtszustand, den das Individuum zwischen individuellen und organisatorischen Ressourcen aktiv herstellen muß. Dieser Denkansatz folgt einer biopsychosomatischen Konzeption von Gesundheit und wird ganz allgemein in dem integrativen Ansatz der psychosomatischen Medizin wie folgt definiert:

Wenn sich der Organismus erfolgreich in seiner Umgebung einzufügen und diesen Zustand frei von ungebührlicher Spannung beizubehalten vermag und wenn er zu Wachstum, Entwicklung und Aktivität in integrierter und wirksamer Form fähig ist, so kann von einem Zustand von Gesundheit gesprochen werden. Dieser ist ein aktiver und dynamischer Prozeß, der angesichts einer sich fortwährend wandelnden Umgebung abläuft. Es besteht ein dauerndes Bedürfnis nach Einfügung und Anpassung, um diesen Zustand angesichts von Aufgaben beizubehalten, die von außen und vom Organismus selbst gestellt werden. Mißlingt Anpassung oder Einfügung und wird das vorbestehende dynamische Gleichgewicht zerstört, dann kann von einem Krankheitszustand solange gesprochen werden, bis sich erneut ein Gleichgewicht einstellt, das die wirksame Wechselbeziehung zu der Umgebung wieder erlaubt (Engel 1976, S. 283).

Diese Definition betont, daß es keine scharfe Trennungslinie zwischen Gesundheit und Krankheit gibt, daß diese Begriffe als *relative Begriffe* nicht mit einfachen Definitionen zu beschreiben und zu fassen sind. Gesundheit und Krankheit werden in dieser Sicht als multifaktoriell bedingt angesehen. Krankheit als ein Versagen der Anpassung von Regulationsmechanismen auf den verschiedenen Ebenen, während Gesundheit als Anpassungsfähigkeit des Menschen an Belastungen aufgefaßt wird, sowohl körperlich als auch seelisch und sozial.

„Gesundheit muß somit vom Organismus ständig hergestellt werden – sei es im Sinne einer immunologisch verstandenen Abwehr, sei es im Sinne einer Anpassung an oder einer zielgerichteten Veränderung *der* Umweltbedingungen. Diese Modellvorstellungen lassen sich dem transaktionistischen Streß- und Coping-Konzept von Lazarus (Lazarus u. Launier 1981, Lazarus u. Folkmann 1984) sowie dem integrativen Anforderungs-Ressourcen-Modell von Gesundheit und Krankheit von Becker (1992) zuordnen" (Udris et al. 1992, S. 13). Wir werden im vorliegenden Text der „systemischen, prozessualen und relationalen Arbeitsdefinition" dieser Autoren folgen:

Gesundheit ist ein transaktional bewirkter Zustand eines dynamischen Gleichgewichts (Balance) zwischen dem Individuum, seinem autonomen Potential zur Selbst-Organisation und Selbst-Erneuerung und seiner sozial-ökologischen Umwelt (Udris et al. 1992, S.13).

Dieser integrative Ansatz kann auch auf die Analyse und Gestaltung der betrieblichen Arbeitswelt Pflege angewandt werden. Das Krankenhaus als Arbeitsplatz, als Lebensumwelt für die dort Beschäftigten, insbesondere für die Berufsgruppe Pflege als größte Subgruppe innerhalb der zahlreichen dort beschäftigten Berufe, kann nicht nur unter einer Defizitanalyse problematisiert werden, sondern kann auch vor dem Hintergrund eines *salutogenen Ansatzes* der Gesundheitsförderung auf seine gesundheitsförderlichen Potentiale und Ressourcen, natürlich einschließlich der gesundheitsbelastenden Bedingungen untersucht werden, was eine wichtige Aufgabe für leitende Führungskräfte in der Pflege darstellt. Diese *salutogene Perspektive einer Gesundheitsförderung in der Arbeitswelt Pflege* kann sowohl am Verhalten des einzelnen Mitarbeiters ansetzen als auch an organisationsstrukturellen Programmen und Maßnahmen. Es geht hauptsächlich um zwei Ziele, die mit Humanität im Krankenhaus verbunden werden können: Einerseits geht es darum, das Leitbild Patientenorientierung durch Verbesserung des Ressourcenmusters des Krankenhauses zu optimieren, andererseits geht es darum, den Arbeitsort Krankenhaus und damit auch das Subsystem Pflege zu humanisieren, d. h. die Gesundheitsförderung und Erhöhung der Gesundheitskompetenz der Mitarbeiter im Sinne der WHO-Konzeption forciert zu beachten, um die Arbeitsumwelt Krankenhaus für die dort Beschäftigten gesundheitsförderlich zu gestalten.

Die Ottawa-Charta der WHO definiert Gesundheitsförderung als einen (Lern-)Prozeß, in dessen Verlauf und durch dessen aktive Mitgestaltung (Partizipation) allen Menschen ein höheres Maß an

Selbstbestimmung (Kontrolle) über die eigene Gesundheit ermöglicht
werden soll und sie damit befähigt werden, zur Stärkung der eigenen
Gesundheit aktiv beizutragen (Demmer 1993, S. 79).

Es gilt insbesondere in einem diskursiven Personalentwicklungs- und Organisationsentwicklungsprozeß *Betroffene zu Beteiligten* zu machen, d. h. Mitarbeiter zu „entwickeln", die sich aktiv als kooperative Akteure an den Zielsetzungen des Krankenhauses und den damit jeweils zusammenhängenden Veränderungen der Strategien, Strukturen und Kulturen beteiligen. Vorrangiges Leitziel ist dabei, wie schon gesagt, Patientenorientierung und Gesundheitsförderung für alle Beteiligten und Betroffenen. Die herkömmliche stark bürokratische Managementhaltung der Abhängigkeit und Passivität der Mitarbeiter im Krankenhaus, hier vorrangig der Mitarbeiter im Pflegedienst, soll durch eine subjektzentrierte Managementhaltung ersetzt werden. Diese subjektzentrierte Managementhaltung verknüpft individuelle Personalentwicklung mit Strategien und Strukturen organisatorischer Entwicklung durch einen *systemisch-vernetzten*, koevolutiven Prozeß, der durch eine strategische, integrierende Planung vorstrukturiert werden muß.

> Organisationen ... sind die Mythen der Moderne. Sie haben ‚hinter dem
> Rücken der Akteure' in ihren Spezialsemantiken und den darin eingebauten Erwartungs- und Entscheidungsmustern eigenständige Realitäten
> erzeugt, die nicht mehr auf die Handlungen von Personen allein zurückführbar sind. Jeder Versuch eines adäquaten Verständnisses von Organisationen muß dies in systemtheoretischer Perspektive als Ausgangspunkt der Analyse zugrunde legen (Willke 1992, S. 29).

Um diese oben genannte ökologische Konzeption von Gesundheit und Krankheit für die Gesundheitsförderung bzw. einer „gesundheitsbezogenen Umweltgestaltung", hier eine gesundheitsförderliche Gestaltung des Arbeitsortes Pflege, noch weiter einzukreisen, möchten wir folgende Definitionen anfügen:

> Gesundheit (wird verstanden) als ein individueller Zustand des Befindens, in dem ein Individuum sowohl die internen körperlichen als auch
> die externen Umweltanforderungen in eine produktive Balance bringen
> kann (Hurrelmann 1991, S. 189). Oder:
> Gesundheit ... als Zustand des objektiven und subjektiven Befindens einer Person, der gegeben ist, wenn diese Person sich in den physischen,
> psychischen und sozialen Bereichen ihrer Entwicklung in Einklang mit
> den eigenen Möglichkeiten und Zielvorstellungen und den jeweils gegebenen äußeren Lebensbedingungen befindet (Hurrelmann 1991, S. 189).

3.6 Exkurs: Das Konzept „Gesundheitsförderndes Krankenhaus"

> „Im Arbeitsbereich hat eine netzwerkorientierte Gesundheitsförderung von dem Ziel auszugehen, einen positiven Arbeitsbegriff zu verwirklichen, der die Möglichkeit bietet, Sinnvolles zu schaffen, gesellschaftliche Nützlichkeit zu erfahren, Produkte zu entwickeln und zu gestalten, sich als Person auszudrücken und darzustellen, Ideen und Gedanken in die Tat umzusetzen und zu verwirklichen. Die Bemühungen dürfen sich also nicht nur auf den Schutz vor physikalischen und biochemischen Risiken am Arbeitsplatz beschränken. Die Arbeitsbedingungen müssen so gestaltet sein, daß sie sich an psychosoziale Möglichkeiten und Bedürfnisse der Arbeitenden anpassen. Eine Erweiterung der Handlungsspielräume, eine bessere Aufklärung über arbeitsbedingte Krankheitsrisiken und eine Förderung von unterstützenden Arbeitsbeziehungen wirkt sich auf die Gesundheit der Erwerbstätigen positiv aus. Weiter geht es darum, Arbeitsbedingungen zu schaffen, die eine Identifizierung mit dem Produkt der Arbeit möglich machen" (Hurrelmann 1991, S. 197).

Abschnitt 3.6 ist in leicht veränderter Form dem Buch „Das Krankenhaus als lernende Organisation" (Borsi 1994) entnommen. Diese Ausführungen können für unseren weiteren Argumentationszusammenhang grundlegende Leitgedanken vermitteln.

Im Konzept „Gesundheitsförderndes Krankenhaus" der WHO werden verschiedene Ziele und Strategien vorgeschlagen, die in den sog. Magdeburger WHO-Empfehlungen (1992) beschrieben sind; zum Krankenhaus als Arbeitsplatz können wir folgendes lesen:

> „*Krankenhaus als Arbeitsplatz*: Der Schutz und die Förderung des Personals spielen im Krankenhaus derzeit im Vergleich zu anderen Großbetrieben eine geringe Rolle. In den operativen Entscheidungen des Krankenhauses wird derzeit nur unzureichend berücksichtigt, ob die Arbeits- und Lebenswelt Krankenhaus für Personal, Patienten und Angehörige gesundheitsfördernd ist. Dabei sind viele Krankenhausarbeitsplätze Hochrisikoarbeitsplätze. Auch die große Bedeutung nosokomialer Infektionen für Morbidität und Mortalität im Krankenhaus ist mittlerweile unbestritten. Maßnahmen, die der Entwicklung der Krankenhausorganisation in die Richtung einer stärkeren Berücksichtigung der Gesundheit der beteiligten bzw. betroffenen Menschen dienen, sollten gefördert werden" (Pelikan et al. 1993, S. 391).

Diese Empfehlungen und Prinzipien für die Gesundheitsförderung und Krankheitsbewältigung im und durch das Krankenhaus innerhalb des Konzeptes „Gesundheitsförderndes Krankenhaus" orientieren sich am „Inhalt

und Ziele"-Dokument der „Budapest-Deklaration für Gesundheitsfördernde Krankenhäuser" (1991), in dem von den verschiedenen Akteuren jeweils
spezifische „Arbeitsaufgaben" erwartet werden, wovon wir hier nur die für
unseren Argumentationszusammenhang relevanten Schwerpunkte herausgreifen und eigenständig zusammenstellen. So wird dort unter anderem gefordert:

- Aufnahme von Gesundheitsförderung in den Aufgabenkatalog von Krankenhäusern, d. h. auch Gesundheitsförderung am Arbeitsplatz Krankenhaus;
- Aufnahme von Gesundheitsförderung in die Ausbildungsgänge der im Krankenhaus ausgebildeten Gesundheitsberufe;
- Erweiterung der Reformperspektiven gegenüber dem Krankenhaus über die Ko-
  stendämpfungsperspektive hinaus in die Richtung auf Schaffung von legistischen
  und finanziellen Rahmenbedingungen für eine gesundheitsfördernde Arbeits- und
  Lebenswelt Krankenhaus ...
- Schaffung angemessener Autonomie- und Gestaltungsspielräume für das Krankenhaus.
- Von den Krankenhausträgern und dem Krankenhausmanagement wird eine Erweiterung des medizin- und kostendominierten Blicks auf das Krankenhaus erwartet.
  Damit verbunden ist die Bereitschaft, sich für die Reorganisation von Krankenhäusern im Sinne von Gesundheitsförderung einzusetzen. Für Patienten bedeutet das
  etwa Forcierung von Qualitätssicherung und bedürfnisadäquate Organisationsmodelle (wie etwa Gruppenpflege). Für das Personal wird von der Krankenhausleitung
  erwartet, sich sowohl auf die für Gesundheitsförderung notwendigen Partizipa-
  tionsprozesse einzulassen, als auch ihre Verantwortung für die Gesundheit des ihnen anvertrauten Personals und der Patienten offensiv zu übernehmen.
- Von den Beschäftigten (Ärzten, Krankenschwestern, Medizinisch-Technischen
  Diensten und anderen Gesundheitsberufen) ist zunächst zu fordern, ihre Expertise
  für Fragen von Gesundheit und Krankheit auch auf ihre eigene Arbeitssituation und
  ihr eigenes Gesundheitsverhalten anzuwenden, Verantwortung für ihre Gesundheit
  zu übernehmen und im Rahmen partizipativer Organisationsentwicklung aktiv mitzuwirken (Pelikan et al. 1993, S. 392 ff.).

In diesen Empfehlungen und Zielvorstellungen wird insbesondere die *aktive
Beteiligung* und auch *Verantwortung der Mitarbeiter* im Krankenhaus für die
Gestaltung ihrer eigenen Arbeitsumwelt hervorgehoben; dieser *fähige* und
mündige Mitarbeiter benötigt dadurch natürlicherweise ein anderes Kom-
munikations- und Qualifikationspotential als bisher, um den Sinn seiner Ar-
beitshandlungen in einen *sinnvollen Kontext* stellen zu können, auch um in
partizipativen-kooperativen Arbeitszusammenhängen kompetent zu bestehen.

Das salutogenetische Denkmodell von Antonovsky (1979)

Das sogenannte „salutogenetische Denkmodell" (lat. saluto = Gesundheit;
Abb. 3.11) des israelischen Streßforschers Antonovsky (1979, 1987) geht der
Frage nach, wie es Individuen trotz schwieriger Rahmenbedingungen, ökonomischen Grenzen oder sozial frustrierenden Faktoren schaffen, gesund zu
bleiben. Gesundheit wird dabei als „eine dynamische Interaktion zwischen

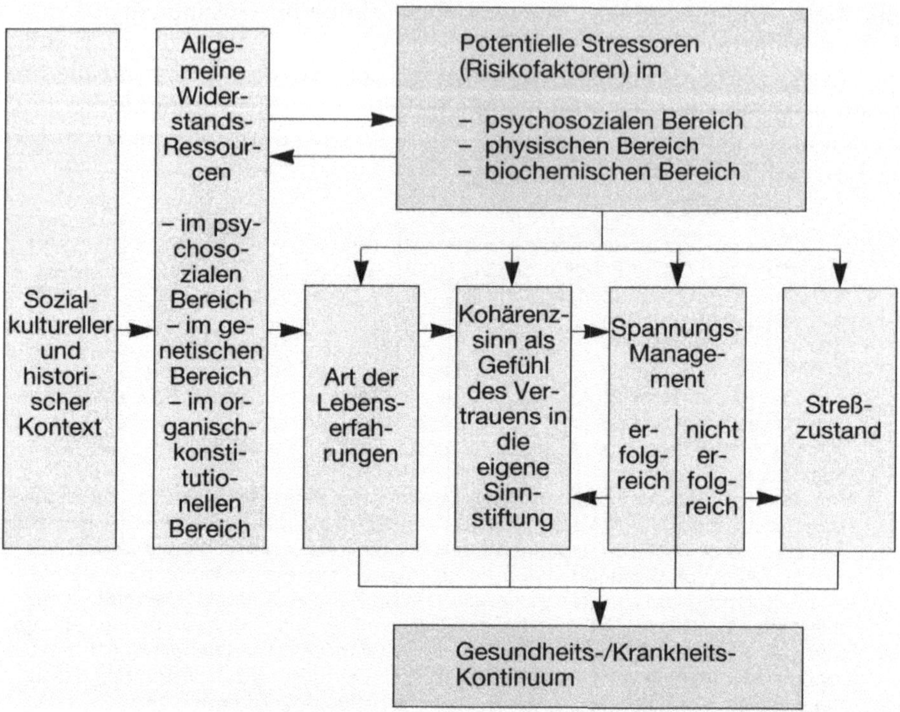

Abb. 3.11.   Das salutogenetische Modell von Antonovsky (vereinfachte Darstellung). (Nach: Hurrelmann 1991, S. 135)

zahlreichen belastenden und entlastenden bzw. schützenden und unterstützenden Faktoren gesehen. Das Gesundheitsniveau ist Resultat der je gegebenen, aber auch veränderlichen und beeinflußbaren Balance des Verhältnisses zwischen Risiko- und Schutzfaktoren, die sowohl innerhalb wie außerhalb der Person liegen und jeweils ihre eigene Geschichte und damit auch unterschiedliche Stabilität haben können. Gesundheit oder Krankheit sind das Ergebnis der Auseinandersetzung mit Belastungen, wobei in diese Auseinandersetzung sowohl der Kontext wie auch die Biographie der Person mit eingehen" (Hurrelmann, 1991, S. 132).

Alle Menschen erleben während ihres ganzes Lebens eine Vielzahl von Belastungen und Streßkonstellationen, die „bewältigt" werden müssen. Überlegungen zu Wohlbefinden bei der Arbeit, auch und insbesondere bei Berufen mit einer humanen Dimension, ganz besonders unter den Streßbedingungen im Krankenhaus, können vor dem Hintergrund dieses salutogenetischen Modells angestellt werden. Dabei gehen wir von der Annahme aus, daß Gesundheitsförderung der Mitarbeiter, das Wohlbefinden bei der Arbeit am Arbeitsort Krankenhaus zu mehr Zufriedenheit, einer verbesserten Patientenorientierung und damit ganz allgemein zu mehr Humanität im Krankenhaus führt. Ressourcen werden in dieser Perspektive als *Entlastungsfaktoren* beschrieben, die neben situationsbezogenen Ressourcen wie ausreichendem Handlungsspielraum und sozialer Unterstützung personenbezogene Ressourcen wie z. B. Selbstvertrauen, berufliche Qualifikation und ausreichend intrapersonale und interpersonelle Problemlösefertigkeiten umfassen (vgl. Semmer & Udris 1993). *Streß* am Arbeitsort Krankenhaus und damit verbundene Copingprozesse, das heißt Anpassungs- und Abwehrmechanismen der Mitarbeiter, können vor dem Hintergrund dieses Denkmodells problematisiert werden. („Bewältigungsstil").

Antonovsky betont, daß Ressourcen des Widerstandes gegenüber Stressoren darüber entscheiden, ob das Wohlbefinden des Menschen durch Belastungen beeinträchtigt wird; hier interessieren uns insbesondere die interpersonalen und organisationsstrukturellen Ressourcen, die für den Arbeitsbereich Pflege in Frage kommen:

Die Widerstandsressourcen

- Im physikalischen und biochemischen Bereich sind die medizinisch relevanten Potentiale des Körpers angesprochen, die gegen Krankheitserreger und Stressoren immun machen.
- Im materiellen Bereich sind vor allem finanzielle Möglichkeiten zu nennen, denn mit Geld lassen sich physische Sicherheit, Schutz, Kleidung, gute Ernährung, also für das körperliche und seelische Wohlbefinden wichtige Ressourcen erwerben.
- Im Bereich der kognitiven und emotionalen Widerstandsressourcen ist vor allem Intelligenz im Sinne von Flexibilität und Rationalität der eigenen Anpassung an Lebensbedingungen gemeint.
- Die interpersonal-relationalen sozialen Ressourcen konzentrieren sich vor allem auf soziale Unterstützung in verschiedenen Dimensionen, die das Netzwerk einer Person zur Verfügung stellt.
- Mit den makrostrukturellen Widerstandsressourcen schließlich ist vor allem der Grad der kulturellen Integration einer Gesellschaft angesprochen. Wird ein Orientierungssystem zur Verfügung gestellt, das jeder Person eine bestimmte Position im sozialen Gefüge und das Gefühl von Geachtetsein und von Sinnfälligkeit des eigenen Handelns vermittelt, so ist dieses der beste Ausgangspunkt für gesundes Verhalten (Hurrelmann, 1991, S. 133).

Diese beschriebene Orientierungssuche und das Gefühl des Geachtetseins, das *Erleben von Kohärenz in der Arbeit, in der Pflege* werden mit Hilfe einer berufsbiographischen Perspektive hier als zentrale Bausteine herausgestellt, um „gute Pflege" zu leisten, wobei eine transaktionale Sichtweise zugrundegelegt wird, nach der der Eigenaktivität eines Individuums eine entscheidende Rolle zukommt. Udris (1991, S. 9) spricht von einem „dynamischen Interdependenzverhältnis" von *inneren,* personalen und *äußeren,* situationalen-organisatorischen Ressourcen.

Uns geht es vorrangig darum, darauf hinzuweisen, daß ein modernes Pflegemanagement einen wesentlichen Beitrag zur Gesundheitsförderung der ihm unterstellten Mitarbeiter leisten kann. Pflegemanagement kann durch die Gestaltung der Rahmenbedingungen, insbesondere der Tätigkeits- und Entscheidungsspielräume der Mitarbeiter sowie durch *soziale Unterstützung,* in helfenden Beziehungen zwischen „Führern" und „Geführten", einen gewichtigen Beitrag zur Gesundheitsförderung und Personalpflege leisten (Abb. 3.12).

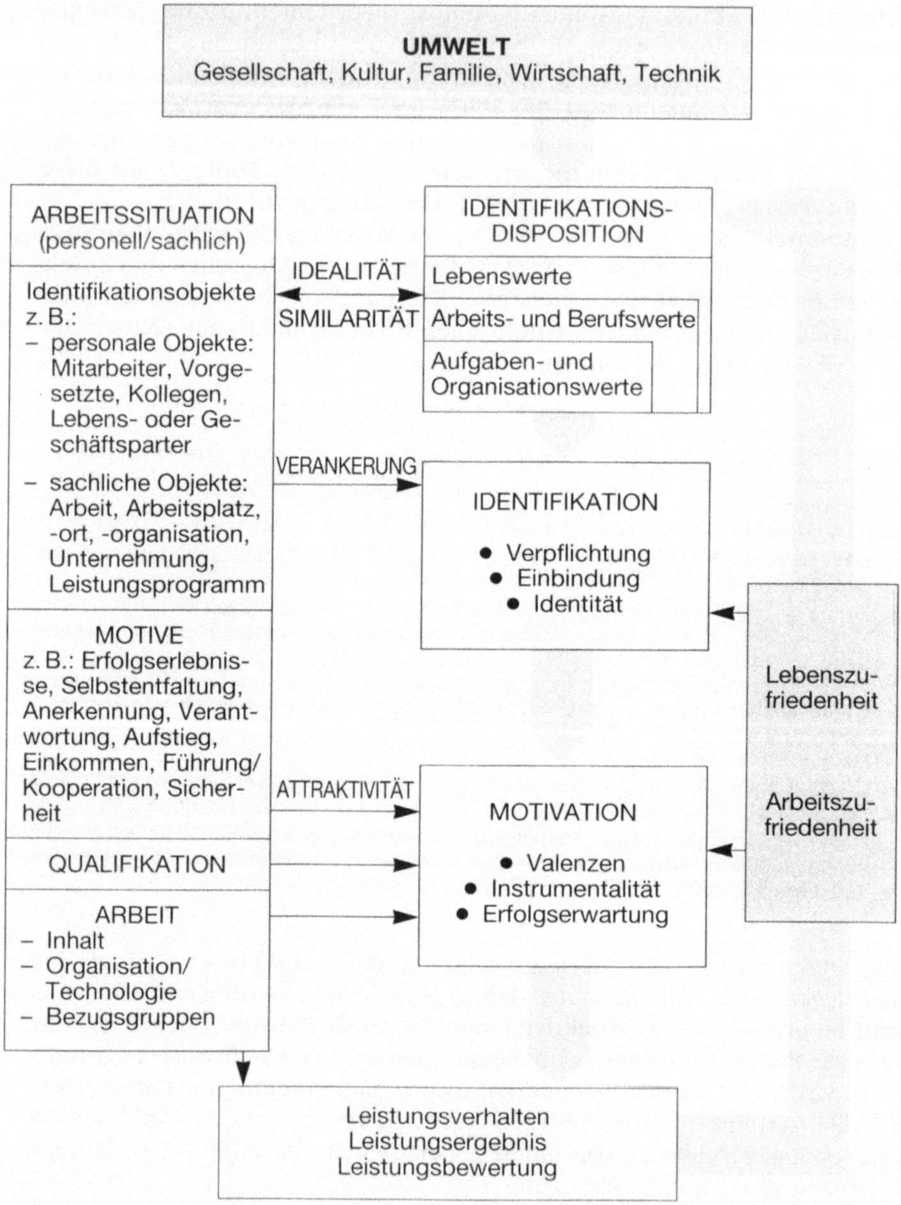

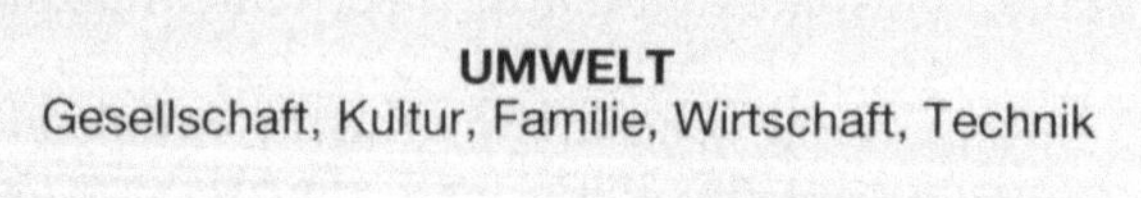

Abb. 3.12.   Identifikation und Motivation (Bezugsrahmen). (Nach: Wunderer 1993, S. 55)

Personale Ressourcen

Im Zusammenhang mit personalen Ressourcen beschreibt Jerusalem (1990)
den Begriff Ressource bzw. Vulnerabilität im Zusammenhang mit Streßerleben folgendermaßen, was auch für unsere Themenstellung relevant sein kann:

> Der Begriff *Ressource/Vulnerabilität* bezieht sich dabei auf das Ausmaß, in dem sich Personen generell den unterschiedlichsten Umweltanforderungen gegenüber gewachsen bzw. unterlegen fühlen. Es handelt sich um ein bipolares Konstrukt, dessen Pole einerseits durch positive Ressourcen (z. B. ein gutes Selbstkonzept), andererseits durch spezifische Vulnerabilitäten der Persönlichkeit (z. B. Pessimismus) gekennzeichnet sind. Positive Ressourcen wirken sich günstig auf das Streßerleben aus, ihre Abwesenheit bzw. das Vorhandensein spezifischer Vulnerabilitätsfaktoren beeinträchtigt das Streßerleben. Personen, die insgesamt eine hohe Meinung von ihren Fähigkeiten haben, nehmen vergleichbare Anforderungen eher im Sinne einer Herausforderung und weniger als bedrohlich wahr als diejenigen, die ihre Kompetenzen generell als gering einstufen (Jerusalem 1990, S. 29).

Nach Beutel (1989 b) werden in der Literatur folgende personale Ressourcen häufig genannt:

- **Zuversicht** („Optimismus", Scheier u. Carver 1985; „archaisches Hoffnungspotential", Deneke et al. 1987);
- **Internale Kontrollüberzeugung** („Hardiness", Kobasa 1982; Kobasa et al. 1985; Thomas u. Hooper 1983);
- **Selbstvertrauen** („Self-efficacy", Holahan u. Moos 1986; „Autarkieideal", Haag et al. 1988);
- **(positives) Selbstwertgefühl** (Folkman et al. 1986);
- **Stabiles Selbstsystem** (Deneke et al. 1987; emotionale Stabilität, Becker 1985);
- **Interpersonales Vertrauen** (Folkman et al. 1986);
- **Zielbindung** („Commitment"; Kobasa 1982; Folkman et al. 1986; Ganellen u. Blaney 1984);
- **Herausforderung** (Kobasa 1982);
- **Selbstaufmerksamkeit** (Suls u. Fletcher 1985).
  (Quelle: Udris et al. 1991, S. 12)

Udris et al. (ebd.) weisen auf die *Metadimensionen* hin, die sich in diesen genannten Konstrukten überschneiden: Selbstkontrolle und der psychologische Sinn („Sinnhaftigkeit"): „Gesundheitsrelevantes (präventives) Verhalten korrespondiert mit der Überzeugung bzw. Erwartung, daß die Erhaltung von Gesundheit im eigenen Verfügungsbereich der Person liegt und daß die Person ihre Lebensbedingungen allgemein und ihre Arbeitstätigkeiten im besonderen kontrollieren kann und sie als sinnvoll erlebt (vgl. Becker 1982, 1988; Becker u. Minsel 1986; Beutel 1989 a, b)." (Udris et al. 1991, S. 13). Reflektieren wir diese Aufzählung personaler Ressourcen sowie die damit verbundenen Metadimensionen auf das Problemfeld Krankenhaus, so zeigt sich die Notwendigkeit, die Arbeit dort so zu gestalten, daß sich die Mitarbeiterinnen und Mitarbeiter in ihrem jeweiligen Arbeitszusammenhang „kohärent" erleben können.

Kohärenzerleben

Fundamentales Vertrauen auf den guten Verlauf der bisherigen Lebensgeschichte des Individuums sowie ein dadurch ausgeprägter „Kohärenzsinn" sind die günstigsten Voraussetzungen für eine positive Lebensbewältigung und den gelungenen Einsatz der Widerstandsressourcen, die in Berufen mit einer spezifisch humanen Dimension eine besonders wichtige Grundlage bilden.

Unter Kohärenzsinn versteht Antonovsky (1979, S. 123) eine globale Orientierung, die zum Ausdruck bringt, in welchem Umfang eine Person ein generalisiertes, überdauerndes und dynamisches Gefühl des Vertrauens besitzt, daß die eigene innere und äußere Umwelt vorhersagbar ist und daß mit großer Wahrscheinlichkeit die Dinge sich so entwickeln werden, wie man es vernünftigerweise erwarten kann. Als Kohärenzsinn wird also ein positives Selbstbild der Handlungsfähigkeit, der Bewältigbarkeit von externen und internen Lebensbedingungen, die Gewißheit der Selbststeuerungsfähigkeit und der Gestaltbarkeit der Lebensbedingungen definiert mit dem Bestreben, den Lebensbedingungen einen subjektiven Sinn zu geben und sie mit den eigenen Wünschen und Bedürfnissen in Einklang bringen zu können (Hurrelmann 1991, S. 134).

Udris et al. fassen die drei Komponenten des Kohärenzerlebens, die von Antonovsky (1987, S. 16 ff.) beschrieben wurden, folgendermaßen zusammen:

---

1. **„Verstehbarkeit"** (comprehensibility) als das „Ausmaß, in dem man die aus der internen und externen Umgebung stammenden Reize, mit denen man konfrontiert ist, als kognitiv sinnvoll sowie als Information wahrnimmt, die geordnet, konsistent, strukturiert und klar ist, und nicht als Rauschen, d.h. als chaotisch, ungeordnet, zufällig, unbeabsichtigt, unerklärlich."
2. **„Handhabbarkeit"** (manageability) als das „Ausmaß, in dem man wahrnimmt, daß die einem zur Verfügung stehenden Ressourcen geeignet sind, den Anforderungen durch einstürmende Reize zu entsprechen."
3. **„Sinnhaftigkeit"** (meaningfulness) als das „Ausmaß, in dem man das Gefühl hat, daß das Leben einen emotionalen Sinn hat, daß zumindest einige Probleme und Anforderungen, die das Leben einem auferlegt, es wert sind, Energie einzusetzen, sich zu verpflichten und zu engagieren, und daß sie ‚willkommene' Herausforderungen sind, anstatt daß sie einen bedrücken und man lieber ohne sie auskäme (Udris et al. 1992, S. 17).

Ganz zentral wird in diesen Denkansätzen die Sinn-Frage herausgestellt. Für unsere Argumentationslinie kommt es hier auf den Zusammenhang zwischen dieser „aktiven" Handlungsfähigkeit, dem Kohärenzerleben und der Alltagserfahrung, dem Alltagslernen als *kulturellem Lernen* am Arbeitsort Krankenhaus an. Auf das Konstrukt operatives Abbild bzw. des Bildes von der eigenen Kompetenz werden wir noch eingehen, auch vor dem Hintergrund subjektiver Organisationstheorien.

Antonovsky entwickelte ein ziemlich komplexes Modell auf einem Gesundheits-Krankheits-Kontinuum, das alle denkbaren Stressoren und Widerstandsressourcen von genetischen bis zu den makrogesellschaftlichen Faktoren auf einem Gesundheits- Krankheitskontinuum einbezieht und das zu einer umfassenden Theorie von Gesundheit herangezogen werden kann, die den Ressourcen der Salutogenese zentrale Beachtung schenkt. Dieser Ansatz kann für unsere Überlegungen zur Arbeitsorganisation Pflege als umfassendes theoretisches Rahmenkonzept herangezogen werden. Im folgenden wird der Arbeitsbereich Pflege als *gestaltungsfähiger Raum* beschrieben und unter dem Gesichtspunkt organisationaler Ressourcen analysiert, wobei insbesondere die verschränkten Wechselwirkungen zwischen personalen und organisationalen Ressourcen reflektiert werden.

Organisationale Ressourcen

Feuerstein und Badura beschreiben in ihrem Gutachten „Patientenorientierung durch Gesundheitsförderung im Krankenhaus. Zur Technisierung, Organisationsentwicklung, Arbeitsbelastung und Humanität im modernen Medizinbetrieb" (1991, S. 105 ff.) drei Formen der Gesundheitsförderung im vernetzten System Krankenhaus:

● Gesundheitsförderung durch Organisationsgestaltung,
● Gesundheitsförderung durch Technikgestaltung,
● Gesundheitsförderung durch Personalentwicklung.

Ausgehend von den Schlüsselkonzepten Gesundheit, Sozialisation, Entwicklung und Lernen legen wir hier bei unserer Argumentationslinie den Schwerpunkt auf Personalentwicklung durch Arbeits- und Organisationsgestaltung, insbesondere durch *dynamische* und *partizipative Arbeitsgestaltung*.

Wir gehen dabei vom Begriff „strategische Personalentwicklung" aus, der die Verantwortung der Führung für die Geführten sowie für die Gestaltung des kulturellen Codes problematisiert und Entwicklung und Lernen zentral ins Blickfeld rückt. Personalentwicklung wird dabei als strategische Funktion der Personalarbeit gesehen, das das Subsystem Pflege innerhalb des Systems Krankenhaus als zu gestaltenden Lernkontext im Sinne von Arbeits- und Lernhandeln begreift, der „gelenktes Erfahrungslernen und kooperative Selbstqualifikation" (Wunderer 1993, S. 239) möglich macht. Die Strategie, Struktur und Kultur dieses vernetzten Spannungsfeldes muß harmonisiert werden, das heißt: unter dieser Prämisse muß auch oder gerade ein

Krankenhaus die Gesundheit seiner Mitarbeiter reflektieren und in Arbeits- und Organisationsgestaltungsmaßnahmen, vorrangig aber in Personalentwicklungsmaßnahmen sowie insbesondere in Personalentwicklungsbildungsmaßnahmen berücksichtigen, die aber langfristig konzeptualisiert und dann auch evaluiert werden müssen. Die Diskussion um den sog. Wertewandel hat vor dem Hintergrund des sog. Personalnotstandes und der damit verbundenen Diskussion um die organisatorischen Defizite im Personalwesen ganz praktische Relevanz, da sich zeigen:

- fehlende, auf die Zukunft gerichtete Grundkonzepte und Leitbilder,
- fehlende (präventive) Personalentwicklung(splanung),
- fehlende strategische und institutionalisierte Form der Aus-, Fort- und Weiterbildung,
- fehlende oder unzureichende Personalpflege und -betreuung,
- fehlendes Personalcontrolling, -bildungscontrolling.

Eichhorn (1993, S. 242) interpretiert die Institution Krankenhaus als *gestaltungsfähigen Raum*, in dem dem „Persönlichkeits- und Krankheitsartenmuster des Patienten" das „Ressourcenmuster des Krankenhauses" gegenübersteht, was idealiter in einem *stimmigen* Klinik- und Pflegeleitbild harmonisiert werden muß. Wir beschäftigen uns hier vorrangig mit den personalen und organisationalen Ressourcen des Krankenhauses als vernetztem System. Eichhorn (1993, S. 242) bezeichnet Krankenhausversorgung „als einen interaktiven und offenen Prozeß mit komplexen Beziehungen und differenziertem Mitteleinsatz", „gesteuert von ärztlichen und pflegerischen Entscheidungen", die auf den Patienten ausgerichtet sind mit dem Ziel, durch ärztliche und pflegerische Hilfestellung „den einzelnen Patienten zu unterstützen, seine Gesundheit zu erhalten und im Falle der gesundheitlichen Beeinträchtigung die notwendige ganzheitliche Hilfe zu gewähren, sein gesundheitliches Gleichgewicht wiederzuerlangen" (Eichhorn 1993, S. 245). Es geht bei diesem Ressourcenmuster um die Entwicklung von Orientierungen und Haltungen im Gesamtzusammenhang gesundheitlicher und sozialer Dienste, was beispielsweise in der kurrikularen Konzeption zum Studiengang Pflege/Pflegemanagement in der Alice-Salomon-Fachhochschule Berlin folgendermaßen beschrieben wird:

- Hilfesysteme für Menschen schaffen oder qualifizieren,
- nicht Menschen an Institutionen einfach anpassen,
- Menschen nicht auf ihre Krankheiten und Probleme reduzieren, sondern sie als Personen mit ihren Besonderheiten und vielfältigen sozialen und lebensgeschichtlichen Zusammenhängen verstehen,
- nicht ausgrenzende, sondern Partizipation ermöglichende Einrichtungen schaffen, die auch dem dort beruflich Tätigen Zufriedenheit und Anerkennung bringen (Korporal et al. 1993, S. 3).

Bei unserer Argumentationslinie in vorliegendem Text gehen wir davon aus, daß sich Persönlichkeitsentwicklung in und durch die Arbeit durch komplexe Wechselwirkungsbeziehungen zwischen Person und Umwelt vollzieht, die die gesamte Lebensspanne eines Menschen umfassen. Im Zusammenhang von Gesundheit, Arbeit und Persönlichkeit stehen sich neuere Belastungs- und Ressourcenforschung nicht gegenüber, „sondern bilden jeweils eine Seite einer Münze, die mit dem Etikett ‚Persönlichkeitsförderlichkeit' versehen werden kann" (Wieland-Eckelmann 1992, S. 55). Dies führt zur vor allem in der Arbeitspsychologie immer wieder diskutierten Frage nach der *Förderung der beruflichen Handlungskompetenz* und der Entwicklung von Kern-Kompetenzen oder Schlüsselqualifikationen: „Sind die Menschen an die existierenden Arbeitsbedingungen und organisationalen Sach-Zwänge, durch Verbessserung der Bewältigungsfähigkeiten und durch stete Qualifizierung *anzupassen*, oder sind die Arbeits- und Organisationsstrukturen entsprechend *human* umzugestalten? Oder anders formuliert: *Gesundheitsförderliche Arbeit* oder *gesundheitsförderliche Persönlichkeit?"* (Wieland-Eckelmann 1992, S. 51).

Hier wird wiederholt die Spannung zwischen dem Menschen und der Organisation angesprochen: Durch gemeinsame Arbeit mit anderen Menschen innerhalb der sozialen Organisation Krankenhaus ergibt sich einerseits die Chance zu persönlichem Wachstum und Entfaltung, andererseits bedeutet diese *Mitgliedschaft* für den einzelnen Mitarbeiter auch eine Einschränkung persönlichen Freiraums und Beschränkung individueller Wünsche und Ziele, oft aber auch Belastung und Streß. Dies gilt es, in eine Balance zu bringen.

Gesundheit ist in diesem Verständnis die Fähigkeit und Kompetenz, mit Störungen des Gleichgewichtszustandes zu leben oder diese so einzudämmen, daß sie einen bestimmten Grad nicht überschreiten. Die Bedeutung dieses salutogenetischen Denkansatzes für unser Rahmenthema *Pflegemanagement im Wandel* liegt darin, die Aufgabe einer gesundheitsbezogenen Arbeits- oder Umweltgestaltung im Arbeitsfeld Pflege auf- und anzunehmen, was wir vorhin schon gesagt haben.

Wir sind auf den *salutogenen Ansatz der Ressourcenforschung* im konzeptionellen Denkmodell von Antonovsky (1979) relativ ausführlich eingegangen, der im Grenzbereich zwischen Medizin und Sozialwissenschaften angesiedelt ist und die salutogenetischen Prozesse bei der Auseinandersetzung des Individuums mit seiner Umwelt hinterfrägt, da dieser Denkansatz auch für unsere Fragestellung einer gesundheitsförderlichen Arbeits- und Organisationsgestaltung in der Pflege konstruktiv herangezogen werden kann. Pflegemanager müssen nach dieser paradigmatischen Sichtweise, die eindeutig auch normative Elemente enthält, nicht nur die *therapeutische Umwelt* für Patienten mitgestalten, sondern auch für den Mitarbeiter Rahmenbedingungen, Entwicklungs- und Lernchancen bereitstellen, die gesundheitsrelevante Einstellungen im Selbstbild verankern. Das Gesundheits- und Selbstkonzept von Individuen, hier der Pflegemanager, rückt ins Blickfeld. Auf die wichtige Bedeutung von „Selbstmanagement" in diesem Zusammenhang werden wir noch eingehen (vgl. Kapitel 4.1, S. 163). Es geht hier zunächst darum, umfassend krankheits- und gesundheitsbedingende Faktoren, Situationen, Prozesse in der Arbeitsorganisation Pflege zu diagnostizieren und darauf aufbauend neue Rahmenbedingungen zu entwickeln und zu gestalten.

> Deshalb gehört es zu den zentralen Aufgaben des Pflegemanagements, vor dem Hintergrund dieses skizzierten *biopsychosozialen* gesundheitswissenschaftlichen Modells der *Gesundheitsförderung im Krankenhaus*, die Arbeitsbedingungen der unterstellten Pflegenden immer wieder zu überprüfen, zu verbessern und zu gestalten. Dies führt zu einer ständigen Herausforderung an eine umfassend orientierte Gesundheitförderung, die das herkömmliche Kausalitätsdenken in linearen Ursache-Wirkungs-Ketten überwindet und sich statt dessen zu einer systemischen, probabilistischen, multikausalen Betrachtungsweise von Pflege und Pflegemanagement hin weiter entwickelt. Der Gestaltungsauftrag für das Pflegemanagement muß deshalb von einem Präventionsgedanken ausgehen und darf nicht nur in einem Reparaturdenken bzw. einer nachträglichen Korrektur und Anpassung der Menschen an die Arbeit erfolgen.

Prävention statt Reparaturdenken

Herkömmlicherweise erfolgt Arbeits- und Organisationsgestaltung erst reaktiv, d. h. nachträglich, um irgendwelche Defizite zu korrigieren, wenn Beschwerden und Mängel im Organisationsablauf Krankenhaus oder Pflege auftreten und wenn gesundheitliche Beeinträchtigungen bei der Durchführung von Arbeitstätigkeiten auftauchen, so beispielsweise erhöhte Lärmquellen, fehlende Helligkeit etc., aber auch Streß, Langeweile, Demotivation. Darüber gibt es ausführliche empirische Untersuchungen und zahllose Veröffentlichungen zur Belastungsforschung im Bereich Pflege. Wir verweisen auf die einschlägigen Veröffentlichungen beispielsweise den neueren Überblicksartikel zur „Arbeitssituation beim Pflegepersonal im Krankenhaus" von Bartholomeyczik (1993) samt der dort angeführten Literatur.

> Das Konzept der Primärprävention macht deutlich, daß Gesundheitspolitik nicht von anderen Politiken zu trennen ist. Es verweist auf die Erkenntnis, daß gesundheitsrelevante Strukturprobleme, Risiken und Belastungen und ebenso Gesundheit ermöglichende Sozialstrukturen, Potentiale und Bedingungen in elementarer Weise in außermedizinischen Politik- und Lebensbereichen produziert werden. Die Brisanz der Primärprävention liegt also darin, daß sowohl Vermeidung von Gesundheitsgefahren als auch Herstellung gesundheitsfördernder Bedingungen als gesellschaftspolitische, partizipativ und in der Alltagswelt zu gestaltende Aufgaben ausgewiesen werden können und nicht als vorrangig technisch-wissenschaftliche bzw. versorgungspraktische Probleme des Gesundheitswesens. Prävention stößt notwendigerweise auf die Strukturprobleme und grundlegenden Widersprüche des Gesellschaftssystems – auf die ökologischen, kulturellen und sozialen Folgen der ökonomischen und technologischen Umwälzungen (Timm 1987, S. 85).

Hier im folgenden Text möchten wir aus der Fülle möglicher Themen den Aspekt **Prävention im Arbeitsbereich Pflege** herausgreifen und deshalb den Schwerpunkt auf *proaktive, prospektive Arbeits- und Organisationsgestaltung* des Subsystems Pflege innerhalb eines vernetzten Gesundheits- und Krankheitspanoramas legen. Um die prozessuale Dynamik von Interaktion und Integration im komplexen System Krankenhaus und deren Subsystem Pflege aufzugreifen, wollen wir im folgenden arbeits- und organisationsgestalterische Lösungen, die mit Pflegemanagement zusammenhängen, diskutieren.

Weiterführende Literaturhinweise

Alheit P (1994) Zivile Kultur. Verlust und Wiederaneignung der Moderne. Campus, Frankfurt am Main

Badura B (1993) Gesundheitsförderung durch Arbeit- und Organisationsgestaltung – aus der Sicht des Gesundheitswissenschaftlers. In: Pelikan J M, Demmer H, Hurrelmann K (Hrsg.) (1993) Gesundheitsförderung durch Organisationsentwicklung. Konzepte, Strategien und Projekte für Betriebe, Krankenhäuser und Schulen. Juventa, Weinheim und München

Badura B, Feuerstein G, Schott T (Hrsg.) (1993) System Krankenhaus. Arbeit, Technik und Patientenorientierung. Juventa, Weinheim und München

Beck U (1993) Die Erfindung des Politischen. Zu einer Theorie reflexiver Modernisierung. Suhrkamp, Frankfurt am Main

Borsi GM (1994) Das Krankenhaus als lernende Organisation. Zum Management von individuellen, teambezogenen und organisatorischen Lernprozessen. Asanger, Heidelberg

Feuerstein G, Badura B (1991) Patientenorientierung durch Gesundheitsförderung im Krankenhaus. Zur Technisierung, Organisationsentwicklung, Arbeitsbelastung und Humanität im modernen Medizinbetrieb. Gutachten im Auftrag der Hans-Böckler-Stiftung; Bd. 39, Düsseldorf

Kickbusch I (1987) Vom Umgang mit der Utopie: Anmerkungen zum Gesundheitsbegriff der Weltgesundheitsorganisation. In: Venth A (Hrsg.) (1987) Gesundheit und Krankheit als Bildungsproblem. Klinghardt, Bad Heilbrunn/Obb.

Korporal J et al (1993) Curriculare Konzeption des Studienganges Pflege/Pflegemanagement der Alice-Salomon-Fachhochschule Berlin, DKZ 1994

Probst GJB (1987) Selbstorganisation. Ordnungsprozesse in sozialen Systemen aus ganzheitlicher Sicht. Parey, Berlin und Hamburg

Probst GJB (1993, 1992) Organisation. Strukturen, Lenkungsinstrumente, Entwicklungsperspektiven. moderne industrie, Landsberg am Lech

Timm W (1987) Ansätze für ein soziales Gesundheitswesen. In: In: Venth A (Hrsg.) (1987) Gesundheit und Krankheit als Bildungsproblem. Klinghardt, Bad Heilbrunn/Obb.

Udris I, Kraft U, Mussmann C, Rimann M (1992) Arbeiten, gesund sein und gesund bleiben: Theoretische Überlegungen zu einem Ressourcenkonzept. In: Udris I (Hrsg.) (1992) „Arbeit und Gesundheit" Psychosozial, 15. Jg. Heft IV. Nr. 52. Psychologie Verlags Union, Weinheim

Ulrich H, Probst GJB (1991, 1988) Anleitung zum ganzheitlichen Denken und Handeln: Ein Brevier für Führungskräfte. Haupt, Stuttgart

4 Neues Denken für den Umgang mit komplexen Problemen

4.1 Pflege als Kommunikationssystem

Die Arbeitsorganisation Pflege wird hier als soziales Handlungssystem verstanden, das mit anderen Sozialsystemen und Subsystemen vernetzt ist. Der Begriff „sozial" meint in der vorliegenden Argumentationslinie dabei aber nicht das harmonisierende Ideal einer Konsensgemeinschaft, sondern problematisiert die innere Dynamik eines komplizierten Mit- und Gegeneinanders von konfligierenden Akteuren, Zielen, widerstreitenden sozialen Interessen, die als eigenständige, auch „eigensinnige" soziale Systeme mit hoher Eigenkomplexität ausgestattet sind, eingebettet in ein turbulentes Feld.

Soziale Systeme sind von Menschen geschaffene künstliche Gebilde, die nicht um jeden Preis überleben müssen, sondern die auch jederzeit „aufgelöst" oder völlig neu gestaltet werden können, wenn sie die ihnen gestellte Aufgabe (Herstellung von Sinnzusammenhängen) nicht mehr erfüllen. Dieses Systemverständnis bedarf einer Managementkonzeption, mit der die aktive und selbstbestimmende Rolle bei der Auseinandersetzung mit Veränderungsprozessen betont werden kann. Dieses Verständnis unterscheidet sich fundamental von mechanistischen Vorstellungen des „Machens" und „Beherrschens". Aus entwicklungsorientierter Sicht bedeutet Management nicht mehr die Sicherstellung eines gewünschten Verhaltens durch den Einsatz entsprechender Instrumente, sondern das Schaffen von *Rahmenbedingungen,* innerhalb derer die Akteure *eigenverantwortlich* und *selbstorganisierend* handeln können. Zudem sind die darauf ausgerichteten Managementleistungen nicht an einen bestimmten Personenkreis – etwa die Führungsspitze – gebunden, sondern werden von allen Akteuren im System erbracht. *Jedes Systemmitglied ist ein potentieller Manager.* Die Fähigkeit zu managen ist somit diffus über das ganze System verteilt. Aus dieser Sicht kann Management als eine „Eigenschaft des Systems" verstanden werden und umfaßt alle Handlungen, die dazu beitragen, Veränderungsprozesse systemisch zu gestalten. Das Ziel einer derart „gestalteten" Veränderung ist die **Entwicklung des Systems.** Diese ist gleichbedeutend mit einer Erhöhung des systemischen *Problemlösungspotentials.* Ein hohes systemisches Problemlösungspotential ermöglicht es sozialen Systemen, sich (schnell) auf neue Probleme einzustellen und Handlungsstrategien zu entwickeln, mit denen Umweltveränderungen aktiv bewältigt werden können (Klimecki et al. 1994, S. 24).

In dieser entwicklungsorientierten Konzeption von Management können folgende 7 zentrale Perspektiven betont werden, die als Ausgangspunkt unserer Betrachtung zu einem modernen Pflegemanagement herangezogen werden:

1. *Entwicklungsorientiertes Management ist wert- und sinnorientiert.*
2. *Entwicklungsorientiertes Management will dezentrale Managementkompetenz entfalten.*
3. *Entwicklungsorientiertes Management ist strategisch ausgerichtet.*
4. *Entwicklungsorientiertes Management erfordert eine prozeßhafte Betrachtung.*
5. *Entwicklungsorientiertes Manangement ist lernorientiert.*
6. *Entwicklungsorientiertes Management will die Flexibilität erhöhen.*
7. *Entwicklungsorientiertes Management ist partizipativ angelegt.*
(Klimecki, Probst, Eberl 1994, S. 24 – 26).

Soziale Systeme werden heute nach dieser Sichtweise „weder als Maschinen noch als Organismen, sondern als politisch und kulturell definierte Institutionen begriffen" (Klimecki et al. 1994, S. 34). Politik wird hier als Interessenrealisierung gesehen und unter einem dynamischen Aspekt diskutiert. Die beteiligten Akteure eines solchen sozialen Systems oder Politikfeldes bilden ein Netzwerk von Handlungs- und Folgenketten, also einen Interaktionszusammenhang durch ein gemeinsames Problemverständnis oder einen gemeinsamen Handlungsauftrag in kooperativen Arbeitszusammenhängen „auf der Basis einer durch Symbole vermittelten gemeinsamen Situationsdeutung. ... Die Akteure treten über diesen gemeinsamen Symbolbezug auch miteinander in Beziehung, indem sie sich bei ihrem politischen Handeln gegenseitig in Rechnung stellen. Dadurch ergibt sich eine gewisse Schließung nach außen und eine mehr oder weniger dauerhafte Struktur des Kommunikationsnetzes nach innen" (Pappi u. Ostner 1994, S. 141).

In diesen dynamischen Prozessen von Kommunikation werden Konflikt- und Konsensprobleme angesprochen, die durch Einfluß und Macht bestimmt sind. So gesehen kann das soziale System Pflege auch als vielschichtiges Netzwerk von Kommunikationswegen, -mustern und -strukturen analysiert werden. Pappi (1987, S. 13) definiert ein soziales Netzwerk als „eine durch Beziehungen eines bestimmten Typs verbundene Menge von sozialen Einheiten wie Personen, Positionen, Organiationen usw." Hier rücken die Beziehungen und Relationen zwischen den Elementen ins Blickfeld und verweisen auf ein beträchtliches *Vernetzungsproblem,* das es zu bewältigen gilt. Dieses soziale Netzwerk bildet „mit der Zeit" eine bestimmte Systemidentität aus, die auch mit dem Begriff *Organisationskultur* beschrieben werden kann.

Die intersubjektiven Verständigungs- und Kommunikationsprozesse innerhalb dieser „Politikarena" können zu Spannungen zwischen dem einzelnen, zwischen Berufs- oder Arbeitsgruppen und zwischen der Organisation als Rahmenstruktur führen, aber gleichzeitig auch zu Anregung und Innovation beitragen.

In der Welt der totalen Kommunikation wird Kommunikation zum totalen Zwang. Wir können uns der Teilnahme an der Kommunikation nicht mehr entziehen, ohne fürchten zu müssen, bei der Konsensbildung zu kurz zu kommen, anderen das Feld zu überlassen und andere über uns bestimmen zu lassen.
Kommunikation wird so zum zentralen strategischen Spiel, das über Erfolg und Mißerfolg von Individuen, Organisationen, gesellschaftlichen Gruppen und ganzen Gesellschaften entscheidet. Wer sich in diesem Spiel durch Kommunikation nicht richtig darstellen kann, befindet sich auf verlorenen Posten" (Münch 1995, S. 83).

Die Pflege wird sich in Zukunft sicher verstärkt in diese Kommunikation zwischen konfligierenden Akteuren, Zielen und Interessen, zwischen verschiedenen Berufs- und Machtgruppen über die Steuerung gesundheitlicher Versorgungsstrukturen, auch über ethische Mitsteuerung und -verantwor-

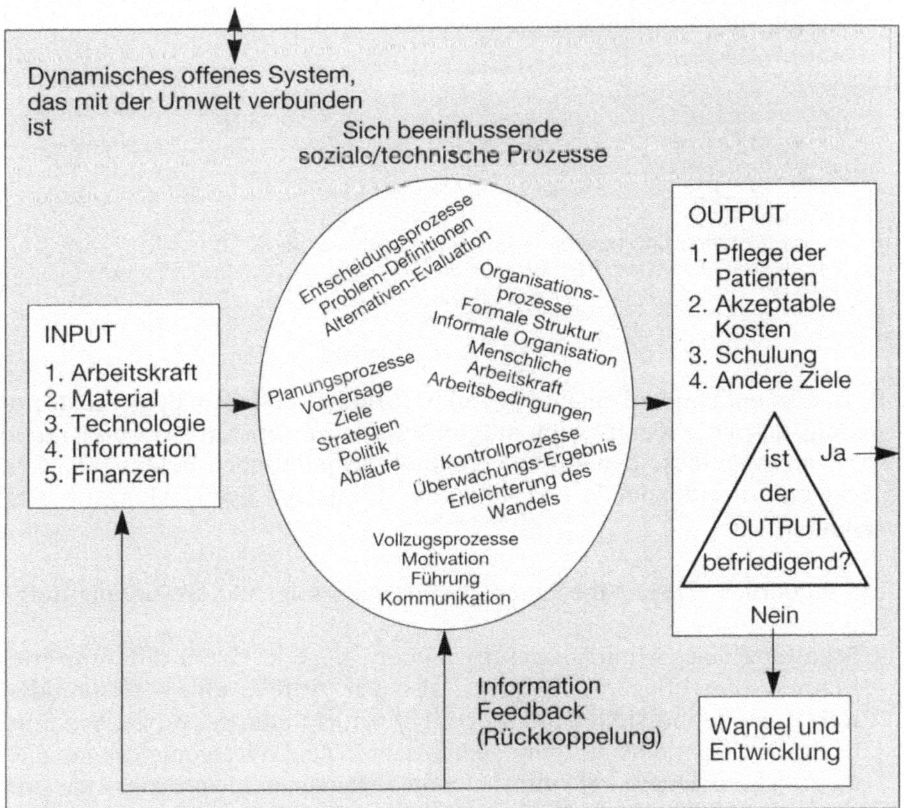

Abb. 4.1.   Das Management-Modell von J. S. Rakich et al. (Nach Sidamgrotzki 1994, S. 42)

tung für die Zukunft einklinken müssen. Geht es doch nach Sandner (1992, S. 69) um Mitgestaltung und Mitverantwortung:

- *von technologischer Steuerung,*
- *von bürokratischer Steuerung,*
- *von psychologischer Steuerung und neuerdings*
- *um kulturelle Steuerung.*

Ein *modernes* Pflegemanagement muß sich deshalb ganz zentral mit dieser Vielfalt, Dynamik und Diskontinuität des operational geschlossenen Systems Pflege sowie dessen gleichzeitiger Offenheit gegenüber seinen „Umwelten" auseinandersetzen. Die lose und feste Kopplung zwischen sozialen Systemen ist hier angesprochen.

Dies bedeutet auch, sich ganz grundlegend neu orientieren zu müssen. Es geht um ein neues Denken und um ein Umdenken, um ein Zukunftsbild der Pflege zu entwerfen, das von den Maximen *Flexibilität* und *Autonomie* getragen wird. Dies bedeutet aber auch, sich von alten Managementvorstellungen und -leitbildern zu trennen. Klimecki et al. (1994, S. 10) nennen folgende Beispiele für heute kaum mehr brauchbare Managementvorstellungen, die im folgenden geringfügig an unser Thema adaptiert wurden:

- *Beherrschbarkeit (Kontrolle über alle systeminternen Vorgänge),*
- *Prognosefähigkeit (z.B. exakte Vorhersage der politischen Entwicklung der Versorgungsstrukturen oder Patientenprofile,*
- *definierte Verfahren (zur Verhinderung einer willkürlichen Handhabung von Arbeitsschritten),*
- *exakte Planung (zur optimalen Ressourcenallokation) sowie*
- *festgelegte Reaktionsmuster (um aus der Erfahrung gewonnene Strategien sicherzustellen).*

Es ist also ein Umdenken auf ein Zukunftsbild des Pflegemanagements notwendig, das diese Komplexität aufgreift und *nicht rückwärts gewandt mit alten Konzepten* diese dynamische Qualität des politischen Feldes Pflege zudeckt und so individuelle und kollektive Lern- und Entwicklungsprozesse behindert.

Ein modernes Pflegemanagement hat deshalb folgende Gestaltungsaufgaben:

- Schaffung eines Minimalkonsenses über Pflege in einem differenzierten Leitbild zum Pflegemanagement, also der Aufbau einer „Systemidentität", um die individuellen und kollektiven Handlungen sowie den Sinnbezug des Handelns auf eine gemeinsame Linie oder gemeinsame Ziele auszurichten. Durch ein kulturbewußtes Management wird also eine stimmige Systemidentität aufgebaut, die einen gemeinsamen Sinnzusammenhang durch offene Handlungsspielräume und eine *lose Koppelung* von Subsystemen gewährleistet.

- Flexibilisierung von Problemlösungstrategien, Abbau starrer Denkmuster, Routinen und Informationsstrukturen durch offene Kommunikation, Transparenz und Reflexion.
- Weitgehender Abbau und Veränderbarkeit von Hierarchien mit einer Ausrichtung an „Problemen"; grundsätzliche Gestaltungsleitidee ist *Heterarchie*.

Wie schwierig ein differenzierter Umgang des Pflegemanagements mit diesen Aufgaben sein kann, soll an zwei Beispielen verdeutlicht werden, die aus dem Blickwinkel der Betriebswirtschaftslehre Klimecki et al. (1994, S. 86) benennen:

- *Aus systemischer Sicht: Der erfahrene und allseits anerkannte Krisenmanager, der zwar ein System radikal verändern („neu konstruieren") kann, aber beim Management von Entwicklungsprozessen versagt, weil er „das System überfordert".*
- *Aus individueller Sicht: Mit hohem Druck eingeführte Flexibilisierungsinstrumente (z.B. Arbeitsmodelle), die die Mitarbeiter überfordern, weil sie nicht zu deren Lebenskonzept, Motivation und Fähigkeit passen.*

Als Ausgangspunkt einer weiteren Betrachtung des Kommunikationssystems Pflege werden folgende Thesen aufgegriffen, die die betriebswirtschaftliche Managementlehre (Klimecki et al. 1994, S. 26) benennt und die hier für unsere Argumentationslinie herangezogen werden.

- *Das Ziel des entwicklungsorientierten Managements liegt nicht darin, „Schubladenlösungen" für vorherschbare Probleme zu erarbeiten, sondern soziale Systeme in die Lage zu versetzen, „selbst" Lösungen zu entwickeln und ihr (systemisches) Problemlösungspotential zu erhöhen.*
- *Soziale Systeme sind keine passiven „Gebilde", die sich reaktiv an Umweltveränderungen anpassen. Sie bestehen vielmehr aus eigenverantwortlichen Akteuren, die sich aktiv und reflektiert mit Veränderungen auseinandersetzen können.*
- *Management ist gleichzusetzen mit Kontextgestaltung. Durch entwicklungsfreundliche Rahmenbedingungen sollen die Selbstentwicklungskräfte des Systems gefördert werden. Managementleistungen können dabei von allen Systemmitgliedern erbracht werden.*

Die Einordnung des Pflegemanagements als Subsystem innerhalb des vernetzten Spannungsfeldes verlangt eine gründliche Betrachtung aus verschiedenen Blickwinkeln und Analyseebenen, die auch die übergeordneten Umwelten bzw. das übergeordnete Gesundheitssystem einbezieht. Im vorliegenden Text soll das Nachdenken über Managementleitbilder in der Pflege, die unabdingbar mit bestimmten Menschen-, Organisations- und Gesellschaftsbildern verknüpft sind, angeregt werden, d.h. es geht um „Nachdenken über verschiedene Arten zu denken" (Lotmar u. Tondeur 1991, S. 44). Man kann so gesehen auch über den (postmodernen) Zeitgeist in der Managementlehre und Organiationstheorie nachdenken.

4.2 Organisationsdynamik

Aufgrund der Organisationsdynamik sozialer Systeme sind zunächst die einzelnen Elemente und ihre Beziehungen zueinander und zur System-Umwelt in ihrer Systemorganisation und -struktur zu analysieren. Für diese Analyse genügt nicht mehr ein Ablauforganigramm oder ein traditionelles Organigramm, sondern es ist eine Netzwerkdarstellung hilfreich, die zu einer Analyse der Wirkbeziehungen in einem Netzwerk aus Wirkgrößen und Lenkgrößen beitragen kann. In allererster Linie geht es für den Pflegemanager darum, eine möglichst „realistische" Sicht des sozialen Systems bzw. der eigenen Eingriffs- und Lenkungsmöglichkeiten zu erlangen; so sind diese Eingriffsmöglichkeiten je nach Funktion und Position verschieden; z. B. als Pflegedirektorin / Pflegedirektor sind diese natürlich andersartig als bei Funktionsbereichpflegerinnen / Funktionsbereichpflegern (Abb. 4.2).

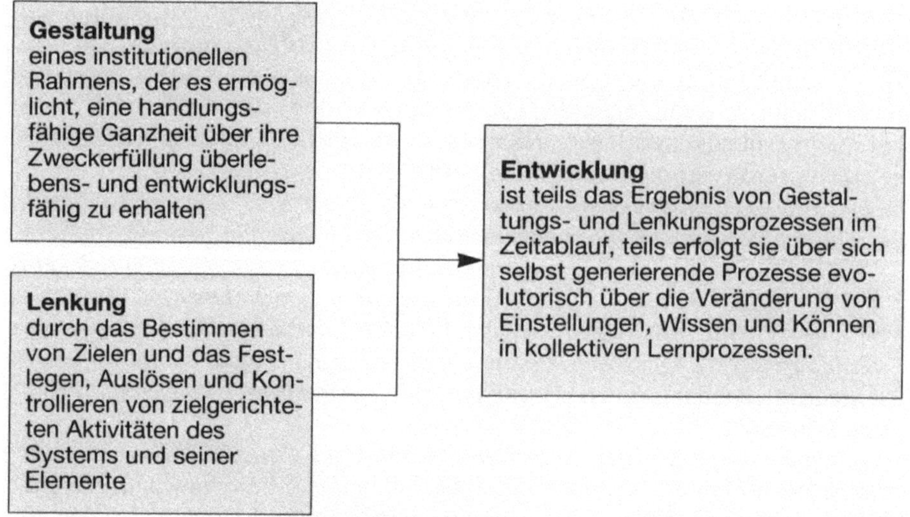

Abb. 4.2.   Funktionen des Managements. (Nach Bleicher 1994, S. 32)

Grundlage für die nachfolgenden Überlegungen ist die Annahme, daß eine soziale Organisation oder ein soziales System aus systemischen und nicht-systemischen Elementen besteht und deshalb die „Realität" zweckorientierter sozialer Systeme (wie z. B. ein Krankenhaus oder das Subsystem Pflege) auf drei Betrachtungsebenen analysiert werden müssen:

- *der materiellen Ebene,*
- *der funktionellen Ebene,*
- *der „Sinn"-Ebene.*

Jede „Beschreibung" des Systems Pflege stellt deshalb unabdingbar eine Reduktion dar auf das, was in einem bestimmten Denkzusammenhang wesentlich ist (Abb. 4.3).

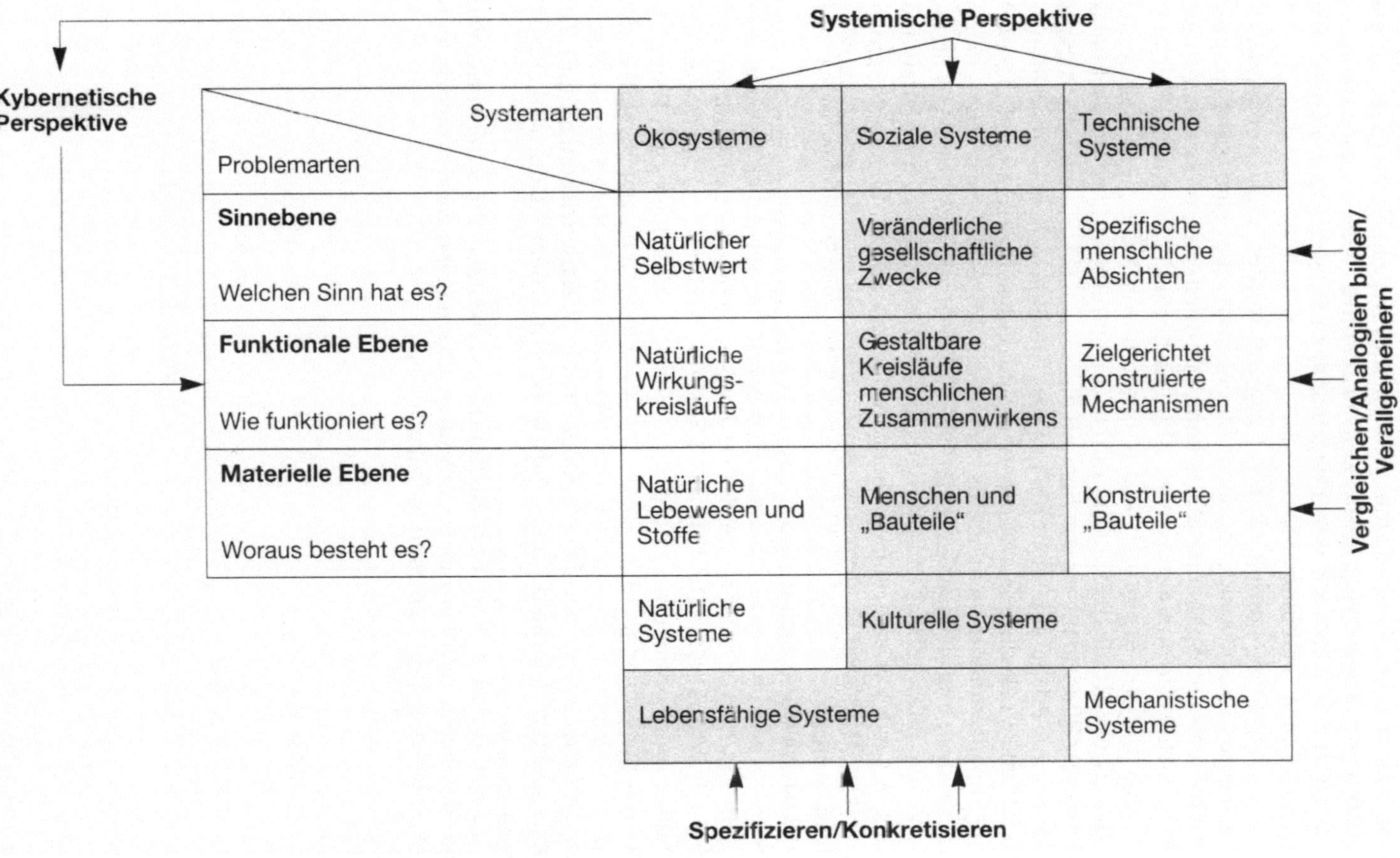

Abb. 4.3. Systemarten und Problemarten. (Nach Ulrich u. Probst 1991, S. 101)

Zum „Verstehen" des Systems Pflege ist deshalb eine Aufgliederung der verschiedenen Aspekte und Dimensionen der Pflege in Netzwerkdarstellungen nötig, sozusagen als „Wirklichkeitsausschnitte" des Gesamtsystems, die dann zu einem Netzwerk von Pflegemanagementwissen zusammengefügt werden können (und müssen!).

Aber: hier muß eindringlich davor gewarnt werden, diese Teilnetzwerke lediglich additiv aneinanderzufügen! Das Management eines solch komplexen Problem- und Spannungsfeldes kann nur durch eine prozessuale, dynamische Sichtweise von normativer, strategischer und operativer „Führung" bewältigt werden, also durch Harmonisation von Strategie, Struktur und Kultur. Diese Kontextgestaltung durch ein kulturbewußtes, entwicklungsorientiertes Pflegemanagement begreift das soziale System oder die Arbeitsorganisation Pflege also nicht als passives Gebilde, das sich ständig an irgendwelche Veränderungen seiner übergeordneten Systeme (und „Umwelten") anpaßt, sondern vielmehr als ein vielschichtiges soziales Netzwerk von *eigensinnigen* und *eigenverantwortlichen Akteuren*, die sich (pro)aktiv an der Gestaltung ihrer Lebens- und Arbeitsumwelt beteiligen, sich diskursiv und reflektiert mit Veränderungen, neuen Aufgaben und Problemen auseinandersetzen. Hier wird sichtbar, daß diese „Entwicklung" nur partizipativ erfolgen kann.

Es ist schwierig, sich in diese äußerst unterschiedlichen Denkansätze der System-"Theorien" einzuarbeiten. Hervorzuheben ist dabei, daß mit dem Begriff *System* oft recht unüberlegt und schnell umgegangen wird, so auch ohne ein systemisches Denken und Handeln damit zu verknüpfen. In folgender ganz allgemein verwendbaren Definition werden Systeme, Elemente und Systembeziehungen verknüpft, nach der ein System eine gegenüber der Umwelt *abgegrenzte Gesamtheit von Elementen ist, zwischen denen Beziehungen bestehen können*. Dies ermöglicht die Wechselwirkungen und Zusammenhänge innerhalb dieses Netzwerkes in seiner „Ganzheitlichkeit" besser zu erfassen.

Im vorliegenden Text werden Begriffe verwendet, die *systemorientiert* sind, das heißt, die von der sogenannten allgemeinen Systemtheorie entwickelt wurden, um „Ganzheiten" zu erfassen.

Die Umschreibung „ganzheitlich" ist heute (wieder) gängige Vokabel, nachdem es um die Jahrhundertwende eine ganzheitspsychologische Schule gab, die sich als „Würzburger Schule" vor allem durch das Studium von Denk- und Willensvorgängen einen Namen gemacht hat. In den letzten Jahrzehnten ist es um das Konzept Ganzheit recht ruhig geworden. Denn in der Wissenschaft gibt es eine Vielzahl von Paradigmen und Modellen, meist nur von mittlerer Reichweite: alle Erkenntnis ist begrenzt. Es gibt, allgemein gesprochen, bis heute keinen praktikablen Zugriff aufs Ganze. So ist mit Vielheit umzugehen. Es hat den Anschein, als ob dem Bemühen um Ganzheit etwas Programmatisches anhaftet, um mit der Vielheit fertig zu werden. In diesem Sinne ist der folgende Hinweis zu verstehen.

Ohne an die Tradition der Würzburger Schule expressis verbis anzuknüpfen, nehmen Ulrich und Probst (1988) deren Ansatz wieder auf und führen ihn im Bereich der Managementlehre weiter. Ulrich und seiner St. Galler Arbeitsgruppe geht es um die Entwicklung einer Managementlehre als Lehre von der Gestaltung und Lenkung komplexer soziotechnischer Systeme. Ausführlich und in einige problemgeschichtliche, die managementbezogene Hintergründe eingebettet, wird das Thema des ganzheitlichen Denkens und Problemlösens behandelt. Sieben Bausteine ganzheitlichen Denkens und Handelns werden beschrieben: Das Ganze und die Teile, Vernetztheit, das System und seine Umwelt, Komplexität, Ordnung, Lenkung und Entwicklung. Die Bausteine werden aus der Perspektive einer Führungskraft auf den Umgang mit komplexen Problemsituationen angewandt. Vermittelt werden soll auch, wie man als Führungskraft sein Vorgehen erfolgreich auf die Erfüllung von Zielen hingestaltet, lenkt und fortentwickelt. Die Essenz des Ansatzes findet sich im Kapitel „Die sechs Schritte des Problemlösungsprozesses" (S. 114–223) (Fisch 1990, S. 331).

Im folgenden wird also Managementlehre als Systemwissenschaft betrachtet, dabei geht es „um eine besondere Art von Kybernetik, nicht die Kybernetik als Regelungstheorie und Regelungstechnik, sondern als Kybernetik komplexer Systeme, organismischen, sich selbst organisierenden und evolvierenden Systemen" (Fisch 1990, S. 331, 332).

Die Art und Weise, wie man über Pflege und Pflegemanagement mit seinen vielfältigen Wechselwirkungen, Ebenen und Netzwerken denkt und spricht, hängt davon ab, was man ganz individuell unter Pflege versteht, aber auch davon, wie Pflege im organisatorischen Kontext einerseits definiert, andererseits aber ganz praktisch „gelebt" wird.

Die Grundvorstellungen des vernetzten oder ganzheitlichen Denkens vor dem Hintergrund neuer wissenschaftlicher Paradigmen zur Organisationsforschung können deshalb als Leitlinie dazu beitragen, um in sozialen, komplexen Problemsituationen, wie dem Arbeitsfeld Pflege, gestaltend und lenkend einzugreifen (Abb. 4.2). Die neuere Systemtheorie spricht von einem neuen Denken, das die „Intervention in soziale Systeme" sowie deren „Anschlußfähigkeit" im Sinne Luhmanns reflektiert und von „moralischer Achtung als Medium der Kommunikation" (Münch 1994, S. 214) ausgeht. Im Begriff sozialer Rationalität wird die Vermittlung zwischen individueller und systemischer Rationalität einbezogen. Soziale Rationalität verweist auf das Vermittlungs- und Vernetzungsproblem zwischen individuellem und kollektivem Handeln, da soziale Systeme grundsätzlich Konfliktsysteme sind.

Aus diesen Gründen ist ein Umdenken im Pflegemanagement erforderlich, das herkömmliche monokausale, lineare Denk- und Handlungsmuster im Pflegedienst hinterfrägt. Wir gehen im folgenden von grundsätzlichen Annahmen aus, die von Ulrich und Probst (1988, S. 36) im Rahmen ihrer betriebswirtschaftlichen Managementlehre in folgende Merksätze zusammengefaßt werden:

- Systeme sind dynamische Ganzheiten.
- Systeme bestehen aus Teilen, die miteinander verknüpft sind und aufeinander einwirken.
- Das Verhalten eines Systems entsteht aus dem Zusammenwirken seiner Teile.
- Die Eigenschaften eines Systems sind nicht bloß die Summe der Eigenschaften seiner Teile.
- Was wir als System und was wir als Teil betrachten, hängt von unserer Wahrnehmung ab.
- Durch bewußtes Wechseln der Betrachtungsebene können wir ein System analysieren oder in ein größeres Ganzes integrieren. Die Grenzen eines Systems gegenüber seiner Umwelt sind nicht etwas Gegebenes, sondern müssen gedanklich konstruiert werden.

Auf die Implikationen dieser paradigmatischen Grundannahmen aus der systemorientierten Management- und Organisationsforschung für unser Thema Pflegemanagement werden wir aus den verschiedensten Richtungen immer wieder zurückkommen. Zunächst werden wir im folgenden Abschnitt zentrale Begriffe eines system-orientierten Gestaltungsansatzes definieren, die uns für unser Thema Pflegemanagement und unseren Argumentationszusammenhang zentral erscheinen, da ohne diese Grundbegriffe der Systemtheorie ein *systemisches Führungshandeln in der Pflege* nicht verstehbar ist.

4.3 Komplexität

Vor dem Hintergrund gesamtgesellschaftlicher, auch ökonomischer Prozesse, von Wanderungsbewegungen Ost-West, der Überalterung der Bevölkerung, einer dynamischen Entwicklung des Wissens und der Informationstechnologien, in unserem Zusammenhang insbesondere der Medizintechnik, ist die *Komplexität der Alltagswelt*, insbesondere aber der Arbeitswelt in ihrer Informationsflut für den einzelnen Menschen unüberschaubar geworden. Münch (1995, S. 157) spricht von einem Übergang der arbeitsteiligen Industriegesellschaft zur transdisziplinär vernetzten Kommunikationsgesellschaft, die durch *Sprachspiele* der unterschiedlichen Disziplinen, Berufs- und Altersgruppen bestimmt wird. Es gilt, Abschied vom Fortschrittsoptimismus zu nehmen, insbesondere durch „die Veränderungen der Wertmuster, Einstellungen, Mentalitäten, Kommunikationsverhaltensweisen, Erwartungen und Denkmöglichkeiten der beteiligten Menschen von den in der Vergangenheit geprägten Orientierungen hin zu zukunftsträchtigen und unter den neuen Ordnungsbedingungen funktionalen Reaktionsweisen" (Then u. Rumberg 1994). Diese neuen gravierenden Orientierungsprobleme, die häufig zu Gefühlen und Erfahrung von Sinnlosigkeit und Orientierungslosigkeit führen, können nicht mehr durch rationales Lösen von Problemen bewältigt werden.

Was heißt verallgemeinert also, daß die Welt und damit auch die Welt der Pflege komplexer geworden ist? Unsere Informations- und Kommunikationsgesellschaft ist vor dem Hintergrund veränderter Ansprüche an die Lebens- und Arbeitswelt hochgradig vernetzt und dynamisch. Dies führt dazu, daß die Zukunft nicht (mehr) eindeutig voraussagbar, zukünftige Umwelt- oder Kliniksituationen nicht eindeutig erwartbar, die Entscheidungssituationen nicht mehr transparent sind. Unterschiedliche Ziele, Wünsche und Bedürfnisse, individuelle und kollektive Interessen stehen gleichzeitig im Mittelpunkt, so daß unser Handeln nicht mehr in einem einfachen kausalen Zusammenhang begründbar ist.

Bezogen auf die Pflege ist die Komplexität immens gestiegen: Neben gravierenden Veränderungen im Gesundheitswesen, so z. B. durch Zuwanderung unerwartet veränderter Patientenzahlen, neue Patienten- und Krankheitsprofile, wie z. B. „neue" Langzeitkranke, neue Drogenkranke etc., entwickeln sich neue Pflegephilosophien, neue Pflegekonzepte und -theorien, die die Komplexität für Mitarbeiter und Manager wesentlich erhöhen. Die Arbeitsorganisation Pflege muß sich mit dem tiefgreifenden Wandel dieser ökologischen, sozio-ökonomischen und technologischen Rahmenbedingungen der Arbeitswelt ganz allgemein auseinandersetzen, die zunehmend neue Anforderungen an das Management stellen. Aus diesem Grunde müssen Führungskräfte zunehmend komplexer werdende Probleme, Fragestellungen und Zusammenhänge mit einem neuen (systemischen) Denken wahrnehmen lernen. Das Denken und Handeln im Pflegemanagement muß also entsprechend diesen Veränderungen erweitert und entwickelt werden. Man spricht von komplexen Problemen oder einer komplexen Aufgabe; so sagt man ganz allgemein, ein Sachverhalt sei komplex, heißt, daß man ihn nicht versteht, ihn nicht durchschauen kann. Der Umgang mit Komplexität in Organisationen gehört deshalb ganz wesentlich zum Aufgabenspektrum des Pflegemanagements.

Komplexität wird definiert als der „Grad der Vielschichtigkeit, Vernetzung und Folgelastigkeit eines Entscheidungsfeldes" (Willke 1987, S. 16).

In Abb. 4.4 wird der begriffliche Zusammenhang der Komplexität dargestellt: Für den Umgang und die Handhabung von Komplexität wird vom St. Galler

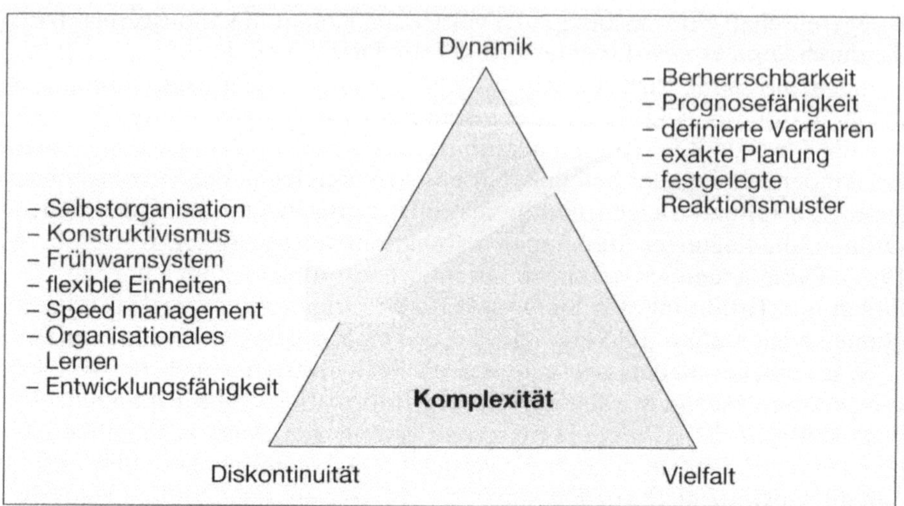

Abb. 4.4.   Das magische Dreieck des modernen Managements. (Nach Klimecki et al. 1994, S. 12)

Managementansatz (vgl. S. 151) eine ganzheitliche Denkweise gefordert, zumal wenn man dies in Beziehung zu unserem Ziel einer patientenorientierten ganzheitlichen Pflege setzt oder verknüpft. Gemeint ist damit ein übergreifendes, zusammenfügendes Denken, das von größeren Zusammenhängen ausgeht, viele Einflußfaktoren berücksichtigt und das weniger isolierend und zerlegend ist als das übliche Vorgehen. Nach Probst (1987) verlangt dies eine andere Gestaltungs- und Lenkungsphilosophie, die nicht auf das System einwirkt, sondern *mit* dem System arbeitet.

Die St. Galler Managementkonzepte und das interdisziplinäre Forschungszentrum für die Gesundheit in St. Gallen (IFZ) betrachten die Handhabung von Komplexität als Kern der Managementaufgabe.

Bleicher (1994, S. 38) spricht von einer notwendigen „Komplexitätsbewältigung im Spannungsfeld von Reduktion und Erhöhung". Durch eine *„ordnungsbildende Regelung"* wird die Komplexität des Systems einerseits „heruntergebrochen auf ein für das einzelne Systemmitglied tragbares Maß. Damit wird im allgemeinen die Effizienz des Systems in kürzerer Frist steigen. Jeder weiß regelgebunden genau, worauf er zu achten und wie er im Hinblick auf definierte Zustände zu handeln hat. Eine derartige *Reduktion der Komplexität* verbindet sich mit dem Streben, eine möglichst große Synergie zwischen einzelnen Elementen oder Subsystemen einer Unternehmung zu erreichen".

Nach Malik befaßt sich ein systemorientiertes Management mit der Gestaltung und Lenkung eines Gesamtsystems. Es können zwei Arten von Managementtheorie unterschieden werden, ein konstruktivistisch-technomorpher und ein systemisch-evolutionärer Theorietyp (Tabelle 4.1).

In Tabelle 4.2 sind einfache und komplexe Problemsituationen gegenübergestellt:

Tabelle 4.1. Sieben dominierende Denkmuster (Malik 1993, S. 71)

Konstruktivistisch-technomorpher Typ	Systemisch-evolutionärer Typ
Management … • ist Menschenführung	Management … • ist Gestaltung und Lenkung ganzer Institutionen in ihrer Umwelt
• ist Führung weniger Personen	• ist Führung vieler Personen
• ist Aufgabe weniger Personen	• ist Aufgabe vieler Personen
• ist direktes Einwirken	• ist indirektes Einwirken
• ist auf Optimierung ausgerichtet	• ist auf Steuerbarkeit ausgerichtet
• hat im großen und ganzen ausreichende Information	• hat nie ausreichende Information
• hat das Ziel der Gewinnmaximierung	• hat das Ziel der Maximierung der Lebensfähigkeit

Tabelle 4.2. Einfache und komplexe Problemsituationen im Überblick. (Ulich u. Probst 1991, S. 110)

	Einfache Situation	Komplexe Situation
Charakteristik	Wenige, gleichartige Elemente	Viele, verschiedene Elemente
	Geringe Vernetztheit	Starke Vernetztheit
	Wenig Verhaltensmöglichkeiten der Elemente	Viele verschiedene Verhaltensmöglichkeiten der Elemente
	Determinierte, stabile Wirkungsverläufe	Viele veränderliche Wirkungsverläufe
Erfaßbarkeit	Vollständig analysierbar	Beschränkt analysierbar
	Quantifizierbar	Beschränkt quantifizierbar
	Verhalten	Verhaltensmuster
	Prognostizierbar = analytisch erklärbar = Sicherheit erreichbar	Erkennbar = synthetisch verstehbar = Unsicherheit reduzierbar
Geeigneter Modellierungsansatz	Vorbild: „Maschine" Systemtyp: triviales System	Vorbild: „Ökosystem" Systemtyp: nichttriviales System
Geeignete Denkweise	Kausalanalytisches Denken	Ganzheitliches Denken
Geeignete Problemlösungsmethoden	„Exakte, quantitative Methoden" Algorithmen	„Unexakte, qualitative Methoden" Heuristiken
Faktische Beeinflußbarkeit	Konstruierbar	Beschränkt gestaltbar
	Beherrschbar mit „Restrisiko"	Beschränkt lenkbar „Kultivierbar"

Gestalten und Lenken eines Gesamtsystems ist weder ein wirtschaftliches, noch ein technisches, noch ein psychologisches usw. Problem. Es ist all dies zusammen, aber nicht in aggregierender Interdisziplinarität, sondern als *neue Disziplin*. Dies und nur dies macht die Kybernetik für die Lösung des Problems so wichtig, denn die Kybernetik ist, wenn auch auf sehr abstraktem Niveau, diese Disziplin. Kybernetik ist die Wissenschaft von der Kontrolle von Systemen" (Malik 1986, S. 50 ff.).

„Probst (1987, 32 f.) macht auf einen wesentlichen Unterschied aufmerksam. Während wir herkömmlicherweise gewohnt sind, in monokausalen, linearen Kausalketten (Ursache-Wirkungs-Ketten) zu denken, betont systemisches Denken besonders „die Vernetzung und die Art und den Grad wechselseitiger Abhängigkeiten zwischen den Teilen eines Systems sowie zwischen Teilen und dem Ganzen. Erst die Analyse der wechselseitigen Wirkungen zwischen den Teilen gibt uns Auskunft über die Dynamik in einem System und damit die effektive Komplexität (vgl. Staehle 1991, S. 43).

Exkurs: Autopoiesis

„Es ist eines der Verdienste der älteren Systemtheorie, daß sie die Bedeutung der Beziehungen eines Systems zu seiner Umwelt für das Verständnis der systeminternen Verhältnisse desselben hervorgehoben hat (vgl. etwa v. Bertalanffy, 1971). In dieser Denktradition basiert die Reproduktion von sozialen Systemen auf einem wechselseitigen, systemübergreifenden Austausch von Leistungen oder Materialien. Die Konzeptualisierung systeminterner Prozesse und Strukturen erfolgt hier primär auf die Erfordernisse dieses Austausches hin (Luhmann, 1984 a, 22 f.). Der innere Zustand eines Systems wird in diesem Verständnis als relativ direkte Resonanz seiner relevanten Austauschbeziehungen mit anderen Systemen angesehen.

Wichtige Einsichten der jüngsten systemtheoretischen Diskussion, die bekanntlich zur Zeit in sehr unterschiedlichen Wissenschaftsdisziplinen geführt wird, haben dazu beigetragen, das System/Umweltverhältnis in einem neuen Licht zu sehen. Was ist nun der Kern dieser veränderten Sichtweise? Ursprünglich, um das biologische Phänomen zu beschreiben, wie lebende Systeme ihr Leben reproduzieren, wurde der Begriff „Autopoiesis" geprägt (Maturana 1982; Maturana u. Varela 1987). In der Zwischenzeit wurde der dahinterliegende Grundgedanke der Selbstreferentialität zu einer Leitidee der allgemeinen Systemtheorie (Luhmann 1984 a). Die Denkfigur der Autopoiesis beschreibt, um ein einfaches Beispiel zu nennen, das grundlegende Phänomen, daß sich eine lebende Zelle durch die Elemente, aus denen sie besteht, immer wieder selbst reproduziert. Oder allgemeiner formuliert: Autopoietische Systeme sind operativ geschlossene Systeme, die sich in einer „basalen Zirkularität" selbst reproduzieren, indem sie in einer bestimmten räumlichen Einheit die Elemente, aus denen sie bestehen, in einem Reproduktionswerk wiederum mit Hilfe der Elemente herstellen, aus denen sie bestehen (Maturana 1982, 158 f.). Ein lebendes System reagiert in diesem Systemverständnis primär auf eigene, selbsthervorgebrachte Systemzustände, ohne von außen direkt und linear beeinflußt werden zu können. Ohne einen solchen grenzziehenden, autopoietischen Prozeß kann ein System die Differenzierung zwischen sich und seiner Umwelt für seine Eigenproduktion gar nicht fruchtbar machen.

Das Entscheidende des Autopoiesis-Konzeptes ist demnach, daß in diesem Verständnis Systeme als durch die eigene Struktur determinierte, „selbststeuernde Systeme von Umweltereignissen nur zu eigenen Operatioonen angeregt oder angestoßen, nicht aber determiniert werden können" (Willke 1987 a, S. 336.). Diese die systemtheoretischen Auseinandersetzungen gegenwärtig sehr befruchtende Neufassung der System/Umweltrelation stellt gegenüber der einseitigen Betonung der Umweltabhängigkeit von Systemen, wie dies bei der älteren Systemtheorie der Fall war, deren interne Strukturdeterminiertheit bzw. deren operationale Geschlossenheit in den Vordergrund. „Damit kommt ins Blickfeld, daß Systeme zunächst und vor allem ihre eigene Kontinuierung organisieren müssen, um als Systeme in Beziehung zu ihrer Umwelt treten zu können" (Willke, 1987 a, S. 335). Durch diese Verschiebung des Aufmerksamkeitsschwerpunktes wird deutlich, daß selbst noch die Art möglicher Umweltkontakte von den systemintern aufgebauten Potenzen für solche Kontakte abhängt. Damit konzentriert sich der Blick des Beobachters auf die Binnenverhältnisse eines Systems, auf deren Eigenlogik sowie auf die Bedingungen ihrer Reproduktion. Er versucht folglich, aus dem Innenhorizont heraus die aktuellen Möglichkeiten und Grenzen von System/Umweltbeziehungen zu verstehen. Gerade für die Entwicklung eines adäquaten Steuerungsverständnisses ist es wichtig, zu begreifen, daß autopoietische Systeme durch ihre internen Strukturen, durch ihre einmal entwickelten Handlungsmuster und Kommunikationsabläufe vorgeben, innerhalb welcher Spannweite sie von ihrer Umwelt angesprochen werden können. Außeneinflüsse, die sich nicht in dieser Spannweite bewegen, müssen auf Abwehr oder Ignoranz stoßen, oder sie zerstören das System."
(Quelle: Wimmer 1992, S. 138/139)

Die Bedeutung moderner Systemtheorien für das Führungshandeln liegt darin, daß nicht einfaches lineares kausales Denken in Ursache-Wirkungs-Ketten oder Wenn-Dann-Beziehungen den Führungsprozeß leiten, sondern ein systemisches Denken, das nicht Einzelelemente beobachtet und herausfiltert, sondern „ganze dynamische Gefüge fortlaufender (positiver oder negativer) Rückkopplungs- und Regelkreisprozesse" beobachtet. „Statt gradlinig (linear) denkt man hier rückkoppelnd (rekursiv). Man kann Führungshandeln durchaus als vernetzte, rekursive soziale Systeme betrachten, die jeweils Beobachtungsobjekte darstellen sollen, innerhalb derer ein Führer bestimmte systemische Prozesse in Gang setzt, denen er selbst unterworfen und wovon er selbst ein Teil ist. Dieses System ist ein sich fortlaufend auf sich selbst beziehendes Gebilde, in dem sich seine Teile und Strukturen wechselseitig entwickeln und relativieren. ... Das Führungshandeln ist ein komplexes, vernetztes System, dessen Teile und Strukturen vielfach komplementär aufeinander- und ineinanderpassen, ohne daß die „Henne-Ei-Frage" zu klären wäre. Es wäre in dieser Denkweise auch gar nicht sinnvoll. Alle derzeit existierenden Führungstheorien gehen von der These aus, man könne die Wirklichkeit des Führungsverhaltens objektiv erfassen. Man lebte mit dem Widerspruch dazu, daß man die Führungsprozesse durch unterschiedliche theoretische „Brillen" sah (vgl. Kastner 1990, S. 109).

Kontingenz

Kontingenz bedeutet im systemtheoretischen Sinne, daß Menschen kontingent handeln, d.h. unerwartet, nicht vorhersagbar, überraschend handeln können. Jeder Pflegepraktiker kennt das, daß Pflegende nicht nach dem Bild einer trivialen Maschine mit festem Input-Output-Verhalten beschrieben oder „eingesetzt", verplant werden können. Von Foerster (1984) spricht von Menschen als *nichttrivialen Maschinen.*

Nach Luhmann (1988) ist alles Entscheiden die *Transformation von Kontingenz in Eindeutigkeit.* Anders formuliert:

> Kontingenz bedeutet, daß die potentiell möglichen Handlungsalternativen unerwarteterweise anders ausfallen können. Komplexität bedeutet Selektionszwang, Kontingenz Enttäuschungsgefahr und Risiko. ... Die Vielfalt von Handlungsalternativen (Kontingenz) eines komplexen Handlungssystems wird vom Handelnden selbst als Freiheitsgrad interpretiert, vom Beobachter als Unsicherheitsfaktor (Kastner 1990, S. 113).

Emergenz

Mit dem Begriff *Emergenz* wird ein Phänomen beschrieben, das vor allem auf Erkenntnissen aus der Gestaltpsychologie beruht: *Das System ist mehr als die Summe seiner Teile.* Was ist dieses „Mehr"? Pflegemanager in der „Praxis" werden immer wieder dynamische Prozesse beobachten, die sich aus Handlungen und Handlungsketten in kooperativen Arbeitsbeziehungen oder sozialen Systemen ergeben und die sich oft ganz plötzlich entwickeln, obwohl keiner der Mitarbeiter bzw. Mitglieder des Systems diese erwartet oder gewollt hat.

Aus diesen theoretischen und paradigmatischen Denkansätzen abgeleitet, ist es für das Führungshandeln in der Pflege unabdingbar notwendig, zukünftige Pflegemanager oder Führungskräfte in dieses *Systemwissen* grundlegend einzuführen, geht es doch beispielsweise darum, das „neue" Leitbild *Patientenorientierung und Gesundheitsförderung* in alle hierarchischen pflegerischen Ebenen und „Köpfe" hineinzuimplementieren. Nach systemtheoretischer paradigmatischer Sprache handelt es sich hierbei um eine „Intervention in soziale Systeme", die vor der Aufgabe steht, „in die Entscheidung und das professionelle Handeln in Organisationen neue und der Eigenlogik dieser Organisationen gegenüber fremde Dimensionen einzuführen" (Großmann 1992, S. 2). Es geht also zunächst um einen Bewußtwerdungsprozeß, der die gewohnten Wahrnehmungs-, Denk- und Handlungsmuster im Pflegemanagement hinterfrägt, bevor in einem weiterführenden Schritt die Mitarbeiter in allen Bereichen und auf allen hierarchischen Ebenen des Pflegedienstes in diese Erkenntnis-, Denk- und Entscheidungsmuster eines ganzheitlichen systemischen Denkansatzes „Pflege" eingeführt werden.

Führungskräfte müssen nach Kastner (1990, S. 126) deshalb lernen,

- *komplexe Systeme (einschließlich des eigenen Wahrnehmungssystems) in ihrer funktionalen Organisation zu begreifen,*
- *soweit möglich, systemische Wechselwirkungen, Vernetzungen und dynamische Zusammenhänge zu erfassen bzw.*
- *sich auf deren Unberechenbarkeit einzustellen und*
- *diese Erkenntnisse ökologisch, d. h. systemverträglich, umzusetzen.*

Entstehen eines Problems

In Abb. 4.5 ist das Entstehen eines Problems dargestellt.

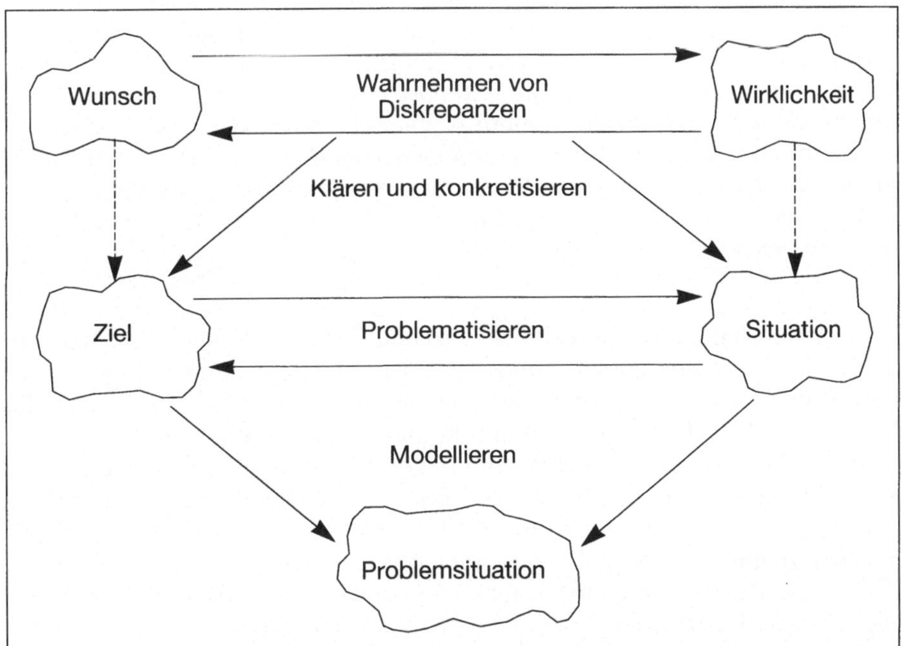

Abb. 4.5. Entstehen eines Problems. (Nach Ulrich u. Probst 1991, S. 117)

> **Was ist ein komplexes Problem?**
> Zunächst: Was ist ein Problem? Eine neuere Definition lautet: „Ein Individuum steht einem Problem gegenüber, wenn es sich in einem inneren oder äußeren Zustand befindet, den es aus irgendwelchen Gründen nicht für wünschenswert hält, aber im Moment nicht über die Mittel verfügt, um den unerwünschten Zustand in den wünschenswerten Zustand zu überführen" (Dörner 1976, 10). Ein Problem besteht somit aus drei Komponenten: einem unerwünschten Ausgangszustand mit all seinen Eigenschaften, einem Zielzustand, der erreicht werden soll, und den Transformationen, die zur Überführung des Ausgangszustands in den Zielzustand erforderlich sind. Transformationen werden auch als Operatorenmittel und (Handlungs-)alternativen bezeichnet. Je nach dem, um welche Problemkomponente es sich handelt, können unterschiedliche Problemtypen definiert werden: Problem des Ausgangszustandes, Problem der Transformation und Problem des Zielzustandes. Dieses Begriffsverständnis ist weit verbreitet. ... Ob eine Situation als Problem bezeichnet werden kann, hängt davon ab, ob die handelnde Person eine Diskrepanz zwischen gegenwärtigem und erwünschtem Zustand wahrnimmt und ob diese Person bestrebt ist, diese Diskrepanz zu überwinden. Probleme sind somit nicht „objektive Realitäten", die unabhängig von den Subjekten bestehen. Auch wenn ein Problem in einer bestimmten Form „objektiv" existiert, manifestieren sich im Problemlösungsprozeß die subjektiven Sichtweisen der Beteiligten, und diese Sichtweisen können handlungsrelevant werden. ... Bisher wurde vor allem erforscht, wie Probleme mit eindeutig definiertem Ausgangs- und Zielzustand gelöst werden, wenn die erforderlichen Operatoren fehlen (Syntheseprobleme) oder wenn nicht bekannt ist, wie die vorhandenen Mittel zur Zielerreichung eingesetzt werden müssen. Neuere Arbeiten heben hervor, daß vielfach in realen Situationen gerade über den Zielzustand nur sehr vage Vorstellungen existieren (dialektische Probleme); meistens sind kaum mehr als relativ globale Kriterien dafür vorhanden, wohin der Zielzustand verändert werden soll (Fisch u. Wolf 1990, S. 12).

Diese beschriebene Komplexität in sozialen Organisationen ist nicht als zu duldendes Übel aufzufassen, sondern sie ist notwendig aufgrund neuer pluralisierter Ansprüche der Individuen an die Arbeits- und Lebenswelt, um die *Vielfalt der Welt* abzubilden und mit ihr „umgehen" zu können.

Betrachten wir die Arbeitswelt Pflege als turbulentes Feld vielfältiger Vernetzungen von individuellen und kollektiven Handlungen, so kann die Aufgabe des Pflegemanagements als *Lösen komplexer Probleme* durch einen **Problemlösungsprozeß** bezeichnet werden, wobei die Bedeutung von Zielen und deren Erreichung eingeschlossen wird. Seit ein paar Jahren entwickelt sich eine *neue Auffassung von Komplexität*, die sich vor allem in der (denkpsychologischen) Forschung über Problemlösen und Entscheiden herauskristallisierte.

Die herkömmliche Managementlehre ging davon aus, daß diese Komplexität einzuschränken oder gar zu eliminieren sei. Heute geht es um „organisierte Komplexität", die zu gestalten ist.

„Moderne systemorientierte Managemententwicklung integriert die einzelnen Instrumente im Rahmen einer koordinierten und harmonisierten Prozeßgestaltung." (Malik 1993, S. 179; Abb. 4.6).

4.4 Ganzheitlich systemischer Ansatz

Für einen weiteren Einstieg in das komplexe Feld Pflegemanagement kann es sinnvoll sein, zunächst auf das ganzheitlich systemisch-vernetzte Denken etwas näher einzugehen, das im Bereich der Betriebswirtschaftslehre von Ulrich u. Probst (1991) als sog. *St. Galler Managementansatz* entwickelt wurde und heute in verschiedenen Varianten Eingang in Forschungsansätze zum Krankenhausmanagement und zur Arbeitssituation der Pflegenden in der Schweiz gefunden hat (vgl. Güntert et al. 1989). Ganz zentral wird dabei herausgestellt:

- die Ganzheitlichkeit der Betrachtung,
- die Integration von Vielfältigkeit,
- die Schaffung eines Denkmusters für den Umgang mit Systemen.

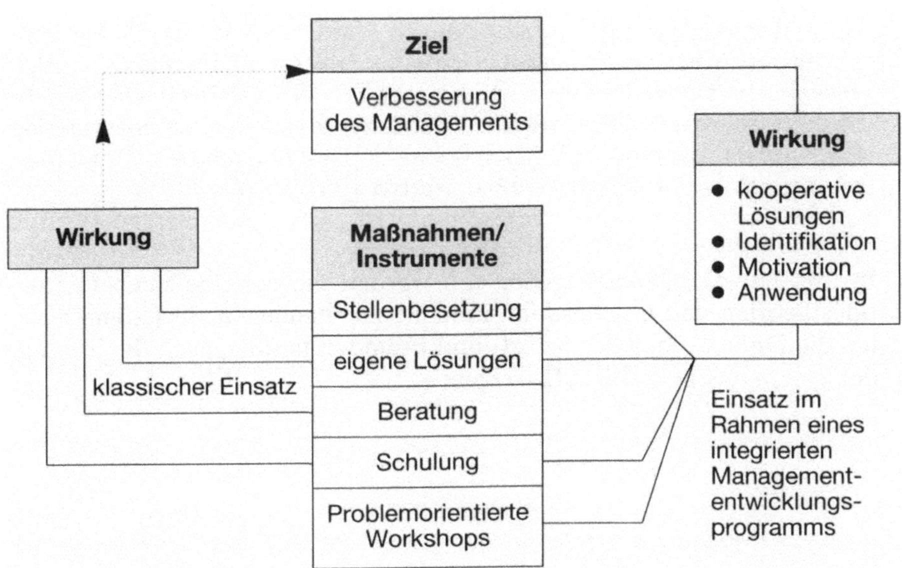

Abb. 4.6. Moderne systemorientierte Managemententwicklung. (Nach Malik 1993, S.

In der Managementforschung und -literatur wird disziplinübergreifend von einem tiefgreifenden Paradigmenwechsel der Organisationstheorie und von der Notwendigkeit einer neuen Denkweise gesprochen, da Atomphysiker und Erkenntnistheoretiker, Biologen und Ökologen gezeigt haben, „daß mit dem reduktionistischen, auf das meßbare Einzelne konzentrierte Denken", „die Frage, was Leben eigentlich bedeutet", nicht gelöst werden kann (Ulrich u. Probst 1991, S. 17). Heute wird von einem sich in vielen Wissenschaften abzeichnenden Paradigmenwechsel gesprochen, der andere Perspektiven und neue Denkweisen erfordert, was sich auch auf unsere Fragestellung „Führen und Leiten" in sozialen Organisationen auswirkt und bei der Konzeptualisierung von Pflegemanagement berücksichtigt werden muß.

Diese radikale Veränderung der wissenschaftlichen Perspektive weist nach Capras Wendezeit drei grundlegende Merkmale auf: Die Umkehr des Verhältnisses zwischen dem Teil und dem Ganzen, die Verschiebung des Blickpunktes von einer Suche nach Strukturen zu einer Erfassung von Prozessen, und der Verzicht auf die Vorstellung, das Wissen sei wie ein abschließbares Gebäude aus Bausteinen auf einem festen Fundament aufzubauen, zugunsten des Bildes eines *„Netzwerkes des Wissens"*. Daraus ergibt sich eine Denkweise, die sich radikal vom klassischen Ideal des wissenschaftlichen Denkens unterscheidet: an die Stelle des Analytischen, den Blick auf das einzelne richtenden Denkens auf der Suche nach den kleinsten Bauteilchen der Welt tritt ein auf das größere Ganze gerichtetes, integrierendes Denken. Statt in kleinen, linealen Kausalketten mit definierbarem Anfang und Ende wird in zirkulären Verknüpfungen ohne Anfang und Ende gedacht, statt das Nichtmeßbare, Nichtquantifizierbare und nichtmathematisch Formulierbare aus der Wissenschaft zu verbannen, werden bewußt solche Phänomene in den wissenschaftlichen Denkprozeß einbezogen, und statt nach ewig gleichbleibenden, materiellen Strukturen der Dinge zu suchen, richtet man den Blick auf die Dynamik des Geschehens und sucht nach dem Ordnungsmuster solcher Prozesse (Ulrich u. Probst 1991, S. 18).

In folgendem Schaubild (Abb. 4.7) werden die verschiedenen Organisationstheorien und Organisationsmodelle zueinander in Beziehung gesetzt, um die Dimensionen der Selbst- und Fremdgestaltung, auch die Strategien der Systemtechnokratie aufzuzeigen:

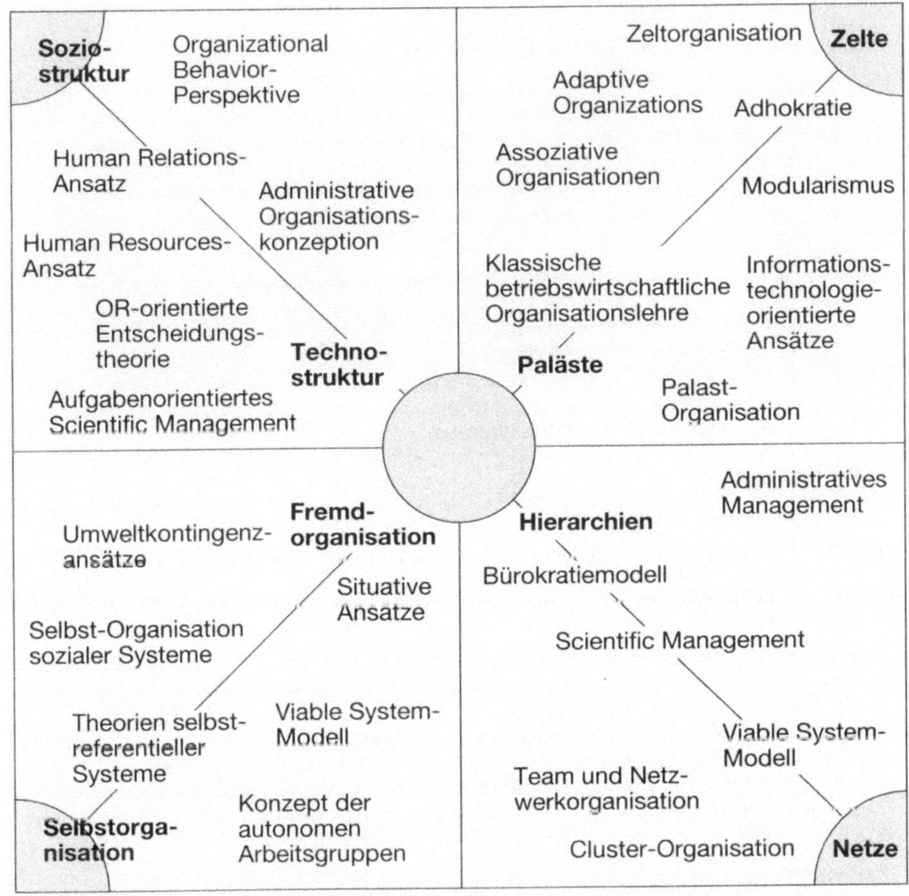

Abb. 4.7.   Organisationstheorien und -modelle im Organisationsprofil. (Nach Gomez u.
Zimmermann 1992, S. 141).

Bausteine des ganzheitlichen Denkens (Probst u. Gomez 1991, S. 7)

Ganzheit und Teil
Was uns interessiert, sind Ganzheiten, die von einer Umwelt abgrenzbar sind. Viele
verschiedene Ganzheiten führen untereinander verknüpft zu einem größeren Ganzen
und bilden so eine Hierarchie von Systemen. Aber das einzelne Ganze ist nicht etwas
objektiv Gegebenes. Es ist aus verschiedenen Perspektiven unterschiedlich abgrenzbar. So ist auch das Ziel und der Zweck eines Handlungssystems nicht a priori
gegeben.

Vernetztheit
Die Teile, aber auch die Systeme selbst sind auf vielfältige Art und Weise untereinander verknüpft. Daraus entsteht für uns, die in solchen Systemen entscheiden und

handeln, die Dynamik und die Unbestimmtheit. Der ‚Aufbau' des Systems ist der Produzent jedes Verhaltens des Systems.

Offenheit
Die Offenheit des Systems bewirkt, daß vielfältige Wechselwirkungen nicht nur zwischen den Elementen oder Teilen innerhalb des Systems bestehen, sondern auch zwischen dem System und seiner Umwelt. Die Offenheit bewirkt auch, daß kein System völlig unabhängig ist, sondern immer auch von der Umwelt mitbeeinflußt wird. Es muß sich einpassen in seine Umwelt, aber auch Einfluß nehmen, um zu überleben.

Komplexität
Soziale Systeme sind nicht einfach kompliziert, zum Beispiel wie Maschinen. Sie können außerordentlich viele Verhaltensweisen produzieren, je nach den Interaktionen, die im System möglich und erlaubt sind. Hier liegt einerseits das Verhaltenspotential, das so wichtig für das Überleben in einer sich ständig verändernden Umwelt ist. Es ist aber auch die sich aus dem Aufbau und der Dynamik ergebende Eigenschaft, welche uns die prinzipiellen Grenzen des exakten Wissenkönnens, des Prognostizierens zukünftiger Zustände und des ‚Machens' vor Augen führt.

Ordnung
Trotz der hohen Komplexität ist jedoch eine Ordnung zu erkennen. Aufgrund von Regeln oder Regelhaftigkeiten entstehen Verhaltensmuster. Solche Verhaltensmuster sind häufig nicht das Resultat bewußter Gestaltung, sondern das Resultat der Wechselwirkungen und sich ergebenden Regelhaftigkeiten. Zumindest sind Ordnungsmuster nicht auf einen Ursprung, beispielsweise auf den Organisator oder den Planer, reduzierbar.

Lenkung
Auf der Geordnetheit – auch in dynamischer Sicht im Sinne von Verhaltensmustern – beruht die Fähigkeit von Systemen, sich selbst unter Kontrolle halten zu können, bestimmte Zustände und Prozesse andern vorzuziehen. Systeme sind also gelenkt, oder besser ‚lenkig'. Lenkungsfunktionen finden im System selbst statt und können auf verschiedenste Weise ausgestattet sein. Lenkungsmechanismen können in einem dynamischen System im Laufe des Zusammenwirkens der Teile von selbst entstehen, aber auch von Menschen bewußt geschaffen werden.

Entwicklung
Soziale Systeme sind zweck- und zielgerichtet. Zweck und Ziele können sich im Laufe der Zeit und des Zusammenwirkens von Menschen und im Zusammenwirken mit der Umwelt jedoch ändern. Soziale Systeme weisen eine wertbehaftete, sinngebende Dimension auf und haben die Fähigkeit, sich in Frage zu stellen, indem sie ihre eigenen Ziele, Strukturen und Verhaltensweisen beurteilen und verändern. Sie können lernen und ihre Lernfähigkeit verbessern.

Dieser ganzheitliche Denkansatz wurde unter anderem für die Erforschung der Arbeitssituation des Pflegepersonals in der Schweiz herangezogen, um Strategien zur Verbesserung des Pflegenotstands, der Mitarbeitermotivation, der Personalfluktuation zu entwickeln. Güntert et al. (1989) umreißen und definieren „Führung" folgendermaßen:

> Unter Führung verstehen wir alle Maßnahmen des Gestaltens, Lenkens und der Entwicklung einer Institution. (Vgl. dazu z. B. Ulrich u. Probst 1988). Damit beschränken sich Führungsaufgaben nicht nur auf die hierarchische Ebene der obersten Leitung einer Institution, sondern sie kommen auf allen Ebenen vor, allerdings in unterschiedlicher Ausprägung. Führung kann folglich auch auf der Ebene der Station beobachtet werden. Die Leistung des Führungssystems ist im wesentlichen die Integration, das Zusammenfügen und Ausrichten von Strukturen und Prozessen auf die Erreichung eines gegebenen Zweckes hin (Ulrich 1985). Diese Integrationsaufgabe ist in Spitälern, Kliniken und Heimen mit ihrer Vielzahl unterschiedlicher Spezialisten besonders wichtig. Damit diese Integrationsleistung tatsächlich erbracht wird, müssen die auf verschiedenen hierarchischen Ebenen ablaufenden Führungsprozesse miteinander verknüpft werden und für alle an der Führung Beteiligten transparent sein (Güntert et al. 1989, S. 14).

In diesem Forschungsbericht zur Personalsituation der Pflegenden in der Schweiz wird ganz zentral hervorgehoben, daß „ganz verschiedenartige untereinander komplex vernetzte Faktoren die Arbeitssituation des Pflegepersonals prägen und somit Wissen und Methoden aus verschiedenen Gebieten notwendig sind, um eine umfassende Analyse durchzuführen und wirksame Interventionsmöglichkeiten zu finden" (S. 2). Nach diesen Autoren genügen vereinzelte isolierte Maßnahmen, wie z. B. Fort- und Weiterbildungsmöglichkeiten, eine einseitige Qualifizierung der Mitarbeiter nicht, wenn nicht gleichzeitig damit strukturelle Veränderungen der Organisation verbunden werden, die den individuellen Handlungsspielraum mit dem zur Verfügung gestellten Organisationsspielraum verbinden, um die Entscheidungs- und Handlungsspielräume entsprechend auszuweiten. Die notwendige Verschränkung individueller und systemischer Veränderungen kann nur in dem *Ansatz der soziotechnischen Systemgestaltung* gelingen, der die Optimierung des sozialen mit dem technischen System anstrebt, das heißt also, daß die individuelle Entwicklung mit der Entwicklung des sozialen Systems verknüpft werden muß. Nach Probst (1987) kann die Entwicklung eines sozialen Systems, wie eines Krankenhauses, durch folgende Faktoren positiv beeinflußt werden:

- eine Vielzahl an Perspektiven oder Wahrnehmungsstandpunkten,
- Offenheit des Systems,
- Förderung von Interaktionen in quantitativer und qualitativer Hinsicht,
- Erkennen und Denken in Chancen und Möglichkeiten,
- kontinuierliches Reflektieren über die materiellen und geistigen Strukturen und Funktionen.

Tabelle 4.3.   Gegenüberstellung von ganzheitlichem und systemischem Ansatz. (Nach Probst 1992, S. 453)

Merkmale des analytischen Ansatzes	Merkmale des synthetischen Ansatzes
– Lineare, mechanische und analytische Reflexion	– Vernetzes Denken, Interaktivität
– Eindimensionaler Vorgang	– Multidimensionaler Vorgang
– Vereinfachung	– Akzeptanz der Komplexität
– Klare Abgrenzungen, Transparenz	– Grenzen zu entdecken, zu erfinden, fließende Konturen
– Sicht- und Arbeitsweise des Spezialisten	– Sicht- und Arbeitsweise des Generalisten
– Vorhersehbarkeit, Sicherheit	– Unvorhersehbarkeit, Unsicherheit, Szenarien
– Vorhersage und Planung	– Vision, Intuition, mögliche Szenarien
– Geplanter Wandel	– Evolution der Konfigurationen
– Strukturbezogene Entscheidungen	– Prozeßentwicklung, Entwicklung eines Kontextes
– Analyse durch Zerlegung, „Mikro"	– Analyse durch in Zusammenhang setzen, Einflußnahme, „Makro"
– Hierarchische Struktur	– Heterarchische Struktur
– Unabhängigkeit	– Autonomie, Selbstorganisation, Lebensfähigkeit
– Ziel: Stabilität, Sicherheit	– Ziel: Flexibilität, Gleichgewicht zwischen Veränderung und Kontinuität
– Grenze, Abschottung	– Interaktion, Öffnung
– Definitive Problemlösungssuche	– Suche nach Chancen, Möglichkeiten
– Beseitigung von Widersprüchen	– Umgang mit Widersprüchen
– Effizienz	– Effektivität
– Optimalisieren	– Harmonisieren
– Algorithmisch	– Heuristisch
– Manager-Macher	– Manager-Wegbereiter, Kultivierer
– Regelungen, Anweisungen	– Spielregeln
– Wiederholungen	– Innovationen
– Retrospektive, Retroaktive	– Evolutiv, zukunftsgerichtet
– Machen, leiten, einführen	– Entwickeln, katalysieren, fördern, unterstützen
– Logisch	– Psychologisch
– Regeln	– Ausgleichen
– Druck, Macht, Außenkontrolle	– Selbstkontrolle, Selbstverantwortung
– Objektivität	– Subjektivität
– Richtig oder falsch	– Von Wahrnehmungsstandpunkten abhängig, Entsprechung
– Perfektion	– Recht auf Irrtum
– Übereinstimmung	– Dissonanz möglich
– Vollständige Beherrschung weniger Elemente	– Unvollständige Beherrschung zahlreicher Elemente
– Ziel: Wissen wie	– Ziel: Verstehen, wissen warum

Dörner (1979) spricht von einem „komplexen Denken in Netzen" (Systemdenken), das nötig ist, um die Ökosysteme und sozialen Systeme sowie deren vielfältige, dynamische Wechselbeziehungen zu erfassen, das er von einem

„linearen Denken" in „Ursache-Wirkungs-Ketten" abhebt. Hilfreich ist in diesem Zusammenhang die Einführung der Begriffe Bild und kognitive Landkarte einer organisatorischen Landschaft. Diese Ideen orientieren sich an Ulrich und Probst (1988), die sich innerhalb der Betriebswirtschaftslehre mit der Gestaltung, Lenkung und Entwicklung zweckorientierter sozialer Systeme befassen und ein „ganzheitliches Denken" für das Management ganz allgemein propagieren (Tabelle 4.3). Das Konzept des St. Galler Managementansatzes besteht insbesondere darin, einen geplanten und kontrollierten Evolutionsprozeß in Gang zu setzen. Es gilt, die Entwicklungsdynamik und Entwicklungsrichtung durch ein integriertes „entwicklungsorientiertes" Managementkonzept zu steuern und zu lenken. Über *das Bild des entwicklungsfähigen Mitarbeiters* haben wir schon gesprochen.

Nach Ulrich und Probst (1991, 1988) bedeutet das in erster Linie, einzelne Zustande, Geschehnisse und Absichten in ein größeres Ganzes hineinstellen und von diesem aus beurteilen zu können, d. h. die durch ein isolierendes, fragmentierendes Denken gesteckten Grenzen zu überwinden und größere Zusammenhänge zu erkennen, um das einzelne als Teil eines größeren Ganzen zu verstehen.

Die Managementtheoretiker betonen, daß dieses neue Denken auch bedeutet, *sinnmachende Ganzheiten* gedanklich entwerfen und anderen Menschen vermitteln zu können. Dies sei eine wesentliche Führungsaufgabe und wird oft mit dem Begriff *symbolisches Management* umschrieben. Es bedeutet, einen Bezugsrahmen herzustellen, der für Mitarbeiterfuhrung eine richtige Interpretation ermöglicht, was als Prozeß der Sinnvermittlung angesehen werden kann. Obwohl man „Sinn" in unserer modernen Welt nicht vermitteln kann, so ist es doch möglich, einen sinnvollen Kontext zu schaffen und zu gestalten (Probst 1987). „Sinn" muß aber selbst hergestellt werden, kann also nicht vorgegeben werden, auch nicht top-down von der Pflegedienstleitung.

Neue Motivationsstudien zeigen, daß der Mensch sich im Arbeitsprozeß nach Selbstverwirklichung, Zugehörigkeit und sozialer Identität sehnt. Diese Überlegungen müssen von der Pflegedienstleitung mit kultureller Sensibilität aufgegriffen und zu einem *kulturbewußten Personalmanagement* weiterentwickelt werden sowie in spezifischen Pesonalentwicklungsstrategien bei der Gestaltung der Arbeitsabläufe etc. einbezogen werden.

Betrachten wir Pflege als Subsystem der modernen Gesellschaft, so kann man sich die Frage stellen, in welcher Weise das heutige Pflegesystem sowie das Krankenhaus als übergeordnetes Gesamtsystem zu der Entfremdung und dem oft beschriebenen „Sinnverlust" beiträgt, d. h. wie es ursächlich beteiligt ist und wie es in seiner Funktionsfähigkeit von den Auswirkungen dieses Sinnverlustes betroffen ist.

Für eine psychiatrische Klinik schreibt Dörner (1993, S. 129) über „Klinik-Kultur" folgendes:

> Wie stellt eine moderne zeitgemäße psychiatrische Klinik aus sich selbst heraus eine Kultur her, die den Mitarbeitern Zugehörigkeit, Sinnhaftigkeit, eine tragende Struktur vermittelt, an der sie sich gerade bei besonderen Schwierigkeiten orientieren können. Je leichter die technische Klimatisierung gelingt, desto schwerer tut sich die psychosoziale. Vielleicht ist dieses Problem ja doch von G. Seeßlen richtig diagnostiziert, wonach das Krankenhaus als „soziale Maschine" Gesundheit oder – als Betriebsunfall – Tod produziert, während die zunehmend häufiger chronisch Kranken, die Unheilbaren nach seinem Selbstverständnis einfach nicht vorgesehen, „Sand im Getriebe" sind. Wenn dem so wäre, könnte es dann nicht ein erster Schritt zur Ehrlichkeit und damit zu einer glaubwürdigen Klinik-Kultur sein, wenn wir damit aufhören würden, wahrheitswidrig das Heilen zum primären Ziel der Klinik zu erklären, wenn wir vom „Sand im Getriebe" als Regelfall ausgehen würden? Wenn wir die „zielgerichtete Heilbehandlung" als Auftragsdefinition gegen den Strich bürsten und die Klinikfunktionen in umgekehrter Reihenfolge aufzählen würden: Also zunächst die Linderung, dann die Verhinderung einer Verschlimmerung und erst zum Schluß die Heilung?

Pflegemanagement kann unter dieser Sichtweise als „Systemsteuerung und Kulturentwicklung" diskutiert werden (Ulrich 1984, S. 303). Diese Überschrift verwendete Ulich „Auf der Suche nach einem ganzheitlichen Paradigma der Managementlehre": „Die Voraussetzungen und Folgen moderner Managementkonzepte für die Sicherung der Funktionsfähigkeit und des Erfolgs ... (ebenso wie ihrer gesellschaftlichen Legitimität und Akzeptanz) können je länger, desto mehr nur noch erkannt und verstanden werden, wenn sie auf dem Hintergrund unserer *Wirtschafts- und Lebenspraxis* als *Ganzes* betrachtet werden" (Ulrich 1984, S. 303). Ausgehend von diesem systemorientierten Ansatz in der Management- bzw. Betriebswirtschaftslehre können zweckorientierte soziale Systeme wie das übergeordnete System Krankenhaus oder das System Pflege auf drei Ebenen betrachtet werden (vgl. Text auf S. 138), auf

- *der materiellen Ebene,*
- *der funktionellen Ebene und der*
- *Sinn-Ebene.*

Wir wollen uns hier vor allem mit der Sinnebene auseinandersetzen, da sie für die Identifikation und Motivierung der Mitarbeiter eine zentrale Rolle spielt.

Übertragen und modifiziert für das Thema Pflege ist die Analyse oder Diskussion dieser verschiedenen Ebenen unter einer interdisziplinären theoretischen Vorgehensweise hilfreich, die zur Grundlage eines Systemansatzes gehört. Diese interdisziplinäre Sicht muß zeitkritische (soziologische) Modernitätsanalysen und psychologische Persönlichkeitstheorien mitheranziehen, da in diesem systemorientierten Ansatz, der die Organisationskulturdebatte aufgreift und einbezieht, normative Fragen und Pespektiven auftauchen, die die Werteorientierung einbeziehen.

Wir haben oben bei der Diskussion um systemische und nichtsystemische Elemente im Pflegemanagement hervorgehoben, daß wir von einer Makroperspektive, nämlich einer sozial-psychologischen Analyse der modernen Gesellschaft ausgehen müssen, da der moderne Mensch und das moderne Kankenhaus in eine Vielzahl von Umweltfaktoren der gesamten Gesellschaft eingebettet sind. Es geht also um die notwendige Verschränkung von Makro- und Mikroperspektiven in unserem Diskussionsfeld.

Nach Holleis (1987, S. 137) überträgt Ulrich (1984, S. 306) in seinem ganzheitlichen Managementmodell zur Unterscheidung von „systemisch" versus „nichtsystemisch" den „Rationalisierungs"begriff der Modernisierungstheorie, die auf dem soziologischen Hintergrund der kritischen Theorie der Frankfurter Schule aufbaut, auf die Organisations- und Managementebene. Ulrich (1984, S. 311 ff.) beschreibt „drei pathologische Fehlentwicklungen des Managementsystems" durch einen „technokratischen Circulus vitiosus" und seine Folgen: Aufgrund fehlender traditioneller Formen der Systemintegration, fehlender Hintergrundüberzeugungen wie religiöse Einstellungen etc. kommt es zu einem ständig wachsenden Orientierungs- und Steuerungsbedarf und schließlich im *Überschießen des Systems* zur

- *Übersteuerung des sozialen Systems,*
- *Überforderung des sozialen Systems,*
- *Überstabilisierung des sozialen Systems.*

Die Mitarbeiterin bzw. der Mitarbeiter wird zum Objekt fremdbestimmter Sachzwänge: Es geht nur noch um Zweckrationalität. Ein neuer Dialog zwischen Krankenhaus, Pflege und Gesellschaft wird hier angesprochen. Es ist notwendig, daß sich das Management, hier das Pflegemanagement, auf diese Subjektivität der Mitarbeiter und die damit verbundene Pluralität von „Weltsichten" einstellt und sich damit eingehend auseinandersetzt. Pankoke (1994, S. 18) betont, daß sich Verantwortliche und Führungskräfte den Fragen nach „Sinn" stellen müssen, „wobei Sinn im wechselseitigen Verstehen, Verständigen und Verhandeln immer wieder neu sich bilden muß". Unter dem oben genannten Fokus „Systemkultur" müssen sich Pflegemanager umstellen und einstellen auf „künstliche und damit riskante Netzwerke situativer Selbstfindung und Selbstbindung" (S. 18).

> Soziale Wirklichkeit verliert ihre fraglose Objektivität des Gestandenen und Gewachsenen und wird uns bewußt als das künstliche und kunstvolle Produkt subjektiver und damit auch intersubjektiver Definitions- und Konstruktionsprozesse. In dieser neuen „konstruktivistischen" Sicht werden wir unsere Welt neu erleben und erlernen müssen: als „Projekt" und „Prozeß", als „Konstrukt" und „Kontrakt", als „Konsens" und „Konflikt" (Pankoke 1994, S. 18).

Für die Fragestellung „Pflegemanagement" geht es zunächst darum, zwei Komponenten zu umreißen:

- ein zutreffendes Bild der realen Situation in der Pflege vor Augen zu haben (Stichwort: Organisationsdiagnostik oder Problemanalyse) und daraufhin
- eine klare Zielvorstellung zu entwickeln.

Wie Pankoke betont, ist dem institutionell Rechnung zu tragen und im Hinblick auf kooperative Führungsmodelle und strategische Steuerungskonzepte zu reflektieren was in einer Bestandsaufnahme erfolgen kann (Abb. 4.8).

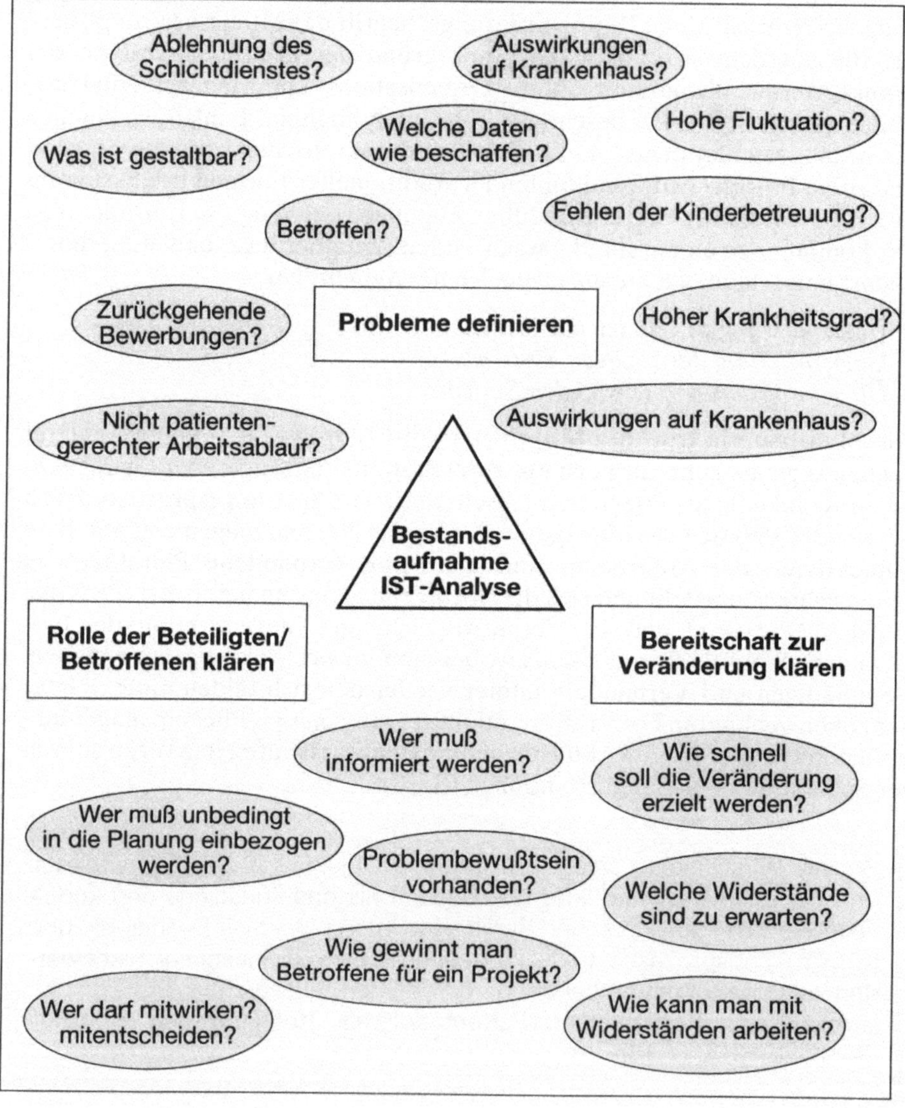

Abb. 4.8. Vorgehensweise bei einer Bestandsaufnahme. (Nach Leitfaden zur Neuordnung des Pflegedienstes 1994, S. 75)

Zielorientierungen

Nach sozialwissenschaftlicher Perspektive, auch aufgrund von empirischen Forschungsergebnissen und Forschungsanalysen, werden als übergeordnete Leitziele Patientenorientierung und Gesundheitsförderung für alle Beteiligten und Betroffenen genannt, um ein Mehr an Humanität im Gesundheitssystem zu gewährleisten. In der Diskussion über Pflegemanagement gerät die notwendige „Mitarbeiterorientierung" ins Blickfeld, in der grundlegenden Annahme, daß zufriedene, gesunde, motivierte Mitarbeiter umso eher zu einer „guten Pflege" und effizienten Patientenorientierung beitragen.

Exkurs: Sozialwissenschaftliche Krankenhausforschung II

Sozialwissenschaftliche Krankenhausforschung problematisiert unter dem Schlagwort „Pflegenotstand" aktuelle Defizite der Gesundheitsförderung und Patientenorientierung im Krankenhausbetrieb, die mit der Maxime der Kostendämpfung und „monetären Rationalität (Feuerstein u. Badura 1991, S. 10) verknüpft werden:
Ein zentrales Problem der Humanität im Krankenhaus ist die fortschreitende Ausdünnung zwischenmenschlicher Interaktionschancen. Zum einen steht dies im Zusammenhang mit dem generellen Orientierungswandel medizinischen Handelns: der Verschiebung von ‚care' (Pflege) zu ‚cure' (Behandlung). Die technisch-wissenschaftliche Ausrichtung des professionellen Wertsystems setzt inhaltliche Präferenzen und gibt handlungsleitende Impulse, die von der Person des Patienten wegführen. Entscheidend beeinflußt wird die Ignoranz gegenüber dem Patienten, seinem Bedarf an kognitiver Orientierung, psycho-sozialer Unterstützung und emotionaler Zuwendung, vor allem aber durch die institutionellen Rahmenbedingungen der medizinischen Arbeit und Interaktion.
Defizite an Zwischenmenschlichkeit im Krankenhaus sind in hohem Maße mit technischen, organisatorischen, arbeitsstrukturellen und personalpolitischen Konstellationen verbunden und erscheinen vor diesem Hintergrund nicht selten als ein Produkt situativer Zwänge. Die Größe einer Klinik, die Aufgabenteilung zwischen den bettenführenden Einheiten und den Funktionsabteilungen, die professionelle Spezialisierung, die Arbeitsteilung innerhalb einer Station, Arbeitszeitregelungen, die Verschiebung des Tätigkeitsspektrums auf patientenferne Handlungen, eine hohe Personalfluktuation, nicht ausreichende und nicht besetzte Planstellen verstärken die depersonalisierenden Faktoren medizinischer Handlungsabläufe. Mit der Vielzahl wechselnder Kontaktpersonen steigt die Beziehungslosigkeit zwischen Patient und Arzt, Patient und Pflegepersonal, aber auch zwischen Arzt und Pflegepersonal. Interaktionen, auch zwischenmenschliche, erhalten dadurch einen vorwiegend anonymen Cha-

rakter, sie bleiben sachbezogen, gewähren keine ausreichende Vertrauensbasis für unangenehme Fragen und persönliche Gespräche, motivieren nicht zur zeitraubenden Verständigung, reduzieren den subjektiven Gewinn der sozialen Anerkennung.
Die Ausdünnung zwischenmenschlicher Verständigungschancen im Krankenhaus bedeutet für die Beteiligten mehr als einen Verlust an Zufriedenheitspotentialen, mehr als den Verzicht auf Ablenkung in der Arbeit oder von der Krankheit. Der Mangel an Zeit für den Patienten verweist besonders im Bereich der Pflege auf die Intensität der zu leistenden Arbeit. Darüber hinaus ist er auch Ausdruck ihres Entfremdungsgrades. Den Beschäftigten entgeht eine qualitativ wichtige Dimension ihres Berufes. Pflegearbeit, im Extrem reduziert auf die Vorbereitung von Geräten und Apparaten für den Patienten und die Vorbereitung von Patienten für ihren Kontakt mit apparativ unterstützter Diagnostik und Therapie, steht im Spannungsverhältnis von funktionaler Orientierung und hilfloser Konfrontation mit Leid. Die Dominanz des funktionalen Imperativs, die zwanghafte Abwehr der Deutungs- und Zuwendungsbedürfnisse von Patienten im interaktiven Setting moderner Kliniken, das wechselseitige Unverständnis des Verhaltens, steigert die psychische Belastung in einer ohnehin schon belastenden Arbeitssituation (Feuerstein u. Badura 1991, S. 8, 9).

Das Problem Humanität kann auch aus einer ganz anderen Perspektive noch erweitert werden, was wir hier der Vollständigkeit halber anfügen und zur Diskussion stellen, um zu zeigen, wie komplex die Probleme und Fragen sind:

„Donna Haraway weist darauf hin, daß drei Grenzziehungen, die für die liberalen und marxistischen Versionen des Humanismus von grundlegender Bedeutung waren, in der gesellschaftlichen Erfahrung der Gegenwart zusammengebrochen sind. Erstens ‚ist die Grenze zwischen Mensch und Tier endgültig niedergerissen worden. Die letzten Bastionen der Einzigartigkeit sind geschleift, wo nicht in Vergnügungsparks umgewandelt worden: Sprache, Werkzeuggebrauch, Sozialverhalten, geistige Prozesse; nichts davon kann auf überzeugende Weise die Grenzlinie zwischen Mensch und Tier ziehen.‘ Zweitens ist die Unterscheidung zwischen (menschlichem oder tierischem) Organismus und Maschine immer schwieriger aufrechtzuerhalten, denn die zeitgenössischen Maschinen ‚haben den Unterschied zwischen Natürlichem und Künstlichem, Geist und Körper, selbst-gelenkter und von außen gesteuerter Entwicklung der Zweideutigkeit ausgesetzt. Das gilt in gleicher Weise für viele andere Unterscheidungsmerkmale, die Organismen und Maschinen für gewöhnlich zugeschrieben wurden. Unsere Maschinen sind auf verwirrende Weise lebendig und wir selbst auf beängstigende Weise unbeweglich.‘ Drittens wird mit der zweiten Grenze eine andere Unterscheidung wenn nicht hinfällig, so doch zunehmend ungenauer, nämlich die Trennung zwischen dem Physikalischen und dem Nichtphysikalischen.

> Doch wenn die humanistische Fiktion des ‚Menschen' problematisch wird, weil es keine solche Wesenheit mehr gibt, die von Tieren und Maschinen abgegrenzt oder als aus eindeutig bestimmbaren Komponenten des Physikalischen und Nichtphysikalischen zusammengesetzt gedacht werden kann (handle es sich dabei um Materie und Geist oder Körper und Seele, um neurophysiologische und gesellschaftliche, oder endokrinologische und kulturelle Momente) – wenn dem so ist, dann wird auch die Begleiterscheinung des Menschen/Mannes ‚die Frau' als eigenständige Wesenheit fragwürdig. Denn ‚die Frau' auf deren gesellschaftliche Erfahrung die empiristischen und standpunktorientierten Begründungsstrategien des Feminismus sich berufen könnten, existiert nicht; statt dessen gibt es *Frauen:* schwarze und weiße, Chicanas und Latinas, die ‚überseeischen' Frauen in den koreanischen Elektronikfabriken und die Frauen in den Sexindustrien der Karibik" (Harding 1991, S. 207).

Betrachten wir mit Eichhorn (1993, S. 242) das Krankenhaus als „gestaltungsfähigen Raum", so muß es eine der Aufgaben des Pflegemanagements sein, Problemanalysen, Strategien und Umsetzungsmaßnahmen herauszuarbeiten, die zu einer Harmonisierung von Gesundheitsförderung und Patientenorientierung hinführen. Humanität zu gestalten, kann und muß bei der Selbstreflexion und dem Selbstmanagement der Führungskräfte anfangen.

Hier werden pragmatische Vorschläge vorgestellt, die Anregungen und Diskussionsstoff für systemorientierte Pflegemanager sein können, sich selbst und das eigene Handeln auch in bezug auf die eigene Wirkung auf andere zu hinterfragen.

Selbstmanagement (Fisch 1990, S. 337, 338)

Auch wenn ein komplexes Problem oder eine komplexe Aufgabe arbeitsteilig, kollektiv, kollegial oder auf andere Weise aufgeteilt auf Personen und Arbeitseinheiten bearbeitet wird, spielt die individuelle Leistung eine zentrale Rolle. Es würde der Vorstellung von Komplexität widersprechen, wenn ganz konkrete, rezeptartige Handlungsanweisungen gegeben werden. Es geht im folgenden eher um Grundmuster des Vorgehens und vermittelnde Handlungen, zum Beispiel Schaffen von Handlungsmöglichkeiten.

– Man sollte um sich selbst wissen, seinen Anteil am Geschehen kennen. Zum Beispiel sollte man wissen: um die eigenen Stärken und Schwächen, um Befürchtungen, Hoffnungen, Werthaltungen, um den eigenen Denkstil, Handlungsmuster beim Umgang mit komplexen Aufgaben, um die Handlungsspielräume, die einem gegeben sind oder die man sich schaffen müßte. Dies alles setzt eine Phase der Selbstbeobachtung im Prozeß voraus, für die man Aufmerksamkeit und Sensibilität entwickelt haben muß. Man muß offen sein und aufnehmen, was ein reiches und widersprüchliches Umfeld zu bieten hat.

– Man muß sich selbst einordnen in ein Handlungs- und Beziehungsfeld zu anderen Personen, Arbeitseinheiten etc. und deren ‚Subkulturen'. Es gilt, sich über die Erwartungen klar zu werden, die man gegenüber diesen Personen (-kreisen) hat, welche Erwartungen diese an einen selbst haben. Nur so kann es gelingen, sich produktiv in einen Ablauf einzureihen, Synergien aufzudecken und nutzbar zu machen und denkbare Konfliktfelder aufzuspüren.

- Nach solcher Analyse gelingt es dann vermutlich festzustellen, wohin man sich entwickeln möchte, quasi einen Pfad oder eine Linie festzulegen zur Orientierung und als Bezugssystem für die zukünftigen Aktivitäten. Möglicherweise leitet sich, je nach Sachverhalt, auch eine Vision des Zielzustandes ab. Natürlich müssen die Orientierungen gemäß dem Fortschreiten und den Zwischenergebnissen im Prozeß den Gegebenheiten angepaßt werden.
- Analog muß mit den unmittelbar Beteiligten, also den Kollegen und Mitarbeitern, die Kultur des gesamten Handlungssystems analysiert werden, für die man Verantwortung trägt: Was ist der gemeinsam empfundene Sinn des fraglichen Handlungssystems, was gibt es sonst an Gemeinsamkeiten, welches sind die Unterschiede in den Auffassungen, Werthaltungen Überzeugungen, welches sind die unausgesprochenen Visionen der anderen im Geschehen?
- Die Bestandsaufnahme wird weitergeführt im Hinblick auf unterstützende Systeme im Umfeld des gemeinsamen Handlungsraumes: Welches sind die Personen, Gruppen, Organisationen, die für das Handlungssystem von Bedeutung sind? Welcher Art sind die Beziehungen, welches sind die gegenseitigen Erwartungen? Welche Visionen und welche kulturellen Elemente (Wissen, Werthaltungen, Normen, Handlungsmuster) prägen die Systeme des Umfeldes?
Kennzeichen dieser Phase ist, daß die Zukunft als offen erlebt wird. Möglicherweise stellt sich auch der Eindruck des Chaotischen ein. In solchen Phasen, auch in Phasen der Turbulenz, entwickeln Visionen eine große motivierende Wirkung. Werden sie umgesetzt, können sie eine ungeheure Wirkung auf die Realität ausüben.
- Nun müssen beide Bestandsaufnahmen zusammengebracht werden: Eine neue, die bisherigen Überlegungen und Ergebnisse berücksichtigende Perspektive für das eigene Handlungssystem ist zu entwickeln. Da die Arbeit mit anderen zusammen gemacht wurde, ist die Wahrscheinlichkeit hoch, daß nun eine Handlungs- und Zielvorstellung entwickelt wurde, die gemeinsam getragen und umgesetzt wird. Eine eigens inszenierte ‚Motivierung‘ ist überflüssig, weil der Zug des dann hoffentlich attraktiven Ziels ausreichen dürfte, zu motivieren und Innovationsenergien freizusetzen.

4.5 Von der Planung zur Steuerung sozialer Systeme

Erfahrene Praktiker, die in sozialen Organisationen arbeiten, sprechen zunehmend vom *Mythos der Planbarkeit und Machbarkeit*, wenn es um Fragen der Koordination von Akteuren, Interessen, Zielen und Ressourcen innerhalb von sozialen Gruppen und Organisationen geht. Der Eigensinn der Subjekte ist allerorten deutlich spürbar; aber auch Gruppen und Organisationen entwickeln oft eine unvorhersehbare Eigendynamik und Eigenwelt, einen eigenen Code (Abb. 4.9).

Dieser Sachverhalt wird häufig mit dem Stichwort „informale Organisation" und „Mikropolitik" beschrieben. Sach- und Denkzwänge verschiedenster Art, auch oft ein gewisses *Besitzstandsdenken* führen zu Hindernissen, Widerständen und Abwehrreaktionen gegen „Neues".

<table>
<tr><td>

Artefakte:

Technologie
Kunst
Verhalten

</td><td>

beobachtbar und sichtbar,
aber nicht immer interpretierbar

↑

</td></tr>
<tr><td>

Werte und Normen:

Präferenzen für
Ziele und Zustände

</td><td>

Entdeckung benötigt höheres
Ausmaß an Bewußtheit/Aufmerksamkeit

↑

</td></tr>
<tr><td>

**Grundlegende Annah-
men über:**

Umwelt
Realität, Zeit und Raum
menschliche Wesen
menschliche Handlungen
menschliche Beziehungen

</td><td>

als selbstverständlich vorausgesetzt
unsichtbar
unbewußt

</td></tr>
</table>

Abb. 4.9.   Ebenen der Organisationskultur. (Nach Schein 1984, S. 4)

Um zu verstehen, was in Organisationen vor sich geht, was ‚tatsächlich'
abläuft (und wie), reicht eine Betrachtung der offenkundigen Bedeutungen und manifesten Inhalte nicht aus. Es bedarf des ‚Lesens zwischen
den Zellen'. Dieses Vorgehen entspricht weitgehend dem des ethnogra-
phischen Verstehens. ‚Ethnographie betreiben gleicht dem Versuch, ein
Manuskript zu lesen (im Sinne von ‚eine Lesart' entwickeln), das fremd-
artig, verblaßt, unvollständig, voll von Widersprüchen, fragwürdigen Verbesserungen und tendentiösen Kommentaren ist" (Geertz 1983, 15). Nur:
Es gibt den Grund für ein ‚richtiges' Verständnis nicht mehr, dafür u.U.
viele Gründe, Vorstellungen vom ‚richtigen Verstehen' zu boykottieren.
Man wird das ‚richtige' Verständnis kaum finden, und wenn man es fän-
de, wüßte man es nicht (Bardmann 1994, S. 413).

**Durch diese *invisiblen* Prozesse und Vorgänge „hinter den Kulissen
der Organisation" sensu Selvini-Palazzoli (1984) wird die Steuerung
des sozialen Systems Pflege zwischen *Planung* und *Evolution* zu einer der vorrangigsten Aufgaben des Pflegemanagements. Die herkömmliche Auffassung, daß Pflege rational geführt, gesteuert und
organisiert wird, reicht nicht aus, um der Komplexität der sozialen
zwischenmenschlichen Dimension gerecht zu werden.**

Aus diesem Grunde schlägt die moderne Organisations- und Managementforschung vor, durch eine eingehende Organisationskulturanalyse „das

‚Webmuster' samt den immer miterzeugten ‚Webfehlern' einer Organisationskultur herauszuarbeiten" (Bardmann 1994, S. 413).

> **Begreift man die Aufgabe des Pflegemanagements als Steuerung des sozialen Handlungssystems Pflege, so rücken Begriffe wie Entwicklung, Lernen, Verlernen, Integration von Bewahrung und Wandel ins Blickfeld, da Steuerung ganz grundsätzlich immer Antizipation und Weiterentwicklung bedeutet.**

Während im traditionellen Verständnis von „Organisation" die Strukturen im Vordergrund der Gestaltung, Lenkung und Führung standen, kann in der neueren systemorientierten Auffassung „Pflege" auch unter dem Gesichtspunkt eines selbstorganisierenden Systemes betrachtet werden, eine prozessuale Sicht, die insbesondere von Probst (1987) vertreten wird, basierend auf kontinuierlichen Prozessen der Gestaltung und Lenkung: „Komplexität, Selbstreferenz, Redundanz und Autonomie lassen erwarten, daß Organisationspläne und Strukturentwürfe sich nicht wie geplant verwirklichen lassen." Probst postuliert ein kontinuierliches Reflektieren, Experimentieren, Verändern und die Notwendigkeit, einen *positiven Lernkontext* zu schaffen, d. h. Grundlagen für „Lernen und Lernen zu lernen" sensu Bateson (1985/1964) zu legen.

Für diesen grundsätzlichen Denkrahmen für ein neues Pflegemanagement können folgende Theorieansätze als Bausteine hilfreich sein:

- Theorien zu biologischen autopoietischen Systemen (z.B. Maturana 1975; von Foerster 1985).
- Theorien zu soziologischen Systemen (z. B. Luhmann 1982, 1985; Willke 1987, 1992).
- Theorien zum evolutionären Management (z. B. Malik 1984; Probst 1987; Gomez 1975).
- Theorien pragmatischeren Umweltbezuges (z. B. Vester 1985).
- Theorien zu handlungstheoretisch definierten „Handlungssystemen" (z. B. Cranach et al. 1987).
- Ansätze aus der Problemlöseforschung (z. B. Dörner 1976).

Ein zentraler Begriff in all diesen theoretischen und paradigmatischen Konzepten ist der Begriff Entwicklung, der auch oft mit Evolution gleichgesetzt wird. Es geht hier um die wechselseitige Verschränkung von individueller und organisatorischer Entwicklung innerhalb fester, harter, ökonomischer Rahmenbedingungen, die nur durch einen umfassenden Reorganisationsprozeß, wie beispielsweise im Total-Quality-Management beschrieben, bewältigt werden können.

Probst (1987, S. 132) postuliert, daß verschiedene Maßnahmen, Handlungen, Bedingungen einen positiven Lernkontext schaffen können, beispielsweise:

- Integration verschiedener Ebenen und Elemente in Entscheidungsprozesse. Jeder hat einen Beitrag zu leisten, besitzt Fähigkeiten und Einsichten. (partizipatives Prinzip),
- Förderung multipler, unverfälschter und zuverlässiger Interaktionsprozesse (handlungsbezogen, sprachlich, artefaktisch) und Nutzung der entstehenden Potentiale,
- Kontinuierliches oder periodisches Überprüfen der Interaktionsprozesse und der Wahrnehmung der Prozesse,
- Offenheit und Toleranz gegenüber abweichenden Meinungen, Kritiken, Konflikten, Experimenten, Fehlern, Inkonsistenz, Mehrdeutigkeit,
- Einbringen neuer Perspektiven, Wege, Mittel, Verhaltensmöglichkeiten ...,
- Denken in Chancen und Möglichkeiten statt Gefahren und Mißerfolgen,
- Institutionalisierung von Frühwarnsystemen, periodischen Umwelt-, Organisations- und Werthaltungsanalysen, Austrittsgesprächen, Meinungsumfragen usw.

Entwicklung

Um der beschriebenen Komplexität des Arbeitsfeldes Pflege wirkungsvoll begegnen zu können, muß nach dieser paradigmatischen Sichtweise das Pflegemanagement eine Strategie entwickeln, die darin bestehen muß, *„einen ständigen Prozeß der Entwicklung* in Gang zu halten und zu steuern. Dieser Prozeß ist darauf gerichtet, die Lage immer wieder neu zu überdenken und neue Anpassungen zu vollziehen. Solche Entwicklungsprozesse entsprechen, auch wenn sie wesentlich unter dem Einfluß bewußter, menschlicher Maßnahmen und Eingriffe stehen, ihrer Struktur nach dem evolutionären Prozeß, wie er sich in der Natur seit Jahrmillionen vollzieht. Die Wissenschaft hat inzwischen über Evolutionsprozesse wesentliche Erkenntnisse gewonnen, und es darf erwartet werden, daß daraus wichtige, wahrscheinlich sogar entscheidende Lehren in der Unternehmung abgeleitet werden können. Die ‚Grundlogik von Evolutionsprozessen' besteht darin, das jeweils Erreichte auf kontrollierte Weise permanent in Frage zu stellen, um auf der Basis bewährter Ergebnisse den jeweils nächsten Anpassungschritt zu konzipieren" (Malik 1993, S. 156).

Eine entwicklungsbezogene Managementhaltung oder -auffassung, die Teilen des Systems (als Ganzes) in gewissem Rahmen Freiräume (Organisations- und Handlungsspielräume) zugesteht, steht vor der Frage der qualitativen Entwicklung des „Ganzen". Eine der Aufgaben des Pflegemanagements kann unter dieser Perspektive als bewußte entwicklungsbezogene Gestaltung des „Kontextes" definiert werden, der die drei Parameter Strategie, Struktur und Kultur analysiert, reflektiert und *harmonisch* aufeinander abstimmt. Die individuelle und kollektive Entwicklungsfähigkeit rückt ins Blickfeld und kennzeichnet erfolgreiche Organisationen.

Im Rahmen seines Lehrbuches zu „Organisation" schreibt Probst (1992, S. 489) aus dem Blickwinkel der Betriebswirtschaftslehre:

Wenn man Harmonie als die Ausgewogenheit der Interaktionen zwischen den Teilen eines Ganzen und die dadurch ermöglichte gemeinsame Ausrichtung der individuellen Werte und Handlungen auf ein und dasselbe Gesamtziel definiert, kann man Harmonie als einen wesentlichen Zweck des entwicklungsorientierten Managements bezeichnen.

Lenkung

„Während in der Natur Evolutionsprozesse in dem Sinne blind verlaufen, als es keinen vorgefaßten Plan oder ein Konzept für die neuentstehenden Zustände gibt, besteht im Management die Möglichkeit der Steuerung durch vorausschauende Konzepte, die vom *Ziel her* Koordinations- und Determinationswirkungen entfalten. Diese Konzepte können und müssen natürlich ihrerseits entwicklungsfähig sein" (Malik 1993, S. 157). Die Betonung liegt hier auf den Worten *vom Ziel her*, was für unser Thema *Pflegemanagement* im Zusammenhang mit einer ausformulierten Pflegephilosophie und einem Pflegeleitbild relevant ist.

Diese Autoren beschreiben, daß oft wirtschaftliche Rahmenbedingungen und „ökonomischer Druck als Waffe in der mikropolitischen Auseinandersetzung" instrumentalisiert wird (Ortmann et al. 1990, S. 499). Hier zeigt sich ein beträchtliches Qualifikationsdefizit der Führungskräfte hinsichtlich *mikropolitischer Qualifizierung*: „Führungskräfte sollten in der Lage sein, mikropolitische Konstellationen zu erkennen und mikropolitische Auseinandersetzungen zu moderieren" (S. 499).

In Abb. 4.10 werden die lenkbaren und nichtlenkbaren Faktoren und Indikatoren einer Problemsituation im operationalen Führungsbereich eines Krankenhauses dargestellt.

Gomez u. Probst (1987, S. 30) schlagen folgende Regeln zur Beurteilung der Lenkungsmaßnahmen vor:

- *Passe deine Lenkungseingriffe der Komplexität der Problemsituation an.*
- *Richte deine Maßnahmen auf die aktiven und kritischen Einflußgrößen aus.*
- *Vermeide unkontrollierte Entwicklungen mit Hilfe stabilisierender Rückkopplungen.*
- *Nutze die Eigendynamik und die Synergien der Problemsituation.*
- *Finde ein harmonisches Gleichgewicht zwischen Bewahren und Wandel.*
- *Fördere die Autonomie der kleinsten Einheit.*
- *Erhöhe mit jeder Problemlösung die Lern- und Entwicklungsfähigkeiten.*

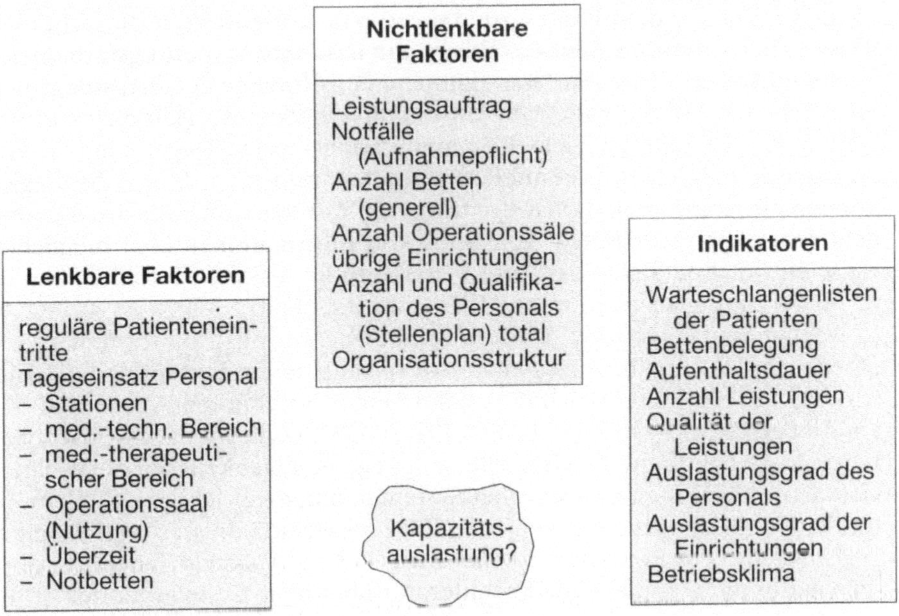

Nichtlenkbare
Faktoren

Leistungsauftrag
Notfälle
  (Aufnahmepflicht)
Anzahl Betten
  (generell)
Anzahl Operationssäle
übrige Einrichtungen
Anzahl und Qualifika-
  tion des Personals
  (Stellenplan) total
Organisationsstruktur

Lenkbare Faktoren

reguläre Patientenein-
tritte
Tageseinsatz Personal
– Stationen
– med.-techn. Bereich
– med.-therapeuti-
  scher Bereich
– Operationssaal
  (Nutzung)
– Überzeit
– Notbetten

Kapazitäts-
auslastung?

Indikatoren

Warteschlangenlisten
  der Patienten
Bettenbelegung
Aufenthaltsdauer
Anzahl Leistungen
Qualität der
  Leistungen
Auslastungsgrad des
  Personals
Auslastungsgrad der
  Einrichtungen
Betriebsklima

Abb. 4.10.   Lenkbare und nichtlenkbare Faktoren und Indikatoren einer Problemsituation im operationellen Führungsbereich eines Krankenhauses (modifiz. nach Ulrich u. Probst 1991, S. 188)

> Ziele, Wahrnehmungs- und Relevanzstrukturen etc. fallen allerdings in Organisationen nicht vom Himmel – und „Probleme" deshalb nicht wirklich wahllos in die garbage can. Sie sind präformiert durch organisationale Standards und Normen, durch Identifizierungen mit partiellen Organisationszielen, durch eine organisationale Denk- und Sprechweise – eine Organisationskultur – und sie sind gefiltert durch ein Raster mikropolitischer Interessen und Mittel, das die Chancen für Sachverhalte, zu anerkannten Problemen zu avancieren, ungleich verteilt (Ortmann et al. 1990, S. 374).

Steuerung

Eine durchdachte Gestaltung von Rahmenkonzepten und eines entwicklungsförderlichen Kontextes kann durch strategische Leitlinien zur organisationalen Einbindung der Mitarbeiter beitragen und durch bestimmte Einbindungsmuster handlungsmotivierende und identitätsfördernde Wirkung haben.

Vor dem Hintergrund der pluralisierten Vielfalt der Mitarbeiter sowie der komplexen und komplizierten Zusammenhänge zwischen Individuum, Gruppen und Arbeitsumwelt oder Rahmenbedingungen zeigt sich, daß herkömmliche, traditionelle „exakte" Planungsstrategien nicht mehr greifen.

Heute geht es vor dem Hintergrund einer systemorientierten Betrachtungsweise sozialer Systeme, hier der Pflege, um indirekte Steuerungsformen von Kommunikationsprozessen, was „immer einen Vorgang der Erfassung, Verarbeitung und Weitergabe von *Information* bedeutet" (Ulrich u. Probst 1991, S. 82). Es geht um Ziele, Kommunikationsmuster, Regeln und die verschiedenen möglichen potentiellen Vernetzungsformen. Durch Strategien können die Kommunikationswege festgelegt werden. „Im Falle des Steuerns geht es um die rechtzeitige Aufnahme von Informationen über möglicherweise eintretende Störungen, ihre Verarbeitung zu ‚Steuerbefehlen' und ihre Weiterleitung an ausführende Elemente" (s. oben).

Nach diesen genannten Autoren heißt *Steuerung* abstrakt formuliert: „Steuerung ist eine informationelle Anweisung an ein System und die Einwirkung auf ein System, damit es sich in einer bestimmten Art verhält und ein Ziel erreicht." (Ulrich u. Probst 1991, S. 79). In dieser paradigmatischen Perspektive bekommt die Umstellung des eigenen Denkens auf die Nichttrivialität von Personen und sozialen Systemen einen gewichtigen Stellenwert für die Neuorientierung des eigenen Führungsverständnisses (vgl. Wimmer 1992, S. 153). Zur Problematik einer *Intervention in soziale Systeme* verweisen wir auf die grundlegende Fachliteratur über neue Systemtheorien.

Die Ausgangslage für Interventionen in komplexe, selbstreferentielle Systeme ist dadurch gekennzeichnet, daß sich zwei verschiedene, nicht triviale komplexe Systeme gegenüberstehen. Ganz im Gegensatz zu herkömmlichen Vorstellungen von Intervention bedeutet dies, daß jede externe Intervention darauf angewiesen ist, sich als Ereignis im Bereich der möglichen Perzeptionen des intervenierten Systems darzustellen und als Information in die operativen Kreisläufe dieses Systems eingeschleust zu werden. Wie diese Informationen sich auswirken, hängt demnach in erster Linie nicht von den Absichten der Intervention, sondern von der Operationsweise und den Regeln der Selbststeuerung des Systems ab, in das interveniert werden soll. Damit ist jede direkte Verhaltenslenkung nach dem Muster der Lenkung trivialer Maschinen ausgeschlossen (Willke 1992, S. 36).

Tabelle 4.3.   Gegenseitige Erwartungshaltungen. (Probst 1993)

Was vom Mitarbeiter erwartet wird	Was vom Manager, von der Organisation und vom Unternehmen erwartet wird
• Initiativ- und Innovativdenken • Selbstkritik, Bereitschaft zur Infragestellung • Bereitschaft zur persönlichen Entwicklung in Hinblick auf die Entwicklung des Unternehmens • Offenheit gegenüber Veränderungen und Instabilität • Neue Standpunkte • Streben nach einem bestimmten Ideal	• Schaffung von entwicklungsförderlichen Kontexten • Konstruktive Konfliktbewältigung • Vernetztes Denken • Einbeziehen der Kunden, Mitarbeiter etc. in das Ganze • Delinieren klarer Leitlinien • Freiräume, Autonomie und Flexibilität in bezug auf letztere

Im vorliegenden Text folgen wir Lotmar u. Tondeur (1991, S. 26), die unter
der Überschrift „Führen im Zeichen der Komplexität" folgendes schreiben:

Führen heißt heute: in vernetzten Bezügen bewußt handeln.

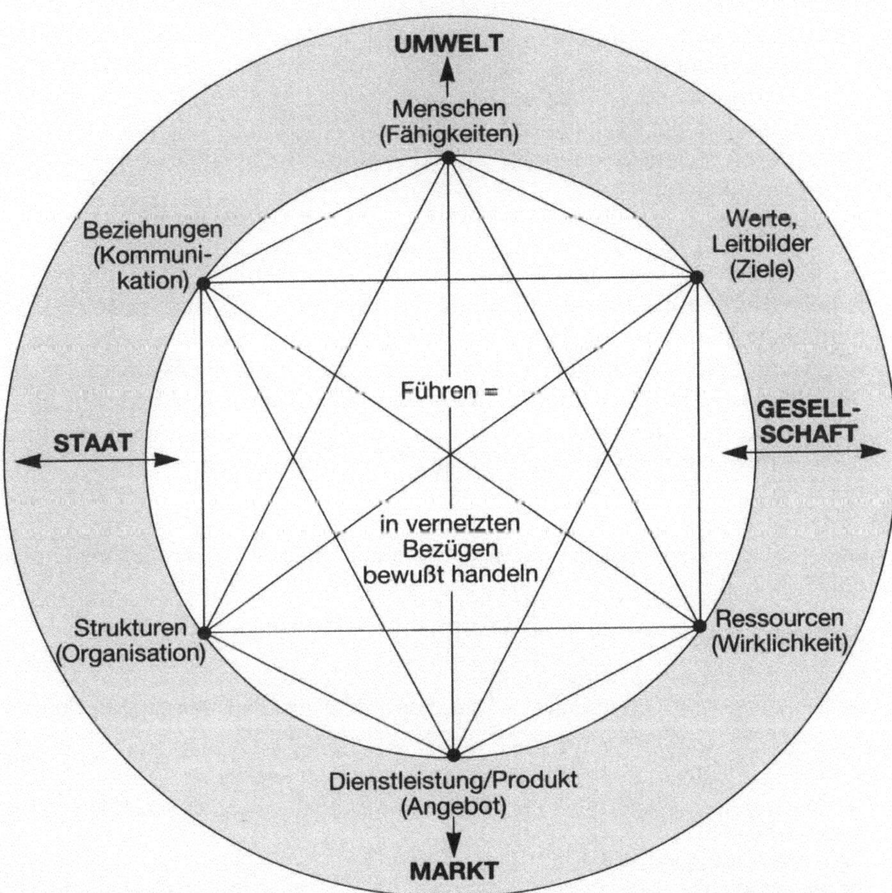

Abb. 4.11. Die sechs Aspekte des Führens in einer leistungsgerichteten Organisation.
(Nach Lotmar u. Tondeur 1991, S. 209)

In Abb. 4.11 wird ein Führungsmodell vorgestellt, das für das Thema Pflege-
gemanagement im Wandel wesentliche Denkanregungen und Gestaltungsoptionen liefern kann.

Abschließend soll eine Definition von Leitung und Führung im Pflegebereich zur Diskussion gestellt werden, die ein ganzheitliches Pflegemanagement unterschiedlicher systemischer Perspektive postuliert:

> Unter Pflegemanagement, d. h. unter Leitung und Führung im Pflegebereich, verstehen wir alle Maßnahmen des Gestaltens, Lenkens und der Entwicklung einer modernen Pflegephilosophie vor dem Hintergrund und unter den Rahmenbedingungen des medizinisch-sozialen Versorgungsauftrages unter effizienten und wirtschaftlichen Kriterien: Die Hinwendung zum Menschen steht im Mittelpunkt der Pflege. Leitziel ist eine umfassende Patientenorientierung und Gesundheitsförderung, die Patientenpartizipation einschließt. Es geht dabei um ein Management von Netzwerken der operativen, strategischen und normativen Führung und einer Harmonisation zwischen administrativem, pflegerischem und ärztlichem Bereich hinsichtlich einer humanen und optimalen Versorgung des Patienten, es geht um die Abstimmung von Pflegeleitbild, Klinikleitbild und Technikleitbild.

Eine patientenorientierte ganzheitliche Pflege bedarf deshalb eines ganzheitlichen Denkens und Handelns aus einer systemischen Perspektive. Systemische „Pflegemanager" erkennen an, daß sie das Problem Pflege nicht nur durch ein eindimensionales linear-kausales „Fenster" sehen dürfen, sondern denken in Mustern und Kreisläufen, in Netzwerken, und nicht in kurzfristigen Einzelschritten und isolierten Problemlösungen.

Eigenschaften und Verhaltensweisen systemorientierter Führungskräfte (Probst 1991, S. 333)

Systemische Manager

- denken zielorientiert und in großen Zügen,
- problematisieren ihre Umwelt,
- denken vernetzt und in Kreisläufen,
- anerkennen die Komplexität einer Situation in ihren Instrumenten und Handlungen,
- haben einen ausgeprägten Sinn für Analyse und Synthese,
- achten die Unbestimmtheit komplexer Systeme in ihrem zukunftsgerichteten Denken und Handeln,
- folgen einem evolutionären Verständnis der Entstehung von Ordnung in sozialen Systemen,
- nutzen die Eigendynamik und die Eigenschaften des Systems,
- wählen gemäß dem vorliegenden Problemtyp die entsprechende Methodik und Modellierung,
- beachten die Lenkungsebene, auf der es einzugreifen gilt,
- fördern ständig die Lern- und Entwicklungsfähigkeit „ihrer" Systeme,
- streben nach flexiblen, lebensfähigen Systemen,
- fördern das Lernen zu lernen.

Grundlage für eine prospektive Arbeitsgestaltung

Vor dem Hintergrund dieser systemorientierten Perspektive muß eine kulturelle Landkarte des Pflegemanagements entwickelt werden, die als Grundlage für eine prospektive Gestaltung der Arbeit Pflege benutzt werden kann. Dies kann als iterativer Prozeß erfolgen. Seine grundsätzlichen Fragestellungen sind in Abb. 4.12 vereinfacht dargestellt; sie sollen zu einer weiteren Ausarbeitung anregen.

Zunächst kann man sich natürlich fragen, welche Ziele prospektive Gestaltung verfolgen soll. In Anlehnung an Münch (1994) haben wir diese Fragestellungen modifiziert. Sie sollen dazu dienen, einen schematischen Überblick über das breite, komplexe Thema Pflegemanagement anzubahnen:

1. Zukunftsanalyse und Prognose der Anforderungen im betrachteten Tätigkeitsfeld *(Wohin geht die Entwicklung?)*
Input: Pflegeziel, Pflegepolitik vor dem Hintergrund von Krankenhausziel, Krankenhauspolitik, ambulanten Versorgungsstrukturen.
Input: Vier Subkulturen: Patientenkultur, Pflegekultur, Arztkultur, Verwaltungskultur.

- Was bedeutet das für die Arbeits- und Organisationsgestaltung?
- Was bedeutet das für die Personalentwicklung?
- Was bedeutet das für Bildungs- und Qualifikationsprozesse?
- Was bedeutet diese Entwicklung für das Pflegemanagement?
- Was bedeutet diese Entwicklung für den einzelnen Mitarbeiter?

2. Bestandsaufnahme *(Wo stehen wir heute?)*
- Welche Probleme haben wir derzeit?
- Tun wir die richtigen Dinge?
- Tun wir die Dinge richtig?
- Wie entstanden diese Probleme? (Entwicklungslinien aus der Vergangenheit)
- Wie gehen wir mit diesem Organisationswissen und Organisationsgedächtnis um?
- Wo stehen wir heute in den relevanten Themen?

3. Zielformulierung *(Wo wollen wir hin?)*
Visualisierung und Konkretisierung der Erfolgsvision (= Erfolgszustand)
- Was ist dann anders an unserer Arbeitssituation?
- Welche Aufgaben bearbeiten wir dann?
- Wie verändert sich dann meine Rolle?
- Wie arbeiten wir dann miteinander?
- Wie reden wir dann miteinander?
(Kommunikationskultur)

4. Kraftfeldanalyse *(Welche Widerstände müssen wir überwinden?)*
- Was hemmt die Realisierung einer optimalen Lösung?
- Wo liegen die Ursachen dafür?
- Was ist für uns das Gute an der bisherigen Situation? (= subjektive Gewinne)
- Wie, durch welches Verhalten sabotieren wir uns?
- Was sind wir bereit „aufzugeben", d. h. als Preis für die gewünschten Veränderungen zu zahlen?
- Welche Faktoren fördern die Realisierung der optimalen Situation?
- Wie können diese verstärkt werden?

5. Maßnahmenplanung *(Was muß (noch) getan werden?)*
Differenzenbildung: (Bildungsbedarf konkretisieren und eingrenzen:)
- Welche konkreten Aufgaben/Probleme müssen mit welchen beobachtbaren Ergebnissen gelöst werden?
- Welche Maßnahmen müssen im einzelnen ergriffen werden?
- Wer ist bis wann und mit wem verantwortlich für welche Maßnahmen und welche Ergebnisse?

Weiterführende Literatur

Bleicher K (1991, 1981) Organisation. Strategien, Strukturen, Kulturen. Gabler, Wiesbaden

Bleicher K (1994) Normatives Management. Politik, Verfassung und Philosophie des Unternehmens. Campus, Frankfurt am Main

Borsi GM (1994) Das Krankenhaus als Miniaturgesellschaft. Das Konzept der Organisationskultur als „root metaphor" zwischen Pflegequalität und Pflegeleistung. Pflege-Zeitschrift, Beilage Mai 1994. Kohlhammer, Stuttgart

Borsi GM (1995) Handlungsketten – Machtketten. Neue Anforderungen an das Pflegemanagement. Pflege – Die wissenschaftliche Zeitschrift für Pflegeberufe, Bd. 8. 1995, Heft 1, Huber, Bern

Fisch R, Boos M (Hrsg.) (1990) Vom Umgang mit Komplexität in Organisationen. Konzepte – Fallbeispiele – Strategien. Konstanzer Beiträge zur sozialwissenschaftlichen Forschung, Bd. 5. Universitäts-Verlag, Konstanz

Klimecki, R.; Probst, G.; Eberl, P. (1994): Entwicklungsorientiertes Management. Schäffer-Poeschel Verlag, Stuttgart

Münch, J. (1994): Personalentwicklung als Strategie moderner Unternehmensführung. Grundlegung und Einführung. Studienbrief (Baustein I) für das postgraduale Studium Personalentwicklung an der Technischen Universität Chemnitz-Zwickau. (Hrsg.): Technische Universität Chemnitz-Zwickau.

Malik F (1993) Systemisches Management, Evolution, Selbstorganisation. Grundprobleme, Funktionsmechanismen und Lösungsansätze für komplexe Systeme. Paul Haupt, Bern

Ortmann, G. (1995): Formen der Produktion. Organisation und Rekursivität. Westdeutscher Verlag, Opladen

Sandner, K. (Hrsg.) (1992): Politische Prozesse in Unternehmen. Physica-Verlag, Heidelberg

Wunderer R (1993) Führung und Zusammenarbeit. Beiträge zu einer Führungslehre. Schäffer-Poeschel, Stuttgart

5 Gesundheitsförderliche Arbeitsgestaltung

Aus sozialwissenschaftlicher Perspektive ist die Organisation der Pflege ein Ergebnis sozialer Konstellationen und politischer Entscheidungsprozesse, das vor dem Hintergrund der Systemdynamik des Krankenhauses und des übergeordneten Gesundheitssystems gesehen und analysiert werden muß. Dabei geht es vor allem um die Art und Weise, wie institutionelle Strukturen, unterschiedliche Subgruppen und systemische Akteure, Interessenkollisionen, Ziel- und Konfliktfelder definiert, bestimmt oder idealiter ausgehandelt werden. Es geht weiter darum, wie individuelle Wünsche, Bedürfnisse und Ziele der Mitarbeiter mit den Zielen, Rahmenbedingungen und ökonomischen Grenzen der Organisation vereinbart oder amalgamiert werden können. Der „Subjektivität" des Menschen in komplex vernetzten hochtechnisierten Behandlungsketten innerhalb der Systemdynamik „moderner" Behandlungsformen kommt eine neue Bedeutung zu.

Ethische Vorstellungen und Ziele wie Patientenorientierung und Gesundheitsförderung können als Handlungsvorstellungen der Systemmitglieder des Organisationssystems „Pflege" fungieren sowie als Leitbilder für die Organisationsgestaltung dienen. Umgekehrt können sie aber auch nach dem oben beschriebenen sozialkonstruktivistischen Paradigma durch „äußere" Strukturen und durch den Inhalt organisatorischer Prozesse *mit*entstehen. Auf diese Weise entwickeln sich „soziale Tatsachen" und die berühmten Sachzwänge:

Es ist unbestreitbar, daß Organisationsentscheidungen sowohl im laufenden Arbeitsprozeß wie auch auf der Ebene von Meta-Entscheidungen in starkem Maße von „harten" Fakten (Profitinteressen, rechtlichen Rahmenbedingungen, Zeitbeschränkungen, vorhandenen Technologien, Herrschaftsinteressen usw.) bestimmt werden. Aber auch diese „Fakten" sind sozial definierte, akzeptierte und nur zeitweise ertragene Tatbestände, jedenfalls keine unverrückbaren „Naturgegenstände". Es gibt historische „Kippunkte", an denen plötzlich auch allerhärteste Herrschaftsfakten durch Massenprotest hinweggefegt werden. Gründen und Mechanismen ihres Wirkens können wir hier nicht nachgehen. Jedenfalls gilt es, die organisationstheoretische Erkenntnis in Erinnerung zu behalten, daß nicht nur die Organisationsmitglieder von der Organisation geprägt und gesteuert werden, sondern daß sie auch umgekehrt deren Strukturen handelnd mitdefinieren und mittragen (Girschner 1990, S. 169).

Ziel des vorliegenden Textes ist es, die Bedeutung *des aktiven handelnden Mitarbeiters* einer Organisation für die Mit-Definition und Mit-Verantwortung, auch für den „Umbau" der Berufskonstruktion Pflege herauszuarbeiten. Dieser Umbau hat natürlich eine weitreichende Veränderung von Managementaufgaben zur Folge. Arbeits- und Organisationsgestaltung des Systems Pflege, eine *Transformation der Pflege*, ist deshalb eine Frage der breiten Bewußtmachung, die Aufklärung und Verantwortungsethik auf allen Ebenen von Problemlösungsaktivitäten und Gestaltungsmaßnahmen umfaßt.

Zusammenfassende Bestimmung eines Begriffes der Arbeitsorganisation:

> Die Arbeitsorganisation legt die arbeitsteilige Gliederung von Arbeitsaufgaben und ihre Bestimmung als ausführende, planende, kontrollierende oder steuernde Tätigkeit ebenso fest wie die Grundsätze und Methoden für das räumliche und zeitliche Ineinandergreifen von Arbeitsaufgaben, ihre Zusammenschaltung mit technischen Mitteln und Arbeitsgegenständen sowie die Zuordnung der Organisationsmitglieder und die Formen ihrer Zusammenarbeit. In einem solchen outputorientierten zielgerichteten sozialen System ist die Arbeitsrolle die kleinste strukturelle Einheit. Sie ist von den individuellen Eigenschaften der Organisationsmitglieder, die sie übernehmen, relativ unabhängig.
>
> Eine je spezifische Arbeitsorganisation definiert wesentlich Art und Umfang der je zu erledigenden Aufgaben, d. h. den Arbeitsinhalt sowie die abgeforderte Arbeitsleistung. Die körperliche und seelische Erträglichkeit der Arbeit, Qualifikationsanforderungen und Lernmöglichkeiten, Kommunikations- und Einflußchancen sowie die persönlichen Entfaltungsmöglichkeiten der Organisationsmitglieder und erlebbare übergreifende Sinnbezüge der Arbeit hängen ganz wesentlich von konkreten arbeitsorganisatorischen Bedingungen ab (Girschner 1990, S. 53).

Hier geht es vorrangig um die Arbeitsorganisation *Pflege* und deren *Management*. Handlungsketten in der Behandlung und Pflege kranker Menschen können als „verdichtetes" Interaktionsfeld analysiert und interpretiert werden. Die Koordination und Kooperation dieser individuellen Beiträge der Systemmitglieder zur „Zielerreichung" der Organisation sind in ein hochkomplexes Netz von miteinander verflochtenen Prozessen, Ziel- und Glaubensvorstellungen, individuellen und kollektiven Motiven eingebettet. Insbesondere neue Anforderungen der Mitarbeiter an die Arbeit und an die „Organisation" werden dabei sichtbar. Neuere Untersuchungen und Ergebnisse zur Arbeitszufriedenheitsforschung und zum durch den sog. Wertewandel mitbedingt gestiegenen Anspruchsniveau an die Arbeit beschreiben folgende Erfahrungen, Mitarbeiterbedürfnisse und -wünsche, die als besonders positiv bewertet wurden:

- *Thematisierungsmöglichkeit als problematisch erlebter Sachverhalt, Einbringen persönlicher Erfahrungen;*

- *Zwanglosigkeit der Kommunikationssituation und teamförmiges, kreatives Problemlösungshandeln; mit seinen Ideen ernst genommen und an Überlegungen und Entscheidungen beteiligt werden sowie Menschlichkeit (womit sich kennenlernen, sich verstehen, offen miteinander reden, sachbezogen – freundlich miteinander umgehen und Anerkennung gemeint war).*
- *Einen hohen Stellenwert genoß auch die Möglichkeit, an übergreifenden Problemen mitdenken und sie durchschauen zu können, das heißt mehr Durchblick und Überblick über das Organisationsgeschehen zu erhalten. ... Die Organisationsstrukturen sind hinter den Bedürfnisentwicklungen zurückgeblieben* (Girschner 1990, S. 211).

Die Personalwirtschaftslehre innerhalb der Betriebswirtschaft spricht von einer veränderten Personallandschaft, die wahrgenommen und reflektiert werden muß, um dann differenziert darauf einzugehen. Menschen haben heute veränderte Bedürfnisse, Interessen, Ansprüche und Werte, die sie auch in der Arbeit verwirklichen wollen (Abb. 5.1).

Innerhalb der oben genannten ökologischen Konzeption zur Gesundheitsförderung in der gesamten Lebens- und Arbeitswelt der Menschen wurde von der Weltgesundheitsorganisation (WHO 1985) eine „Neubestim-

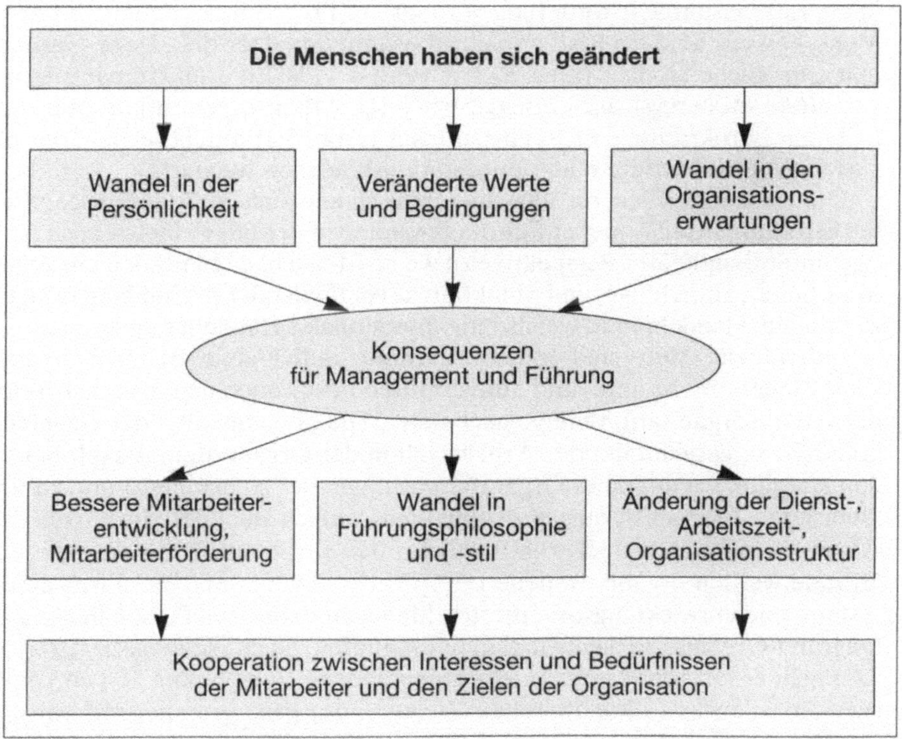

Abb. 5.1. Soziale Veränderungen und deren Auswirkungen. (Nach Decker 1992, S. 241)

mung der gesundheitspolitischen Konzepte" für die Industrienationen empfohlen. Für die Pflege bedeutet dies, individuelle und organisationale Ressourcen der Gesundheitsförderung im *Betrieb Pflege* aufzufinden und durch
ein effizientes Pflegemanagement umzusetzen.

> Die Förderung personaler und sozialer Ressourcen zur Stärkung der
> Fähigkeit der Lebensbewältigung bedeutet, allen Menschen ein höheres
> Maß an Selbstbestimmung über ihre Lebensumstände und die Umwelt
> zu ermöglichen und sie damit auch zur Stärkung ihrer Gesundheit zu be-
> fähigen. Um ein umfassendes körperliches, seelisches und soziales
> Wohlbefinden zu erlangen, ist es notwendig, daß Menschen ihre Bedürf-
> nisse befriedigen, ihre Wünsche und Hoffnungen wahrnehmen und ver-
> wirklichen sowie mit ihrer Umwelt produktiv umgehen und sie verändern
> können (Antonovsky 1987, zit. nach Hurrelmann 1991, S. 179).

Es geht dabei vor allem um die Frage, „wie und mit welchen Mitteln das vorhandene Gesundheitspotential von Menschen durch strukturelle und politische Initiativen und durch persönliche Unterstützung gefördert werden
kann. (...) Gesundheitsförderung wird als ein Prozeß beschrieben, der allen
Menschen ein höheres Maß an Selbstbestimmung über die eigene Gesundheit ermöglichen soll ..." (Laaser et al. 1993, S. 177). Eine auf Humanisierung
gerichtete Steuerung der „Pflege" bzw. der Arbeitsorganisation muß deshalb den bürokratischen Circulus vitiosus (Abb. 5.2) durchbrechen, der oft
als Motivationsbarriere und Identifikationshindernis fungiert.

Die herkömmlichen, oft stark hierarchisch und auch autoritär ausgebildeten Strukturen traditioneller Führungssysteme in der Pflege bieten nach heutiger interdisziplinärer Perspektive zu wenig Möglichkeiten für den einzelnen
Mitarbeiter, Handlungs- und Sinnkontext vereinen oder in Einklang bringen
zu können: Handeln muß gleichzeitig intentionales Handeln sein können.

Individuelle Sinn- und Motivstrukturen, individuelle Bedürfnisse und
Ziele stehen oft „fremd" und „unvermittelt" der rationalen Zweckstruktur
der Arbeitsorganisation Pflege gegenüber. Die „Lebenswelt" des einzelnen
kollidiert so gesehen mit der Arbeitswelt in der Organisation. Es gilt heute,
den *Handlungsraum* eines Organisationsmitgliedes zu erweitern und zu fle-
xibilisieren. Humanisierungsprinzipien müssen sich an den Bedürfnissen der
Akteure orientieren und grundsätzlich offen-prozessual sein. Aus diesem
Grunde werden organisationelle Lernprozesse interessant, die durch einen
system- und entwicklungsorientierten Managementprozeß Personalentwicklung und Organisationsentwicklung verknüpfen. Nach Neuberger (1991, S.
239) geht es um „das Lernen von Lernen und die Versöhnung von persönlichen, sozialen und ökonomischen Zielen", also ganz grundlegend um das
Problemlöseverhalten von Menschen in Organisationen.

In organisationssoziologischer Sichtweise wird dabei ein erweiterter Humanisierungsbegriff zugrunde gelegt. Nach Girschner fungieren „Reflexion und Diskurs als praktisches Gelenk zwischen Arbeit, Organisation und Gesellschaft ... Reflexion beinhaltet unter anderem die Herstellung vorausschauender Bezüge und das Durchspielen möglicher Wechselwirkungen ... Reflexion wird erst dann fruchtbar, wenn sie mit einem Diskurs verbunden wird" (Girschner 1990, S. 176).

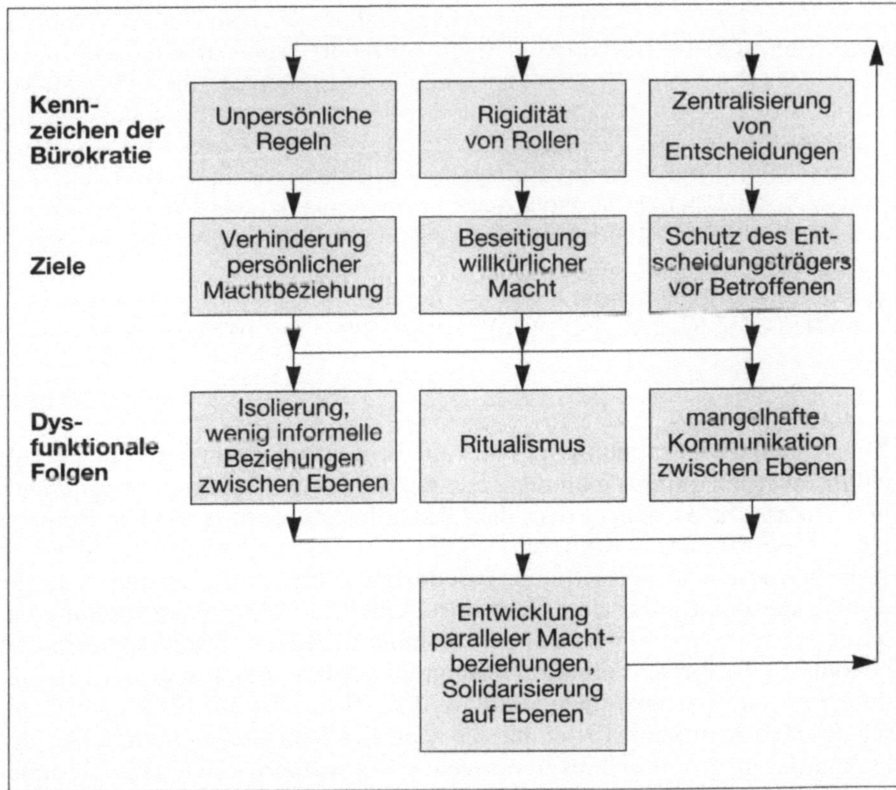

Abb. 5.2   Der Croziersche Bürokratische Circulus Vitiosus. (Nach Türk 1978, S. 120)

Ein solcher sozialer Diskurs muß aber die materielle (stoffliche) Wirklichkeit und deren oft harte Rahmenbedingungen einbeziehen, aber nicht in „ewigen Teamgesprächen" in Luftschlössern herumphantasieren. Es ist hervorzuheben, daß in dieser Auffassung Reflexion nicht gleichzeitig mit Innovation oder Kreativität verbunden wird, sondern:

> Reflexion wird erst dann fruchtbar, wenn sie mit einem Diskurs verbunden wird. … Die Unterscheidung von Reflexion und Diskurs ist aber nicht nur analytisch interessant, sondern hat auch theoretische und praktische Bedeutung. Der Diskursbegriff hebt Elemente hervor, die im Reflexionsbegriff nicht enthalten sind. Er bezeichnet eine handlungsentlastete Form zwangloser Verständigungsprozesse, in denen kooperativ nach Wahrheit und verallgemeinerungsfähigen Interessen gesucht wird und ethische Normen ausgebildet werden. Es wird Konsens gesucht, aber das Ergebnis kann nach unserem Verständnis auch Dissens sein, der in Balance- und Kompromißformeln immer je neu austariert wird. Die Unterscheidung von Reflexion und Diskurs ist auch deswegen zweckmäßig, weil beispielsweise einzelne Organisationsmitglieder Ergebnisse ihrer individuellen Reflexionsbemühungen anschließend in der Gesamtorganisation zur Diskussion stellen, oder einzelne Subsysteme ihrer Reflexionsergebnisse anschließend mit anderen Subsystemen diskutieren und darüber Meinungs- und Willenbildungsprozesse in Gang gesetzt werden. Reflexions- und Diskurselemente können also zeitlich auseinandergezogen, auf verschiedene Rollen verteilt werden und in unterschiedlichen Situationstypen stattfinden. So gesehen ist der Diskurs eine Form der Verarbeitung von Reflexion. Beides gehört zusammen (Girschner 1990, S. 177).

Ein sozialer Diskurs muß auch über die Arbeitsbedingungen in der Pflege geführt werden, nimmt man die Ziele der WHO im Programm *gesundheitsförderndes Krankenhaus* ernst, die Gesundheitsförderung für alle Beteiligten und Betroffenen postulieren.

Reflektiert man diese (neuen) Bedürfnisse und Anforderungen an die Arbeit, die oben unter dem Stichwort Arbeitszufriedenheitsforschung beschrieben wurden und insbesondere kommunikative Wünsche betreffen, so bekommt „die fortschreitende Ausdünnung zwischenmenschlicher Interaktionschancen" (Feuerstein u. Badura 1991, S. 2), die in der sozialwissenschaftlichen Krankheitsforschung als zentrales Schlüsselproblem fehlender Humanität im Krankenhaus herausgearbeitet wurden, einen ganz besonderen Stellenwert in der Analyse zur entwicklungsförderlichen, gesundheitsfördernden Arbeitsgestaltung Pflege. Die resignativ verschränkte Beziehungslosigkeit zwischen allen Beteiligten und Betroffenen, das Auseinanderdriften von Interessen, Zielen, Ressourcen kann als Ausdruck des Entfremdungsgrades gewertet werden, der oft zu Berufsflucht und innerer Kündigung o. ä. führt. Es gilt deshalb die Diskrepanzen zwischen individuellen Bedürfnissen, Zielen und Wünschen, den „Sinn-Bedürfnissen" und den organisatorischen Strukturen, dem „stahlharten Gehäuse", den organisatorischen Zielen, zu verringern.

Entfremdung kommt nicht nur in (kapitalistischen) Produktionszusammenhängen vor, sondern ist nach Girschner (1990, S. 158) als ein grundlegender „Prozeß der Zerstörung vernünftiger Beziehungen in allen Arbeitsorganisationen" zu sehen. Der moderne Mensch möchte nicht „in partialisierter Weise", sondern als „ganzer" Mensch, in und mit seiner Lebenswelt in organisierter Arbeit tätig sein. Girschner (1990, S. 159) faßt das „Entfremdungsproblem ... organisationstheoretisch als Problem einer Neukonstituierung der Beziehung von Mensch und Organisation durch Umstrukturierung der Steuerungssysteme und Institutionalisierung der Reflexion." Dieses Entfremdungsproblem kann durch eine differenzierte Personal- und Organisationsentwicklung sowie eine darauf abgestimmte Arbeitsgestaltung minimiert werden.

> **Ausgangspunkt und Zielsetzung für Gestaltungsmaßnahmen durch das Pflegemanagement kann dabei eine verantwortungsethisch fundierte Rationalität im Handeln sein, die den Sinn von Arbeit als „Entwerfen von Welt" interpretiert. Dies bedeutet eine diskursive Auseinandersetzung mit den individuellen und gesellschaftlichen Bedürfnissen und Problemlagen.**

Die Bedürfnisse der *pluralisierten Mitarbeiter* erfahren dadurch eine beträchtliche Aufwertung und Anerkennung, für das Wohlbefinden im Beruf so wichtig ist; in dienenden Berufen aber oft vergessen wird.

„Für die meisten Menschen sind die Lebenschancen und Lebensperspektiven nicht nur deshalb wesentlich mit Arbeit verbunden, weil Arbeit die Grundlage der Bereitstellung reproduktionsnotwendiger Güter und Mittel zum Lohnerwerb ist. In und durch Arbeit vermittelt sich gleichzeitig für den Menschen zu einem großen Teil die Welt seiner Erfahrung. Der Mensch konstituiert sich in der Arbeit selbst als Subjekt eben dieser Erfahrung. Arbeit fördert, stabilisiert oder beeinträchtigt je nach Typ und Inhalt der Tätigkeit, Prozesse der Identitätsentwicklung. Sie fördert oder beeinträchtigt damit die Autonomie der Persönlichkeit, restringiert Erfahrungswelten oder eröffnet Möglichkeiten der Transzendierung je gegebener Strukturen auf prinzipiell offene Horizonte des Möglichen hin. Die je gegebene Arbeit entscheidet so mit über eingeengte Zielperspektiven der handelnden Subjekte oder aber Möglichkeiten diskursiv vermittelter individueller Sinnentwürfe" (Girschner 1990, S. 29).

Diese Möglichkeiten sind im praktischen Alltag von Pflegenden meist kraß beschnitten. Zu den Aufgaben des Pflegemanagements gehört es deshalb Rahmenstrukturen („Umwelten") zu schaffen, die Sinn-Erfahrung und Sinn-Entwicklung zulassen, was aber etwas ganz anderes meint als die vielbesprochene sog. „Selbstverwirklichung".

> Die Ausdünnung zwischenmenschlicher Verständigungsmaßnahmen im Krankenhaus bedeutet für die Beteiligten mehr als einen Verlust an Zufriedenheitspotentialen, mehr als einen Verzicht auf Ablenkung in der Arbeit oder von der Krankheit. Der Mangel an Zeit für den Patienten verweist besonders im Bereich der Pflege auf die Intensität der zu leistenden Arbeit. Darüber hinaus ist er auch Ausdruck ihres Entfremdungsgrades. Den Beschäftigten entgeht eine qualitativ wichtige Dimension ihres Berufes. Pflegearbeit, im Extrem reduziert auf die Vorbereitung von Geräten und Apparaten für den Patienten und die Vorbereitung von Patienten für ihren Kontakt mit apparativ unterstützter Diagnostik und Therapie, steht im Spannungsverhältnis von funktionaler Orientierung und hilfloser Konfrontation mit Leid. Die Dominanz des funktionalen Imperativs, die zwanghafte Abwehr der Deutungs- und Zuwendungsbedürfnisse von Patienten im interaktiven Setting moderner Kliniken, das wechselseitige Verständnis/Unverständnis des Verhaltens, steigert die psychische Belastung in einer ohnehin schon belastenden Arbeitssituation (Feuerstein u. Badura 1991, S. 9).

Zu den Aufgaben des Pflegemanagements gehört deshalb eine umfassende, *reflektierte Personalpflege*, die möglichst präventiv allen Mitarbeitern im Pflegedienst durch gezielte Arbeits- und Organisationsgestaltung, so durch Maßnahmen betrieblicher Gesundheitsförderung, hilft, in ihrer Arbeit zufrieden zu sein und zu bleiben, sich mit der jeweiligen Arbeit und Organisation identifizieren zu können, letzten Endes gesund und leistungsfähig zu bleiben.

Unter dieser Überlegung sind Arbeitsplätze in der Pflege so zu gestalten, daß gesundheitsschädigende Einflüsse möglichst ausgeschaltet bzw. minimiert werden. Individuelle Ressourcen müssen durch organisationale Ressourcen ergänzt oder verstärkt werden. Diese organisationalen Ressourcen sind „situative Bedingungen mit protektivem, d. h. gesundheitsschützendem Charakter, in denen sich in der handelnden Auseinandersetzung des Individuums mit ‚Möglichkeitsräumen‘ individuelle Fähigkeiten (innere Ressourcen) entwickeln und verändern. Als situative bzw. organisationale Ressourcen werden in der Arbeits- und Organisationspsychologie vor allem *Situationskontrolle* (Tätigkeits- und Entscheidungsspielräume) und *soziale Unterstützung* (‚social support‘) behandelt" (Udris et al. 1992, S. 15). Gesundheitsförderung in der Arbeitswelt Pflege kann und muß deshalb an den Arbeitsbedingungen ansetzen, die das seelische und körperliche Befinden der Mitarbeiter beeinflussen und sich auf Arbeitsmotivation und Arbeitszufriedenheit auswirken, was mit dem Begriff „Personalpflege" umschrieben wird.

Unter der oben beschriebenen systemischen Betrachtungsweise können hier gesundheitsförderliche Gestaltungsoptionen durch eine *geplante* Arbeits- und Organisationsentwicklung bereitgestellt werden, wie Feuerstein u. Badura (1991, S. 109) herausstellen:

- *Bekämpfung von Unter- oder Überforderung,*
- *Verbesserung zwischenmenschlicher Prozesse und Beziehungen,*
- *Erweiterung des Handlungsspielraums,*
- *Erweiterung der Aufgabenvielfalt.*

In Abbildung 5.3 werden individuelle identitätsfördernde Strategien dargestellt, die durch organisatorische Gestaltungselemente verstärkt werden können, wie die sozialwissenschaftliche Gesundheitssystemforschung vorschlägt:

- *Vermeidung oder patientenorientierte Gestaltung von Schnittstellen,*
- *Einführung von Gruppenarbeit,*
- *Entwicklung und Umsetzung interdisziplinärer Versorgungskonzepte,*
- *bessere Vernetzung vorhandener Versorgungseinrichtungen im Sinne einer*
  post-tayloristischen Gestaltung von Arbeit und Organisation im Gesund-
  heitswesen.

(Badura u. Feuerstein 1994, S. 18)

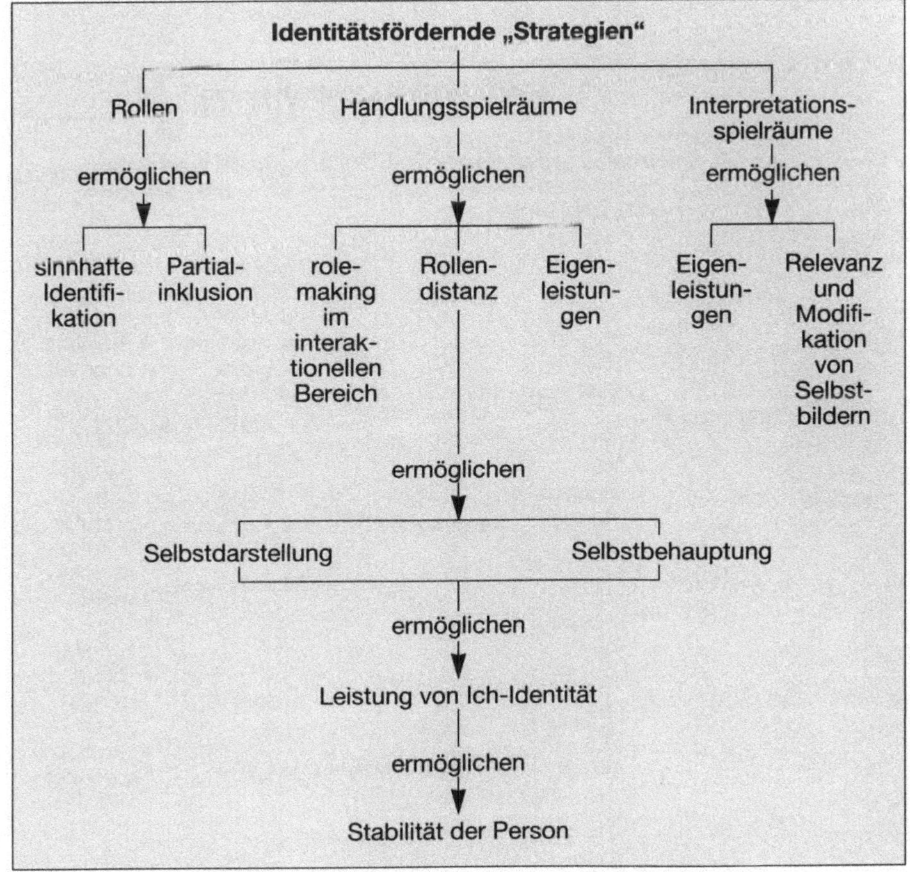

Abb. 5.3.   Identitätsfördernde „Strategien". (Nach Türk 1978, S. 146)

Die Wechselwirkungen zwischen Individuum und Umwelt, zwischen Arbeitsplatz Pflege und Arbeitskontext gilt es entsprechend den WHO-Empfehlungen zur betrieblichen Gesundheitsförderung stärker ins Bewußtsein zu rücken. Sie müssen aber auch unter der grundsätzlichen Maxime problematisiert werden, daß zwar jeder Mitarbeiter als selbstregulatives System *selbst* für die Konstruktion seines Lebenslaufs (seiner Berufsbiographie und damit verbunden für seine Gesundheit) verantwortlich ist, daß aber andererseits von der Arbeitsorganisation gesundheitsförderliche und optimierende Rahmenbedingungen geschaffen, gegebenenfalls verändert werden müssen, die von den Mitarbeitern dann aber *aktiv-konstruktiv* ergriffen werden müssen.

Abb. 5.4 zeigt den engen Zusammenhang zwischen Personalentwicklung und Personalpflege.

Grundsätzlich kann man zwischen Aspekten der Person, der Situation und der Organisation unterscheiden, um Fragen zur Diagnose des Systems oder einer Organisationsdiagnose unter personalpflegerischem Aspekt zu bearbeiten. Zur Verdeutlichung werden exemplarisch folgende Fragen her-

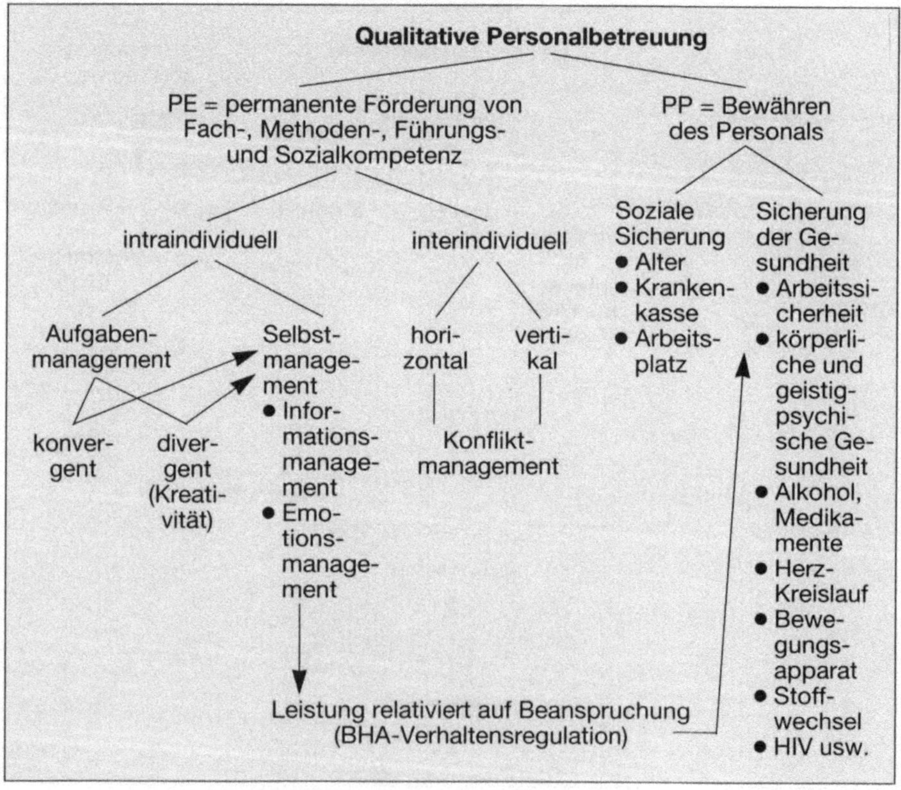

Abb. 5.4. Zusammenhang zwischen Personalentwicklung und Personalpflege. (Nach Kastner 1990, S. 328)

ausgestellt, die im funktionalen Sinne der Organisation eine wichtige Rolle spielen, z. B.

- *Wie ist die Organisationskultur zu beurteilen?*
- *Wie ist die Corporate identity?*
- *Wie sind Arbeitsabläufe gestaltet? Inwieweit können z. B. Rollenkonflikte entstehen? – Welche Führungsstile werden gepflegt?* (vgl. Kastner 1990, S. 360).

Aus dieser personalwirtschaftlichen Perspektive im Rahmen der Betriebswirtschaftslehre werden die Zusammenhänge von Personalentwicklung und Personalpflege folgendermaßen zusammengefaßt (Kastner 1990, S. 363):

- In der zukünftigen komplexeren Arbeitswelt, in der qualifiziertes Personal immer kostbarer wird, muß dieses für das Unternehmen unbedingt bewahrt werden.
- Dieses Bewahren bezieht sich auf eine Optimierung der Randbedingungen (z. B. Streßbedingungen am Arbeitsplatz usw.) und eine optimale Verhaltensregulation der Mitarbeiter mit dem Ziel des gesunden Organismus in der gesunden Organisation.
- Zu diesem Zweck werden verschiedene Maßnahmen angeboten (z. B. Streßbewältigungsseminare) ... die im Sinne der Hilfe zur Selbsthilfe gesundheitsbewußtes Verhalten fördern.
- Personalpflege stellt wie die Personalentwicklung auch eine Führungsaufgabe in der Linie dar, für die Personalabteilungen und werkärztliche Dienste Unterstützung bieten können.
- Personalpflege dient nicht dem einzelnen Mitarbeiter, sondern auch der Organisationskultur des Unternehmens.
- Sie ist zudem nicht nur ein humanistisches Anliegen, sondern dient zugleich ökonomischen Zielen.

Hier können der Gestaltungsauftrag und die Aufgaben des Pflegemanagements ansetzen, um mit Hilfe von Gestaltungskonzepten der Arbeitswissenschaft die Arbeitsinhalte und die Arbeitsbedingungen im pflegerischen Bereich als einem Subsystem im Gesundheitssystem zu verändern oder zu verbessern, geht man mit Feuerstein u. Badura (1991, S. 121) davon aus, daß es sich um Probleme handelt, die Ausdruck einer dysfunktionalen Systemdynamik sind, die ganz grundsätzlich aushandelbar und durch ein effizientes, differenziertes Schnittstellenmanagement sensu Feuerstein (1993) auch vermeidbar wären.

Für eine entwicklungsförderliche, persönlichkeitsfördernde Arbeitsgestaltung Pflege ist ein Problemverständnis angezeigt, das über ökonomische, technische, organisatorische oder medizinische Rationalitäten und „Sachzwänge" hinausweist. Dabei müssen die verschiedenen Ebenen einer Betrachtung von Makro-, Mezzo- und Mikrodimensionen reflektiert werden, die die Systemdynamik Pflege innerhalb eines hochkomplexen „Zusammenspiels von Sachverhältnissen (Technik, Organisation, Regeln, formalisierte Abläufe) und menschlichen Handlungssystemen (Kooperation, Interaktion;

informelle Beziehungen und subjektiver Sinn)" (Feuerstein u. Badura 1991, S. 11) bedingen. Detaillierte, exakte Pläne, Personalkästchen in vielgliedrigen Organigrammen, minutiöse Zeitvorgaben und -berechnungen reichen *heute* aber nicht mehr aus, um die Komplexität des vernetzten dynamischen Feldes unterschiedlichster Mitarbeiter, Berufsgruppen, deren Bedürfnisse und Ziele zu „bewältigen". Systemisches und strategisches Denken müssen miteinander verknüpft werden, wie Crozier u. Friedberg (1979) gezeigt haben. Es geht also um die Schnittstellen zwischen den kooperativen und korporativen Akteuren, insbesondere um Machtbeziehungen.

5.1 Das Unbewußte und Irrationale in Organisationen

Die Illusion einer perfekten Gestaltung durch ein rationales Management wird durch den „Eigensinn" im Verhalten der Organisationsmitglieder aufgelöst. Dies gilt auch für das Pflegemanagement. Ausgangspunkt dabei ist die Annahme, daß Organisationsmitglieder mit individuellen mikropolitischen Strategien ihre Arbeitswelt verändern können. Auch in stark hierarchisch strukturierten Organisationen wird dem dazu bereiten und dazu fähigen Organisationsmitglied „eine beträchtliche Formung und Ausgestaltung seiner organisatorischen Rollen" gestattet (Bosetzky 1988, S. 27), so beispielsweise als *Dschungelkämpfer, Fighter, Spieler.*

In Organisationen tobt das Leben. Weit von jenen anämischen Gebilden entfernt, die in der althergebrachten Forschung unter dem Namen ‚Organisationsstruktur' ihr schattenhaftes Dasein fristen und von oben bis unten vermessen werden, sind sie in Wirklichkeit Arenen heftiger Kämpfe, heimlicher Mauscheleien und gefährlicher Spiele mit wechselnden Spielern, Strategien, Regeln und Fronten. Der Leim, der sie zusammenhält, besteht aus partiellen Interessenkonvergenzen, Bündnissen und Koalitionen, aus title payments und Beiseitegeschafftem, aus Kollaboration und auch aus Résistance, vor allem aber: aus machtvoll ausgeübtem Druck und struktureller Gewalt; denn wer wollte glauben, daß dieses unordentliche Gemenge anders zusammen- und im Tritt gehalten werden könnte? Die Machiavelli der Organisationen sind umringt von Bremsern und Treibern, change agents und Agenten des ewig Gestrigen, Märtyrern und Parasiten, grauen Eminenzen, leidenschaftlichen Spielern und gewieften Taktikern: Mikropolitiker allesamt: Sie zahlen Preise und stellen Weichen, errichten Blockaden oder springen auf Züge, geraten aufs Abstellgleis oder fallen die Treppe hinauf, gehen in Deckung oder seilen sich ab, verteilen Schwarze Peter und holen Verstärkung, suchen Rückendeckung und Absicherung, setzen Brückenköpfe und lassen Bomben platzen, schaffen vollendete Tatsachen oder suchen das Gespräch. Daß es ihnen um die Sache ginge, läßt sich nicht behaupten, aber ... (Küpper u. Ortmann 1988a, S. 7).

Stimmt man dieser Annahme und griffigen Beschreibung des organisationalen „Chaos" zu, so muß man sich auch mit den unbewußten und irrationalen Seiten des Managements und der ihm unterstellten Mitarbeiter auseinandersetzen, da rationale Pläne und Zielsetzungen zwar notwendig sind, aber nicht die „ganze" Wirklichkeit eines sozialen Systems erfassen. Dies gilt auch für den Arbeitsbereich Pflege. Unbewußte und irrationale Verhaltensweisen fließen in ganz gravierender Weise in soziale Beziehungen und zwischenmenschliche Bindungen ein, so wie sie beispielsweise zwischen Führenden und Geführten häufig ins Spiel kommen, vor allem in Kommunikationen und bei Konflikten (s. Übersicht: Zwischenmenschliche Kommunikation: Es reden immer mehr mit als man denkt; Mertens u. Lang 1991, S. 193).

Zwischenmenschliche Kommunikation:
Es reden immer mehr mit, als man denkt

Menschliche Kommunikation ist ein komplizierter Prozeß, in den stets auch unbewußte Bedürfnisse und Motivationen, z. B. Übertragungen, einfließen. Dieser unbewußte Anteil, der in einer Kommunikation enthalten sein kann, ist nur sehr schwer zu entziffern. Manchmal kann es schon hilfreich sein, sich einige weitere Merkmale menschlicher Kommunikation in Erinnerung zu rufen (Selvini Palazzoli et al. 1988, S. 274 ff.):

- **Territorialität:**
  Damit ist gemeint, daß Mitteilungen und Botschaften sich oftmals nicht (nur) an den offensichtlichen Empfänger richten, sondern auch an eine Reihe von Mitempfängern. Es ist also wichtig, das erweiterte Kommunikationssystem abzustecken, d. h. den Kreis von Personen, denen die Botschaft ebenfalls gilt. Andernfalls können die kommunikativen Verhaltensweisen eines bestimmten Menschen irrational erscheinen. So ist etwa ein Mitarbeiter, der in seiner Arbeit immer wieder behindert wird, möglicherweise gar nicht der eigentliche Adressat dieses Manövers, sondern sein Vorgesetzter, der mit einer anderen Führungskraft in einen Konflikt verwickelt ist.

- **Symmetrische vs. komplementäre Kommunikationsabläufe:**
  Je nachdem, ob die Beziehung zwischen den Kommunikationspartnern auf Gleichheit oder Ungleichheit beruht, kann derselben Botschaft eine ganz unterschiedliche Bedeutung zukommen.

- **Temporalität**
  Damit ist die zeitliche Gültigkeit einer Kommunikation gemeint, die ebenfalls von den Gesprächspartnern oft nicht präzisiert wird. Möglicherweise ordnen sie ihrer Kommunikation eine ganz unterschiedliche Zeitdauer zu (z. B. eine kurze, mittlere oder lange Zeitspanne). Diese nicht vorhandene Präzisierung der Temporalität und die unterschiedliche Interpretation der Kommunikation können ebenfalls dazu führen, daß Verhalten und Kommunikation irrational erscheinen. Ein Beispiel (Selvini Palazzoli et al. 1988, S. 282):
  In einer Organisation hat man sich sowohl über diese Zusammenstellung einer Forschungsgruppe als auch über deren Leiter geeinigt. In der letzten Phase der Vorbereitungen wird das Projekt jedoch ganz unerwartet von einem der Beteiligten heftig kritisiert. Seine abwehrende Haltung ist aber nicht darauf zurückzuführen, daß er die Person ablehnt, die die Führung übernehmen soll, sondern vielmehr darauf, daß versäumt worden war zu klären, wie lange diese Führung

> *dauern soll. Der Teilnehmer hat ihr eben nur für die Anfangsphase zugestimmt, ist aber keineswegs damit einverstanden, sie über einen längeren Zeitraum hinweg beizubehalten. Wenn er seine Einwände nicht präzisiert, kann seine ablehnende Haltung leicht irrational erscheinen, da man sich bereits auf den Inhalt und die sonstigen Modalitäten des Projekts geeignet hatte (nach Selvini Palazzoli et al. 1988, S. 282).*
>
> ● **Dualität**
> Jede Kommunikation stellt nicht nur eine Information über das dar, was mitgeteilt wird, sondern gleichzeitig auch über das, was verworfen und damit nicht mitgeteilt und nicht erwähnt worden ist. Dafür können bewußte Gründe – etwa die Absicht, etwas zu verheimlichen – oder unbewußte Tendenzen verantwortlich sein. Im letzteren Fall handelt es sich dann z.B. um eine Verzerrung der Wahrnehmung oder um einen „blinden Fleck", der auf der Wirkung von Abwehrmechanismen beruht.

> Weil unbewußte Phänomene an nahezu allen zwischenmenschlichen Beziehungen beteiligt sind, kommt ihnen auch im Führungsgeschehen eine wesentliche Bedeutung zu. Jede Beschreibung der Aufgaben einer Führungskraft ist unvollständig, wenn diese Phänomene ausgeklammert werden, weil es gerade unbewußte Motivationen und Konstellationen sind, die Führung zu einer so schwierigen Aufgabe machen, und häufig auch zu Komplikationen führen, die rein rational nicht mehr ausreichend verstehbar sind (Mertens u. Lang 1991, S. 70).

Was im folgenden aus dem Blickwinkel der betriebswirtschaftlichen Managementpraxis beschrieben wird, kann auch für unsere Themenstellung nachdenkenswerte Überlegungen ergeben: „Die Schwierigkeit neu eingestellter Betriebsmitglieder, sich in das Unternehmen zu integrieren, besteht oft weniger in der fachlichen Einarbeitung. Viel schwieriger ist gewöhnlich, das unausgesprochene und meist unbewußte Normen- und Wertsystem zu erlernen, das heißt zu lernen, was „man" tun darf und was nicht" (Wagner 1989, S. 14). Hier stoßen wir auf das oben schon genannte Organisationswissen, auch auf das wichtige Thema „Organisationsgedächtnis" und die Schwierigkeit der Weitergabe beruflichen Wissens nach dem Motto: *Das haben wir immer schon so gemacht!*

Das herkömmliche Bild des rational handelnden Menschen, auch des rational entscheidenden Managers wird dabei hinterfragt. Die unbewußten Hintergründe rationaler Entscheidungen im Management haben beträchtliche Rückwirkungen in kooperativen Kommunikationszusammenhängen, so auch „im Hinblick

● auf die Verfahren der Personalauswahl und Personalbeurteilung,
● auf die Art und Weise der Durchführung von Mitarbeiterbesprechungen, einzeln oder in Teams,
● auf Inhalte und Methoden ... der Personal- und Organisationsentwicklung,

● auf betriebliche Methoden der Planung und Informationsverarbeitung und vieles mehr" (Wagner 1989, S. 16).

Jede soziale Organisation, jedes Krankenhaus, auch der Pflegebereich hat eine eigene spezifische „Kultur", einen eigenen Sprach-Code und einen oftmals unbewußten „Organisationsmythos", auch eine eigene Organisations-Identität, die oft unsichtbar und informell in das individuelle und kollektive Handeln einfließt. Diese kulturellen Muster und Spiele haben weitreichende Auswirkungen auf Führungsprozesse in sozialen Organisationen (Abb. 5.5). Klimecki et al. (1994, S. 3) sprechen von einem notwendigen Aufbau von „Systemidentität, die einen ‚Minimalkonsens' für die Ausrichtung der Aktivitäten erzeugt und gleichzeitig Handlungsspielräume für die Bewältigung der jeweils aktuellen Probleme offen läßt (lose Kopplung durch ‚kulturbewußtes Management', welches den Sinnbezug des Handelns sicherstellen soll." Über die Notwendigkeit auch für das soziale System Pflege eine (eigene) „Systemidentität" aufbauen zu müssen, kommen wir zurück.

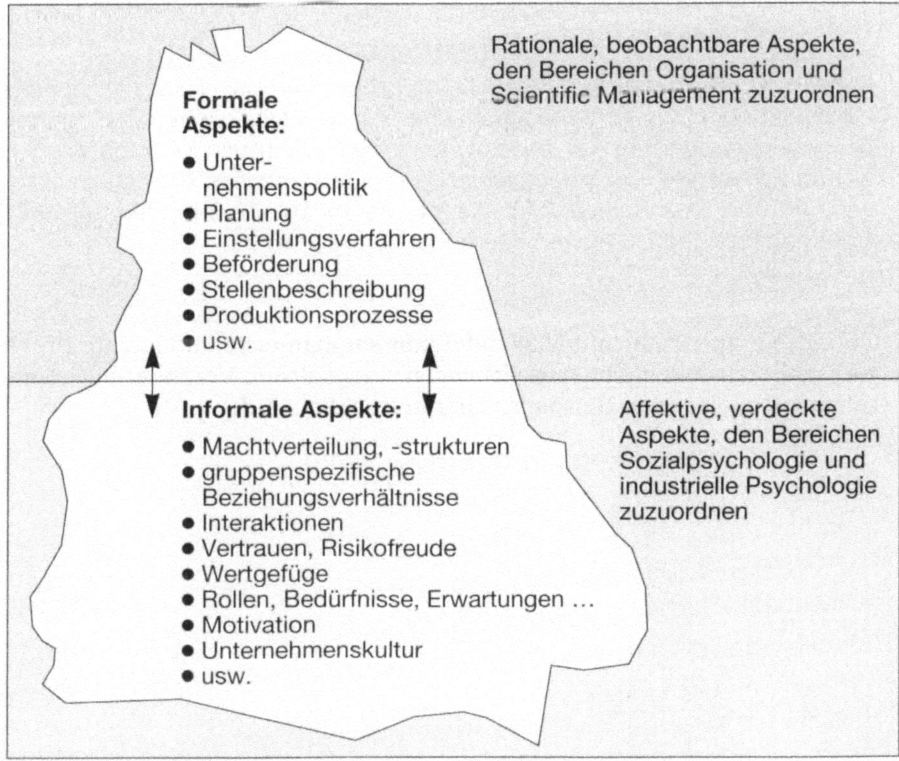

Abb. 5.5. Formale und informale Aspekte der Organisation, dargestellt am Eisberg. (Nach Probst 1993, S. 45)

Pflege als Job, Berufung, Berufswahl

Ein wichtiges Thema in diesem Zusammenhang ist der sog. „psychologische Vertrag", den der einzelne mit seinem Arbeitsbetrieb abgeschlossen hat. „Jeder Mensch versucht, ... einen Arbeitsplatz zu finden, der zu seinen bewußten und unbewußten Wünschen und Bedürfnissen paßt. Darin eingeschlossen sind auch bestimmte Vorstellungen darüber, wie sich das (oftmals personifizierte) Unternehmen gegenüber den Mitarbeitern verhalten sollte" (Mertens u. Lang 1991, S. 48).

So berührt die oft unbewußte Berufswahl „zu helfen" sicher viele Aspekte des Umgangs mit Patienten, Kollegen und Vorgesetzten. Pflege als Job, Berufung, Berufswahl kann hier in diesem Zusammemhang diskutiert oder analysiert werden. Pflegemanager tun sich in ihrer Arbeit leichter, wenn sie sich Grundkenntnisse über die Bedeutung unbewußter Wirkfaktoren, Beziehungskonstellationen, Konflikte und Macht aneignen, sich auch mit Selbsterfahrung und Selbstmanagement auseinandersetzen. Diese Kenntnisse tragen dazu bei, psychosoziale und soziodynamische Zusammenhänge und Abläufe in Organisationen besser zu verstehen, so auch deren Störungen, beispielsweise wie regressive Prozesse in einer „depressiven Organisation" sich aufschaukeln können.

> Die Auseinandersetzung mit psychologischem und psychoanalytischem Gedankengut verursacht manchem eben ein gewisses Unbehagen; ganz besonders ausgeprägt ist dieses Unbehagen, wenn es darum geht, unbewußte Konflikte und intrapsychische Prozesse bewußt werden zu lassen und über ihre Relevanz für die interpersonalen Ereignisse in einem Unternehmen nachzudenken (Mertens u. Lang 1991, S. 3).

Gerade Veränderungen und Wandel können manifeste und latente Probleme eskalieren lassen. Die Auswirkungen einer solchen Veränderung können anhand des folgenden Beispiels näher betrachtet werden:

Der Leiter einer Institution aus dem psychosozialen Bereich wurde von seinem Nachfolger abgelöst, der vor allem darum bemüht war, mit den in dieser Einrichtung vorhandenen Strukturen genauso umzugehen wie sein Vorgänger. Nach kurzer Zeit zeigten sich an verschiedenen Stellen der Institution Symptome, wie z. B. eine sich verschärfende Rivalität unter den Mitarbeitern und eine zunehmende Unfähigkeit, Entscheidungen zu treffen; außerdem kam es zur Entstehung von polarisierten und miteinander verfeindeten Gruppen. Als eine der Ursachen für diese Entwicklung nehmen die Autoren den Verlust der Übertragungsbeziehungen an, die sich auf den Vorgänger des jetzigen Leiters konzentriert hatten. Dadurch war das ohnehin schon geschwächte Gefühl der Mitarbeiter für die Identität ihrer Institution zusätzlich erschüttert worden. Dieses Identitätsgefühl war bei ihnen schon deshalb nicht sehr ausgeprägt, weil sie während verschiedener Phasen in der Entwicklung der Institution eingestellt worden waren und daher sehr unterschiedliche Erfahrungen gemacht hatten. Nach ungefähr neun Monaten trat der neue Direktor schließlich zurück, und Jones sowie Riach teilten sich von nun an die Leitungsfunktion. Sie bemühten sich vor allem darum, ein gemeinsames Identitätsgefühl zu fordern, indem sie beispielsweise dafür sorgten, daß neue und alte Mitarbeiter ihre Erfahrungen intensiv miteinander austauschen konnten. Durch das Formulieren und Weitererzählen von Mythen, Geschichten und Legenden entstand schließlich im Laufe der Zeit ein verbessertes Zusammengehörigkeitsgefühl. (Nach Jonas u. Riach 1986, S. 3 ff.) (Mertens u. Lang 1991, S. 136, 137).

Führungskonflikte, Chefneurosen und auch Organisationspathologie lassen sich durch die Anerkennung von unbewußten und irrationalen Prozessen in sozialen Organisationen so besser verstehen (und auch verändern!) (Tabelle 5.1).

Auf die Bedeutung und Verschränkung der individuellen und kollektiven Abwehrmechanismen hat insbesondere Mentzos (1976) hingewiesen, was von der analytischen Betriebspsychologie aufgegriffen wurde. Die Psychoanalytikerin Menzies (1984) hat dies bei ihrer Schilderung der psychosozialen Abwehrfunktionen sozialer Systeme bei ihren Beobachtungen in einem Londoner Allgemeinkrankenhaus festgestellt (Mertens u. Lang 1991, S. 40, 41). Die individuellen und psychosozialen Abwehrprozesse sind an folgendem Beispiel (s. Kasten: Angstabwehr – Funktion sozialer Systeme) besonders gut sichtbar:

Tabelle 5.1.   Theoretische Zugangswege zum „Unbewußten" in Organisationen. (Nach Brocher 1989, S. 22)

Individuum als Organisationsmitglied	Beziehungen zwischen Organisationsmitgliedern	Gruppe/Organisation
Führungskräfte, Mitarbeiter	Formale und informale Arbeitsbeziehungen, Organisationsprozesse	Gruppenbildung, -arbeit Führung;
Triebspsychologie; Strukturtheorie (Ich-Es-Über-Ich); Ich-Psychologie	Objektbeziehungs-psychologie; Narzißmustheorie	Analytische Gruppen-psychologie; analytische Organi-sationspsychologie
Das Unbewußte in der seelischen Struktur	Das Unbewußte in den zwischenmenschlichen Beziehungen	Das Unbewußte in Gruppenprozessen
– Triebkonflikte (Es) – Orientierungs-konflikte (Ich) – Anpassungs-konflikte (Über-Ich)	– Entwicklungsstufe der Beziehungsfähigkeit; – Inszenierung (Übertragung, Wiederholungszwang)	– Entwicklungsniveau der Gruppe – Gruppenstörungen und -konflikte Das Unbewußte in den Organisationsprozessen – „Betriebsneurose" – Führungskonflikte

Das Unbewußte in Organisationen

Angstabwehrfunktion sozialer Systeme
(Mertens u. Lang 1991, S. 40/41)

Das Bedürfnis der Angehörigen der Organisation, diese zur Angstbeschwichtigung zu verwenden, führt zur Entwicklung sozial strukturierter Abwehrmechanismen, die als Bestandteile der Struktur, der Kultur und der Funktionsmodalität der Organisation zutage treten. Ein wichtiger Aspekt eines solchen sozial strukturierten Abwehrmechanismus ist die Bemühung einzelner, ihre charakteristischen psychischen Abwehrmechanismen nach außen zu verlegen und sie zum wesentlichen Bestandteil der äußeren Realität zu machen. Ein soziales Abwehrsystem entsteht im Lauf der Zeit durch aus der Interaktion erwachsende Absprachen und Vereinbarungen – oft unbewußter Art – zwischen Mitgliedern der Organisation über die Form, die dieses System annehmen soll. Die sozial strukturierten Abwehrmechanismen tendieren dann dazu, ein Aspekt der äußeren Realität zu werden, dessen Bedingungen alte und neue Mitglieder der Institution erfüllen müssen."

Im einzelnen fand Menzies folgende Abwehrsysteme:

1. Aufspaltung der Schwester-Patient-Beziehung.
   Jede Schwester erhält nur eine Teil-Aufgabe, so daß sie sich dem einzelnen Patienten nur wenig widmen kann und mit ihm als Gesamtperson keinen Kontakt – der Angst machen würde – aufnehmen kann.

2. Depersonalisierung, Kategorisierung, Leugnung der Bedeutung des Individuums.
   Unpersönlichmachen oder Ausschalten der individuellen Besonderheit bei der

Schwester wie beim Kranken (wenn Schwestern über Patienten reden, nennen sie nicht ihre Namen, sondern ihre Bettnummer, die Krankheit oder das erkrankte Organ: „Die Lungenentzündung im Bett 15"). Alle Patienten sind gleich; zu einer bestimmten Zeit werden Reinigungsarbeiten gemacht ohne Rücksicht auf Bedarf; die Individualität der Schwester verschwindet hinter ihrer Tracht.

3. Objektivität und Gefühlsverleugnung.
   Man muß lernen, seine Gefühle zu kontrollieren, sich nicht allzusehr zu engagieren, störende Identifikationen zu vermeiden und seine Unabhängigkeit zu behaupten. Der Schmerz und die seelische Not, die eine abgebrochene Beziehung verursachen, werden vom System stillschweigend ignoriert. Betont „flotte" Ratschläge sollen über Depressionen hinweghelfen: „Sich nur nicht unterkriegen lassen!", „Nehmen Sie sich eben zusammen!"

4. Der Versuch, Entscheidungen durch ritualisierte Aufgabendurchführung aus dem Wege zu gehen.
   Die Pflegetätigkeit wird ritualisiert, die Schwestern sollen keine eigene Initiative zeigen, das entlastet sie in Krisenlagen.

5. Verringerung der Verantwortungslast bei der Entscheidungsfindung durch Kontrollen und Gegenkontrollen.
   Verpflichtende Entscheidungen werden auf viele einzelne aufgeteilt, es wird geprüft, zweitgeprüft und hinausgezögert, so daß nicht eine einzelne allein alle Verantwortung trägt.

6. Abgesprochene soziale Neuverteilung von Verantwortung und Verantwortungslosigkeit.
   Die Entscheidungsverantwortung wird auf Kolleginnen (jüngere, rangniedrige) oder Ärzte abgeschoben.

7. Zweckvolle Unklarheit bei der formellen Verantwortungsaufteilung.
   Weil Rolleninhalt und Festlegung (vor allem für höhere Range) unklar sind, ist es leichter, klaren Festlegungen auszuweichen.

8. Reduktion der Verantwortung durch das „Nach-oben-Delegieren".
   Man schiebt Aufgaben den hierarchisch Höheren zu und ist so von jeder Verantwortung befreit.

9. Idealisierung und Unterbewertung der Möglichkeiten persönlicher Entwicklung.
   „Zur Krankenschwester muß man geboren sein", „Krankenschwester ist kein Beruf, sondern eine Berufung" sollen die Belastungen kaschieren und die hohe Abwanderungsquote rechtfertigen (der Bedarf überstieg das Ist um das Vierfache!).

10. Das Vermeiden von Veränderungen.
    Jede Veränderung betrifft Arbeitsinhalte und Beziehungen und gefährdet oft mühsam etablierte Gleichgewichte.

Durch derartige allgemein akzeptierte Verhaltensgrundsätze wird versucht,

„dem einzelnen das Vermeiden von Angst-, Schuld-, Zweifel- und Unsicherheitsgefühlen zu ermöglichen. Soweit möglich, geschieht das durch Ausschalten von Situationen, Ereignissen, Aufgaben, Tätigkeiten und Beziehungen, die Angst erzeugen, oder korrekt gesagt, Ängste erwecken, die, psychologisch gesehen, mit primitiven Überresten in der Persönlichkeit verbunden sind. "

Heute entsteht eine der deutlichen Zukunftsaufgaben des Pflegemanagements, das Managementhandeln (auch) als Sinnarbeit zu verstehen, die es in einem „stimmigen" Kulturansatz zu harmonisieren gilt, der Pflegestrategie,

Pflegekultur und Pflegestruktur sinnvoll vernetzt und verbindet. Den Zusammenhang zwischen Pflegeleitbild und Klinikleitbild, verbunden mit dem technischen Leitbild, gilt es in einer strategischen Ausrichtung auf die gemeinsame Zielsetzung Patientenorientierung und Gesundheitsförderung, also Humanisierung im Krankenhaus, zu bündeln.

Neue Anforderungen an die Wirtschaftlichkeit und Kostendämpfung im Gesundheitswesen zeigen auf, daß herkömmliche Arbeits- und Organisationsformen nicht mehr genügen. Diese Tendenz wird verstärkt durch neue und veränderte Bedürfnisse, Wünsche und auch Forderungen der Organisationsmitglieder „an die Arbeit", was vom sog. Wertewandel mitbedingt wird. Diese Individualisierung und Pluralisierung von Denk- und Lebensformen stellen dadurch neue Fragen an das Pflegemanagement: Nach welchen „Human-Kriterien" soll diese Arbeit, die mit „Mitmenschlichkeit als Beruf" umschrieben wird, gestaltet werden? Von welchen Menschenbildern geht das Pflegemanagement bei der Organisation und Gestaltung der Arbeit Pflege eigentlich aus? Welches Menschen- und Führungsleitbild wendet es für sich selbst an?

Ohne eine Reflexion verschiedener Menschenbilder ist ein Zugang zum Thema Arbeitsgestaltung und Pflegemanagement nicht möglich (s. unten):

Menschenbilder in Organisationen. (Nach Probst 1993, S. 429)

THEORIE X	THEORIE Y
Der Mensch hat eine angeborene Abneigung vor der Arbeit und versucht, sie so weit wie möglich zu vermeiden. Deshalb müssen die meisten Menschen kontrolliert, geführt und mit Strafandrohung gezwungen werden, einen produktiven Beitrag zu Erreichung der Organisationsziele zu leisten. Der Mensch möchte gerne geführt werden, er möchte Verantwortung vermeiden, hat wenig Ehrgeiz und wünscht vor allem Sicherheit.	Der Mensch hat keine angeborene Abneigung gegen Arbeit, im Gegenteil, Arbeit kann eine wichtige Quelle der Zufriedenheit sein. Wenn der Mensch sich mit den Zielen der Organisation identifiziert, sind externe Kontrollen unnötig; er wird Selbstkontrolle und eigene Initiative entwickeln. Die wichtigsten Arbeitsanreize sind die Befriedigung von Ich-Bedürfnissen und das Streben nach Selbstverwirklichung. Der Mensch sucht bei entsprechender Anleitung eigene Verantwortung. Einfallsreichtum und Kreativität sind weitverbreitete Eigenschaften in der arbeitenden Bevölkerung; sie werden jedoch in industriellen Organisationen kaum aktiviert.

Nach traditioneller, herkömmlicher Auffassung wurde ein Krankenhaus mit dem dazugehörenden Pflegedienst als exakt zu planende Programmabfolge in arbeitsteiligen Sequenzen durchstrukturiert, die den Menschen und die Organisation nach dem sog. Maschinenmythos verplante, um das festgesetzte Planungsgesamtziel minutiös zu erreichen. In dieser Sicht der tayloristischen und bürokratischen Organisation der Arbeit gab es oft nur „one best way", nach dem sich alle Mitarbeiter ausrichten mußten. Der Pflegende wird nach diesem mechanistischen Modell vom Menschen und der Organisation als Rädchen in einer Maschine eingesetzt, beliebig austauschbar und manövrierbar, das nach Minutenwerten und oft technikinduzierten ergonomischen Prinzipien „funktionierte". Dazu kam häufig ein stark patriarchalischer Führungsstil, der mit Anweisungen und Anordnungen „für Ordnung sorgte", jede individuelle Abweichung mit Mißfallen registrierte und zu eliminieren trachtete. In dieser Sichtweise wurde der Mitarbeiter häufig als unzuverlässige (menschliche) Komponente des maschinellen Systems gesehen, nach dem Motto „der Mensch als Störfaktor", der möglichst eliminiert und durch Technik ersetzt werden muß. Diese Menschenbilder der Theorie beherrschen heute noch häufig die Personalbüros in den Krankenhausverwaltungen (Abb. 5.6).

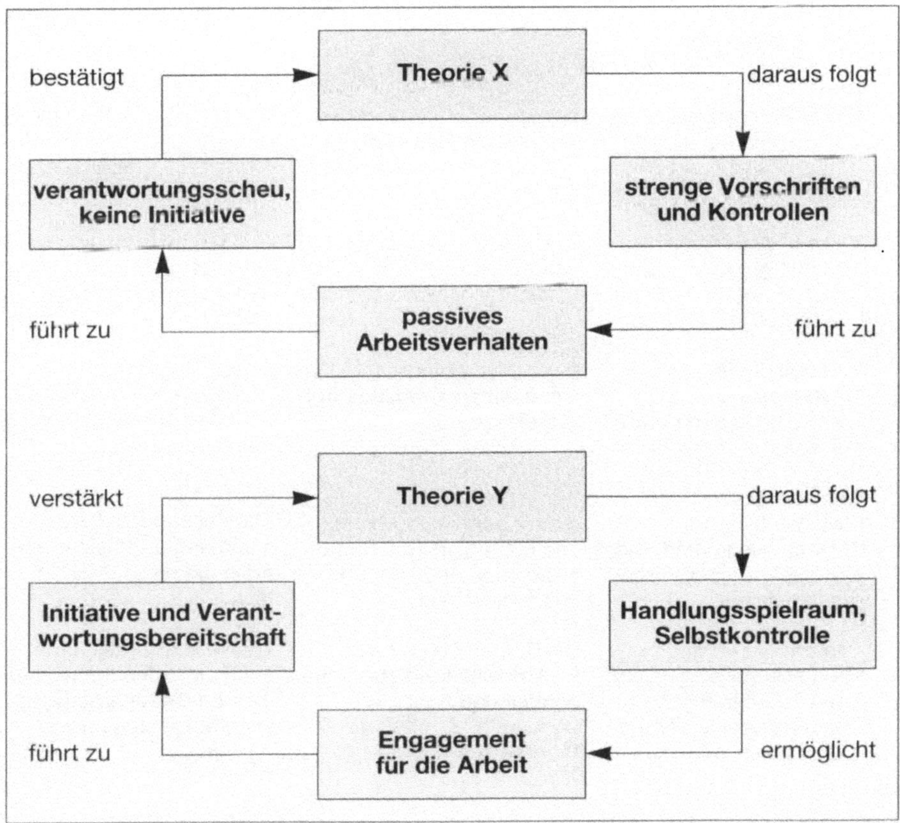

Abb. 5.6.   Kreisläufe zu Theorie X und Theorie Y nach McGregor. (Nach Probst 1993, S. 428)

Tabelle 5.2.   Das Bild vom Mitarbeiter in drei Managementmodellen. (Nach Miles 1975, S. 35)

Traditionelles Modell	Human Relations Modell	Human Ressources Modell
Annahmen		
1. Die meisten Menschen empfinden Abscheu vor der Arbeit	Menschen wollen sich als bedeutend und nützlich empfinden	Menschen wollen zu sinnvollen Zielen beitragen, bei deren Formulierung sie mitgewirkt haben
2. Lohn ist wichtiger als die Arbeit selbst	Menschen benötigen Zuneigung und Anerkennung. Dies ist im Rahmen der Arbeitsmotivation wichtiger als Geld	Die meisten Menschen könnten viel kreativere und verantwortungsvollere Aufgaben übernehmen, als es die gegenwärtige Arbeit verlangt
3. Nur wenige können oder wollen Aufgaben übernehmen, die Kreativität, Selbstbestimmung und Selbstkontrolle erfordern		
Empfehlungen		
1. Der Manager hat seine Untergebenen eng zu überwachen und zu kontrollieren	Der Manager sollte jedem Arbeiter ein Gefühl der Nützlichkeit und Wichtigkeit geben	Der Manager sollte verborgene Anlagen und Qualitäten der Mitarbeiter nutzen
2. Er soll Aufgaben in einfache, repetitive, einfach zu lernende Schritte aufteilen	Er soll seine Mitarbeiter gut informieren, auf ihre Einwände hören	Er soll eine Atmosphäre schaffen, in der die Mitarbeiter sich voll entfalten können
3. Er soll detaillierte Arbeitsanweisungen entwickeln und durchsetzen	Er soll den Mitarbeitern Gelegenheit zur Selbstkontrolle bieten	Er soll Mitbestimmung praktizieren und dabei die Fähigkeit zur Selbstbestimmung und Selbstkontrolle entwickeln
Erwartungen		
1. Menschen ertragen die Arbeit, wenn der Lohn stimmt und der Vorgesetzte fair ist	Informationen und Mitsprache befriedigen die Bedürfnisse nach Anerkennung und Wertschätzung	Mitbestimmung, Selbstbestimmung und Selbstkontrolle führen zu Produktivitätssteigerungen
2. Wenn die Aufgaben einfach genug sind und die Arbeiter eng kontrolliert werden, erreichen sie das Soll	Die Befriedigung dieser Bedürfnisse führt zur Zufriedenheit und baut Widerstände gegen die formale Autorität ab	Als Nebenprodukt kann auch die Zufriedenheit steigen, da die Mitarbeiter all ihre Fähigkeiten nutzen können

Das Bild vom Mitarbeiter in 3 Managementmodellen wird in Tabelle 5.2 nochmals etwas differenzierter dargestellt. Dabei werden Gestaltungsoptionen aufgezeigt.

5.2 Selbststeuerung anstelle Fremdsteuerung

Betrachtet man den Mitarbeiter weder als außengesteuerten Menschen noch als Denkmaschine oder „Kognitionsautomaten", sondern nach der Organismus-Metapher der Organisationstheorie als einen entwicklungsfähigen Menschen, dann geht man von einem Bild des Menschen aus, „als eines relativ autonomen Subjekts der eigenen Handlungen in der ihn umgebenden Welt bzw. „als eines autonomen Subjekts von gerichteten Tätigkeiten, fähig zur Regulierung der eigenen Beziehungen mit der Umwelt und zur Selbstregulation" (Tomaszewski 1978, S. 16, 20). Hier kommen Begriffe und Konzepte der Selbstorganisation und Evolution in die Diskussion, die gemäß dem *Menschenbild des entwicklungsfähigen Menschen* vielfältige Entwicklungs- und Lernprozesse thematisieren.

Selbststeuerung anstelle von Fremdsteuerung rückt ins Blickfeld.

Was bedeuten diese Denkansätze für die Arbeitsgestaltung Pflege und deren Management?

Es geht um die Grundprinzipien der Evolution, die, wie insbesondere Volpert (1990, S. 25) betont, vom „Prinzip der eigenen Entwicklungswege" ausgehen, um eine *menschengerechte* Gestaltung von Arbeitsinhalten und Arbeitsbedingungen zu erreichen.

Volpert geht von einer „Befähigung des Individuums zu selbstreflexivem, eigenständigen Handeln" (S. 27) aus, das durch den „Kontext" begrenzt wird (gesellschaftlich-geschichtlich). Mit dem Begriff „eigen" und „eigene Entwicklungswege" meint Volpert den „reflektierte(n) Umgang mit den geschichtlich-gesellschaftlich geprägten Bedingungen (welche also angeeignet werden) und, darauf aufbauend, das Beschreiten eines Weges, der in dieser Form neu ist, also eine ‚Selbstverwirklichung'. (siehe hierzu auch Volpert 1989 b)" (Volpert 1990, S. 27).

Entwicklungschancen, Entwicklungsmöglichkeiten und Entwicklungsräume können fördern oder behindern. „Den Rahmenbedingungen des eigenen Sich-Entwickelns kann man sich nicht entziehen, wohl aber unterscheiden sich diese hinsichtlich des Ausmaßes, in welchem sie Möglichkeiten öffnen oder schließen, den eigenen Weg ermöglichen oder behindern" (S. 28).

Volpert (s. oben) hat folgende Gestaltungsempfehlungen für den Bereich der Arbeitsbedingungen formuliert, die auch für die Gestaltung der Arbeitsorganisation Pflege wertvolle Hinweise und Denkanstöße geben können, nimmt man Persönlichkeitsentwicklung und Gesundheitsförderung der Mitarbeiter ernst:

- *„Entwicklungsförderliche Arbeitsaufgaben haben einen großen Handlungsspielraum, also hohe Regulationserfordernisse."*
- *„Entwicklungsförderliche Arbeitsaufgaben erfordern einen angemessenen zeitlichen Spielraum."*

> • *„Die Arbeitsaufgabe muß Angebote zur persönlich geprägten Erfassung und Bewältigung von Anforderungen im Sinne einer ‚Strukturierbarkeit' machen."*
> • *„Entwicklungsförderliche Arbeitsaufgaben müssen objektive Behinderungen der Arbeitstätigkeit vermeiden."*
> • *„Arbeitsaufgaben erfordern ausreichende und vielfältige körperliche Aktivität."*
> • *„Entwicklungsförderliche Arbeitsaufgaben erfordern die Beanspruchung vielfältiger Sinnesqualitäten."*
> • *„Entwicklungsförderliche Arbeitsaufgaben erfordern den konkreten Umgang mit realen Gegenständen und den direkten Bezug zu sozialen Bedingungen."*
> • *„Entwicklungsförderliche Arbeitsaufgaben müssen das Merkmal zentrierter Variabilität tragen, also bei gleicher Grundstruktur der Aufgabe unterschiedliche Realisierungsbedingungen beinhalten."*
> • *Entwicklungsförderliche Arbeitsbedingungen müssen Kooperation und unmittelbaren zwischenmenschlichen Kontakt ermöglichen und fördern."*

Diese neueren Theorien der menschlichen Persönlichkeit, ihres Handelns und ihrer Entwicklung gehen von folgenden Denkströmungen aus:

- von Konzepten der Tätigkeitspsychologie
  (z.B. Rubinstein 1968 und Leontjew 1982),
- von Konzepten der Handlungsregulationstheorie
  (z.B. Hacker 1986; Oesterreich 1981; Volpert 1987),
- von Konzepten der Arbeits- und Organisationspsychologie zu Arbeitsmotivation, (z.B. v. Rosenstiel 1987, 1993; Klages zuletzt 1993).

Pflege und deren Management wurden als ein dynamisches soziales und „politisches" Spannungsfeld bezeichnet, das in diskursiver Auseinandersetzung die „Realität" konstruktiv aufbauen kann (vgl. Sozial-Konstruktivismus). Wenn hier über eine *Humanisierung der Arbeit im Bereich Pflege* gesprochen wird, ist es dringend nötig, sich mit diesem Schlagwort etwas näher auseinanderzusetzen. Was ist damit gemeint?

> Als human wird eine Arbeitstätigkeit bezeichnet, die die psychophysische Gesundheit des Arbeitstätigen nicht schädigt, sein psychosoziales Wohlbefinden nicht – oder allenfalls vorübergehend – beeinträchtigt, seinen Bedürfnissen und Qualifikationen entspricht, individuelle und/oder kollektive Einflußnahme auf Arbeitsbedingungen und Arbeitssysteme ermöglicht und zur Entwicklung seiner Persönlichkeit im Sinne der Entfaltung seiner Potentiale und Förderung seiner Kompetenzen beizutragen vermag (Ulich 1989 a).

Zu den „Botschaften" der Arbeitspsychologie gehört „die Erkenntnis, daß es heutzutage möglich und notwendig ist, Arbeitstätigkeiten und Organisationsstrukturen so zu gestalten, daß sie Humankriterien und langfristig orientierten Kriterien betrieblicher Effizienz zugleich entsprechen" (Ulich 1991, S. 2: Deshalb entspricht Wirtschaftlichkeit im Gesundheitswesen, das auf Kosten der dort beschäftigten Menschen geht, nicht dem Kenntnisstand der heutigen Arbeits- und Organisationsforschung. Ulich betont, daß die

„Nutzung des Menschen" entsprechend der Maschinenmetapher als „Einzweckwerkzeug" eine Vergeudung menschlichen Potentials und damit „auch" unwirtschaftlich sei).

Abb. 5.7 gibt einen Überblick über die Ziele einer menschengerechten Arbeitsgestaltung.

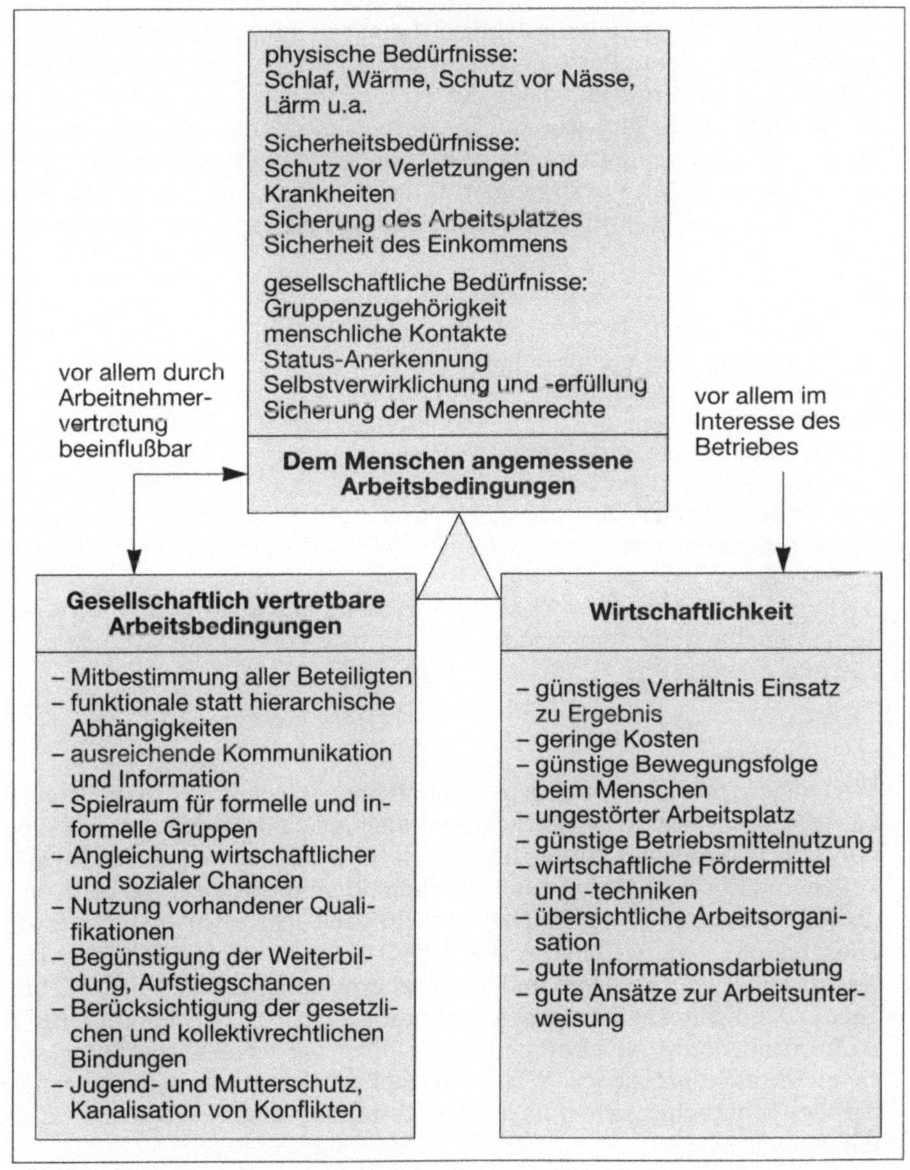

Abb. 5.7.   Ziele einer menschengerechten Arbeitsgestaltung. (Nach Martin 1994, S. 18)

Zur Trennung von Denken und Tun

Trotz großer methodischer Schwierigkeiten, den Zusammenhang von Arbeit und Persönlichkeit zu untersuchen, lassen sich Aussagen zu langfristigen Auswirkungen der Arbeit auf die Persönlichkeit als relativ gesichert darstellen; insbesondere die Trennung von Denken und Tun in der Arbeitstätigkeit wird dabei problematisiert. Hier geht es jetzt um die Frage, die vorhandenen individuellen und organisationalen Ressourcen zu nutzen und die Institution Krankenhaus als „gestaltungsfähigen Raum" zu interpretieren und zu analysieren, in dem dem „Persönlichkeits- und Krankheitsartenmuster des Patienten" das „Ressourcenmuster des Krankenhauses" gegenübersteht (wie Eichhorn (1993, S. 243) schreibt. Im vorliegenden Text geht es um den Beitrag des Ressourcenmusters Pflege zur komplexen Systemdynamik stationärer und ambulanter Versorgungsstrukturen. Dazu ziehen wir die Kerndefinition zu Humankriterien persönlichkeitsförderlicher Arbeit heran, die lautet:

Arbeitswissenschaft ist die – jeweils systematische – Analyse, Ordnung und Gestaltung der technischen, organisatorischen und sozialen Bedingungen von Arbeitsprozessen mit dem Ziel, daß die arbeitenden Menschen in produktiven und effizienten Arbeitsprozessen

- schädigungslose, ausführbare, erträgliche und beeinträchtigungsfreie Arbeitsbedingungen vorfinden,
- Standards sozialer Angemessenheit nach Arbeitsinhalt, Arbeitsaufgabe, Arbeitsumgebung sowie Entlohnung und Kooperation erfüllt sehen,
- Handlungsspielräume entfalten, Fähigkeiten erwerben und in Kooperation mit anderen ihre Persönlichkeit erhalten und entwickeln können (Luczak et al. 1989, S. 59).

Wir folgen hier dem arbeitspsychologischen Grundsatz „Arbeits(aufgaben)gestaltung vor Arbeitsmittelgestaltung", nach dem Dunckel u. Volpert (1993, S. 344) eine Gestaltung der Arbeit fordern, „die sich an den Möglichkeiten und Besonderheiten des Menschen orientieren muß" und nicht durch „objektive Zwänge" oder durch die Macht der Technik vorstrukturiert wird. Hier knüpfen wir wieder an das WHO-Konzept *Gesundheitsförderndes Krankenhaus* an. Patienten- und Mitarbeiterorientierung darf nicht nachrangig der Medizintechnik folgen. („Definitionsmacht der Technik") Über die Aufwertung der Mitarbeiterbedürfnisse haben wir schon wiederholt gesprochen. Im angesprochenen WHO-Konzept wird aber davon ausgegangen, daß der Mitarbeiter sich *aktiv* an der Gestaltung seiner Arbeitsumwelt beteiligt.

Die Bestimmung der Persönlichkeitsförderlichkeit von Arbeitsaufgaben und Arbeitsbedingungen verlangt in besonderem Maße von der Psychologie eine Konkretisierung, welche Merkmale der Arbeit die Persönlichkeit fördern und unterstützen. Wir haben vorgeschlagen, bei dieser Bestimmung von den menschlichen Stärken und Besonderheiten auszugehen und Arbeitssysteme danach zu beurteilen, inwieweit sie diese fördern und unterstützen oder aber beeinträchtigen (vgl. z. B. Volpert 1987 b) (Dunckel u. Volpert 1993, S. 346).

Tabelle 5.3. Merkmale der Aufgabengestaltung. (Nach Ulich 1992, S. 375)

Gestaltungsmerkmal	Ziel/Absicht/Vorteil/Wirkung	Realisierung durch ...
Ganzheitlichkeit	• Mitarbeiter erkennen Bedeutung und Stellenwert ihrer Tätigkeit • Mitarbeiter erhalten Rückmeldung über den eigenen Arbeitsfortschritt aus der Tätigkeit selbst	... umfassende Aufgaben mit der Möglichkeit, Ergebnisse der eigenen Tätigkeit auf Übereinstimmung mit gestellten Anforderungen zu prüfen
Anforderungsvielfalt	• Unterschiedliche Fähigkeiten, Kenntnisse und Fertigkeiten können eingesetzt werden • Einseitige Beanspruchungen können vermieden werden	... Aufgaben mit planenden, ausführenden und kontrollierenden Elementen bzw. unterschiedlichen Anforderungen an Körperfunktionen und Sinnesorgane
Möglichkeiten der sozialen Interaktion	• Schwierigkeiten können gemeinsam bewältigt werden • Gegenseitige Unterstützung hilft Belastungen besser ertragen	... Aufgaben, deren Bewältigung Kooperation nahelegt oder voraussetzt
Autonomie	• Stärkt Selbstwertgefühl und Bereitschaft zur Übernahme von Verantwortung • Vermittelt die Erfahrung, nicht einfluß- und bedeutungslos zu sein	... Aufgaben mit Dispositions- und Entscheidungsmöglichkeiten
Lern- und Entwicklungsmöglichkeiten	• Allgemeine geistige Flexibilität bleibt erhalten • Berufliche Qualifikationen werden erhalten und weiterentwickelt	... problemhaltige Aufgaben, zu deren Bewältigung vorhandene Qualifikationen erweitert bzw. neue Qualifkationen angeeignet werden müssen

Überlegungen zur Gestaltung der Arbeitsorganisation Pflege im Zusammenhang mit einem systemorientierten Denken in der Pflege, die Lernen und Handeln als interaktiven komplexen Prozeß zwischen kooperativen Akteuren auffassen, können von den Humankriterien persönlichkeitsförderlicher Arbeit ausgehen, die für die Bewertung und Gestaltung von Arbeitsaufgaben und Arbeitssystemen aus arbeitspsychologischer Perspektive formuliert wurden:

> Arbeitsaufgaben, welche die Besonderheiten und Stärken des Menschen berücksichtigen, müssen
> - einen großen Handlungs- und Entscheidungsspielraum haben und
> - einen angemessenen zeitlichen Spielraum bieten;
> - die Arbeitsbedingungen und gerade auch die Technik müssen durchschaubar und gemäß eigener Ziele veränderbar sein und
> - die Aufgabenerfüllung darf nicht durch organisatorische oder technische Bedingungen behindert werden.
> - Sie erfordern ausreichende körperliche Aktivität,
> - einen konkreten Umgang mit realen Gegenständen (bzw. den direkten Zugang zu sozialen Situationen)
> - und damit die Beanspruchung vielfältiger Sinnesqualitäten;
> - humane Arbeitsaufgaben müssen darüber hinaus Variationsmöglichkeiten bieten und sie müssen
> - soziale Kooperation und unmittelbare zwischenmenschliche Kontakte ermöglichen und fördern (Dunckel u. Volpert 1993, S. 347).

Bei der Analyse und Gestaltung der „Pflege" als Arbeits-, Lern- und Ausbildungsort können nach arbeitspsychologischer Perspektive ganzheitlicher Arbeitsgestaltung vier Gebiete abgesteckt werden, die vom Pflegemanagement analysiert, geplant, organisiert und durchgeführt werden müssen, will man die Gestaltungsmerkmale auf Tab. 5.3 realisieren.

- Gestaltung von Arbeitsaufgaben,
- Gestaltung (informations)technischer Arbeitsmittel und Medien,
- Gestaltung der Arbeitsorganisation sowie
- Gestaltung der Qualifizierungsprozesse(vgl. Volpert 1993, S. 61).

Hier muß der Gestaltungsauftrag des modernen Pflegemanagements ansetzen, das diese ganz unterschiedlichen Gestaltungsebenen in einem *umfassenden strategischen Gesamtkonzept* verbindet und vernetzt. Dies gilt es auch in einem Führungsleitbild festzuschreiben. In diesen Empfehlungen zur Arbeitsgestaltung ist besonders deutlich die Verschränkung von individuellen und kollektiven Handlungs- und Lernprozessen auf verschiedensten Ebenen zu sehen, die es zu hinterfragen und zu diskutieren gilt. Volpert (1993) formuliert aus der Sicht der *Arbeitswissenschaft als Gestaltungswissenschaft* allgemeine Ziele zur Arbeitsgestaltung, die ich auf unsere Fragestellung übertragen möchte, die aber dem „harten" Verständnis krankenhausbetriebswirtschaftlicher, effizienter, kostengünstiger Betriebsführung vermutlich zuwider laufen, u.E. aber für die Diskussion um den gesundheitsförderlichen Arbeitsplatz im Krankenhaus und eine damit verbundene

Strategie der Personalentwicklung in der Pflege wichtige Denkansätze beisteuern können. Diese Gedanken müssen bis in die Fortbildungsabteilungen der Gesundheitsberufe ganz allgemein hineinführen.

Als allgemeine Ziele humaner Arbeitsgestaltung gelten nach Volpert (1993, S. 3):

- daß jedes Gestalten darauf ausgerichtet sein soll, menschliche Handlungsspielräume zu erweitern und dabei Sinnzusammenhänge zu erhalten oder zu stiften;
- daß dabei die Vergeudung von Arbeitskraft und natürlichen Ressourcen tunlichst zu vermeiden ist und
- daß schließlich zur Vermeidung unerwünschter Folgen der mit dem Herstellen technischer Produkte oft verbundene Gestaltungsdrang gezähmt werden muß.

Die vier genannten Gestaltungsebenen (S. 202) müssen *sinnvoll* durch ein abgestimmtes, strategisches Konzept der Systemintegration einschließlich der Subsysteme für den gesamten Gestaltungsprozeß miteinander verbunden werden, z. B. durch *systemische oder integrierte Personal- und Organisationsentwicklung*, die als Lernprozeß langfristig entwickelt und partizipativ ausgearbeitet werden muß. Die Gestaltung und Schaffung von persönlichkeitsförderlichen und humanen Arbeitsprozessen in der Pflege erfordert deshalb neben einer grundlegenden Leitbilddiskussion über Ziele und Strategien auch die Reflexion und Gestaltung entsprechender didaktischer und methodischer Überlegungen *qualifizierender Arbeitsgestaltung im Alltagslernen vor Ort*, die von persönlichkeitsförderlichen und humanen Lernprozessen ausgeht. Kooperation und Kommunikation können nur durch reales Tun in der Praxis „erlernt" werden.

Diese vielschichtigen Lernprozesse sind nach arbeitspsychologischen Kriterien so zu gestalten, daß

- Spielräume für die selbständige Auseinandersetzung mit dem Lerngegenstand gegeben sind,
- nicht die kurzfristige Anpassung an eine bestimmte innerbetriebliche Situation, sondern die Verbesserung der Fähigkeiten und Möglichkeiten – insbesondere die Fähigkeit zu selbständiger Planung und Durchdringung des Arbeitsprozesses – der Arbeitenden im Vordergrund steht,
- geeignete organisatorische, technische und soziale Lernmittel zur Verfügung gestellt werden,
- der beständige Bezug von theoretischem Wissen und praktischem Tun hergestellt ist und
- das Lernen in Gruppen angeregt wird (Dunckel u. Volpert 1993, S. 348).

Fragen der *Fremd- und Selbstentwicklung* werden dabei berührt. Entwicklung in der hier verwandten Begriffsfassung (sowie in diesem entwicklungsorientierten Menschenbild) kann folglich nur partizipativ erfolgen.

Hier berühren sich Fragen der Aufgabengestaltung im Arbeitsprozeß mit Personal- und Organisationsentwicklung, die unter dem Begriff *Entwick-*

lungsfähigkeit und Lernfähigkeit arbeitsimmanente Qualifizierungsprozesse verbinden. Lernfähigkeit und Lernbereitschaft sowohl der Mitarbeiter als auch der Organisation als ganzer rücken ins Blickfeld, was in der Metapher „lernende Organisation" grundlegend dargestellt werden kann.

„Lernende Organisation"

Das Konzept *lernende Organisation* geht vom kulturellen Lernen von und in einer Organisation aus und begreift den Arbeitsort Krankenhaus als zu gestaltenden Lernkontext, in dem alle Organisationsmitglieder nach Möglichkeit durch eine *kommunikative Kultur* permanent lernen. Durch die Initiierung und die Implementierung *organisationaler Lernfähigkeit* kann ein Beitrag zur *Gesundheitsförderung der Mitarbeiter* am Arbeitsort Krankenhaus geleistet werden, der zu mehr Humanität im Krankenhaus, auch zu mehr „Patientenorientierung" anstelle „Institutionsorientierung" führen kann. Der Ansatz „lernendes Krankenhaus" geht von einer notwendigen Verstetigung des Lernens der Organisationsmitglieder im Prozeß der Arbeit aus, insbesondere durch *Erfahrungslernen* direkt am Arbeitsort, am Arbeitsplatz Krankenhaus. Lernen wird dabei als sich entwickelnde Interaktion zwischen individuellen und kollektiven Lernaktivitäten und Wissensbeständen gesehen. Organisationslernen wird in vorliegendem Ansatz mit dem Aufbau, der Entwicklung und Veränderung des *Organisationswissens* verbunden.

Bei diesem Gestaltungsansatz geht es deshalb nicht um Lerninhalte oder verbesserte Fort- und Weiterbildungsmaßnahmen, sondern um zirkuläre, dynamische Lernprozesse zwischen Individuen, Gruppen und der Organisation, und zwar auf verschiedenen horizontalen und vertikalen Ebenen, die die individuellen und kollektiven Lernmuster und -beziehungen verbinden, also um Kommunikation, Kooperation und Reflexion. Insbesondere geht es um zwei Ziele, die mit Humanität im Krankenhaus verbunden werden können:

- Einerseits geht es darum, das Leitbild Patientenorientierung durch Verbesserung des Ressourcenmusters des Krankenhauses und nachfolgender ambulanter Behandlungsketten und Versorgungsstrukturen zu optimieren. Kooperation, Koordination und Integration sind die neuen Schlüsselbegriffe.
- Andererseits geht es darum, den Arbeitsort Krankenhaus, der ja immer gleichzeitig Ausbildungsort ist, zu humanisieren, d. h. die Gesundheitsförderung und Erhöhung der Gesundheitskompetenz der Mitarbeiter im Sinne der oben beschriebenen WHO-Konzeption forciert zu beachten und die Arbeitsumwelt Krankenhaus für die dort Beschäftigten, in unserem Argumentationszusammenhang für die Pflegenden, gesundheitsförderlich zu gestalten. Das sog. Organisationsgedächtnis ist nicht immer das ideale Lernfeld für Auszubildende und Berufsanfänger.

Die Ottawa-Charta der WHO definiert Gesundheitsförderung als einen (Lern-)Prozeß, in dessen Verlauf und durch dessen aktive Mitgestaltung (Partizipation) allen Menschen ein höheres Maß an Selbstbestimmung (Kontrolle) über die eigene Gesundheit ermöglicht werden soll und sie damit befähigt werden, zur Stärkung der eigenen Gesundheit aktiv beizutragen (Demmer 1993, S. 79).

Nach dieser paradigmatischen Prämisse geht es insbesondere darum, in einem diskursiven Organisationsentwicklungsprozeß *Betroffene zu Beteiligten* zu machen, das heißt Mitarbeiter zu „entwickeln", die sich aktiv als kooperative Akteure an den Zielsetzungen des Krankenhauses und den damit jeweils zusammenhängenden Veränderungen der Strategien, Strukturen und Kulturen beteiligen. Die Abhängigkeit und Passivität der Arbeitnehmer als *Objekte des Managements* soll hierbei durch eine subjektzentrierte Managementhaltung ersetzt werden, die individuelle Personalentwicklung mit Strategien und Strukturen organisatorischer Personalentwicklung systemisch vernetzt als einen ko-evolutiven Prozeß begreift (Abb. 5.8).

Beim organisationalen Lernen muß die Ebene des individuellen Lernens um die des kollektiven Lernens erweitert werden. Hier geht es nicht mehr nur um Kommunikation, sondern um Kooperation, um Verteilen und Nutzbarmachen von Wissen (Laib 1994, S. 594).

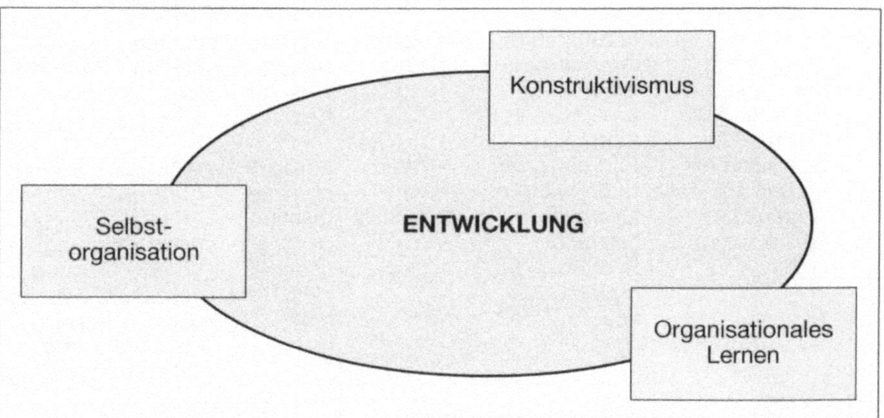

Abb. 5.8.   Die Basiskonzepte des entwicklungsorientierten Managements. (Nach Probst 1993, S. 457)

5.3 Personalmanagement – Personalpflege

Personalmanagement und Personalpflege müssen von einem integrierten Gesamtkonzept ausgehen, das reflektiert, aufgebaut, entwickelt, gesteuert und langfristig verfolgt (begleitet) werden muß. Dieses strategische Pflegekonzept muß in ein „stimmiges", integriertes Systemkonzept des Managements eingefügt werden. Zentraler Ansatz sind das Wohlbefinden und die Lebensqualität des arbeitenden Menschen.

Qualitativer Personalarbeit kommt zunehmend eine Schlüsselposition im Pflegemanagement zu, da qualifiziertes Personal nicht nur ausgebildet und „aufgebaut", sondern möglichst erhalten werden muß. Deshalb ist es unabdingbar notwendig, Personalpflege gezielt einzusetzen, um die kurze Berufsverweildauer, die Zahl der Berufsabbrecher zu minimieren. Aus diesen Gründen ist es dringend angeraten, mehr Zeit, Geduld und auch Geld in „Personalentwicklung" zu investieren, dies nicht nur aus humanitären Gründen, sondern auch aufgrund ökonomischer Überlegungen und betriebswirtschaftlicher Notwendigkeiten (Abb. 5.9). Effiziente Personalentwicklungs-

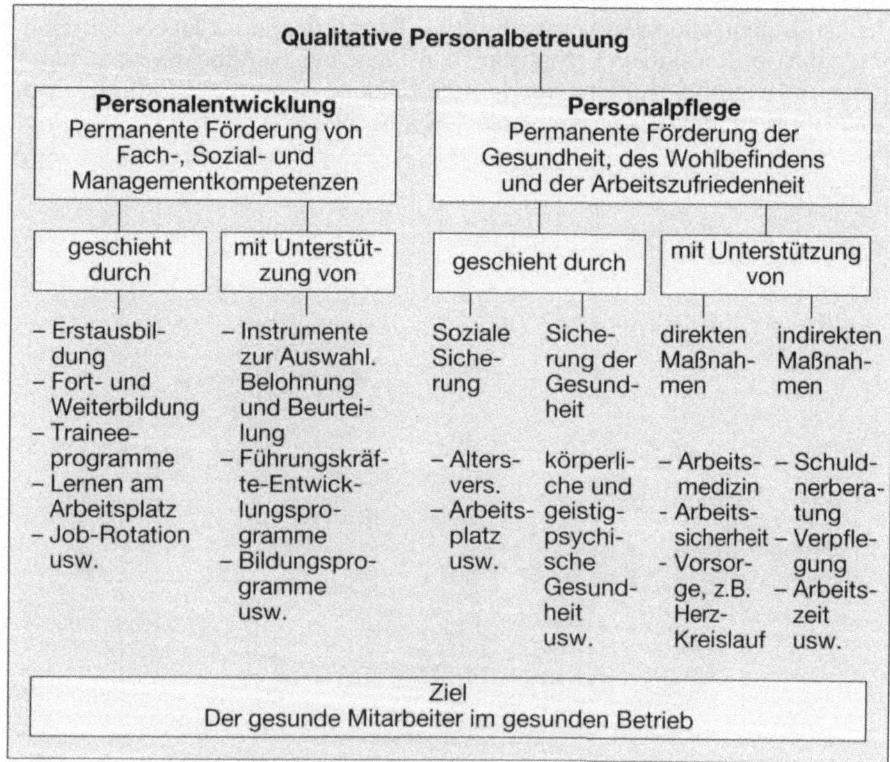

Abb. 5.9.   Qualitative Personalbetreuung. (Nach Brinkmann 1993, S. 19)

strategien hängen in einem systemischen Denk- und Gestaltungsansatz von der Güte der Diagnose und differenziert eingesetzter Strategien und Maßnahmen ab, die aber ganz zentral den Mitarbeiter als autonomes „eigensinniges" Subjekt anerkennen und dadurch aufwerten. Es geht um Selbstbestimmung und Selbstentwicklung.

Personalentwicklung wird deshalb als „permanenter" Prozeß gesehen und nicht als einmalige „geplante" Problemlösung. Pflegemanagement muß dazu institutionalisierte Rahmenbedingungen und Kommunikationsforen schaffen, die Flexibilität erzeugen.

Qualifizierung durch Arbeitsgestaltung

Frei et al. (1993) betrachten Arbeit als Lernprozeß und Chance zur Kompetenzentwicklung. Damit rückt die Möglichkeit von Qualifizierung durch Arbeitsgestaltungsmaßnahmen ins Aufgabenspektrum des Pflegemanagements. Innerhalb der Fachdisziplin Arbeitspsychologie haben Frei et al. (1984, S. 119) den Zusammenhang von Arbeit und Kompetenzentwicklung grundlegend herausgearbeitet. Ulich stellt dies folgendermaßen zusammenfassend dar:

Nach der hier vertretenen Auffassung ist also Personalentwicklung keinesfalls auf Aus-, Fort- oder Weiterbildung einzugrenzen (vgl. dazu Rüttinger u. Klein-Moddenborg, 1989, 688 f.). Ein wesentlicher Teil der Personalentwicklung findet vielmehr in der Auseinandersetzung mit der Arbeitstätigkeit statt. Damit wird Qualifizierung durch Arbeitsgestaltung zu einer der zentralen Aufgaben der mit Personalentwicklung befaßten Personen und betrieblichen Instanzen. Und es wird wichtig, „Arbeit als Lernprozeß und Qualifizierungschance" (Frei, 1979) zu begreifen.

In ihrem grundlegenden Beitrag über Arbeit und Kompetenzentwicklung haben Frei, Duell, Baitsch (1984, 119) u. a. festgestellt: „Entfremdete Arbeit, in unserem Fall die Entfremdung von der Arbeitstätigkeit, verhindert häufig eine arbeitsimmanente Qualifizierung und damit eine entsprechende Entwicklung von Kompetenzen … Arbeitsimmanente Qualifizierung verlangt die Aufhebung der Entfremdung des Arbeitenden von seiner Arbeitstätigkeit." Daraus folgt, daß arbeitsimmanente Qualifizierung – und Kompetenzentwicklung – unter Bedingungen entfremdeter Arbeit Veränderungen der Arbeitstätigkeit voraussetzt bzw. impliziert. Prozesse der Kompetenzentwicklung vollziehen sich vor allem in der Beteiligung an solchen Veränderungen der eigenen Arbeitstätigkeit. Frei, Duell, Baitsch (1984; Baitsch 1985; Duell 1986) kommen deshalb zu dem Schluß, daß individuelle Kompetenzentwicklung und Veränderungen sozialer – d. h. hier: organisationaler – Systeme sich gegenseitig bedingen. „Diese beiden Prozesse sind nicht in einem einfachen Nacheinander zu denken: Beide verlaufen zyklisch, gewissermaßen wendelförmig – der erste in den zweiten ‚hineingewunden'. In bildlicher Etikettierung sprechen wir daher auch von der Doppelhelix arbeitsimmanenter Qualifizierung" (Duell 1986, 28). Oder anders formuliert: individuelle Kompetenzentwicklung ist gebunden an die Veränderung von Tätigkeiten und die gleichzeitige Veränderung der sozialen Systeme, in die diese Tätigkeiten eingebettet sind. Zu den wichtigsten „objektiven" Voraussetzungen für arbeitsimmanente Qualifizierung gehört die tatsächliche Veränderbarkeit von Arbeitsaufgaben und Arbeitsstrukturen, zu den wichtigsten „subjektiven" Voraussetzungen die Wahrnehmung der Veränderbarkeit durch die Beschäftigten (Ulich 1992, S. 110).

Dieses Bild der Doppelhelix gilt es auch für das Pflegemanagement im Auge zu behalten. Statt teurer „korrektiver Arbeitsgestaltung" in der Pflege, die oft kurzfristige Problemlösungsmöglichkeiten bereitstellt, können *proaktiv* vor allem zwei Formen der Arbeitsgestaltung vom Pflegemanagement eingesetzt werden (Nitsch 1990, S. 16, nach Ulich 1988):

- Präventive Arbeitsgestaltung: Berücksichtigung arbeitswissenschaftlicher Konzepte und Regeln bereits im Stadium des Entwurfs von Arbeitssystemen und Arbeitsabläufen, d. h. gedankliche Vorwegnahme möglicher Beeinträchtigungen der Gesundheit und des Wohlbefindens spätestens zu dem Zeitpunkt, in dem die Funktionsteilung zwischen Mensch und Maschine festgelegt wird.

- Prospektive Arbeitsgestaltung: bewußte Vorwegnahme von Möglichkeiten der Persönlichkeitsentwicklung im Stadium der Planung bzw. des Entwurfs von Arbeitssystemen durch Schaffung objektiver Handlungsspielräume, die von den Beschäftigten in unterschiedlicher Weise genutzt werden können.

Jede Arbeitstätigkeit, jede Arbeitsaufgabe gerade in „humanen Dimensionen" wie der Pflege, wird individuell und deshalb ganz unterschiedlich wahrgenommen, reinterpretiert und dementsprechend ausgeführt („Redefinition der Arbeitsaufgabe" im Sinne von Hackman u. Oldham 1976). Diese individuellen Unterschiede der Mitarbeiter gilt es im Konzept der persönlichkeitsförderlichen Aufgabengestaltung zu berücksichtigen, zumindest „im Kopf" zu haben (s. Übersicht). Verschiedene Menschen bevorzugen aus den verschiedensten Gründen verschiedene Arbeitsstrukturen, so z.B. in verschiedenen Lebenslaufphasen. Dieser Ansatz wird im *Konzept der lebenszyklusorientierten Personalpolitik* aufgegriffen (vgl. Sattelberger 1991, Borsi 1995). Nach dem „Prinzip der differentiellen Arbeitsgestaltung" (Ulich 1989) besteht die optimale Arbeitsgestaltung darin, den Beschäftigten ein Angebot verschiedenartiger Arbeitsstrukturen zu machen, zwischen denen ausgewählt werden kann. Dies kann mit dem Konzept der differentiellen Personalentwicklung verbunden werden. Leitungs- und Führungskräfte im Pflegebereich müssen sich immer wieder klarmachen, daß es den „one best way" der Arbeits- und Organisationsgestaltung nicht geben kann, wenn man anerkennt, daß Menschen, Patienten wie pflegerisches Personal, verschieden sind. Will man in einem Pflegemodell deshalb Patientenorientierung und Gesundheitsförderung miteinander verbinden, so kann das „nicht schematisch starr über die unterschiedlichen Dispositionen und Interessenlagen der beteiligten Akteure hinwegkonstruiert werden. Humanität im Krankenhaus kann vor diesem Hintergrund nur als Gesamtstrategie gedacht werden, die flexibel genug ist, den situativen und personellen Konstellationen, die innerhalb eines Hauses und auf unterschiedlichen Stationen sehr unterschiedlich gelagert sein können, angemessen Rechnung zu tragen. Dies wiederum setzt gewisse Spielräume einer dezentralen Selbstorganisation voraus" (Feuerstein u. Badura 1991, S. 119). Dies bedeutet aber auch, daß es keine allgemeingültigen Gestaltungsrezepte *nach Kochbuchart* geben kann, die einfach übernommen oder übergestülpt werden können.

Merkmale persönlichkeitsförderlicher Arbeitstätigkeiten
(Frei et al. 1993, S. 170)

Entscheidungs- und Handlungsspielraum	Die Arbeitstätigkeit bietet Möglichkeiten, vorhandenes Wissen und Fertigkeiten voll auszuschöpfen und Neues zu lernen. Neue Technologien werden so eingesetzt, daß sie „effiziente Werkzeuge" für die Beschäftigten darstellen und ihren Handlungsspielraum innerhalb des Betriebs erweitern.

Autonomie	Die Beschäftigten werden als mündige, selbstverantwortliche Erwachsene behandelt. Die Technik ist so organisiert, daß sie vom Menschen kontrolliert werden kann. Die Beschäftigten haben die Möglichkeit, die Ausführung ihrer Arbeit zu beeinflussen, bei der Wahl von Arbeitskolleginnen und -kollegen mitzubestimmen und an der langfristigen Planung teilzuhaben. Arbeitszeitflexibilität ist gewährleistet.
Anforderungs-vielfalt	Die Arbeit beinhaltet Routinetätigkeiten gemischt mit einem voraussehbaren Maß an neuen Anforderungen. Die Art der Arbeitsanforderungen wird in einem Entscheidungsprozeß zwischen den Parteien ausgehandelt.
Kommunikation und Kooperation	Die Förderung sozialer Kontakte unterstützt kontinuierliche Lernprozesse. Neue Kommunikationssysteme erleichtern den Kontakt und können dazu beitragen, Isolation zu überwinden. Erweiterte soziale Beziehungen fördern individuelle Entwicklungsmöglichkeiten durch Kooperation.
Schutz vor Willkür	Die Arbeit ist nach Regeln organisiert, die die Beschäftigten vor willkürlicher Autoritätsausübung schützen. Betriebsrat und Gewerkschaft schützen die Interessen der Beschäftigten und befassen sich aktiv mit Problemen am Arbeitsplatz.
Sinnvolle Arbeit: Kundenfeedback	Die Beschäftigten erhalten direktes Feedback von ihren Kunden, da ihr Anteil am Produkt oder der Dienstleistung für die Kunden ersichtlich ist und somit beurteilt werden kann. Das Potential neuer Produktionstechniken erlaubt die direktere Zusammenarbeit zwischen Kunden und Beschäftigten, indem Produkte vermehrt nach spezifischen Kundenwünschen gefertigt werden können, was neue Herausforderungen mit sich bringt.
Verknüpfung Arbeit/Familie	Das Teilen der Arbeitslast zwischen den Geschlechtern fördert die gemeinsame Übernahme von Familien- und Kindererziehungsverantwortung und setzt Energien frei für Familien- und soziale Aktivitäten.

In eine ähnliche Richtung wie die genannten Arbeitswissenschaftler verweisen neuere Ansätze der Personalforschung im Fachgebiet Betriebswirtschaftslehre, die als „Ziele und Anforderungskriterien einer Individualisierung" folgende Schwerpunkte diskutieren, die auch für die Personalentwicklung im Bereich Pflege wichtiges Diskussionsmaterial und Anregung geben können.

Ziele und Anforderungskriterien einer Individualisierung (Kick u. Scherm 1993):

- **Flexibilisierung:**
  Individuell unterschiedlichen Eigenschaften und Vorgehensweisen muß durch *variable Gestaltungsspielräume innerhalb einer Handlungsalternative* Rechnung getragen werden.
- **Differenzierung:**
  Aufgrund individuell unterschiedlicher Persönlichkeitsfaktoren müssen jedem Mitarbeiter *gleichzeitig verschiedene Handlungsalternativen* zur Auswahl gestellt werden.

- **Dynamisierung:**
  Die Dynamik der Persönlichkeitsentwicklung jedes einzelnen muß durch *Durchlässigkeit* und *Veränderbarkeit* der Handlungsalternativen im *Zeitablauf* gewährleistet sein.
- **Autonomisierung:**
  Jeder einzelne muß fachlich, zeitlich, organisatorisch und sozial so in die Gestaltung von Handlungsalternativen einbezogen werden, daß *aktive Mitwirkungsmöglichkeiten* in Form von *Entscheidungs-* und *Kontrollkompetenzen* sowie *Partizipationsmöglichkeiten* bestehen oder geschaffen werden.
- **Handlungsorientierung:**
  Bei der individuellen Ausgestaltung von Handlungsalternativen ist der Mitarbeiter als Stelleninhaber zu verstehen, dessen *rationale Erfüllung der Stellenaufgabe* gewährleistet sein muß.
- **Kohärenz:**
  Bei der Transformation von Handlungsalternativen sind inhaltliche *Kontinuitätssprünge* zu vermeiden sowie Konsistenz und *Eindeutigkeit* zu gewährleisten.
- **Ganzheitlichkeit:**
  Die Gestaltung der Handlungsalternativen darf nur in Abhängigkeit von unternehmungsexternen und -internen Einflußfaktoren sowie des *gesamten alternativenspezifischen Kontextes* erfolgen.

Abbildung 5.10 zeigt anschaulich die Zusammenhänge und Defizite, die durch Bürokratisierung, durch starre Arbeitsteilung und Spezialistentum entstanden sind. Der Zusammenhang von Fremdsteuerung und Selbststeuerung, von individuellen und übergeordneten Werten, Qualifikationsprofilen und Beziehungsstilen, auch zwischen Führung und Führungsstilen, wird deutlich sichtbar.

5.4 Der soziotechnische Ansatz der Systemgestaltung

Dieses Konzept wurde vom Londoner Tavistock Institute for Human Relation in Studien im englischen Kohlebergbau 1950 bis 1958 entwickelt, um den dominanten Einfluß des Technikdeterminismus auf die Organisationsstrukturen, Arbeitsabläufe und betrieblichen Sozialbedingungen zu relativieren (vgl. Trist u. Bamforth 1951). Soziotechnische Systeme können unter einem *dynamischen Aspekt* gesehen werden, der eine Aushandlung der beteiligten sozialen und technischen Systemkomponenten zuläßt, die es „gemeinsam" und „gleichzeitig" zu optimieren gilt; es geht dabei um das „best match" zwischen oft konfliktären Gruppen, Einflüssen aus der Umwelt, Interessen und Zielen.

Das Konzept der soziotechnischen Systemgestaltung postuliert explizit die Notwendigkeit, Technologieeinsatz, Organisation und Einsatz von Humanressourcen gemeinsam zu optimieren. („Joint optimization"). Die nachträgliche Anpassung des sozialen Teilsystems an das technische Teilsystem oder des technischen Teilsystems an das soziale Teilsystem führt demgegenüber häufig zu suboptimalen Lösungen (Ulich 1991, S. 153).

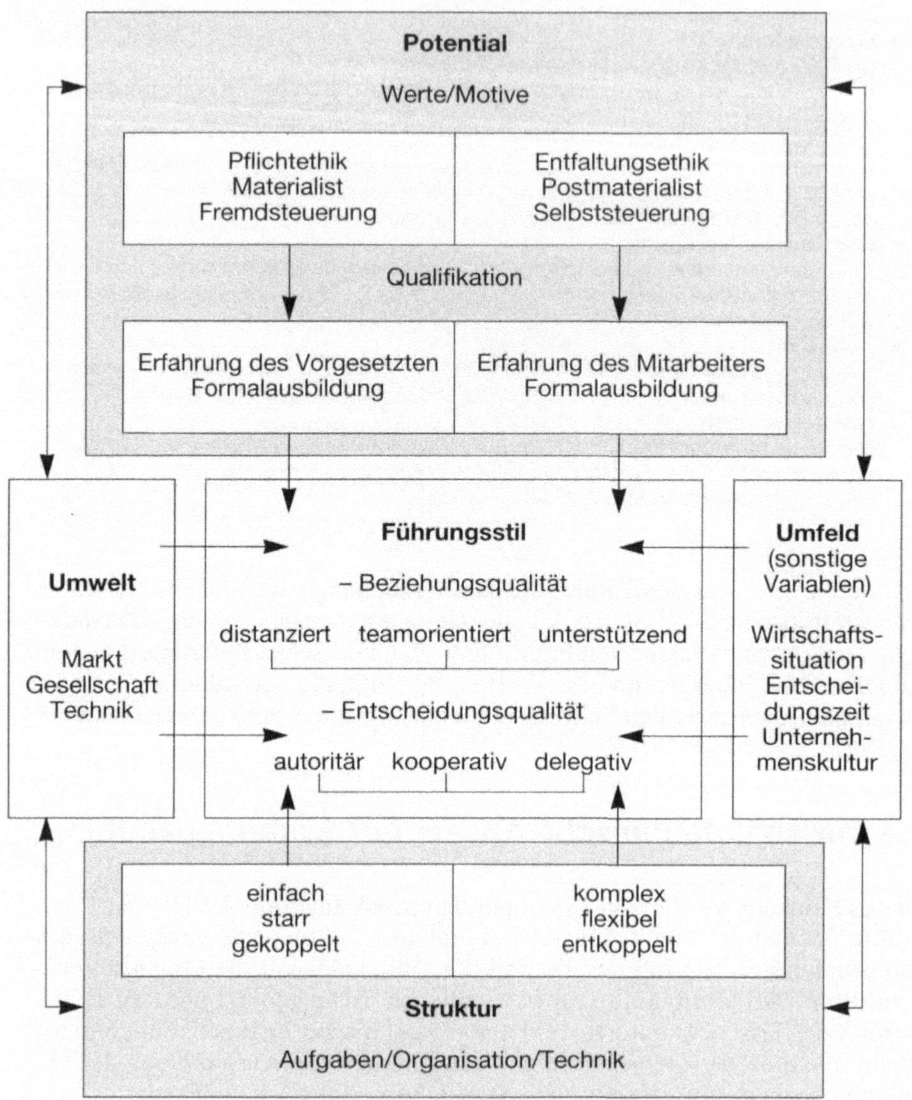

Abb. 5.10.   Allgemeiner Bezugsrahmen für Führung und Führungsstile. (Nach Wunderer 1993, S. 215)

Nach Schüpbach liegt „das Hauptgewicht der soziotechnischen Systemanalyse ... auf der Erfassung von Merkmalen der Prozeßregulation, insbesondere den Möglichkeiten und Voraussetzungen zum kollektiven Auffangen von internen und externen, technologisch und organisatorisch bedingten Systemschwankungen" (Schüpbach 1993, S. 177; siehe auch Abb. 5.11).

Bezogen auf das Thema Pflegemanagement, stellt sich beim soziotechnischen Systemansatz die Frage, wie die individuellen und die organisationa-

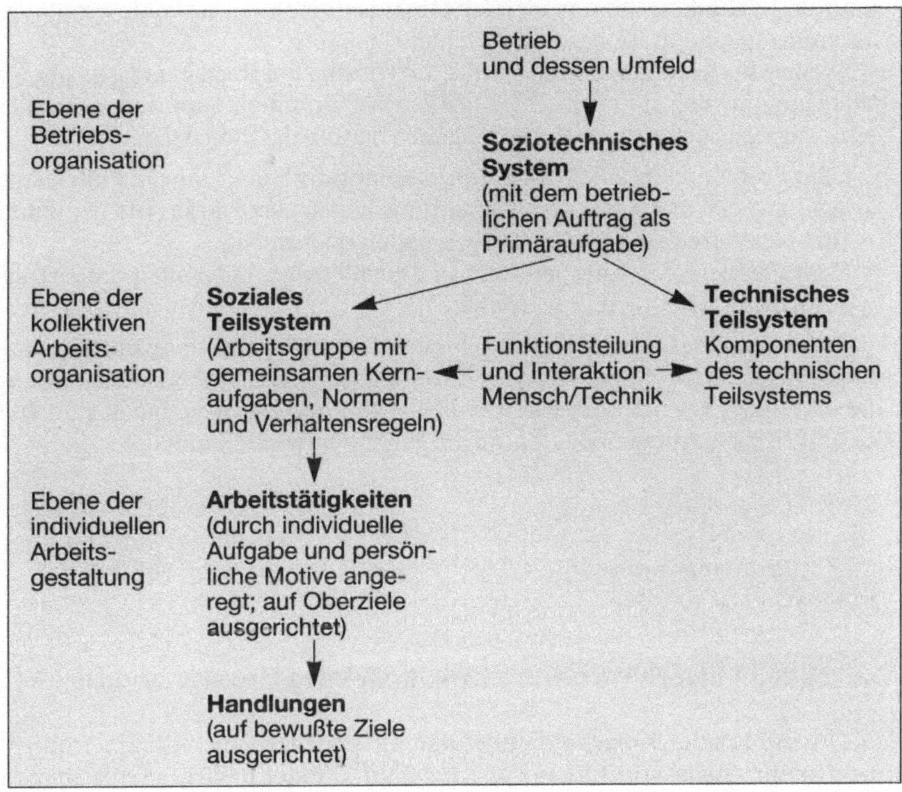

Abb. 5.11. Unterschiedliche Ebenen der Arbeitsanalyse in komplexen Systemen.
(Nach Schüpbach 1993, S. 176)

len Interessen, Ziele und Ressourcen aufeinander abgestimmt bzw. vereinbart werden. Es stellt sich weiter die Frage, welchen Beitrag oder welche
Rolle das Pflegemanagement hier leisten kann und muß.

Nicht organisatorische, ablauftechnische, medizintechnische Zwänge
dürfen Vorrang vor einer patientenorientierten Pflege haben. Insbesondere
die *Definitionsmacht* der Medizintechnik rückt hier ins Blickfeld: Hier stellt
sich ein komplexer Schwerpunkt für das Pflegemanagement, da durch die
Aufwertung des Pflegeberufes Pflegende zunehmend in Arbeitskooperatio-
nen und Arbeitskonferenzen als gleichberechtigte Kommunikationspartner
gefordert sind, an Planungen, Entscheidungen mitzuwirken und damit aber
auch mitzuverantworten. Die ethische Mitsteuerung von Behandlungsfragen
und Behandlungsfolgen, auch von Forschungsfragen, haben wir schon angesprochen.

Überlegungen zur Arbeits- und Organisationsgestaltung entsprechend
oben beschriebener Humankriterien persönlichkeitsförderlicher Arbeit in
der Pflege können an der Definition Colemans (1979) ansetzen, der *Organisationen als Ressourcenpool* bezeichnet und in diesem Zusammenhang ein

zentrales Charakteristikum sozialer Organisationen hervorhebt, was hier in unserem Argumentationsgang weiterführen kann:

Wenn Mitarbeiter ihre Arbeitskraft, ihr Wissen, ihre Rechte und auch ihr Kapital zusammenlegen und einer einheitlichen Disposition unterstellen, so führt das unausweichlich zu zwei Kernproblemen der organisationalen Gestaltung:

- Dem Problem der kollektiven Entscheidungsfindung: Danach muß festgelegt bzw. diskutiert werden, wie und nach welchem Modus die gemeinsamen Ressourcen eingesetzt werden sollen oder müssen.
- Dem Problem der Entscheidung und Festlegung: Wie sollen die Erträge der Korporation verteilt werden?

Was hier so betriebswirtschaftlich klingt, sind für den Pflegepraktiker und auch Pflegetheoretiker schwierige Prozesse der Ziel- und Konsensfindung, die im sog. Klinik- und Pflegeleitbild zwar theoretisch vorgegeben sind, hier im praktischen Alltag aber ständig ausgehandelt werden müssen.

Es geht dabei um Fragen der Verantwortung bzw. um Mit-Verantwortung des Pflegedienstes bei der Gestaltung von Humanität in den stationären und ambulanten Behandlungsketten des Gesundheitssystems.

Kollektive Mitverantwortung bzw. kollektive Unverantwortlichkeit

Die Ausrede oder Entschuldigung, daß die „Sachzwänge" dominieren, gilt nicht mehr. Ziele von Organisationen sind Bündel mehrerer miteinander verbundener Ziele, Interessen und Machtfigurationen, die sich innerhalb komplexer Handlungsräume ständig verändern.

So stellt sich beispielsweise die Frage, wie die Interessenkonflikte zwischen den vier Krankenhauskulturen (Medizin, Pflege, Verwaltung, Patienten), zwischen Beteiligten und Betroffenen, den Nutzern, Praktikern, Herstellern und Anwendern, Gewerkschaften, Datenschützern und Patientenanwälten, u.a. auf das Gesamtziel „Mensch vor Technik", „Humanität vor Apparatemedizin" ausgehandelt werden. Es handelt sich dabei ja um ganz unterschiedliche Prozesse, die von individuellen Basismotivationen bis zu technischen Produkten reichen, die es in soziotechnischen Anwendungssystemen zu integrieren gilt. Pflege als der größten Berufsgruppe innerhalb dieser Interessen- und Zielkonflikte kommt eine dominante Rolle in diesen Entscheidungsprozessen zu. Diese Aufwertung und Mitsteuerung humaner Behandlungsstrukturen und Versorgungskonzepte könnte langfristig auch Interesse und Berufsmotivation aufbauen helfen.

Bei diesen Interessenkonflikten unterschiedlichster Berufsgruppen, Beteiligten und Betroffenen geht es, ausgehend von differenziert geführten Genesediskursen, um den Anwendungs- und den Nutzendiskurs, der eine kritische Reflexion der Folgen, auch Spätfolgen, einschließen muß. Lenk (1992, S. 12) spricht von den sogenannten „sozialen Fallen", die „erst jetzt für die Ethik als relevant entdeckt" werden. In diesen Interessenkonflikten geht es häufig um ein „Zusammenspiel von persönlicher, institutioneller und korporativer Ethik mit den überindividuellen Rechtsfragen" (S. 12). Es geht um Eingriffs- und Kontrolldilemmata, die weitreichende Folgen haben können, auch um grundlegende Forschungsfragen. Denken wir nur an die potenzierten Möglichkeiten der Gen- und Fortpflanzungstechnik, die heute beinahe schon einen „maßgeschneiderten Menschen" zusammensetzen kann. Diese Fragen, die weitreichende Folgeprobleme für nachfolgende Generationen haben werden, können mit traditioneller Moralauffassung in ihrer Individualperspektive nicht mehr ausreichend erfaßt, sondern nur noch unter kollektiven und institutionellen Verantwortlichkeiten begriffen werden. Ein besonderes Problem in diesem Zusammenhang des permanent ansteigenden „Wissens" auch im Zusammenhang mit der medizintechnischen Forschung ist „die Frage der unvorhergesehenen und ganz unvorhersehbaren Systemwirkungen und Nebenfolgen" (Lenk 1992, S. 107), was zu drängenden Fragen der kollektiven Mitverantwortung bzw. der kollektiven, oft inhumanen Unverantwortlichkeit in kooperativen Handlungsketten oder interdisziplinären Teams führen kann. Lenk schlägt vor, den traditionellen Verantwortungsbegriff zu erweitern. Die Problematik der verschiedenen Verantwortungsebenen und Verantwortlichkeiten innerhalb einer sozialen Arbeitsorganisation ist sehr wichtig. Deshalb soll an dieser Stelle ein Aspekt herausgegriffen werden, der auf die notwendige Veränderung der Managementhaltung in der Pflege hinweist. Aus organisationssoziologischer Perspektive wird der Beitrag der organisationalen Strukturen auf die Ausbildung der sogenannten „bürokratischen Persönlichkeit" beschrieben, die zu Mitläufertum, zu Handeln ohne Denken etc. führen können.

Exkurs: Förderung konformer Verantwortungslosigkeit

Die hierarchische Arbeitsorganisation hat nicht nur Entfremdung, Sozialitätsverluste und individuelle Frustrationen jeweils aktuell zur Folge, sondern beeinflußt auch langfristig und tiefsitzend den Charakter und die Psyche der Organisationsmitglieder. Die Behinderung der Persönlichkeitsentwicklung findet in ganz normalen Arbeitsorganisationen, im Alltag einer Behörde, dem Sekretariat eines Verbandes, der Fertigungsabteilung eines Unternehmens, der Unterrichtspraxis einer städtischen Schule und in vielen anderen statt. Das Alltägliche der Verhinderung sinnvoller Arbeit für viele Menschen in vielen Organisationen ist das eigentlich Dramatische. Das gilt gerade auch für die Sozialisationsfolgen:
Die strukturellen Mittel der Arbeitsorganisation, die Regelbefolgung, Disziplin, Richtigkeit des Handelns und geordnete Karriere bewirken sollen, tendieren dazu, zum Selbstzweck zu werden. Die Organisationsmitglieder orientieren häufig ihr Handeln eher an der Norm- und Regelgerechtigkeit als an der Problemgerechtigkeit. Außerdem werden Routinen zur lieben Gewohnheit. Sie vermitteln Sicherheit und entlasten. Das wird noch verstärkt durch die hierarchische Zentralisierung von Entscheidungen über Arbeits-

> programme. Man folgt ihnen eher „mechanisch", weil man an ihrem Zustandekommen nicht beteiligt war. Der instrumentelle Wert formaler Regeln gerät so leicht zum Selbstzweck. Durch das, was die Pädagogen „hidden curriculum" nennen, durch die verborgene Erziehungswirkung hierarchischer und stark programmierter Regelungsmuster, wird die „bürokratische Persönlichkeit" gefördert. (Merton 1968, 265-276) Sie zeichnet sich u. a. durch rigide Überkonformität und tendenzielle Verantwortungslosigkeit gegenüber den Handlungsfolgen aus (Girschner 1990, S. 161).

Will man diese sozialen Fallen, die bei Verantwortung und Humanität im praktischen klinischen Alltag entstehen können, auffangen, gilt es zunächst, eine eigene (System) Identität individuell und kollektiv aufzubauen oder auszubilden, die gemeinsame Werte, individuellen und kollektiven Sinn verbindet. Hier können vielfältige Leitbilddiskurse ansetzen.

5.5 Zur Verschränkung von Klinikleitbild und Pflegeleitbild

Leitbilder dienen als Interpretationsmuster für Entscheidungen, Motivations- und Identifikationsprozesse sowie Handlungen. Das Pflegeleitbild muß unabdingbar mit dem Klinikleitbild, dem Technikleitbild und dem Patientenleitbild „harmonisch" abgestimmt werden.

Ausgehend von dem Krankenhausleitbild werden die wesentlichen Kriterien für das betriebspolitische Verhalten ... im Rahmen von Verhaltensleitsätzen fixiert. Dabei kommt den die Mitarbeiter betreffenden Verhaltensleitsätzen, vielfach auch als Führungsrichtlinien oder Führungsgrundsätze bezeichnet, die größte Bedeutung zu. Führungsrichtlinien enthalten allgemeine Führungs- und Kooperationsprinzipien, Regeln mithin den Führungsstil, die anzuwendenden Führungstechniken sowie die Form der Zusammenarbeit und der Konfliktbewältigung. Dabei geht es im einzelnen um die Festlegung von Zielen, um die Delegation von Entscheidungs- und Ausführungsaufgaben, um die Information von Mitarbeitern, um deren Einbeziehung in den Entscheidungsprozeß, um die Erfolgskontrolle, um die Beurteilung, Förderung und Beratung der Mitarbeiter sowie um die Förderung der Zusammenarbeit. Führungsrichtlininen dienen also als gemeinsame, einheitliche systematische Orientierungshilfe für die erforderliche Kommunikation der Mitarbeiter und Führungskräfte über Ziele, Inhalte, Instrumente des Führungsprozesses (Eichhorn 1992, S. 75).

Als Beispiel für eine solche Verschränkung von Klinikleitbild und Pflegeleitbild soll das systemisch vernetzte Konzept der Klinik für Tumorbiologie, Freiburg im Breisgau, angeführt werden. Zur besseren Veranschaulichung werden zwei Schwerpunkte aus dem Pflegeleitbild herausgegriffen, die Pflegedirektorin Sennenwald Etzel (1993) in einem vorläufigen Pflegekonzept folgendermaßen ausformuliert und mit dem Krankenhausleitbild abgestimmt hat:

Vorläufiges Pflegekonzept
Gesundheits- und Krankenpflege
Klinik für Tumorbiologie
Freiburg im Breisgau

1. Ethische Grundregeln für die Gesundheits- und Krankenpflege
   Die vordringlichste Verantwortung der im Pflegeberuf Tätigen gilt den pflegebe-
   dürftigen Menschen. Grundlage pflegerischen Handelns ist die Achtung des Lebens, der Einzigartigkeit des Individuums, seiner Würde und seiner Grundrechte.
   Pflege wird ausgeübt ohne Rücksicht auf Rasse, Nationalität, Konfession, Geschlecht, soziale Schicht oder Wertvorstellungen, zum Wohle des einzelnen Patienten, seiner Angehörigen und der Gesellschaft – in Respekt vor den Bedürfnissen, Wertvorstellungen, dem Glauben, den Sitten und Gewohnheiten des einzelnen und dem Anspruch auf Schutz seiner Würde und Persönlichkeit.

1.1 Ziele und Verständnis einer Gesundheits- und Krankenpflege
   Unter Wahrung der o. g. ethischen Grundsätze ist das Ziel auch der Gesund-
   heits- und Krankenpflege:
   – Gesundheit wiederherstellen oder fördern
   – Krankheit verhüten
   – Leiden lindern und Sterbende begleiten
   – bestmögliche individuelle Lebensqualität sichern
   Grundkonsens in allen die heutige Diskussion bestimmenden Pflegetheorien ist
   eine **patientenorientierte, individuelle, ganzheitliche und eigenständige Ge-
   sundheits- und Krankenpflege.**
   Dahinter steht ein Wertewandel im beruflichen Selbstverständnis der Gesund-
   heits- und Krankenpflege:
   Gesundheits- und Krankenpflege ist diesem Verständnis nach
   – individuell, patientenzentriert und holistisch ausgerichtet,
   – ein dynamischer Prozeß, der sich in der konkreten personalen Beziehung zwi-
     schen Pflegeperson und Patient entwickelt,
   – planbar, systematisch und zielorientiert durchführbar und nachweisbar,
   – eine Disziplin mit pflegerischer Fachkompetenz: allgemeine Erkenntnisse wer-
     den in die Pflegepraxis, die konkrete individuelle Pflegesituation umgesetzt;
   – ein komplexes Aufgabenfeld mit eindeutig nachweisbaren und beschreibba-
     ren Gegenständen, unterschieden von allen anderen Berufen im Gesundheits-
     wesen,
   – eine wissenschaftliche Disziplin, die der ständigen Weiterentwicklung, Refle-
     xion und rationalen Verarbeitung der Pflegeerfahrungen bedarf.

1.2 Zu Berufsausübung und Selbstverständnis der Pflegenden
   Pflegekräfte verstehen sich als eigenständige Berufsgruppe (Profession) im Ge-
   sundheitswesen, als gleichberechtigte und mündige Mitarbeiter im therapeuti-
   schen Team. In enger Kooperation mit anderen Berufsgruppen sind sie an der
   Erfüllung der komplexen Aufgaben des Gesundheits- und Sozialwesens beteiligt.
   Pflege ist demnach eine Disziplin mit spezifischer Fachkompetenz, d. h.: Gegen-
   stand, Wissen und Können unterscheiden sich von allen anderen Berufen bzw.
   Fachgebieten des Gesundheitswesens.

   Berufliches Handeln und persönliches Verhalten der Pflegenden sollen darauf
   ausgerichtet sein, das Ansehen der Klinik und des Berufsstandes nach innen und
   außen zu fördern.
   Pflegekräfte sollen sich daran beteiligen/daran beteiligt werden,
   ● wünschenswerte Richtlinien für die Berufsausübung auszuarbeiten und zu
     verwirklichen,
   ● gerechte Arbeitsbedingungen in der Gesundheits- und Krankenpflege der Kli-
     nik zur Geltung zu bringen,

● berufliches Wissen zu erweitern, zu vertiefen und weiterzugeben.
Ständige Aufgabe der Mitarbeiter im Pflegebereich ist die Bemühung um eine sachliche und verständnisvolle Zusammenarbeit mit den Kolleg(inn)en und Angehörigen der anderen Berufsgruppen in und außerhalb der Klinik.
Auf diese Weise kann und soll der Pflegebereich einen konstruktiven Beitrag leisten, den Anspruch dieser Klinik einzulösen.

1.3 Verständnis von Patienten
Die Pflege sieht den Patienten als Individuum in seiner komplexen bio-psycho-sozialen Ganzheitlichkeit.
In die Planung und Durchführung der Pflege soll der Patient soweit als möglich einbezogen werden: als aktiv teilnehmender Partner, nicht nur als passiver Pflege-‚Empfänger‘.
Diese impliziert die Übernahme eigener Initiative und Verantwortung für seine Krankheitsbewältigung.
Grundlage pflegerischen Handelns sind seine physischen, psychischen, sozialen und intellektuellen Bedürfnisse und Ressourcen: Wenn Krankheit auch den ganzen Menschen beeinträchtigt, so hat er doch gesunde ‚Anteile‘, Ressourcen, denen die Krankenpflege unter dem besonderen Aspekt der Gesundheitspflege (Integration von Gesundheitsvorsorge und Beratung → WHO) ihre besondere Aufmerksamkeit zuwendet.
Unter diesem Aspekt ist pflegerisches Handeln als Gesundheits- und Krankenpflege zu verstehen.
Das naturwissenschaftliche medizinische Modell der Pflege ist als Rahmen für eine so verstandene Pflege unzureichend, weil es dem Prinzip der Ganzheitlichkeit – an dem sich die Medizin bereits vor dem 19. Jahrhundert orientierte – nicht hinreichend gerecht wird.

2. Zusammenhang von Pflegetheorie und Pflegepraxis
Theorien oder konzeptionelle (Pflege-)Modelle können – als systematische, in sich logisch aufgebaute, auf wissenschaftlicher Grundlage gegründete, überprüfbare Konzepte, die die grundsätzlichen Komponenten der Krankenpflege, ihre theoretischen Grundlagen und die Werthaltungen bei der Anwendung der Praxis definieren und zueinander in Beziehung setzen – einen Orientierungsrahmen für die Pflegepraxis bieten, Hilfe zur rationalen Reflexion dieser Praxis und dadurch Anstoß zu ihrer möglichen Veränderung.
(Auszug aus dem Pflegekonzept der Klinik für Tumorbiologie in Freiburg mit freundlicher Genehmigung von Pflegedirektorin Birgit Sennenwald Etzel, Director of Nursing)

Leitbilddiskurse

Will man sich ganz gründlich und vertieft mit diesem Thema auseinandersetzen, ist es angezeigt, sich zunächst mit dem Begriff und den verschiedenen Arten des „institutionellen Handelns" zu befassen sowie mit der „Ethik des institutionellen Handelns" im Sinne von Hubig (1982).

Individuelles und kollektives Handeln in arbeitsteiligen – kooperativen Produktionsprozessen und das Problem der Zuschreibung von Verantwortung bei der Zusammenarbeit vieler Akteure rücken ins Blickfeld, wenn es beispielsweise um die Entwicklung, Nach- und Nebenfolgen der Medizintechnik geht. Neuartige ethische Probleme entstehen durch synergistische und kumulative Prozesse in hochtechnisierten Arbeitsgruppen. Der Leitbilddiskurs um die Abstimmung von Pflegeleitbild und Klinikleitbild muß unseres Erachtens hier ansetzen. Oben wurde bereits als übergeordnetes Leitbild *Mensch vor Organisation, Mensch vor Technik, Patientenorientierung und Gesundheitsförderung* für alle Beteiligten und Betroffenen hervorgehoben.

Als Beispiel für solch einen beschriebenen Leitbilddiskurs soll die Techniksteuerung im Krankenhaus problematisiert werden. Sie gehört in Zukunft sicher *mit* zu den Aufgaben des Pflegemanagements, nimmt man die Aufwertung des Pflegeberufs sowie die Professionalität der Pflege ernst, die sich im Idealfall aktiv-konstruktiv innerhalb *symmetrischer Kommunikationsräume* gleichberechtigter Partner und unterschiedlichster Berufsgruppen beteiligen muß.

Exkurs: Techniksteuerung als sozialer Prozeß

Ganz grundsätzlich gehen wir von einer neueren paradigmatischen Sichtweise aus, die die Technikentwicklung und Technikanwendung als einen sozialen Prozeß sieht, der von handelnden Akteuren gestaltet werden kann. „Technik" in dieser Auffassung wirkt nicht nur als objektiver Sachzwang auf soziale Organisationen ein, sondern wird ganz eindeutig sozial konstruiert. Dieser Denk- und Gestaltungsansatz bietet weite Möglichkeitsräume, die von „autonomen Subjekten", von „emanzipierten" Mitarbeitern in der Pflege aber aktiv aufgegriffen werden müssen.

Pflegende im Managementbereich können deshalb als Steuerungsakteure begriffen werden, die in verschiedenen Handlungsnetzwerken komplexe Entscheidungs- und Abstimmungsprozesse mitbestimmen und so Humanität im Krankenhaus mitausgestalten.

Die Zwänge der „Technologie" am Arbeitsplatz Pflege können nicht völlig getrennt von der „Organisation" gesehen werden. Erläuterungen hierzu siehe den Bericht zur technischen Vernetzung im Krankenhaus im oben genannten Gutachten von Feuerstein u. Badura (1991, S. 67 ff.) sowie Feuerstein (1994, S. 83 ff.) sowie die dort angegebenen Literaturhinweise.

Zum Begriff Techniksteuerung

Unter Techniksteuerung wird vielmehr die bewußte Gestaltung des Handlungsrahmens von Technikentwicklung und Anwendungsentscheidungen durch ein vielschichtiges Netz von Handlungsträgern und Vorgehensweisen verstanden („Kontextsteuerung"). Es geht vor allem darum, durch institutionelle und verfahrensmäßige Vorkehrungen den Gefährdungen informationstechnischer Anwendungen zu begegnen, zu einer Anwendungsoptimierung der technischen Systeme beizutragen und möglichen Akzeptanzbarrieren frühzeitig durch einen diskursorientierten gesellschaftlichen Interessenausgleich zu begegnen (Verbund Sozialwissenschaftlicher Technikforschung 1993, S. 243).

Hier rücken die Verhandlungskompetenzen der Beteiligten und Betroffenen ins Blickfeld, um die Bedeutungsseite der Technik als „materialisierter Ausdruck von Sinnbezügen, Träger für kollektive Wertvorstellungen" (Hörning 1987, S. 311) zu hinterfragen, abzuklären bzw. neu zu bestimmen. Pflegende als autonome Subjekte in neuen interdisziplinären Arbeitsteams müssen sich diesen Fragen stellen.

> Technikentwicklung als sozialer Prozeß heißt nicht, daß die Gestaltungsprozesse ausschließlich sozialkonstruktivistisch geprägt sind. In der sozio-ökonomischen Technikforschung sprechen neuere Erklärungsansätze ganz allgemein von technischen, wirtschaftlichen und gesellschaftlichen „Interdependenzen", von „Vernetzungen und Verflechtungen", von „selbstorganisatorische(n) Lernprozessen gesellschaftlicher Akteure in institutionellen Zusammenhängen" (Bievert 1990, 11; vgl. auch Hack, Fleischmann et al. 1991). Rammert betont ergänzend aus soziologischer Sicht kulturelle Orientierungen und soziale Kräfteverhältnisse als Einflußgrößen in der Technikentwicklung (Seeger u. Kubicek 1993, S. 26).

Diese Autoren betonen, daß es notwendig sei, Systemtheorie und Handlungstheorie nicht länger einander gegenüberzustellen, sondern „die spezifische Leistungsfähigkeit beider Ansätze erfordere vielmehr, die akteurspezifische Handlungsrationalität und die Rationalität von Systemen als sich ergänzende und wechselseitig bedingende Steuerungspotentiale" zu sehen (Simonis 1993, S. 26). Dies kann auch mit dem Begriff „soziale Rationalität" umschrieben werden.

Es geht also um eine (bewußte) Steigerung von Reflexivität und Kreativität, die die Sinnbedürfnisse der Mitarbeiter ernst nimmt. Reflexion meint hier, „motivierende Wert- und Zielperspektiven für die eigene Arbeit im Kooperationszusammenhang zu entwerfen. Aus diesem reflektiven Gesamtkontext können sich für das einzelne Organisationsmitglied ganz neue kognitive Orientierungen entwickeln, die ihrerseits bedürfnisbefriedigende und identitätsstiftende Wirkungen haben können" (Girschner 1990, S. 182).

Arbeit muß also mit Reflexion verbunden werden, soll sie als sinnvoll und subjektiv bedürfnisbefriedigend erlebt werden. „Sinn wird hergestellt durch Inbeziehungsetzung, Herstellung von Zusammenhängen, Verortungen und Transzendierung. Reflexion findet in homologer Weise statt: es werden Bezüge zwischen Organisation und Person, Zielen und Mitteln, Zielen und gesamtgesellschaftlichen Problemlagen sowie Werten hergestellt, Handlungen und Strukturen darin verortet und auf alternative Möglichkeiten hin beurteilt" (Girschner 1990, S. 181).

Girschner propagiert mit seinen Ausführungen zum Nachdenken über die eigene Arbeit im Kontext von Organisation und Gesellschaft „die Er-

höhung der Reflexionsfähigkeit und die Institutionalisierung des Diskurses"
(S. 172), um die oftmals eingeschränkte Problemwahrnehmung in organisationalen Handlungsketten zu durchbrechen sowie „das Nachdenken über
sich selbst zu fördern" (S. 173). Er versteht unter Reflexion „nicht einfach
nur eine Richtigkeits-, Verfahrens- oder Erfolgskontrolle" ..., sondern „ganz
generell ein Nachdenken, Überlegen und Betrachten sowie eine Zurück-
wendung des Denkens auf das Gedachte und das Denken selbst" (Girschner
1990, S. 172).

Es gehört deshalb zu einer weiteren Aufgabe des Pflegemanagements,
formale institutionelle Rahmenbedingungen und Kommunikationsforen für
reflexive Prozesse zu schaffen, um eine bessere Verarbeitung der Probleme
zu gewährleisten.

Der Pflegemanager als Steuerungssubjekt steht vor der schwierigen Aufgabe, Strategien für die Zukunft zu entwerfen, „Zukunft in Form von zu-
kunftsträchtigem Handeln" zu entwickeln. Letztendlich geht es um diffizile
Syntheseversuche der Steuerungskonzepte „Planung" und „Evolution", um
Mitarbeitergruppen zu „managen", was nur durch eine (neue) Einführung
des „Begriffes des Politischen" beschrieben werden kann, *Politik als Ausdruck für alltägliches Handeln*, wie der Soziologe Alheit (1994) formuliert.
Wir haben in Kapitel IV über das politische Spannungsfeld Krankenhaus
und dessen Subsystem Pflege gesprochen. In dieser Politikarena müssen die
schwierigen Leitbilddiskurse beispielsweise über die notwendige Vernetzung von Klinikleitbild, Pflegeleitbild, Technik- und Verwaltungsleitbild mit
der sog. „Patientenkultur" abgestimmt werden.

Beck (1993) problematisiert diesen neuen Begriff in seinem Buch *Die Erfindung des Politischen*. Organisationstheoretiker und -praktiker sprechen
von einer *Politisierung der Organisationstheorie*, die deshalb in einzelnen

> Die Politikwissenschaft hat ihren Politikbegriff bekanntlich in drei Aspekte auf- und ausgefaltet:
> Erstens fragt sie nach der institutionellen Verfassung des politischen Gemeinwesens als der Selbstorganisation der Gesellschaft *(Polity)*, zweitens nach den Inhalten politischer Programme zur Gestaltung gesellschaftlicher Verhältnisse *(Politics)*. Dabei gilt nicht das Individuum als politikfähig, sondern die Fragen richten sich an organisierte, korporatistische, also *kollektive* Akteure.
> Subpolitik unterscheidet sich von Politik dadurch, daß (a) auch Akteure *außerhalb* des politischen oder korporatistischen Systems auf der Bühne der Gesellschaftsgestaltung auftreten (also Professions- und Berufsgruppen, die technische und ökonomische Intelligenz in Betrieben, in Forschungsinstituten, im Management, Facharbeiter, Bürgerinitiativen, Öffentlichkeit usw.); und (b) dadurch, daß nicht nur soziale und kollektive Akteure, sondern auch *Individuen* mit jenen und miteinander um die entstehende Gestaltungsmacht des Politischen konkurrieren.
> Überträgt man auf die Subpolitik (= die Frage nach der strukturverändernden Praxis der Moderne) die Unterscheidung von Polity, Policy und Politics, ergeben sich folgende Fragestellungen:
> (1) Wie ist *Subpolity* institutionell verfaßt und organisiert? Was sind ihre Machtquellen, Widerstandsmöglichkeiten, strategischen Handlungspotentiale? Wo liegen ihre Weichenstellungen und Einflußgrenzen? Wie entstehen Gestaltungsräume und Gestaltungsmacht im Zuge reflexiver Modernisierungen?
> (2) Mit welchen Zielen, Inhalten, Programmen wird *Subpolicy* in welchen Handlungsfeldern (Berufen, Professionen, Betrieben, Gewerkschaften, Parteien usw.) betrieben? Wie wird Subpolicy zur Nonpolitik versachlicht, verklausuliert, betrieben und umgesetzt? Welche Strategien – z. B. ,Gesundheitsvorsorge', ,soziale Sicherheit', ,technische Notwendigkeiten' – werden dafür wie gewendet und von wem angewendet?
> (3) Welche Organisationsformen und -foren von ,*Subpolitics*' sind beobachtbar, im Entstehen begriffen? Welche Machtpositionen werden hier wie geöffnet, verfestigt, verschoben? Gibt es innerbetriebliche Auseinandersetzungen um die Unternehmens- oder Konzernpolitik (Arbeits-, Technik-, Produktpolitik)? Bilden sich informelle oder sich formalisierende Koalitionen für oder gegen bestimmte strategische Optionen? Entstehen fachliche, ökologische, feministische Zirkel oder Arbeitsgruppen innerhalb von Berufsgruppen oder betrieblichen Arbeitszusammenhängen? Welchen Grad, welche Qualität von Organisiertheit weisen diese auf (informelle Kontakte, Diskussionstreffen, Satzung, eigene Zeitschrift, gezielte Öffentlichkeitsarbeit, Kongresse, code of ethics, Fahne mit Emblem)? (Beck 1993, S. 162, 163).

Aspekten im folgenden erörtert werden soll:
Die zentrale Grundaussage dieser Leitlinie für eine „neue(n) Handlungsge-

sellschaft, Selbstgestaltungsgesellschaft, die alles irgendwie ‚erfinden' muß, aber nicht weiß: wie, wofür, mit wem: eher schon: wie *nicht*, wogegen, mit wem auf gar keinen Fall" (Beck 1993, S. 162) ist folgender Kernsatz:

Subpolitik steht nicht nur einer Seite offen. Diese Möglichkeit, ein Vakuum zu füllen, kann immer auch von der Gegenseite, der Gegenpartei für die entgegengesetzten Ziele ergriffen und ausgestaltet werden.
Was im alten Politikverständnis als ‚Konsensverlust', ‚unpolitischer Rückzug ins Private', als ‚neue Innerlichkeit' oder ‚Betroffenheitspflege' erscheint, kann – von der anderen Seite betrachtet – das Ringen um eine neue Dimension des Politischen sein." (Beck 1993, S. 159).

Wenn man diese Denkansätze und „Aufgaben" auf die Berufsgruppe Pflege überträgt, so ergeben sich ganz neue Gestaltungsmöglichkeiten in der Arbeitsorganisation Pflege und deren Management. Hier wird erneut der aktive Part kooperativer Akteure angesprochen, auf den bereits im Zusammenhang mit den WHO-Empfehlungen zum Konzept *gesundheitsförderndes Krankenhaus* schon hingewiesen wurde.

Becks Begriff der *Subpolitisierung der Gesellschaft* geht von einer Individualisierung der Konflikte und Interessen aus und meint „Gesellschaftsgestaltung *von unten* ... Die subpolitisierte Gesellschaft ist, vorsichtiger: könnte (unter mehreren Möglichkeiten) die Bürgergesellschaft werden, die ihre Angelegenheiten in allen Bereichen und Aktionsfeldern der Gesellschaft selbst in die Hand nimmt" (Beck 1993, S. 164). Für diese Um- und Aufbrüche in sozialen Organisationen können verschiedene Kontexte und For-

Jede(r) ist Pessimist, Passivist, Idealist, Aktivist mit Teilaspekten seines existentiellen Selbst. ... Diese Tausendfüßler-Nichtrevolution rollt. Sie äußert sich in der Geräuschkulisse der Streitigkeiten auf allen Ebenen und in allen Themen und Gesprächskreisen, beispielsweise dadurch, daß nichts mehr ‚selbstverständlich' geht, alles begackert, zerhackstückt, ver- und zerhandelt werden muß, um am Ende – mit dem Segen allgemeiner Unzufriedenheit – diese oder jene von niemandem gewollte ‚Wende' zu nehmen, vielleicht nur aus dem einen Grund: weil sonst allgemeine Blockade droht (Beck 1993, S. 162, 163).

men der Individualisierung herangezogen werden.
Die Kunst des Steuerns und Beherrschens informaler Prozesse in sozialen Systemen rückt dadurch wiederholt ins Blickfeld und gilt als eine der schwierigsten Aufgaben des Pflegemanagements.

5.6 Mikropolitische Strategien[1]

Mit der Betonung des Eigensinns der Subjekte rückt die organisationale Ordnungsbildung selbst ins Blickfeld. Dabei stellt sich die Frage, wie die Subjekte mit den „objektiven" Strukturen umgehen. Die vermeintliche Zweckrationalität sozialer Probleme wird hier problematisiert. Das faktische Verhalten der Organisationsmitglieder rückt ins Zentrum der Betrachtung und kann durch ein Organisationskonzept beschrieben werden, das mit dem Begriff *Mikropolitik* bekanntgeworden ist. Es beruht auf der Erkenntnis, daß auch stark bürokratisch strukturierte Organisationen „in aller Regel ein erhebliches Maß an voluntaristischem und partikularistischem Handeln" aufweisen und dem dazu bereiten und fähigen Mitglied „eine beträchtliche individuelle Formung und Ausgestaltung seiner organisatorischen Rollen" gestatten (Bosetzky 1992, S. 27 f.). Diese *fähigen* Organisationsmitglieder können als *Dschungelkämpfer* oder *Spieler* im Sinne Maccoby's (1977, 1984) beschrieben werden und tragen oft beträchtlich zur *Flexibilität* und *Multistabilität* des vernetzten Systems Krankenhaus bei. Diese politikorientierten Ansätze der Organisationstheorie begreifen Organisationen als Arena interessengeleiteter Interventionen, Aushandlungen, Konflikte: Dabei wird nicht von einer statischen Struktur von Regeln ausgegangen, in der gehandelt wird, sondern von Prozessen und Ressourcen, die in einem „Interaktionszusammenhang konkreter Menschen", deren subjektivem Handlungsstil, Weltbildern, subjektiven Organisationstheorien, aber auch unbewußten und irrationalen Bestrebungen und Motiven stehen (vgl. Türk 1989, S. 122). Nicht *vorgegebene* Organisationsnormen werden angenommen, sondern diese, sozial konstruiert, werden als Handlungsprodukte eigensinniger Subjekte aufgefaßt, die durch einen inneren *psychologischen Vertrag* oder *Sozialpakt* an „ihre" Organisation gebunden sind. Die Betrachtung dieses dialektischen Verhältnisses zwischen Freiheit und Zwang innerhalb eines Organisationsspielraumes ermöglicht eine realistischere Sicht der Komplexität des vernetzten Systems Gesundheitswesen. Gleichzeitig verweisen sie aber auch auf ein beträchtlich emanzipatorisches Potential, das es von den Systemmitgliedern, den Mitarbeitern im stationären und ambulanten Bereich, insbesondere von Pflegenden auch zu nutzen gilt.

Wir gehen hier von einer dynamischen Komplexität der Beziehung zwischen *sozialem Akteur und System* aus, die nicht durch eine einfache Gegenüberstellung einer individuellen Handlungs- und einer systemtheoretischen Perspektive dargestellt, sondern nur in einem ganzheitlichen Denkansatz *sinnvoll* begriffen werden kann. Individuelle mikropolitische Strategien der informellen Kommunikation und der Machtgewinnung betonen neben dem Aufbau von Seilschaften und „Koalitionsbildung" das Schaffen von Unklarheit, Verkomplizierung von Tatbeständen, selektive Information etc.

---

[1] Die Ausführungen (Seite 224–239) wurden in leicht modifizierter Form dem Text „Das Krankenhaus als lernende Organisation" entnommen.

Diese Strategien können innerhalb der Machttheorie als *Nebencode* gesehen werden, die beträchtliche Auswirkungen auf die *Kultur der Organisation* sowie auf die damit zusammenhängende Erstellung von *effizienten Leistungen* haben.

> Systeme sind keine fleischlosen Gebilde von Rollen, Funktionen und Informationsströmen. Sie bestehen und entwickeln sich nur über und durch die ihnen angehörigen Individuen und Gruppen, das heißt die sozialen Akteure, die allein sie tragen und ihnen Leben geben und die allein sie ändern können. Soziale Akteure ihrerseits existieren nicht im luftleeren Raum. Ihr Handeln findet immer in Systemen statt, aus denen sie ihre Ressourcen beziehen, die aber zugleich die ihnen verfügbare Freiheit und Rationalität umschreiben. Akteur und System können also nicht voneinander getrennt betrachtet werden. Sie bilden die zwei zwar gegensätzlichen, aber untrennbar miteinander verbundenen und sich gegenseitig bedingenden Pole des sozialen Lebens (Crozier u. Friedberg 1993, S. 3).

Betrachtet man Organisationen als *Arena für Spiele*, so rückt das Phänomen der Organisationskultur ins Blickfeld mit der Frage, was eigentlich das Alltagsgeschehen hinter der Oberflächenfassade einer sozialen Organisation bestimmt, das das Verhalten der Mitglieder steuert und koordiniert, und wie formelle/informelle und manifeste/latente Prozesse ablaufen. Diese organisationstheoretische Perspektive betrachtet Organisationen als „eine Arena interessengeleiteter Interventionen, Aushandlungen, Konflikte mit jeweils nur temporären Problemlösungen" (Türk 1989, S. 122). Intrapersonale und interpersonelle Anpassungen und Abwehrprozesse, Übertragung und Gegenübertragung laufen ab. Auch diese oft unbewußten und irrationalen psycho- und soziodynamischen Vorgänge gehen in *soziale Kommunikation*, in die *Konstruktion von Wirklichkeit* ein. Unter dieser interpretativen Perspektive der Pluralität der Wirklichkeiten der Akteure verändert sich grundlegend die Sichtweise auf das vernetzte System Krankenhaus sowie auf die damit verbundenen Implikationen für „Führung" dieses sozialen Systemes.

Die Spielmetapher im Konzept der Mikropolitik rückt die Lebenswelt und das Handeln der Akteure in Organisationen verstärkt ins Blickfeld und ermöglicht dadurch ein dialektisches Verständnis des Verhältnisses von Macht und Widerstand des einzelnen gegen die organisationalen Zwänge und ökonomischen Rahmenstrukturen einerseits und von Bewältigungs-, Anpassungs- und Abwehrmechanismen hinsichtlich Konsens, Partizipation und Demokratisierung andererseits, was für eine *realistische Sicht* vom Handeln in sozialen Organisationen notwendig ist. Diese organisationstheoretische Perspektive konzentriert sich auf die Prozesse, in denen die Organisationsmitglieder einzeln, in

Gruppen oder Koalitionen versuchen, die jeweilige Organisation zu benützen, um ihre eigenen Ziele, individuellen Wünsche, Bedürfnisse und persönlichen Interessen zu verfolgen.

Nach dieser Sichtweise sind Organisationen „in Wirklichkeit Arenen heftiger Kämpfe, heimlicher Mauscheleien und gefährlicher Spiele mit wechselnden Spielern, Strategien, Regeln und Fronten" (Küpper u. Ortmann 1988, S. 7). Unter diesem Blickwinkel zahlen Organisationsmitglieder

> Preise und stellen Weichen, errichten Blockaden oder springen auf Züge, geraten aufs Abstellgleis oder fallen die Treppe hinauf, gehen in Deckung oder seilen sich ab, verteilen Schwarze Peter und holen Verstärkung, suchen Rückendeckung und Absicherung, setzen Brückenköpfe und lassen Bomben platzen, schaffen vollendete Tatsachen oder suchen das Gespräch. Daß es ihnen um die Sache nicht ginge, läßt sich nicht behaupten; aber immer läuft mit: der Kampf um Positionen und Besitzstände, Ressourcen und Karrieren, Einfluß und Macht (Küpper u. Ortmann 1988, S. 7).

Für unseren Zusammenhang sind vor allen Dingen diese „Spiele" interessant, die unbestimmt sind und mehrere Lösungen zulassen; außerdem die Spiele mit unvollständiger Information und Spiele, in denen Zurückhaltung, Filterung oder Verzerrung von Informationen grundlegend sind (ausführlich dazu siehe Neuberger 1990, S. 269 ff.).

Für leitende Führungskräfte ist es besonders wichtig, zu reflektieren, daß diese mikropolitischen Strategien und Spiele, die fast an ein Gruselkabinett erinnern, im *Alltagslernen vor Ort*, beispielsweise in der Stationspraxis, aufgenommen, *nachgemacht* und aufgrund oft unbewußter intraindividueller oder interpersoneller Abwehrreaktionen oder Gegenübertragungen aufgebaut und *gelernt werden*. Die sozialen Akteure wählen nach dieser organisationspolitischen Perspektive ihre eigene Strategie „aktiv" aus, d.h.: „Ihr Verhalten ist also nicht das Produkt passiven Gehorsams oder einer einfachen Konditionierung durch ‚das System'. ... Der Zwang, dem sie unterliegen, ist immer indirekt. ... Das Spiel als indirekter sozialer Interaktionsmechanismus divergierender und/oder widersprüchlicher Verhaltensweisen von relativ autonomen Akteuren erschien so als grundlegendes Instrument kollektiven Handelns, das die Menschen erfunden haben, um ihre Zusammenarbeit und die damit unweigerlich verbundenen Macht- und Abhängigkeitsverhältnisse zu strukturieren und zu regeln und die sich dabei doch ihrer Freiheit zu belassen" (Crozier u. Friedberg 1993, S. 4).

Diese Zusammenhänge von Freizeit und Zwang müssen für jede Analyse des kollektiven Handelns der in einer sozialen Organisation tätigen Mitarbeiter reflektiert werden; dies gilt für alle Hierarchieebenen und Berufsgruppen, auch im Arbeitsbereich Pflege und in der Arbeitsorganisation Krankenhaus. Dies bedeutet andererseits aber auch die Anerkennung der eigenen Verantwortlichkeit für das berufliche Handeln sowie das Wissen um eine kollektive Mitverantwortung.

Wiederholt wird hier die „Subjektivität" der Mitarbeiter angesprochen und insbesondere auf die *partizipative Komponente*, aber auch den damit verbundenen *Einfluß* und *Macht systemischer Akteure* hingewiesen:

Subjektivität ist eine wesentliche Konstitutionsbedingung organisatorischer Ordnung, gerade auch in hochtechnisierten Produktionsorganisationen. … Jeder Bedarf erzeugt Macht auf der Seite dessen, der diesen Bedarf zu befriedigen vermag. … Der Subjektivitätsbedarf formaler Organisationen bedeutet so auch, daß jedes Organisationsmitglied als ein über Subjektivität verfügendes personales System eine irreduzible Macht gegenüber dem Organissationssystem besitzt – und zwar auch derjenige, der die unterste Position in der organisatorischen Hierarchie einnimmt und somit über niemanden in der Organisation formale Macht auszuüben vermag. Auch er kann dem Organisationssystem seine Subjektivität gezielt entziehen. … Er kann sich in kognitiver Hinsicht ‚dummstellen' und in motivationaler Hinsicht Indifferenz zur Schau stellen und so dem Sozialsystem vor Augen führen, daß die soziale Ordnung stets auch in erheblichem Maße eine aktive Hervorbringung der an ihm beteiligten Personen ist (Schimank 1986, S. 72).

Das Subjekt hat einen aktiven Part übernommen, d.h. die Mitarbeiter sind subjektive, kooperative Akteure im Geschehenszusammenhang Krankenhaus. Individuelles und kollektives Handeln muß insbesondere unter dem Aspekt der Macht reflektiert werden.

Exkurs: Macht

„Die Fähigkeit *(capability)*, ‚anders zu handeln', also zur Autonomie, wird von Giddens als Macht definiert (Macht als transformative capacity 1979, S. 88). Macht bzw. Machtausübung ist damit primär nicht eine spezifische *Form* von Handeln, sondern ist konstitutiver *Bestandteil* von Handeln. … Organisationen implizieren die Notwendigkeit der Kooperation; nach Crozier u. Friedberg ist gerade darin ihre Existenz begründet, daß die Akteure mit Hilfe der Organisation wechselseitig Interessen verwirklichen können, wie dies alleine nicht möglich wäre (Crozier u. Friedberg 1979, S. 7). … Aufgrund der wechselseitigen Abhängigkeit der Beteiligten voneinander kontrollieren nämlich die Akteure jeweils für andere ‚Ungewißheitszonen', d.h. sie kontrollieren Aspekte der Organisation, auf die andere zur Verwirklichung ihrer Interessen angewiesen sind, die für diese darum Berei-

che der Ungewißheit, der Unkontrollierbarkeit darstellen. Genau aus dieser Kontrolle von Ungewißheit für andere entspringt Macht: die Fähigkeit, eigene Interessen durchzusetzen (Crozier u. Friedberg 1979, S.12), ‚einen Unterschied zu machen‘, indem nämlich an die Beseitigung der Ungewißheit für die anderen Bedingungen geknüpft werden können.
Durch ein Machtpotential entsteht also erst die Autonomie, die einen Handelnden ausmacht. Die Begriffe des Handelns und des Handelnden sind begrifflich an das Vorhandensein von Macht geknüpft. Daher spricht Giddens an manchen Stellen davon, daß Macht so grundlegend sei, daß sie der Subjektivität konkreter Akteure logisch vorausgehe (1984 a, S. 15). Macht und Freiheit sind nicht als absolute Gegenbegriffe zu verstehen: ‚Power is not, as such, an obstacle to freedom or emancipation but is their very medium – although it would be foolish, of course, to ignore its constraining properties,‘ (ebd., S. 257).
Obwohl Macht stets ungleich verteilt ist, ist völlige Machtlosigkeit eines Akteurs ein Grenzfall, in dem man nicht mehr von Handeln sprechen kann. Im Normalfall verfügen daher alle Akteure über eine gewisse Autonomie und damit über Macht. Giddens spricht hier von Dialektik von Kontrolle *(dialectic of control)*. Daher können auch hierarchieniedrigere Akteure in Organisationen durchaus in bestimmten Bereichen ihren Einfluß geltend machen. Damit soll aber eben keineswegs suggeriert werden, daß Machtressourcen gleich verteilt seien, im Gegenteil sind sie natürlich in der Regel ungleich verteilt (dazu gleich mehr). Allerdings folgt aus dem bisher gesagten, daß Macht und Konsens gestützt werden. Wir erinnern an Weber, der davon spricht, daß jede Herrschaft ein gewisses Maß an *Gehorchenwollen* auf seiten der Beherrschten voraussetze (1980, S. 122).
Quelle: Ortmann (1995, S. 50)

Technik als Informations- und Definitionsmacht im System Krankenhaus kann so als „strukturierte Realität“ sensu Badura (1993) gesehen werden, die aber *prinzipiell* hinterfragt, umgestaltet und beeinflußt werden kann. Dazu bedarf es jedoch kompetenter und „mündiger“ Systemmitglieder, die das täglich verwendete Technikleitbild in den Auswirkungen für die Behandlungsplanung ständig kritisch reflektieren. Dadurch ergeben sich vielfältige Qualifikations- und Lernanforderungen, die es für das Pflegemanagement zu beachten gilt.

Zur Spielmetapher der Organisationstheorie

Die Rationalität des Krankenhauses oder des subpolitischen Systems Pflege kann also nicht mit Hilfe der Maschinenmetapher der Organisationstheorie bewältigt werden, sondern muß unter Verwendung des Spielbegriffes der Organisationstheorie auf ein *Subjektivitätsparadigma* hin erweitert werden. Vor dem Hintergrund des Wertewandels und den damit verbundenen, veränderten Anforderungen an die Arbeit zeigt sich die Notwendigkeit der

Entbürokratisierung und Flexibilisierung starrer Klinikstrukturen und die damit zusammenhängenden Gestaltungsaufgaben eines integrierten, entwicklungsorientierten Krankenhausmanagements, das in einem ganzheitlichen Denkansatz normative, strategische und operative Elemente einbezieht und den *Eigensinn der Subjekte* reflektiert und hinterfrägt.

Crozier und Friedbergs Idee einer strategischen Organisationsanalyse problematisiert die Freiheit der Akteure, auch hinsichtlich der Grenzen des Systems. Sie beschreiben zusammenfassend das soziale System Organisation als „ein strukturiertes menschliches Gebilde, das die Handlungen seiner Angehörigen durch relativ stabile Spielmechanismen koordiniert und seine Struktur, das heißt die Stabilität seiner Spiele und der Beziehungen zwischen diesen durch Regulierungsmechanismen aufrechterhält, die wiederum andere Spiele darstellen" (Crozier u. Friedberg 1993, S. 172).

Strategisches und systemisches Denken

Um diesen Handlungsfreiraum zu eruieren, betonen Crozier u. Friedberg die Notwendigkeit einer *strategischen Organisationsanalyse*, die strategisches und systemisches Denken verbindet bzw. hinterfragt.

Wie wir gesehen haben, leiten mikropolitische Strategien das Handeln der Mitarbeiter durch formale und informelle Spielregeln, die aber durch die *Freiheit der Akteure* und durch den *Eigensinn der Subjekte*, deren Bedürfnisse, Werte und Normen, deren Menschenbilder und Bilder ‚ihrer' Organisation verändert, erweitert, aber auch mißachtet und ersetzt werden können. Wir haben oben schon zu erklären versucht, wie mit Hilfe der Spielmetapher die scheinbare Chaotik individueller Ziel- und Interessenauseinandersetzungen und ständig virulenter Machtkämpfe in einer gemeinsamen Koordination von Handlungszusammenhängen zur Zielerreichung erklärt werden kann. Dieses zu organisierende Chaos einer Miniaturgesellschaft ist in eine übergreifende Konzeption systemischer Leitbild-Planung, Personalentwicklungsplanung und darauf abgestimmter, betrieblicher Fort- und Weiterbildung zu integrieren.

Am Beispiel der Untersuchungen von vier Krankenhausstationen zum Einsatz der Dialysetechnologie und den damit zusammenhängend eingesetzten bzw. gebildeten Handlungssystemen zeigen Crozier u. Friedberg (1993, S. 169) den für diesen Bereich vorhandenen beträchtlich großen Spielraum auf, der für die Gestaltung konkreter Handlungssysteme zur Verfügung steht und genutzt werden kann. Sie zeigen, daß jedes Handlungssystem ein Konstrukt ist, also keine äußere, auferlegte Bindung und Gegebenheit vorgegebener Strukturen, Technik oder ökonomischer Sachzwänge, sondern eine *strategische Wahl* (S. 165). Diesen Aspekt heben auch Feuerstein u. Badura (1991) in ihrem Forschungsbericht hervor.

Die Verschränkung von strategischem und systemischem Denken wird von Crozier u. Friedberg im Begriff des Spiels als grundlegendem Instrument des kollektiven Handelns verbunden. Es handelt sich um zwei komplementäre und zugleich widersprüchliche Pole und Vorgehensweisen: das strategische Denken, das von dem Erleben der Akteure ausgeht, und das systemische Denken, das die Zielerreichung des Ganzen verfolgt. Diese beiden Pole und Vorgehensweisen sind in ihrer Verschränkung und Vernetzung nicht voneinander zu trennen.

In dieser Sichtweise definieren Systeme keine Verhaltensregeln, sondern Spiele, die den Akteuren die Wahl zwischen mehreren Strategien erlauben, um zur Zielerreichung des Ganzen beizutragen.

> Organisationen als Spiele zu sehen, heißt mehr als bisher Steuerungsinstrumente der Selbstabstimmung, der ‚mentalen Programmierung‘ (Ideologisierung, Werteverankerung), der Netzwerkbildung und der Verständigung zu aktivieren (Neuberger 1992, S. 86).

Die Spielmetapher im Konzept der Mikropolitik rückt die Lebenswelt und das Handeln der Akteure in Organisationen verstärkt ins Blickfeld und ermöglicht dadurch ein *dialektisches Verständnis des Verhältnisses von Mitarbeiter und Kontext* unter den Aspekten Macht und Widerstand des einzelnen gegen die organisationalen Zwänge und ökonomischen Rahmenstrukturen einerseits und von Bewältigungs- und Anpassungsmechanismen hinsichtlich Konsens, Partizipation und Demokratisierung andererseits, was für eine „realistische Sicht" vom Handeln in Organisationen notwendig ist.

Spieldefinitionen:
(Neuberger 1992, S. 66–68)
Ein Spiel kann man definieren als eine fortlaufende Folge von verdeckten Transaktionen mit einer verborgenen Motivierung, die zu einem genau festgelegten Höhepunkt führt. Da jeder Spieler (ohne sich dessen immer bewußt zu sein) ein ganz bestimmtes Ziel anstrebt, sind die harmlos wirkenden Transaktionen in Wirklichkeit eine Reihe von Schachzügen mit einem ganz bestimmten Trick, der dazu dienen soll, den Höhepunkt bzw. den „Nutzeffekt" herbeizuführen (Berne 1979, S. 226).
Wegen der uneinheitlichen Verwendung des Spielbegriffs bei Berne hat Schlegel (1979, S. 118 ff.) „einen Idealtypus des Spiels zu bilden versucht. Danach ist ‚das Spiel im engsten Sinne‘
1. ein stereotyp immer wieder ähnlich ablaufendes,
2. sozial destruktives Kommunikationsmuster
3. zwischen zwei oder mehreren Beteiligten. Der Kommunikationsablauf wird
4. durch ein verstecktes Motiv des Initianten in Gang gesetzt, wobei dieser
5. durch einen unredlichen Trick
6. seinen oder beide Partner dort erwischt, wo sie selbst ‚spielanfällig‘ und damit bereit sind, ‚mitzuspielen‘.
Diesen Spielbegriff löst er dann aber anhand Bernescher Beispiele Punkt für Punkt wieder auf, denn es werden von Berne und seinen Schülern auch Kommunikationsabläufe als Spiele bezeichnet, ‚bei denen die eine oder andere oder auch mehrere der aufgezählten Bedingungen nicht erfüllt sind.‘ Die Doppelbödigkeit einer Aussage – nicht einmal die einer Transaktion – erweist sich somit schließlich als der Kern des Berneschen Spielbegriffs" (zit. nach Astrid Wender 1983, S. 233).
„… kann man Spiele definieren als nichtformalisierte Handlungszusammenhänge, die aber in gleicher Weise ständig wiederholt werden, d. h. mit deren Existenz man rechnen muß, aber im Gegensatz zu formalen Organisationen nicht unbedingt rechnen kann (Wender 1983, S. 59).

Diese spezifische Organisationsdynamik wird mit dem Begriff Mikropolitik umschrieben. Durch diese organisationstheoretische Sichtweise verändert sich auch die herkömmliche *monokratische* Auffassung von „Führung" zugunsten einer *polyzentrischen,* d. h. daß jede Position in Organisationen sowohl Quelle wie Ziel einer großen Zahl von Einflußlinien ist, die quasi nach allen Seiten ausgehen. Neuberger (1990, S. 263) geht von folgenden Begriffsbestimmungen zu mikropolitischem Handeln aus:

1. *Akteursperspektive und Handlungsorientierung.* Nicht anonyme Kräfte des Systems determinieren das Geschehen, sondern Strategien von Akteuren. Voraussetzung ist, daß es Wahlmöglichkeiten („Kontingenz") gibt, daß die Wahlen unter zumindest teilweiser Intransparenz und Unsicherheit erfolgen und daß die Beteiligten intra- und interindividuelle Inkonsistenzen in Entscheidungen und Zielen haben. Politisches Handeln erfordert, daß Handlungsspielraum (anstelle lückenloser Determination oder Programmierung) existiert bzw. hergestellt werden kann, so daß ein gewisses Maß an nutzbarer Unvorhersehbarkeit gegeben ist.

2. *Interessenbezug.* Die Akteure suchen ihre Interessen zu wahren oder durchzusetzen, Vorteile zu erringen oder Nachteile zu verringern. Dabei konkurrieren sie um knappe Güter (Ressourcen, Positionen) oder Rechte. Nicht sachrationale Problemlösung (als technische Optimierung), sondern Verhandlung (als Interessendurchsetzung oder -ausgleich) ist das zentrale Analyse-Schema.

3. *Sozialität.* Es steht nicht die Bewältigung der sachlichen (objektiven), sondern der sozialen Welt im Zentrum. Dabei muß der Handelnde in Rechnung stellen, daß das „Objekt" seines Handelns ein Subjekt ist. Damit ist grundsätzlich Reflexivität in die Beziehungen eingebaut: Ich muß unterstellen, daß der andere sich Gedanken macht über meine Absichten, Interessen etc. und dies werde ich in meinen Handlungen berücksichtigen, was aber wiederum der andere ebenfalls in Rechnung stellen wird – und so weiter ad infinitum. Damit kommt ein unauslösliches Moment der Unkalkulierbarkeit (oder Freiheit) ins Spiel.

4. *Koalitionen stehen im Mittelpunkt.* Es wird im Prinzip abgegangen vom souveränen individuellen Akteur: Jemand hat Gewicht und Einfluß nur aufgrund der sozialen Netze und Strukturen, in denen er verankert ist. Als individuelles Subjekt ist er bedeutungslos; es kommt allein darauf an, wieviel soziale Unterstützung er notfalls mobilisieren kann. Ohne seine Stütz-Systeme ist der mächtigste Vorstand bedeutungslos, denn nicht in ihm liegt die Macht, sondern in den aktivierbaren Strukturen.

5. *Dialektik von Gegnerschaft und Abhängigkeit.* Einerseits ist das Gegner-Schema Voraussetzung allen politischen Handelns: Konkurrierende Parteien stehen sich gegenüber. Andererseits bedürfen diese Parteien einander, um jeweils ihre eigenen Interessen zu realisieren. Gegnerschaft und gegenseitige Abhängigkeit sind somit konstitutiv für eine politische Beziehung. Andere werden wahrgenommen oder etikettiert als Gegner, Freunde oder (noch) nicht Gebundene.

6. *Zeit spielt eine wichtige Rolle* – und zwar in mehrfacher Hinsicht: Politik geht es um die Gestaltung der Zukunft. Politik lebt von Instabilität, Wandel und Veränderung. Der „günstige Moment" (timing, Chance) ist oft – mehr als die inhaltliche Qualität – ausschlaggebend.

7. *„Gemischte Motivation".* Die Konfrontation im Gegner-Schema (s. oben) bedeutet nicht, daß der Gegner in allen Fragen Gegner ist; es mag sein, daß einer in einer bestimmten Frage Gegner, in einer anderen Verbündeter, in einer dritten Neutraler ist. Politisches Handeln unterstellt weder Null-Summen-Spiele (Was einer ge-

winnt, verliert der andere), noch „Positive-Summen-Spiele" (alle profitieren von der Zusammenarbeit), sondern „gemischt-motivierte Situationen", in denen sowohl die Möglichkeit zur Kooperation wie Konkurrenz besteht.

8. *Legitime Ordnung als Basis.* Es herrscht kein regelloser Krieg aller gegen alle, der die Stärksten oder Gerissensten siegen läßt. Mikropolitik setzt institutionell gesicherte Strukturen voraus. Mikropolitik ist somit nicht regellose Interessendurchsetzung ..., sondern interessengeleitetes Handeln auf dem Hintergrund einer gültigen Ordnung oder Struktur. Die Lücken, Unklarheiten oder Widersprüche dieser geltenden Rahmen-Ordnungen werden ausgebeutet. Gültige Normen oder Werte sind die stärksten Koalitionspartner; es wäre zumindest unklug, sich offen gegen sie zu stellen.

Für unseren Themenzusammenhang ist wichtig hervorzuheben, daß diese Spiele bzw. individuellen oder kollektiven Strategien im *Alltagslernen vor Ort* aufgenommen („wahrgenommen"), nachgemacht und auch oft aufgrund unbewußter intraindividueller oder interpersoneller Abwehr und Gegenübertragungsreaktionen aufgebaut bzw. *bewältigt* werden (vgl. Mentzos 1976, Menzies 1974), also in gewissem Sinne alltäglich gelernt werden. Dieser „Eigensinn der Subjekte" oder kooperativen Akteure, konfligierender Handlungsebenen und Interessenfelder muß nun idealiter „gebändigt" werden. *Personalarbeit in herkömmlichem Sinne* wird dieser Aufgabe nicht gerecht (Abb. 5.12).

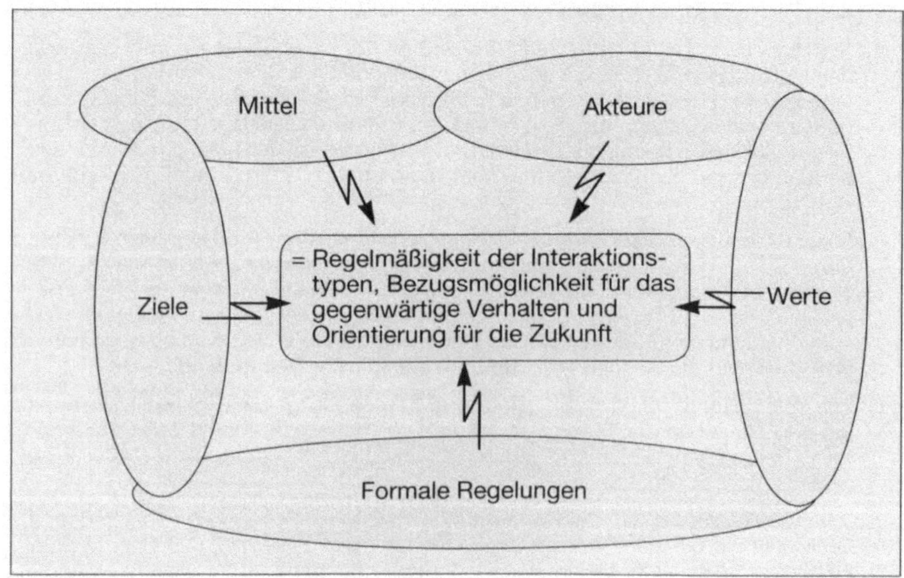

Abb. 5.12. Merkmale der Organisation. (Nach Probst 1993, S. 170)

5.7 Vom „Personal" zur Personalentwicklung

Personalanhaltszahlen, Personaleinsatz, Personalkosten, Personalfluktuation, Personalnotstand thematisieren den Aggregatscharakter „Personal" (vgl. Neuberger 1991, S. 3): „Personalentwicklung ist die Umformung des unter Verwertungsabsicht zusammengefaßten Arbeitsvermögens." Gemeint ist damit Personal ohne Ansehen der Person: Danach wird Personaleinsatz gleichsam dem Räderwerk beschrieben: Personal kann ausgelesen, eingesetzt, beurteilt, belehrt und verwaltet werden; nach dem Motto: Jeder kann alles! Die Bedürfnisse der Mitarbeiter werden ausgeklammert, nach dem Motto: „Der Mensch ist Mittel. Punkt!" (Neuberger 1991, S. 9).

Arbeitende Menschen im Dienstleistungsbetrieb Krankenhaus werden als *Personal* kategorisiert: Ein Sammelbegriff für „Menschen ohne Ansehen der Person (…), ein Kollektivsingular" (Neuberger 1990, S. 4), ein „kollektives Neutrum" (Türk 1990, S. 56). Mit dem Begriff *Personal* wird meist dem männlichen Norm(al)modell gefolgt, (vgl. Krell et al. 1992, S. 52). Unter dem Begriff Personalentwicklung in diesem Kontext können drei Ansätze kontrastiert werden (Neuberger 1991, S. 40):

- Personalentwicklung als systematischer und rationaler Problemlöseprozeß, der die Diskrepanz zwischen Ist- und Sollsituation überbrückt;
- Personalentwicklung als Vollzug eines vorgezeichneten immanenten Phasenablaufs;
- Personalentwicklung als ungeplante Konsequenz selbsterzeugter vernetzter Handlungsfolgen in komplexen Systemen.

Türk (1988) problematisiert den Begriff der „Personalführung" und fordert einen anderen begrifflichen Rahmen, „um der betrieblichen Realität näherzukommen und die Befangenheit in Kategorien der Unmündigkeit und quasimechanischen Steuerbarkeit zu überwinden und der Subjekthaftigkeit und Eigensinnigkeit der betrieblichen Akteure besser zu entsprechen. Er plädiert für das Konzept der ‚politischen Arena' bzw. Mikropolitik" (Neuberger 1990, S. 46), da mit dem Begriff Personalführung seiner Meinung nach unterstellt wird, daß Personal oder Mitarbeiter offenbar einer Vormundschaft bedürfen, weil sie unwissend, faul, unmotiviert, vielleicht sogar undiszipliniert seien. Sie müssen belohnt und bestraft, erzogen und gelenkt, motiviert und angewiesen werden, damit sie das tun, was gefordert wird und all' dies ganz im Gegensatz zu generellen demokratischen Wertdispositionen, deren Basis der Begriff der ‚Mündigkeit' sein soll. Der Gebrauch der Kategorie ‚Personalführung' impliziert eine permanente Pädagogisierung der Interaktionsbeziehung zwischen Vorgesetzten und Unterstellten: im Unterschied zur klassischen Meister-Lehrling bzw. Meister-Gesellen-Beziehung, in der die Pädagogisierung zur Emanzipation, zu Selbständigkeit im Meisterstatus führte, haben wir hier eine ‚Dauerinfantilisierung' des Personals bis hin zu so extremen Formen, daß der Vorgesetzte zu entscheiden hat, wann z. B. eine Maschinenarbeiterin notdürftigste Bedürfnisse befriedigen darf oder in weniger krasser, aber gleichwohl nicht weniger subtiler Form: daß Unterstellte sich nach Lob oder gar Tadel des Vorgesetzten sehnen (Türk 1988, S. 4).

Dieses Menschenbild vom straff zu führenden und unmündigen Mitarbeiter galt lange Zeit noch in den Personalabteilungen großer Klinikhierarchien. Neuere Ansätze arbeitspsychologischer Personalentwicklungskonzepte kommen z. B. von Sonntag (1992), der die „Analyse und Gestaltung des Entwicklungspotentials von Mitarbeitern" für die „Bewältigung aktueller und zukünftiger Aufgaben in Arbeit und Beruf" betont. Dieser Aspekt kann auch für die Gestaltung der „Pflege 2000" und des „Krankenhauses der Zukunft" gelten.

Zum Begriff Personalentwicklung

Die Personalentwicklung beinhaltet alle planmäßigen person-, stellen- und arbeitsplatzbezogenen Maßnahmen zur Ausbildung, Erhaltung oder Wiedererlangung der beruflichen Qualifikation. Die berufliche Qualifikation als Handlungspotential zur erfolgreichen Bewältigung der beruflichen Anforderungen besteht vorwiegend aus Fähigkeiten, Fertigkeiten und Kenntnissen. Aber auch die Motivation, Einstellungen, Interessen und andere Verhaltensdispositionen sind wichtige Bestandteile der beruflichen Qualifikation (Holling u. Liepmann 1993, S. 286).

Die Personalentwicklung umfaßt Bildungs-, Beratungs- und Planungsmaßnahmen, Maßnahmen zur Gestaltung von Arbeits- und organisatorischen Bedingungen sowie Kombinationen dieser Maßnahmen zur Förderung der beruflichen Qualifikation (Holling u. Liepmann 1993, S. 286).

Personalentwicklung kann nach zeitlichen und räumlichen Kriterien unterschieden werden (von Rosenstiel 1992, S. 84):

Zeitlich	Räumlich
– „into the job"	– „on the job"
– „along the job"	– „near the job"
– „of the job"	– „out of the job"

Ob man von Personal*entwicklung* nur dann spricht, wenn sie bewußt vom Betrieb oder Mitarbeiter initiiert wird, wird kontrovers diskutiert. Hier im Text liegt der Schwerpunkt auf dem Alltagslernen *in* and *on the job* – nach dem Ansatz der Arbeitspsychologie von Eberhard Ulich (1992), der Personalentwicklung vor allem *in* der Arbeitstätigkeit und durch deren Gestaltung begreift, was auch Sonntag (1992) beschreibt:

Gegenstand personaler Förderungen in Organisationen ist menschliches Verhalten und dessen Veränderbarkeit. Der Fokus der Veränderung liegt dabei auf überdauernden, persontypischen, kognitiven, motivationalen und emotionalen Strukturen oder Schemata für den Prozeß der psychischen Verhaltensregulation. (vgl. Lantermann 1991, S. 78) Einfacher formuliert ... handelt es sich um Fähigkeiten, Motivationen, Emotionen, Eigenschaften usw., die das Gesamtsystem Persönlichkeit repräsentieren und steuern. Intendiertes Ziel von Personalentwicklungsmaßnahmen ist somit nicht der durch methodisch verfeinerte Instrumentarien leicht zu bewirkende Drill elementarer Fertigkeiten motorischer und/oder intellektueller Art, vielmehr ist es die Gesamtpersönlichkeit des in einer Organisation tätigen Menschen (Sonntag 1992, S. 6).

Hier wird eine „Definition von Personalentwicklung zugrunde gelegt, die die Mittel zur Veränderung und persönlichkeitsförderlichen Weiterentwicklung des Mitarbeiters nicht nur in geplanten und systematischen (‚Bildungs-') Maßnahmen sieht, sondern auch in der Arbeitstätigkeit selbst (arbeitsimmanent) mit ihrer jeweils spezifischen Struktur" (Sonntag 1992, S. 7). Überlegungen zur Gestaltung eines persönlichkeitsförderlichen und damit gesundheitsförderlichen Arbeitsortes Krankenhaus können hier ansetzen. Auch die Überlegungen zu strategischer Personalentwicklung in der Pflege können hier beginnen, nimmt man Gesundheitsförderung in der Arbeitsorganisation Pflege ernst. Holling u. Liepmann (1993, S. 287) unterscheiden vier unterschiedliche Gruppen von Personalentwicklungsmaßnahmen:

Gebiete der Personalentwicklung
1. Verfahren zur Veränderung der beruflichen Kompetenz, vor allem durch die berufliche Aus- und Weiterbildung.

> 2. Verfahren zur Veränderung der beruflichen Anforderungen, insbesondere durch die Änderung von organisatorischen Bedingungen und Arbeitsbedingungen.
> 3. Verfahren zur Steuerung der Personalentwicklung durch Information, Planung, Beratung und Feedback.
> 4. Verfahren, die mehrere Maßnahmen aus den Kategorien 1–3 umfassen bzw. integrieren, z. B. soziotechnische Maßnahmen oder Human-Ressource-Programme.

Ziel von Personalentwicklungsmaßnahmen: Förderung beruflicher Handlungskompetenz

Als wesentliches Ziel von Personalentwicklungsmaßnahmen nennt Sonntag die Förderung beruflicher Handlungskompetenz, die die (zukünftigen) Mitarbeiter einer Organisation befähigen soll, „die zunehmende Komplexität seiner beruflichen Umwelt zu begreifen und durch ziel- und selbstbewußtes, reflektiertes und verantwortliches Handeln zu gestalten" (Sonntag et al. 1992, S. 187). Er unterteilt die berufliche Handlungskompetenz ganz pragmatisch in drei Kompetenzbereiche:

- Fach-/Methodenkompetenz,
- Sozialkompetenz,
- Personale Kompetenz

> **● Fach- bzw. Methodenkompetenz:**
> Für die Förderung von Fach-/Methodenkompetenz gilt es, spezifische berufliche Fertigkeiten und Kenntnisse (sensumotorische Fertigkeiten, deklaratives Wissen) zu entwickeln sowie kognitive Fähigkeiten zu vermitteln, um situationsübergreifend flexibel Problemsituationen lösen und entscheiden zu können.
>
> **● Sozialkompetenz:**
> Bei Förderung von Sozialkompetenz geht es um Förderung kommunikativer und kooperativer Verhaltensweisen („social skills") von Organisationsmitgliedern. „Ziel ist die Optimierung der Interaktionsprozesse von Gruppenmitgliedern bei der Bewältigung ihrer Arbeitssituation" (S. 188), d.h. das erfolgreiche Realisieren von Zielen und Plänen in sozialen Interaktionssituationen.
>
> **● Personalkompetenz:**
> Mit personaler Kompetenz beschreiben Sonntag et al. (1992, S. 188) persönlichkeitsbezogene Dispositionen, die sich in Einstellungen, Werthaltungen, Bedürfnissen, Motiven usw. äußern. Für die Förderung personaler Kompetenz geht es explizit um die Selbstwahrnehmung und das bewußte Reflektieren eigener Fähigkeiten (Selbstkonzept), auch darum, motivationale und emotionale Hintergründe zu beachten.

Lassen sich diese Begriffsbestimmungen zu beruflicher Handlungskompetenz auf den praktischen klinischen Alltag in der Pflege mit seinem Streß und Zeitdruck übertragen? Ist das bewußte Reflektieren des eigenen beruflichen Handelns, des Selbstkonzeptes „vor lauter Handeln" im Stationsalltag überhaupt möglich?

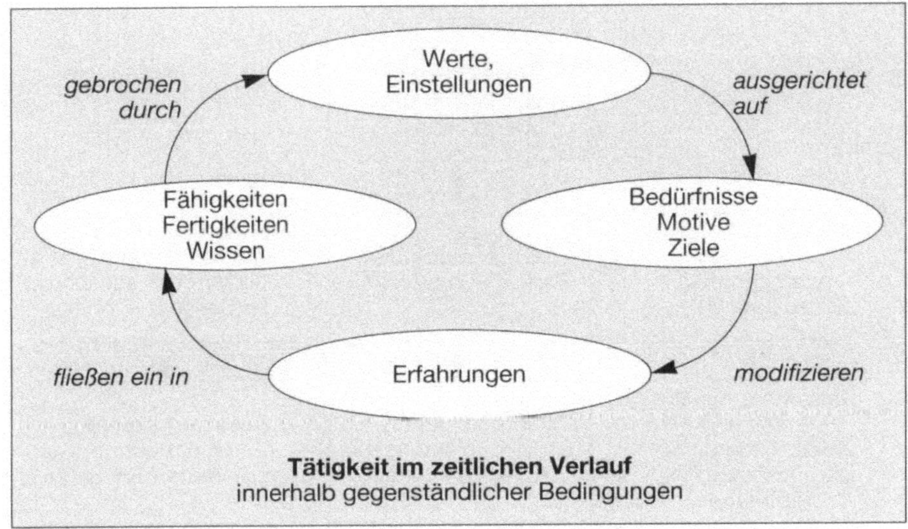

Abb. 5.13.   Kompetenz als das Zusammenspiel verschiedener Faktoren, die menschliches Verhalten beeinflussen. (Nach Frei et al. 1993, S. 16)

Sonntag verweist in seinen ganz allgemeinen Ausführungen zu Personalentwicklung im Kontext der Arbeitspsychologie auf die zunehmende Bedeutung der *„Perspektive vom Individuum als Gestalter seiner Entwicklung"* und die Relevanz von Entwicklungschancen: Entwicklungschancen, die von der „Umwelt" zur Verfügung gestellt werden, die aber auch vom Mitarbeiter jeweils *wahrgenommen* und aktiv-konstruktiv sensu Piaget ergriffen werden müssen, was im Bild von *Entwicklungspuzzles* thematisiert werden kann (vgl. Montada 1991) (Abb. 5.13).

> Das Vorliegen von Entwicklungschancen, von Kontextbedingungen, die hohen Anregungsgehalt besitzen, dürfte eine der zentralen Gestaltungsprinzipien für die betriebliche Personalentwicklungsarbeit darstellen (Sonntag 1992, S. 7).

In einem Prozeßmodell der Kompetenzentwicklung ist es unabdingbar notwendig, individuelle und systemische Veränderungen zu verschränken (vgl. Frei et al. 1993; Borsi 1994) (Abb. 5.14).

In den Konzepten der Betriebswirtschaftslehre zu einem modernen Personalwesen wird insbesondere der Wandel von der Quantität zur Qualität konstatiert.

„Wenn sich durch rasanten technologischen und wissenschaftlichen Fortschritt Arbeitsbedingungen, Berufsbilder und Lebensplanung fortwährend ändern, wenn man durch Zusammenbrüche und Fusionen gezwungen oder durch neue Chancen verlockt den Arbeitsplatz wechseln muß – dann kann in

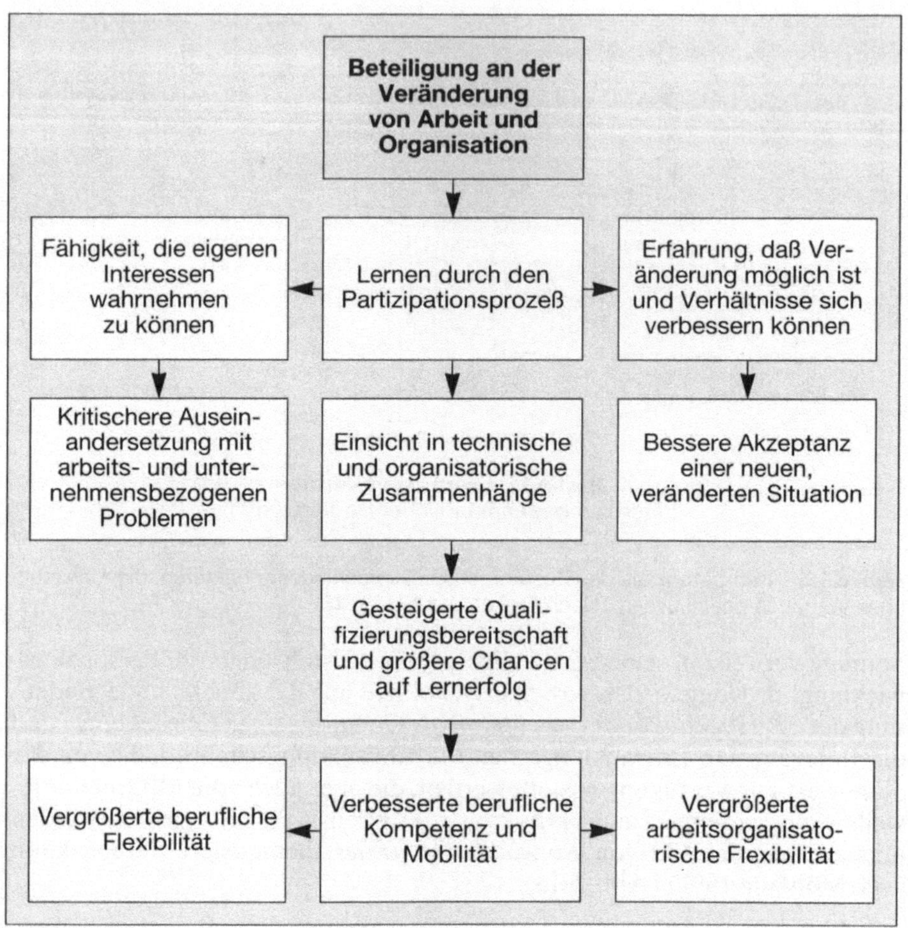

Abb. 5.14.   Beteiligung der Betroffenen und Kompetenzentwicklung. (Nach Frei et al. 1993, S. 31)

einer solch dynamischen Umwelt natürlich ein traditionsverhafteter, auf Bewahrung und Stabilitiät fixierter Menschenschlag nicht reüssieren. Es ist vielmehr derjenige gefragt, der den ständigen Wechsel nicht nur hinnimmt oder mitmacht, sondern sogar braucht und aktiv betreibt. Wenn sich Organisationen fortwährend ‚entwickeln‘ müssen, dann mit ihnen auch die Menschen! (Neuberger 1990, S. 27 f.).

Exkurs: Personalmanagement im Krankenhaus (Eichhorn 1992)

Unter „Personalmanagement" wollen wir den Aufgabenbereich verstehen, der alle diejenigen Funktionen umfaßt, die auf das Krankenhauspersonal ausgerichtet sind, unabhängig davon, wer auch immer im Krankenhaus diese Aufgaben wahrnimmt. Bei einem so verstandenen Personalmanagement geht es also nicht so sehr um die formalen Fragen des Anstellungsvertrages oder um Probleme des Arbeits- und Tarifrechts, auch nicht nur um das Gehaltswesen. Es geht vielmehr um das Bemühen, den Besonderheiten des Faktors ‚menschliche Arbeitsleistungen' beim Vollzug der Krankenhausarbeit möglichst umfassend Rechnung zu tragen, allen personalbezogenen Aufgabenstellungen eine möglichst große Rationalität, d. h. eine möglichst hohe Entscheidungs- und Ausführungsgüte zu sichern, ohne die sicherlich nicht gerade unwichtigen organisatorisch-technischen Belange der Krankenhausarbeit zu vernachlässigen.

Versucht man, die verschiedenen Entscheidungs- und Handlungsbereiche des Personalmanagements als die Elemente voneinander abzugrenzen, die das Gesamtsystem aller personalbezogenen Funktionen ausmachen, dann lassen sich folgende Funktionen des Personalmanagements als Systemelemente unterscheiden:

a) **Personalbedarfsermittlung:** Ermittlung der erforderlichen personellen Kapazitäten in quantitativer, qualitativer und zeitlicher Hinsicht – Feststellung einer personellen Unter- oder Überdeckung;

b) **Personalbeschaffung:** Beschaffung von Personal zur Beseitigung einer personellen Unterdeckung in quantitativer, qualitativer und zeitlicher Hinsicht;

c) **Personalentwicklung:** Entwicklung, d. h. Erweiterung und/oder Vertiefung des krankenhausinternen Angebotes an personalen Arbeitsleistungen (Leistungsfähigkeit und Leistungsbereitschaft des Personals) durch Ausbildung, Einarbeitung, Fortbildung, Weiterbildung und Umschulung von Personal;

d) **Personaleinsatz:** organisatorische, zeitliche und örtliche Eingliederung des Personals in den Krankenhausbetriebsprozeß; Anpassung des Personals an die Arbeit; Anpassung der Arbeit und der Arbeitsbedingungen an das Personal;

e) **Personalerhaltung:** Erhaltung und Sicherung der Leistungsfähigkeit und Leistungsbereitschaft des Personals;

f) **Personalfreistellung:** Freistellung von Personal zur Beseitigung von personellen Überdeckungen in quantitativer, qualitativer und zeitlicher Hinsicht.

(Eichhorn 1992, S. 58, 59)

In Analogie zur neu geschaffenen Stabsstelle eines „Qualitätssicherungsbeauftragten" könnte ein **Personalentwicklungsbeauftragter für den Pflegebereich** benannt werden, um koordinierte strategische Maßnahmen zu entwickeln, die mit dem Klinik- und Verwaltungsleitbild, dem Patienten- und Pflegeleitbild in *Harmonisation* abgestimmt werden, will man den sog. Pflegenotstand bewältigen oder zumindest minimieren (Abb. 5.15).

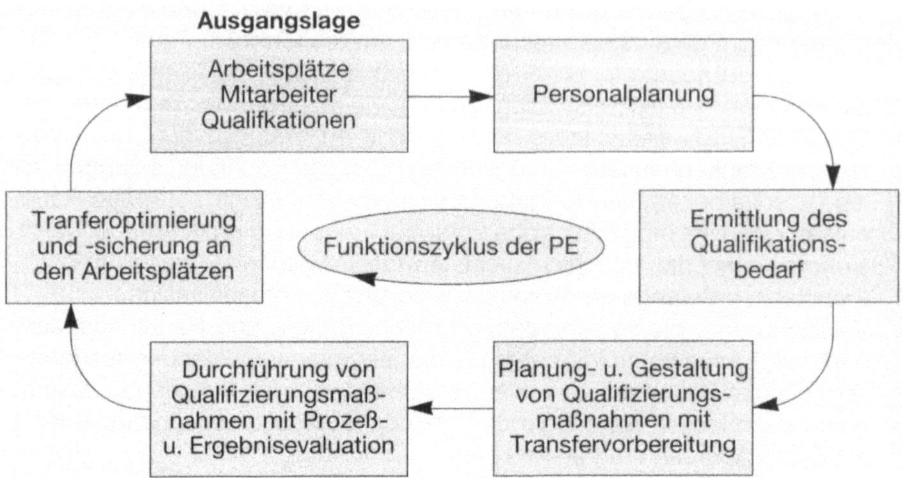

Abb. 5.15.   Funktionszyklus der Personalentwicklung. (Nach Münch 1994, S. 39)

Lean management

Neue Formen der Arbeit sowie neue Organisationsformen werden derzeit vehement diskutiert und erprobt. Das neueste Schlagwort der interdisziplinären Management-Theorie „Lean management" geistert durch Tagungen und Bücher, da es vermehrte Wirtschaftlichkeit, Effizienz bei gleichzeitiger Humanisierung der Arbeit verspricht. Oft wird es vorschnell und unkritisch mit Personalabbau und forcierter Arbeitsintensivierung gleichgesetzt. Die Karriere dieses Begriffs und der inflationäre Gebrauch mahnen deshalb zur Sorgfalt und eingehenden Reflexion bei der Anwendung. Ob dieses neue Organisationskonzept auf das Krankenhaus und die dort arbeitende „größte" Berufsgruppe Pflege übertragen werden kann, muß sorgfältig, auch in seiner Langzeitwirkung überprüft und empirisch erforscht werden.

Bei Lean production oder Lean management handelt es sich um ein japanisches Organisationskonzept, das ursprünglich, vor dem Hintergrund japanischer kultureller Werte und Normen, von der Arbeits- und Produktionsorganisation des Automobilherstellers Toyota ausgeht und deshalb in der Industriesoziologie schon länger unter dem Begriff „Toyotismus" diskutiert wird. Eine weltweite Studie international vergleichender Managementforschung in der Autoindustrie, insbesondere über den Vergleich von amerikanischen mit japanischen Herstellungsmethoden, fokussierte den Blick auf das ganzheitliche japanische Konzept lean production, das mit „schlank" umschrieben wurde, „weil sie vor allem weniger einsetzt als die Massenfertigung" (Womack et al. 1992, S. 19): Schlanke Fertigung, schlanke Zulieferbeziehungen, schlanke Produktentwicklung und – besonders zu betonen – eine „kontrollierte" Betriebsgemeinschaft (Pfaff 1994, S. 63).

Bei dieser schlanken Produktion geht es hauptsächlich darum, eine Verschwendung von Material, Personal, Zeit, Kapital und Raum zu vermeiden. Diese Maxime führt zu folgenden Prinzipien der Arbeitsorganisation: Organisation vor Automation, Mensch vor Technik, Delegation der Verantwortung auf die unterste Ebene, Gruppenarbeit, vielseitig ausgebildetes Personal, standardisierte Tätigkeitsabläufe, knappe Personalbesetzung, Null-Puffer-Ziel, Null-Fehler-Ziel und kontinuierlicher Verbesserungsprozeß, wie Pfaff (1994, S. 63 ff.) herausstellt. Der Mitarbeiter wird im Konzept des Lean managements nicht als Störfaktor im Räderwerk einer Maschine oder Organisation aufgefaßt, der durch Technik o. ä. zu ersetzen oder zu eliminieren ist, sondern als ganzer Mensch, als *Produktivitätsfaktor,* der zur Lösung arbeits- und ablauforganisatorischer Probleme aus seiner jeweiligen Arbeitsperspektive einen eigenen, auch kreativen Beitrag leisten kann. Diese Aufwertung des Mitarbeiters fasziniert zunächst, muß aber vor dem Hintergrund einer *heimlichen Rationalisierungsstrategie* kritisch hinterfragt werden. Ein weiteres hervorzuhebendes Element dieses Organisationskonzeptes ist ein vielseitig ausgebildetes Personal, um homogene Leistungsgruppen und -teams zusammenstellen zu können. Dies bedeutet aber, daß der einzelne mehrfach belastbar sein muß und deshalb auch einer breiteren Qualifikation als bisher bedarf. Diese Form von Gruppenarbeit ist sicher effizient, aber sie hat einen beträchtlichen Gruppendruck zur Folge.

Außerdem entsteht durch den geforderten *ständigen* „Verbesserungsprozeß" ein starker Rationalisierungsdruck, der unter Umständen auch zu einer Spaltung des Personals in „Modernisierungsgewinner" und „Modernisierungsverlierer" führt, wenn ältere oder leistungsschwächere Arbeitsgruppenmitglieder ausgegrenzt werden. So wird sicher auch der Trend „männliche Technikarbeit" und „pflegende Schwestern" weiter verstärkt, der jetzt schon durch ungleiche Sozialisationsbedingungen, ungleiche Fortbildungschancen, auch durch die Doppelbelastung der Frauen durch Familie und Beruf mitbedingt ist. Nach Pfaff muß diese Nutzung des „ganzen" Mitarbeiters kritisch unter dem Stichwort „Management by stress" gesehen werden, worauf, bezogen auf die Autoindustrie, schon amerikanische Gewerkschaftsmitglieder hinwiesen haben. Danach scheint es sich bei der radikalen japanischen „totalen Verschlankung" eher um eine Rationalisierung-, denn eine Humanisierungsstrategie zu handeln. Eine unreflektierte Übertragung dieses Konzeptes kann also zu inhumanen Arbeitsbedingungen führen. Zu welchen Denkanstößen für das Pflegemanagement kann dieses Organisationskonzept führen?

Diese Form von Gruppenarbeit in interdisziplinären Arbeitsgruppen medizintechnischer Leistungszentren bietet sicher interessante Arbeitsplätze für Pflegende, die auch zu einer weiteren Qualifizierung und damit Erweiterung der Persönlichkeit führen können; insbesondere durch „job rotation", durch Erweiterung des Aufgabenspektrums für alle Gruppenmitglieder, durch selbständige Arbeitseinteilung und -verteilung.

Pfaff (1994, 65 S. ff.) zeichnet aus organisationssoziologischer Sicht die „Konturen eines humanen schlanken Krankenhauses", das die Denkanstöße des o. g. Organisationskonzeptes aus dem Industriebereich aufgreift und so einen wichtigen Beitrag zur Lösung krankenhausspezifischer Organisationsprobleme liefert. Als ein wesentliches Ziel diskutiert Pfaff die *Patientenpartizipation,* ohne die das Bild eines humanen schlanken Krankenhauses nicht vorstellbar ist. Hier wird eine „dialogorientierte Krankenhausgemeinschaft" vorgestellt, die von **den** zwei arbeits- und medizinsoziologischen Leitbildern für die Gestaltung der Krankenhausorganisation ausgeht:

- dem Leitbild der Patientenorientierung und Patientenpartizipation und
- dem Leitbild der menschengerechten Arbeit.

Es geht hier nicht nur um *die* Integration der vier Kulturen des Krankenhauses (Arzt-, Pflege-, Verwaltungs- und Patientenkultur), sondern um die Anerkennung verschiedener Wissensbestände (Abb. 5.16).

5.8 Von der Patientenorientierung zur Patientenpartizipation

Pflege kann als personenbezogene Dienstleistungsarbeit in einer personenbezogenen Dienstleistungsorganisation beschrieben werden, die als interpersoneller Prozeß zwischen Produzent und Konsument abläuft und durch Kooperation und Kommunikation wesentlich zur humaneren und effizienteren Behandlung beitragen kann.

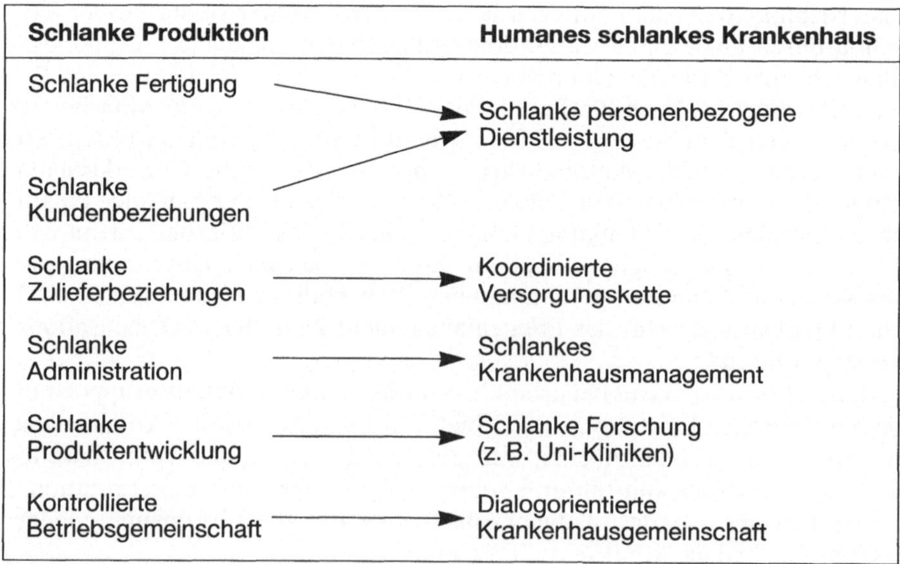

Abb. 5.16.   Dimensionen des „humanen schlanken Krankenhauses". (Nach Pfaff 1994, S. 67)

Es gilt der „zwischenmenschliche Imperativ, das heißt die für ihre Erbringung unverzichtbare Notwendigkeit persönlicher Begegnung zwischen Konsument und Produzent" (Badura 1990, S. 317). Aus diesem Grunde ist der Konsument oft gleichzeitig Koproduzent. Der Begriff „Behandlungspartnerschaft" geht von dem oben beschriebenen ganzheitlichen biopsychosozialen Gesundheits- und Krankheitsbewältigungsverständnis aus und rückt die Compliance des Patienten für den Behandlungsverlauf ins Blickfeld. Nach dieser Perspektive bestimmen Patienten als Koproduzenten und als Kotherapeuten Behandlungsplan, Behandlungsabfolge, Behandlungsnebenfolgen *mit*!

> Die Patienten sind kreative Problemlöser in zweierlei Hinsicht. Erstens sind sie Kotherapeuten und tragen daher, wenn sie dazu befähigt werden und es ihnen ermöglicht wird, zu ihrer eigenen Gesundung und damit zur Verminderung des medizinischen Aufwands bei (Lösung des Problems der Gesundung). Zweitens sind sie Beteiligte und Beobachter des Arbeitsprozesses und können ihre Kreativität zur Verbesserung dieses Prozesses einbringen (Lösung des Problems der Effizienz der Arbeitsorganisation). Kurz. Der Patient ist ein Produktivitätsfaktor im Krankenhaus (Pfaff 1994, S. 69).

Um eine Vergeudung des Problemlösepotentials der Patienten zu vermeiden, genügt Patientenorientierung *nicht*. Patientenorientierung muß zur Patientenpartizipation erweitert werden. Patientenpartizipation meint einen „bewußte(r)n Aushandlungsprozeß zwischen Patient, Arzt und Pflegepersonal", was zu einer humanen und gleichzeitig wirtschaftlichen (schlanken) Dienstleistungserbringung führt, die durch *integrierte Dienstleistungsteams* erfolgen muß. Dieses Gestaltungskonzept geht von der zwingenden Notwendigkeit aus, in einer dialogorientierten Krankenhausgemeinschaft die Interferenz der vier Kulturen des Krankenhauses (Arzt-, Pflege-, Verwaltungs- und Patientenkultur) zu integrieren, wie Pfaff (1994) prägnant und eindringlich herausarbeitet.

> Danach braucht keine vollständige Integration der vier Kulturen im Sinne ihres Zusammenwachsens angestrebt werden. Es reicht, wenn eine kommunikative Verständigung zwischen den Trägern der vier Kulturen z. B. in den Qualitäts- und Gesundheitszirkeln stattfindet. Auch dadurch bildet sich mit der Zeit ein gemeinsamer Kernbestand an Werten und Symbolen heraus, der den Koordinationsaufwand reduzieren hilft. Durch die Bewahrung der Identität der vier Kulturen bei gleichzeitigem Anreiz zum kommunikativ erzielten Konsens wird so zusätzlich zum Koordinationseffekt ein Interferenzeffekt erzeugt, der den ‚Nährboden‘ für Prozeßinnovationen im Krankenhaus bildet. Die Basis des Krankenhauses als lernende Organisation besteht aus ‚lernenden Stationen‘ und stationsübergreifenden Einrichtungen des Dialogs zwischen den vier Kulturen (z. B. krankenhausweite ‚Strategietage‘). Dadurch sollen auf allen Ebenen des Krankenhauses gemeinsame Lernprozesse zwischen den vier Kulturen in Form von Aushandlungs- und Konsensbildungsprozessen angeregt werden. Auf diese Weise wird ein Dialog zwischen den Kulturen institutionalisiert. Es geht darum, interkulturelle Kommunikationsforen im Krankenhaus zu schaffen und von einer multi- zu einer interkulturellen Krankenhausgemeinschaft zu gelangen (Pfaff 1994, S. 78).

Hier setzen dann auch die Maßnahmen zur Qualitätssicherung in der Pflege an. Diese Maßnahmen müssen einen Kompromiß zwischen der Verbesserung der Qualität der Pflege und Behandlung sowie den harten ökonomischen, krankenhausbetriebswirtschaftlichen Rahmenbedingungen herstellen. Einer der zentralen Aufgaben dieser beruflichen Diskurse und Reflexionsprozesse muß es deshalb sein, die Zerstückelung der Versorgungsketten zu problematisieren und durch ein effizientes Schnittstellenmanagement sensu Feuerstein (1993, S. 58) aufzufangen. Nach Pfaff (1994, S. 76) könnte sich ein *schlankes Krankenhausmanagement* u. a. durch folgende Merkmale auszeichnen:

- *Verwaltungs-Qualitätszirkel,*
- *multifunktionale Verwaltungsteams,*
- *teilautonome Verwaltungsteams pro Funktionsbereich (z. B. Personalwesen),*
- *enge Zusammenarbeit von Verwaltung, Pflege und ärztlichem Bereich (z. B. gemeinsame Qualitätszirkel) und/oder*
- *kosten- und ergebnisverantwortliche teilautonome Zentren auf Abteilungsebene mit jeweils eigener, kleiner Verwaltung (z. B. „Cost-Center" Chirurgie mit eigener Verwaltungseinheit.*

Exkurs: Das Konzept des Schnittstellenmanagements

> Nach Feuerstein (1993, S. 50 ff.) stellt sich „ein doppeltes Integrationssystem:

- aus der Perspektive systemischer Handlungsrationalität das der Optimierung des kooperativen Arrangements der professionellen Akteure und des sachlichen Ressourceneinsatzes;
- aus der Sicht des Patienten das der Optimierung des Behandlungsgeschehens entsprechend der spezifischen Krankheitssituationen und individuellen Versorgungsbedürfnisse.

Beide Orientierungskomplexe sind von der Zersplitterung des Versorgungszusammenhanges in sachlicher, personeller, institutioneller, zeitlicher und konzeptioneller Hinsicht gleichermaßen negativ tangiert:

Auf der *Ebene des sachlichen Zusammenhanges* erscheint vor allem die Entflechtung von technik- und interaktionsintensiven, von akutmedizinischen und rehabilitationsbezogenen Leistungen problematisch. Mögliche Folgen für den Patienten sind Mängel an kognitiver Orientierung und psychoemotionaler Unterstützung, Irritation im Behandlungsablauf und der Krankheitsbewältigung, verschüttete Rehabilitationspotentiale. Mögliche Folgen für das System sind Defizite an Compliance und ein verringerter Effekt des medizinischen Ressourceneinsatzes.

Auf der *Ebene des personellen Zusammenhanges* ist es insbesondere die professionelle Spezialisierung und weitgehende Arbeitsteilung, die eine Integration des Behandlungsgeschehens erschwert. Mögliche Folgen für den Patienten ergeben sich aus der Vielzahl und dem ständigen Wechsel von Bezugspersonen (Anonymität). Mögliche Folgen für das System sind Probleme der Informationsübertragung und der reibungslosen Koordination und Kooperation des Behandlungsablaufs.

Auf der *Ebene des institutionellen Zusammenhanges* ist es vor allem die relative Verselbständigung des Leistungsangebots der funktionalen Teilsysteme (Spezialkliniken; Funktionsabteilungen einer Klinik) entsprechend ihrer jeweiligen Partikularökonomie und/oder spezifischen Kriterien für medizinische Rationalität. Mögliche Folgen für den Patienten ergeben sich beispielsweise durch den häufig unvermittelten Wechsel zwischen unterschiedlichen Behandlungssettings. Zu den möglichen Folgen für das System gehört die mangelnde Effizienz des Ressourcenansatzes durch überflüssige und redundante Diagnostik.

Auf der *Ebene des zeitlichen Zusammenhanges* treten in erster Linie zwei Probleme in Erscheinung: erstens die Linearisierung der Abfolge einzelner Behandlungssegmente; zweitens Diskontinuitäten, Verdichtungen und Leerläufe im Behandlungsablauf. Mögliche Folgen für den Patienten und für das System ergeben sich insbesondere durch das zeitlich weit gestreckte Nacheinander von Interventions- und Rehabilitationsphase. Rehabilitationschancen werden verschüttet, der Aufwand zur Mobilisierung des verbliebenen Rehabilitationspotentials steigt.

Auf der *Ebene des konzeptionellen Zusammenhanges* sind es vor allem die professionellen Leitbild-Differenzen, die einer wirksamen Integration des Versorgungsgeschehens im Wege stehen. Mögliche Folgen für den Patienten ergeben sich aus den desorientierten Effekten unterschiedlicher Interpretationen des Krankheitsgeschehens und unterschiedlicher Behandlungskonzepte. Für das System bedeutet das Nebeneinander konkurrierender Orientierungen medizinischen Handelns eine strategische Blockade für die Entwicklung und Durchsetzung optimierter Versorgungskonzepte. Während soziologische Konzepte die Schnittstellenproblematik komplexer Systeme vor allem unter dem Aspekt von riskanten Koppelungen der Systemelemente thematisieren und ihren Blick auf systemische Ausnahmesituationen (technische Unfälle, Katastrophen) konzentriert haben, gilt unser Interesse den dysfunktionalen Seiten im Normalbetrieb des Systems. Zur Identifikation problematischer Schnittstellenkonfigurationen medizinischer Versorgungsstrukturen bietet sich die Kombination zweier Verfahren an: das der prozessualen und das der punktuellen Schnittstellen-Analyse (S. 50, 51). Das Problem der technischen versus sozialen Koppelung von Systemelementen verweist auf strategische Optionen der Schnittstellengestaltung, die im Kontext der informations- und kommunikationstechnischen Vernetzung klinischer Daten und Handlungsabläufe auch für das medizinische System zunehmend an Bedeutung gewinnen. Vorrangiges Ziel der datentechnischen Vernetzung ist es, die einzelnen Handlungssegmente eines Versorgungsgeschehens *anschlußfähig* zu machen und auf diese Weise mehr Kontinuität in die kooperativen Abläufe zu bringen.

Prinzipiell können drei Formen unterschieden werden, die das Problem der verbesserten Integration funktional verschränkter Systemelemente zum Gegenstand haben: die Strategien der Schnittstellen-Gestaltung, des Schnittstellen-Managements und der Schnittstellen-Vermeidung.

Aufgabe des Pflegemanagements in der Krankenhausbetriebsleitung ist es demnach, Schnittstellen aus der Sicht der Pflegedienstleitung zu definieren (Abb. 5.17).

Zur „Organisation der Pflege"

Die Diskussion um Humanität im Krankenhaus, um den sog. Personalnotstand, um neue Formen der Arbeit wie Lean management im schlanken Krankenhaus sowie um harte ökonomische Rahmenbedingungen zwingt Leitungskräfte aller Berufsgruppen darüber nachzudenken, wie Arbeitsprozesse und die dazu benötigten Informations- und Kommunikationsstrukturen vor dem Hintergrund zunehmender technischer und sozialer Komplexität betrieblicher Prozesse zu organisieren und auszugestalten sind. Ziel des vorliegenden Textes ist es, die systemisch-vernetzte Verknüpfung formaler und informaler Prozesse herauszuarbeiten, die für die Organisation der Pflege relevant sein können (Abb. 5.18).

Nach Probst (1993, S. 43) geht es im Management vor allem um Ordnungsprozesse in sozialen Systemen. Probst unterscheidet dabei zwei zirkuläre, komplementäre und sich gegenseitig mitproduzierende Gestaltungsebenen: eine materielle oder substantielle sowie eine geistig-sinnhafte oder symbolische Ebene.

Die folgende Übersicht soll den Begriff „Organisation" besser veranschaulichen (nach Probst 1993, S. 164):

Organisation umfaßt alles, was innerhalb eines soziotechnischen oder sozialen Systems Ordnung schafft. Diese Ordnung setzt voraus:
- eine ziel- und zweckorientierte Ausrichtung des Systems,
- einen verhaltensorientierten Bezugsrahmen,
- eine spezifische Systemidentität,
- eine eigene, auf sich selbst bezogene interne Funktionsweise.

Daraus ergeben sich die drei Bedeutungen des Wortes Organisation:

Tätigkeit (Gestaltungshandlung)
Strukturieren, (re)organisieren, sich so verhalten, daß eine Ordnung entsteht.
Das heißt:
Regeln schaffen, Beziehungen zwischen Menschen, aber auch zwischen Menschen und Maschinen festlegen.
Werte, wünschenswerte Verhaltensweisen, Ziele definieren.
Die Personalführung wahrnehmen durch:
- Aufgaben zusammenfassen,
- Einheiten bilden,
- hierarchische Beziehungen strukturieren,
- das Verhalten der Mitarbeiter lenken
- usw.

Das heißt auch: **Organisation**

Bezugsrahmen (Zustand nach der Gestaltungshandlung)
Beziehungs- und Interaktionsgefüge, formale und informale Strukturen und Prozesse, die, auf ein Ziel/Aufgabenerfüllungen gerichtet, bewußt oder unbewußt geschaffen werden bzw. entstehen.
Das heißt:
Beziehungen und Interaktionen zwischen Menschen, Informationen, Maschinen ....
Konkrete oder symbolische Elemente der jeweiligen systemspezifischen Kultur.
Organisatorische Hilfsmittel:
- Organigramm,
- Funktionendiagramm,
- Flußdiagramm,
- Unternehmensleitbild,
- Wertesystem
- usw.

Das heißt auch: **der Organisation**

Institution (System)
Soziotechnisches oder soziales System.
Personen, technische Mittel, Material werden auf Zweck und Ziel/Aufgabenerfüllungen gerichtet eingesetzt.
Das heißt:
Ein formal oder informal entstandenes System.
Ein System, das sich aus Akteuren zusammensetzt, die unterschiedliche Rollen übernehmen und verschiedene Aktivitäten verrichten.
Eine Institution:
- Unternehmen,
- Krankenhaus,
- Verwaltungsbehörde,
- politische Partei,
- nichtstaatliche Organisation
- usw.

Das heißt auch: **der Organisation**

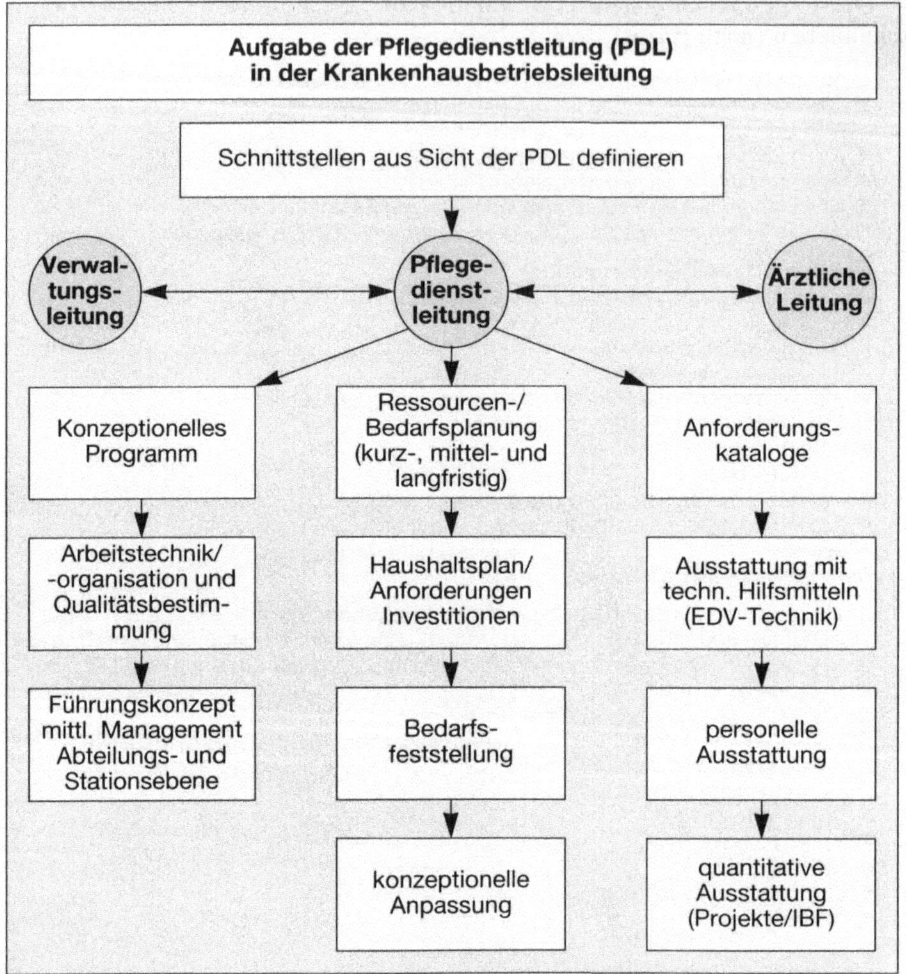

Abb. 5.17. Aufgabe der Pflegedienstleitung (PDL) in der Krankenhausbetriebsleitung. (Nach Brunn, Görres, Schäfer, Schramm 1993, S. 149)

Organisation läßt sich definieren als

- organisatorische Gestaltungshandlung, die darin besteht, eine Struktur, Prozesse und eine systembezogene Ordnung zu schaffen;
- Gestaltungsrahmen, der für die Mitglieder den Zustand eines Systems als Gestaltungsergebnis darstellt und vor allem als Struktur und Kultur in Erscheinung tritt;
- soziale Institution in Form eines strukturierten Gebildes. (Probst 1993, S. 43)

Betrachtet man Pflegemanagement als Gestaltung eines sozialen Spannungsfeldes innerhalb komplex vernetzter Strukturen des Gesundheitsversorgungspanoramas, so wird deutlich sichtbar, daß jede Form von Pflegemanagement und jedes Handeln in der Pflege letztlich in irgendeiner Weise werteorientiert ist. Leitlinien und Orientierungsdaten in Konzepten, Thesenpapieren, Krankenhausleitbildern etc. werden von den Mitarbeitern nur akzeptiert und eventuell übernommen, wenn sie sich mit deren eigener Werthaltung, den eigenen individuellen Erwartungen und (Sinn-)Bedürfnissen vereinbaren lassen. „Hieraus ergibt sich ein dynamischer Wirkungszusammenhang, der durch Veränderungen des gesellschaftlichen Wertklimas, durch Wandel der Organisationswirklichkeit und schließlich durch Einstellungsänderung der beteiligten Personen und Gruppen fragwürdig werden kann" (Fürstenberg 1993, S. 25). Abbildung 5.18 zeigt den Zusammenhang zwischen Führung und Führungsstil.

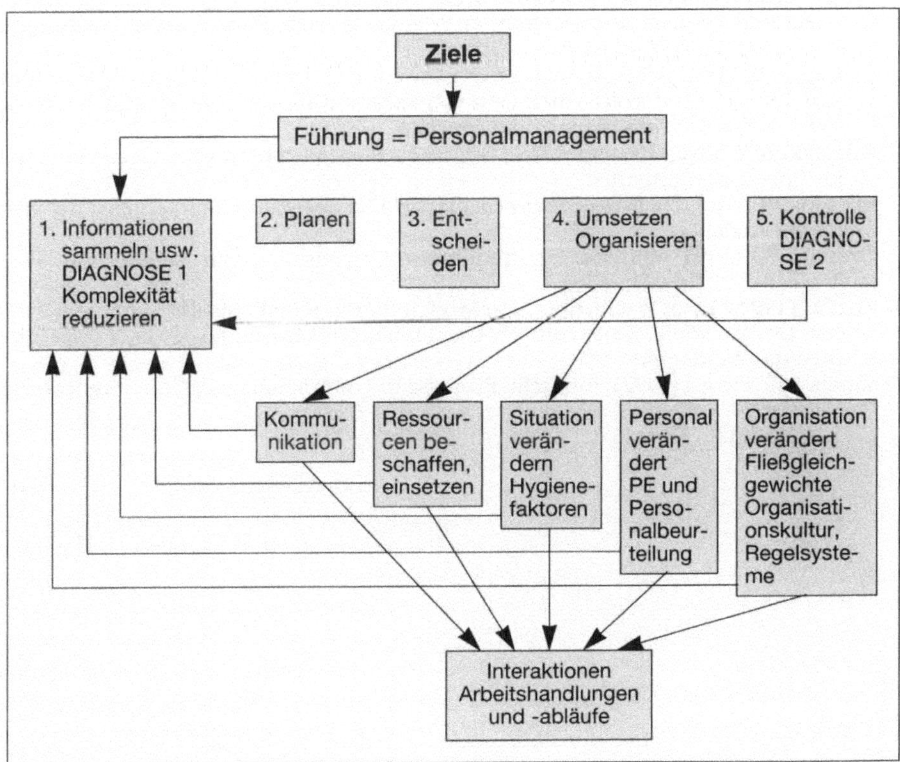

Abb. 5.18. Ablauf des Führungshandelns. (Nach Kastner 1990, S. 46)

Weiterführende Literatur

Badura B, Feuerstein G (1994) Systemgestaltung im Gesundheitswesen. Zur Versorgungskrise der hochtechnisierten Medizin und den Möglichkeiten ihrer Bewältigung. Juventa, Weinheim München

Badura B, Feuerstein G, Schott T (Hrsg) (1993) System Krankenhaus. Arbeit, Technik und Patientenorientierung. Juventa, Weinheim München

Borsi GM (1994) Das Krankenhaus als Miniaturgesellschaft. Das Konzept der Organisationskultur als „root-metaphor" zwischen Pflegequalität und Pflegeleistung. Die Pflege-Zeitschrift, Heft 5. Kohlhammer, Stuttgart

Borsi GM (1995) Handlungsketten – Machtketten. Teil I, Neue Anforderungen an das Pflegemanagement. Pflege – Die wissenschaftliche Zeitschrift für Pflegeberufe Bd. 8, 1995, Heft 1, Huber, Bern

Decker F (1992) Effizientes Management für soziale Institutionen. verlag moderne industrie, Landsberg am Lech

Feuerstein G (1993) Systemintegration und Versorgungsqualität. In: Badura B, Feuerstein G, Schott T (Hrsg) System Krankenhaus. Juventa, Weinheim München

Feuerstein G, Badura B (1991) Patientenorientierung durch Gesundheitsförderung im Krankenhaus. Zur Technisierung, Organisationsentwicklung, Arbeitsbelastung und Humanität im modernen Medizinbetrieb. Gutachten im Auftrag der Hans-Böckler-Stiftung, Bd. 39. Düsseldorf

Girschner W (1990) Theorie sozialer Organisationen. Eine Einführung in Funktionen und Perspektiven von Arbeit und Organisation in der gesellschaftlich-ökologischen Krise. Juventa, Weinheim München

Klimecki R, Probst G, Eberl P (1994) Entwicklungsorientiertes Management. Schäffer Poeschel, Stuttgart

Mertens W, Lang HJ (1991) (Lenz G. (Hrsg) Die Seele im Unternehmen. Springer, Baden-Baden

Ortmann G (1995) Formen der Produktion. Organisation und Rekursivität. Westdeutscher Verlag, Opladen

Pfaff H (1994): Lean Production – ein Modell für das Krankenhaus? Gefahren, Chancen, Denkanstöße. Zeitschrift für Gesundheitswissenschaften, 2. Jg, 1994, Heft 1. Juventa, Weinheim

Sandner K (Hrsg.) (1992) Politische Prozesse in Unternehmen. 2. Aufl. Physica-, Heidelberg

Türk K (1978) Soziologie der Organisation. Enke, Stuttgart

6 Auf dem Weg zu einer neuen Managementhaltung in der Pflege

Für diese organisatorische Gestaltungshandlung, die die Strukturen eines Systems festlegt, ist eine neue Managementhaltung nötig, die die Grenzen der Machbarkeit, Planbarkeit, Gestaltbarkeit und umfassenden Steuerbarkeit anerkennt. Wie der herkömmliche Rationalitätsmythos der Organisationstheorie, sind auch der Fortschrittsoptimismus und das Zukunftsvertrauen der Nachkriegsjahre zunehmend im Schwinden begriffen. Dies hat zu einem diffusen Gefühl der Heimat- und Bodenlosigkeit des modernen Menschen, hier des Mitarbeiters im Pflegedienst, beigetragen. Dieses *Unbehagen in der Modernität* (Berger et al. 1987) ist begleitet vom Verlust von Sicherheits- und Gewißheitsvorstellungen, von Orientierungsmöglichkeiten, utopischen Phantasien für eine lebbare und lebenswerte Zukunft. Aus diesen Gründen ist es dringend erforderlich, bei der Leitung und Führung von sozialen Organisationen, von kooperativen Arbeitsgruppen und pluralisierten Individuen neue Managementhaltungen zu finden und auch auszuprobieren, die diese „neuen Formen des Umgangs mit Unsicherheit und Ungewißheit" (Bardmann 1994, S. 346) aushalten.

Das alte Ideal eines reibungslosen Funktionierens, Planens und Organisierens eines zweckgerichteten sozialen Systems muß sich auf die kulturelle Vielfalt pluralisierter Mitarbeiter, Gruppen und Organisationen einstellen. Strukturelle Einflüsse, Umwälzungen und Veränderungen drängen das Management in neue Problemlösungen. In seinem Überblick über wesentliche strukturelle Veränderungen, die das Management von „Arbeit" betreffen, nennt Bardmann (1994, S. 347 ff.) aus soziologischer Perspektive insbesondere folgende Einflußfaktoren:

- technologische Umbrüche durch die Einführung neuer Informations- und Kommunikationstechnologien; Bardmann spricht von einer „rasanten Informatisierung der Arbeitswelt",
- sozial-kulturelle Wandlungsprozesse, die insbesondere die Veränderungen allgemeiner Wertvorstellungen sowie die „Erosion des Arbeitsparadigmas" betreffen.

Die bereits beschriebenen Umbrüche und Wandlungsprozesse, die den „Betrieb als Handlungseinheit der stofflichen und sozialen Transformation von Wirklichkeit" durch Arbeitshandeln begreifen (Pries 1991, S. 130 ff.), sollen nun auf Fragen und Probleme einer reflexiven Modernisierung des Pflegemanagements übertragen werden. Aus der Sicht aktueller Sozialtheorien hat der Soziologe Axel Honneth (1990, S. 669 ff.) diese gesamtgesellschaftlichen Wandlungsprozesse prägnant zusammengefaßt:

- Die technologischen Neuerungen der letzten Jahrhunderthälfte haben, nicht zuletzt unter dem Druck der Internationalisierung des Kapitals, zur Entstehung einer Medien- und Werbeindustrie geführt, die inzwischen beinahe die ganze Welt mit einem Netz elektronisch produzierter Informationseinflüsse überzieht; dieses System medial gesteuerter Kommunikation, deren prägnanteste Ausdrucksgestalten heute der Computer und das Fernsehen sind, macht sich zunehmend die kulturellen Leistungen ästhetischer Avantgarden zu eigen und baut sie gewinnbringend in die Reproduktionsvollzüge ein. Indem die Kultur damit aber in wachsendem Maße zugleich zur Produktionskraft und zur Ideologie des kapitalistischen Wachstumsprozesses wird, verliert sie endgültig ihren sozialen Rückhalt in der alltäglichen Lebenswelt.
- Mit der Gefahr einer Auflösung des ästhetisch-kulturellen Interaktionsmediums der Lebenswelt geht heute zugleich ein Prozeß der Erosion ihrer normativen Bindekraft einher. Was Lyotard als das ‚Ende der Metaerzählungen' beschreibt, ist, nüchtern betrachtet, nichts anderes als der beschleunigte Vorgang einer Zerstörung von solchen narrativ verfaßten Überlieferungen, in denen sich die Mitglieder eines Gemeinwesens in ihrer Gegenwart noch kommunikativ auf eine gemeinsame Vergangenheit und eine entsprechend konstruierte Zukunft hin verständigen konnten. Kulturelle Überlieferungen dieser Art, also narrativ verfaßte, kontextübergreifende Darstellungen der gesellschaftlichen Entwicklung, scheinen einerseits mit dem endgültigen Zerbrechen metaphysischer Hintergrundgewißheiten ihre geschichtsphilosophische Legitimationsbasis zu verlieren; andererseits aber fehlt für die identitätssichernden und kommunikationsstiftenden Funktionen der zerfallenden Metaerzählungen noch jedes Äquivalent postmetaphysischen Zuschnitts."
- Schließlich geht mit der Auflösung des ästhetischen und des normativen Interaktionsmediums der sozialen Lebenswelt auch eine Schwächung der Kommunikationsfähigkeit der Subjekte selbst einher. Zum einen läßt nämlich der Verlust der kulturellen Bindungskräfte, die bislang die Identitäten der sozialen Gruppen expressiv und normativ aufrechterhalten hatten, die Subjekte einander zu atomisierten Einzelnen werden; darüber hinaus aber ist mit dem biographischen Bedeutungsschwund der industriellen Arbeit auch die Auflösung jenes traditionellen Pfades der individuellen Selbstverwirklichung verknüpft, auf dem die Individuen sich im Zuge ihres Arbeitsengagements zugleich auch als produktive Kooperationspartner in einem gesellschaftlich nützlichen Aufgabenfeld wahrzunehmen und wertzuschätzen lernten. Beide Tendenzen zusammengenommen führen zu einem Zustand wachsender Orientierungslosigkeit, ja Fragmentierung des einzelnen Subjekts; aus den kommunikativen Bindungen traditionsgestützter Lebensstile herausgelöst, sieht Baudrillard daher heute das vereinzelte, innerlich verflachte Subjekt dem Einfluß der elektronisch fabrizierten Medienwirklichkeit so stark ausgesetzt, daß es allmählich die kognitive Fähigkeit zur Unterscheidung von Realität und Fiktion zu verlieren beginnt: innerhalb der sozialen Lebenswelt findet

> ein *Prozeß der Fiktionalisierung* von Wirklichkeit statt, der das atomisierte In-
> dividuum zu einem Imitator medial vorgefertigter Existenzstile werden läßt
> und dementsprechend im großen zu einer artifiziellen Pluralisierung ästhe-
> tisch geprägter Lebenswelten führt. Weil der Einzelne den kommunikativen
> Rückhalt einer gemeinsam geteilten kulturellen und narrativen Praxis verlo-
> ren hat, unterliegt er der Übermacht jener sekundären Bilderflut, die ihn un-
> unterbrochen zur Simulierung fremder Lebensstile anhält; insofern tritt heute
> an die Stelle innerlich motivierter Selbstverwirklichungsweisen zunehmend
> das Muster einer medial erzeugten, ästhetisch organisierten Biographie (...).
> Die Folge des beschleunigten Zerfalls sozialer Bindungskräfte ist eine Ten-
> denz der motivationalen Entleerung von Subjektivität, in die die elektroni-
> sche Medienwelt dann mit ihren Simulationsangeboten kompensatorisch
> eingreifen kann. Das Spezifische der postmodernen Sozialtheorien ergibt
> sich nun aber überhaupt erst daraus, daß sie dem zeitdiagnostischen Zu-
> sammenhang von kultureller Erosion und individuellem Authentizitätsver-
> lust eine Deutung zu geben versuchen, die ihm jeden negativen oder pro-
> blematischen Charakter nimmt. (Honneth 1990, S. 669 ff.)

Diese allgemeine Orientierungslosigkeit, diese Fragmentierung des einzelnen Subjektes, dieser Verlust sozialer Bindungskräfte kann ganz zentral mit
der Diskussion um die *Zukunft der Pflege* verbunden werden. Hier muß eine grundlegende Diskussion aller Disziplinen ansetzen, auch zu der Frage,
ob eine „werteorientierte Personalpolitik" oder ein werteorientiertes Pflegemanagement zu einer Gewichtsverschiebung der Einstellungen und Werte beitragen kann (oder muß?). In dieser Diskussion wird der Beitrag des
einzelnen zum „Gemeinwohl" angesprochen:

> Ist die Welt noch gestaltbar? Wo Effizienzkriterien alles werden, wird alles nichts.
> Wo Individualisierung als Freiheit des einzelnen praktisch zur Privatisierung
> wird, wird sie gleichzeitig zum Rückzug aus gesellschaftlicher Verantwor-
> tung und hat die Krise der Institution zur Folge. Individualisierung wird un-
> versehens zur Vereinzelung in der Massenkultur. Nirgendwo sind Men-
> schen einsamer als in der Masse. Eine entscheidende Frage für die Gestal-
> tung einer demokratischen Gesellschaft ist, ob auf das rechtliche Gerippe
> der Demokratie die ‚freie Assoziation freier Individuen' kommt, die aus dem
> Gerippe erst einen Organismus machen. Individualisierung als Privatisie-
> rung eigener politischer Innovation (Schorlemmer 1994, S. 219).

6.1 Managementhandeln als Sinnarbeit

Reflexive Modernisierungsprozesse problematisieren die „kulturelle Evolution der Arbeit" (Beck 1995), die auch bei der Arbeitsorganisation Pflege
beobachtet werden kann:

> Zu *qualitativen* Veränderungen in Begriff, Zielen und Vollzugsformen von „Fortschritt" kommt es erst dort, wo die aufbrechenden (...) Sinnfragen und Zukunftsbedrohungen um- und durchschlagen in neuartige Existenzgefährdungen der Menschen unter den Bedingungen der „zweiten", nun vollständig von ihnen selbst geschaffenen und gestalteten zivilisatorischen Wirklichkeit. Damit entsteht – idealtypisch gesprochen – eine wiederum andersartige Konstellation, in der die kulturelle Evolution nicht mehr nur die Ansprüche an Arbeit (die Arbeitseinstellungen) verändert, sondern *in Inhalte, Grundlagen und Rahmenbedingungen gesellschaftlicher Arbeit selbst durchschlägt* (Beck 1995, S. 91).

Unter dem Einfluß von neuen Wertorientierungen stellen sich dem Management ganz veränderte Aufgaben: Neue Arbeitsstrukturen müssen durch neue Verlaufs- und Beteiligungsformen gestaltet werden; es geht insbesondere um Dezentralisierung, um Autonomie in kleinen Einheiten, um „demokratisierte Expertensysteme", die „den kulturellen Ansprüchen der Individuen auf Selbstverwirklichung eher entsprechen, ohne mit den betrieblichen Prinzipien der Produktivitätssteigerung im Widerspruch zu stehen" (Beck 1995, S. 97).

Im folgenden wollen wir zunächst ein virtuelles Bild von Pflegemanagement herausarbeiten und zur Diskussion stellen. Zentrale These ist dabei, daß es sich bei *Arbeitshandeln in sozialen Organisationen* nicht (nur) um situative Anpassungsprozesse, sondern um konstruktive, interpretative, kreative Prozesse handelt, die permanent ablaufen. Der Wandel wissenschaftlicher Reflexion über Pflegemanagement muß in Zukunft notwendigerweise mit dem Wandel pflegemanagerialer Praxis verbunden werden. Hierzu sollen folgende Gedanken einen Beitrag leisten. Wir haben oben über das systemtheoretische Konzept der „Komplexitätsreduktion durch Sinnstiftung" gesprochen.

> „Betriebliches Arbeitshandeln besteht ... nicht nur aus interpersonalen Beziehungen, sondern schließt auch Mensch-Maschine-Interaktionen ein; insofern sind nicht nur Sinnstiftung, sondern auch andere (z. B. technische und organisatorische) Formen der Handlungsstrukturierung relevant. Stoffliche und reflexive Transformation von Wirklichkeit in und durch Betrieb läßt sich auch nicht auf ‚*manageriales Entscheidungshandeln*' reduzieren. Entscheidungen sind nur ein, wenn auch wichtiges Element betrieblicher Transformationsprozesse. Wie weit man auch immer den Entscheidungsbegriff faßt, das breite Feld der dem Entscheidungsprozeß vor- und nebengelagerten sozialen Prozesse der Wahrnehmung, Bedeutungsverleihung und Interpretation inner- und außerbetrieblicher Wirklichkeiten, die Definition dessen, was als betriebliches Problem gelten soll, die den Entscheidungen impliziten Leitbilder, ‚Unternehmens-Philosophien', Betriebskulturen, etc. werden durch diesen Terminus nicht genügend focussiert." (Pries 1991, S. 134)

Auf diese komplexe Problematik der Transformation von Wirklichkeit im Arbeitshandeln können wir nicht ausführlich eingehen und verweisen auf die einschlägige Literatur. Wir wollen im folgenden Text, wie oben schon gesagt, systemische und nichtsystemische Elemente kooperativen und organisatorischen Handelns miteinander verbinden und den Schwerpunkt auf die Sinn-Ebene legen, die ein neues Verhältnis von Mensch und Organisation erfordert. Auf diesen „Bürger im Betrieb" gilt es durch individuenzentrierte Managementstrategien zu antworten.

Bardmann (1994, S. 352) postuliert die Notwendigkeit, „Managementhandeln (auch) als „Sinnarbeit",, zu verstehen, er schreibt dazu folgende Zusammenfassung, die als Ausgangspunkt einer weiteren Argumentation dienen soll:

Mit der Technisierung, mit dem Wandel der Werthaltungen und mit der unhintergehbaren Reflexion der durch Arbeit erzeugten Risiken hat sich der *Sinn- und Sinndeutungsbedarf* moderner Wirtschaftsunternehmen drastisch gesteigert. Neben den klassischen Formen beruflich-fachlichen Grundwissens, produktions-, informations- und kommunikationstechnischer Kenntnisse werden zunehmend *Sinn- bzw. Wissenserzeugungs- und Sinn- bzw. Wissensvermittlungskompetenzen* verlangt. Herausgefordert durch eine in ihren brauchbaren wie störenden Möglichkeiten immer undurchschaubarer werdende Technologie, eine zum arbeitsorganisatorischen Alltag vielfach widersprüchliche, divergente und in sich mehrfach gebrochene Wertevielfalt, und schließlich herausgefordert durch die Rückbetroffenheit durch miterzeugte Risikopotentiale entsteht im Management die deutliche Tendenz, das *Managementhandeln (auch) als Sinnarbeit* zu verstehen. Das Unternehmen kann nicht mehr als eine sinnleere Maschinerie oder als ein seelenloser Funktionszusammenhang behandelt werden, sondern ist als ein *komplexer, vielfältig vernetzter und pluralistischer Sinnzusammenhang*, der sich selbst zu erzeugen hat, ernst zu nehmen. In Arbeitsorganisationen muß – paradoxerweise durch die Technisierung mitbewirkt – ein erweitertes menschliches Arbeitsvermögen, was ehemals abfällig behandelt wurde, aufgenommen werden; es muß – betroffen von allgemeinen und besonderen gesellschaftlichen Wertwandelprozessen – der Abfall von den selbsterzeugenden Normalitäts- und Wertvorstellungen (innerhalb wie außerhalb der Organisationen) verarbeitet werden, es müssen die Divergenzen und Konflikte zwischen den innerorganisatorischen und den außerorganiatorischen kulturellen Ordnungssystemen argumentativ angegangen werden. Das Management von Organisationen muß sich fragen, ob sich die Wirklichkeitsannahmen und Wertorientierungen einer existierenden Organisationskultur mit denen der Umweltkulturen kommunikativ noch vermitteln lassen. Eben hierfür kann das Managementkonzept Organisationskultur stehen (Bardmann 1994, S. 352).

Was bedeutet nun ganz praktisch diese Metapher des (Sinn-)Netzes oder Bedeutungsnetzes, mit der der Kulturbegriff hier verbunden wurde, für das Management der Pflege? Auseinandersetzungen ganz neuer Art stehen an.

Umschreibt man das Sinn- oder Bedeutungsnetz, das kulturell konstruiert und verankert ist, mit dem *Pflegeleitbild Patientenorientierung und Gesundheitsförderung (auch für die Mitarbeiter)*, so rückt die Frage nach der „guten Krankenpflege" im Sinne von Beikirch u. Korporal (1994) ins Zentrum der Überlegungen zu einer neuen Managementhaltung in der Pflege.

Der Begriff *ganzheitliche Krankenpflege* drückt eine andere Qualität der Pflege aus und ist schwieriger zu beschreiben als die patientenorientierte Pflege. Es geht dabei um eine Wahrnehmungs-, Erlebnis- und Sichtweise. (…)

Das Interesse an einer ganzheitlichen Krankenpflege setzt die Erfahrung voraus, daß sie in der beruflichen Praxis fehlt und dort nicht von einem Menschenbild ausgegangen wird, das den Kranken als eine Leib-Geist-Seele-Einheit sieht und das soziale Umfeld, aus dem er kommt, berücksichtigt. Der kranke Mensch wird eher als ein zu reparierender Mensch gesehen und die Folge ist, daß Pflegende bei der Krankenversorgung Zerstückelungen erleben. Die Forderungen nach einer ganzheitlichen Konzeption signalisieren also den Wunsch, Teile, Trennungen und Abspaltungen in einen Sinnzusammenhang zu stellen und damit Isolierungen zu überwinden. Wenn Pflegende den Wunsch nach ganzheitlicher Pflege äußern, so möchten sie sich und andere ganz heil, unzertrennt und unzerstückelt in ihrem Beruf *erleben* und den zu pflegenden Menschen als Individuum und nicht nur in seinen kranken Körperteilen wahrnehmen können. (S. 32) (…)

Auf diesem Hintergrund ist ganzheitliche Krankenpflege nicht nur ein Wunschbild. Sie kommt dem Gesundheitsbegriff der WHO nahe, der den Zusammenhang der vier Dimensionen Körper – Seele – Geist – und Soziales betont.

Der Begriff „Ganzheitliche Pflege" ist also als ein Leitbild anzusehen, das eine patientenorientierte und personalorientierte Einstellung beinhaltet. Ich gebrauche es in der zuversichtlichen Hoffnung, daß irgendwann einmal die Zeit gekommen ist, wo es möglich ist, Zusätze wie „patientenorientiert" oder „ganzheitlich" wegzulassen und der Begriff „Krankenpflege" allein ausreicht. (S. 33) (Taubert 1991, S. 32, 33)

Die individuellen Ziele, Motive und Ideale der Pflegenden nach Realisierung einer „guten" Pflege verschränken sich mit den organisationalen Zielen guter Behandlung. Das *Bedeutungsnetz gute Pflege* entwickelt sich in kollektiven spiralförmigen Prozessen, die sich energetisieren können (vgl. v. Cranach et al. 1989; Borsi 1994), die teilweise aber auch abgebremst und geblockt werden.

> Der Mythos der Rationalität ist oft nur durch einen flexiblen, opportunistischen Umgang mit Zielen und/oder Mitteln zu halten, was der Rationalität von Organisationen einen gewissen Beliebigkeitsscharakter verleiht. Nicht selten erscheinen Organisationen deshalb von anomischen Entscheidungssituationen, von einer organisierten Anarchie geprägt, die nur noch durch charismatische Führer (vgl. Thompson u. Tuden 1959), die Unklarheiten und Ambiguitäten zu managen wissen, oder durch eine *technology of foolishness* (vgl. March 1990 b), die stärker als üblich mit der Torheit der Beteiligten rechnet, zu bewältigen ist. Crozier und Friedberg (1979, S. 226) weisen schließlich auf den Kampf der Rationalitäten hin und verdeutlichen, daß Ziele, Erfolgskriterien, Mittel, Strategien, Problemdefinitionen, Wahrnehmungen und Deutung von Alternativen, Situation, Umwelt und Gelegenheiten nicht einfach gegeben, sondern heiß umstrittene Gegenstände politischer Auseinandersetzungen sind. „Die Entscheidungssituation wird zu einem wirren Knäuel (...), an dem alle Beteiligten nur noch in alle möglichen Richtungen ziehen und zerren" (Becker, Küpper, Ortmann 1988, S. 94), so daß von dem, was die Klassiker der Organiationstheorie als rationales Entscheiden noch vor Augen hatten, wenig übrigzubleiben droht (Bardmann 1994, S. 325).

Die Vielfalt kulturell bedingter Deutungen und Wahrnehmungsweisen prägen ganz gravierend die vielfältigen Entscheidungs- und Machtprozesse, auch Zielfindungsprozesse in sozialen Organisationen. Aus diesem Grunde wird den einzelnen Subgruppen dieser sozialen Organisationen nach einer politikorientierten Organisationstheorie ein unglaublich emanzipatorisches Potential zugesprochen, das neuerdings von Beck (1993) unter dem Begriff *Subpolitik* thematisiert wurde. Bezogen auf die *Konstruktion Pflege*, können Pflegende als „autonome Subjekte" in dieser paradigmatischen (mikro)politischen Perspektive einen ganz wesentlichen Beitrag zu Zukunftsfragen humaner Gesundheitsstrukturen beitragen, wenn sie verstärkt in diesen Dialog der Berufsgruppen, Interessen, Entscheidungen und Konflikte eintreten.

6.2 Gedanken zu einer reflexiven Modernisierung der Pflege

Diese politikorientierte Perspektive führt zu der Frage: Was heißt eigentlich Modernisierung im Pflegemanagement? Was heißt modern?

Im Zusammenhang mit dem „turbulenten Umfeld" des Pflegeberufs wurden die Rahmenbedingungen und Einflußfaktoren angesprochen, die das komplexe Spannungsfeld Pflegemanagement berühren. Eine der zentralsten Veränderungen aus dem Umfeld ist die Erosion der *traditionellen Arbeitsgesellschaft*, die in ihren Beschäftigungsmustern, Wertorientierungen, Organisations- und Gestaltungsformen in einem gravierenden Umbruch begriffen ist; Autoren und Zeitkritiker unterschiedlichster Provenienz sprechen sogar von einer Auflösung dieser Arbeitsgesellschaft (vgl. Alheit 1994). Einer der wichtigsten Einflußfaktoren auf diese gesamtgesellschaftlichen Veränderungsprozesse ist der sogenannte Wertewandel. Noch bis in die 70er Jahre war die „moderne" Arbeitswelt begleitet von einem unglaublichen Fortschrittsoptimismus, der seine Wurzeln (auch) in der Wiederaufbauphase der Nachkriegszeit hatte. Fortschritt wurde damals selbstverständlich und ohne Nachgedanken mit „modern" gleichgesetzt. Man glaubte, durch ein Mehr an Wissen und Technik zu mehr Produktion, zu mehr Zukunft, so auch zu mehr Gesundheit und einem längeren Leben zu gelangen. Ebenso glaubte man, durch mehr Rationalisierung (nach dem Motto *mehr, schneller, höher, größer, weiter*) Effizienz, Effektivität und Kosten exakt planen, steuern und kontrollieren zu können, so auch durch strenge Rationalisierung in Organigrammen und Minutenwerten, durch forcierte Ausweitung der Apparatemedizintechnik zu mehr Effizienz im medizinischen und pflegerischen Gesundheitswesen zu kommen. Der Mensch als Beteiligter und Betroffener mußte sich diesen modernen Rationalisierungs- und Organisationsprozessen möglichst reibungslos anpassen, die Organigramme wurden perfekt ausgebaut. Die Folgeprobleme und -kosten des wissenschaftlichen, technischen, ökonomischen Fortschritts blieben oft undiskutiert. Schlagworte wie *technisches Zeitalter, industrielle Gesellschaft* etc. beschreiben diesen Fortschrittsglauben, der mit dem Begriff der Moderne verbunden wurde. In den letzten Jahren haben sich diese Begriffe wesentlich verschoben. Dies ist auf grundlegende Veränderungen gesamtgesellschaftlicher Strukturen und individueller Lebenslagen zurückzuführen. Aufbrechende Zukunftsfragen und Existenzbedrohungen sprechen vom „Verlust der Utopien", vom „Verlust der Zukunft" oder gar vom „Zwang zur Zukunft". So hat sich der Begriff *technisches Zeitalter* heute zunehmend zu dem Begriff „informations- und systemtechnologisches Zeitalter" gewandelt.

Was verbirgt sich dahinter? Und was heißt Systemtechnokratie für die Interdisziplinarität im komplexen Spannungsfeld „Gesundheitsversorgung"?

Der Sozialphilosoph Lenk (1987, S. 303) bezeichnet mit diesem Begriff eine alles „umfassende Herrschaft der Verwaltungssysteme computerisierter Datenverarbeitungssysteme", die inhumane Folgen haben können. Aus diesen Gründen sind Demokratisierungsprozesse im Betrieb so wichtig, die die kulturelle Vielfalt der individualisierten Mitarbeiter aufgreifen und neue soziale Beteiligungsformen und Managementstrategien eröffnen: *Mitarbeiter als Mitgestalter ihrer eigenen Arbeitswelt* (und damit auch der eigenen Zukunft).

Pflegemanagement muß sich kritisch mit den systemtechnokratischen Tendenzen und Strukturen des medizintechnisch orientierten Gesundheitswesens auseinandersetzen, wenn die in der Pflege Tätigen als Berufsgruppe in *symmetrischen Kommunikationsbeziehungen* innerhalb der unterschiedlichsten hierarchischen Ebenen, Besprechungen und Klinikleitungskonferenzen anerkannt werden wollen und müssen. Heute gibt es diesen Fortschrittsoptimismus und die damit verbundene Technikfaszination nicht mehr. Der Fortschrittkonsens ist zerbrochen. Wir befinden uns unabdingbar zwischen *Katastrophe und Fortschritt*. Dies hat Beck (1986) in seinem Begriff „Risikogesellschaft" problematisiert und Hermann Lübbe (1990) in seinen Gedanken zum „Lebenssinn der Industriegesellschaft" immer wieder herausgestellt. Es gilt, Abschied zu nehmen von fest umrissenen Bildern von Wirklichkeit, Wahrheit und Objektivität, von perfekter Planbarkeit und Machbarkeit sozialer Prozesse. Nach Keupp (1994, S. 265) hat sich jede zeitgenössische gesellschaftskritische Analyse mit der Postmoderne und deren gesellschaftlichem Fundament auseinanderzusetzen.

Was bedeutet der Begriff Postmoderne und was beabsichtigt der postmoderne Diskurs kritisch-reflexiv für eine Analyse der Moderne? Eine kritische Theorie der Moderne beschreibt und analysiert die umfassenden/gravierenden ökologischen, technischen, gesellschaftlichen und politischen Umbrüche, die die Lebenswelt und Deutungsmuster der Individuen sozialer Gruppen in einer dynamischen, turbulenten Umwelt freisetzen.

Keupp (1994, S. 5) faßt das Bedeutungsspektrum der Rede von der Postmoderne folgendermaßen zusammen:

(1) Ihr erster Sinn meint die kritische Reflexion der realen Grenzerfahrungen mit den Ansprüchen bzw. den nicht eingelösten Ansprüchen der Moderne. Der postmoderne Diskurs verkündet keine neue Epoche, sondern entfaltet eine kritische Theorie moderner Gesellschaftsverhältnisse.

(2) Daneben ist es die Erfahrung einer Veränderung unserer realen alltäglichen Lebensformen, die immer weniger in ein einheitliches Lebensmodell gepackt werden können. Stattdessen sind unsere Lebenswelten geprägt von einer unaufhaltsam fortschreitenden Individualisierung und Pluralisierung, die nicht mehr widerspruchs- und ambivalenzfrei gelebt werden können. Das ist die Realerfahrung in postmodern geprägten Lebenswelten.

(3) Die dritte Bedeutung von Postmoderne manifestiert sich in der philosophischen Reflexion dieser Realerfahrungen und der Dekonstruktion unserer Konzepte vom Subjekt und seiner Welt, mit denen sich die Moderne in unserem Denken eingenistet hat.

Es geht heute vorrangig um soziale Aushandlungsprozesse, wenn wir soziale Systeme, kooperative Arbeitsgruppen und „eigensinnige" Akteure analysieren oder auch „managen" wollen. Nach Lenk (1987) richtet die postmoderne Beliebigkeit sich „also nicht gegen die Moderne selbst, sondern gegen deren Einschränkungen, Selbstverengungen, Verkrustungen, gegen deren Eindimensionalität." Bezogen auf unseren Themenzusammenhang geht es um die zentrale Fragestellung für Pflegemanager, wie diese bunte Vielfalt von Wirklichkeitskonstruktionen der Mitarbeiter auf eine „Ganzheit", das heißt hier beispielsweise, auf ein ganzheitliches Pflegekonzept oder eine grundlegende Pflegephilosophie hingesteuert werden soll. Die laufende Individualisierung, Emanzipation dieser pluralisierten Individuen muß in ein neues Verhältnis zur Gemeinsamkeit, zur Gesellschaft gesetzt werden. Beck (1995, S. 37) spricht von einer „unverhofften Renaissance einer politischen Subjektivität": „Die Individuen kehren zurück." Allerdings müssen zwei Schwierigkeiten des postmodernen Paradigmas herausgehoben werden:

1. Vielfältigkeit dürfe sich nicht als bloße Sprachverwirrung darstellen und „zu semantischer Beliebigkeit und zum Verlust jeglicher Kommunikabilität" führen, sondern müsse „gerade verständigungsproduktiv" werden und die Verpflichtung für das Ganze im Auge behalten;

2. „Bloße Vielfalt und ihre Eskalation ... Pluralität" und die notwendige und auch als „Bedingung effektiver Vielheit" vorauszusetzende Einheit könne „gerade nicht ... garantieren", weil der „Unterschied von Gelingen und Danebengehen" in der totalen Regelbeliebigkeit oder Narrativität nicht mehr feststellbar sei und weil die „Etablierung des Dissenses als die einzig verbleibende Kommunikationsform" zwischen sonst hermetisch geschlossenen „Sprachspiel-Monaden" ebenfalls den Pluralismus bloß durch „Hyperdifferenz" „außer Kurs" setze: Hier gebe es „praktisch keine Vielfältigkeit mehr" (Welsch 1985, S. 105).

Die alte Allianz der traditionellen Werte Freiheit, Gleichheit und Brüderlichkeit mutiert zunehmend zu *Freiheit, Verschiedenheit und Toleranz*. Eine zentrale Frage unserer Zeit ist es, ob es eine Brücke gibt, die von der postmodernen Situation zur Solidarität führt (vgl. Bauman 1992).

> Solidarität bedeutet, im Unterschied zur Toleranz, ihrer schwächeren Version, die Bereitschaft zu kämpfen; und an der Schlacht teilzunehmen um der Differenz des anderen willen, nicht der eigenen. Toleranz ist ichzentriert und kontemplativ; Solidarität ist sozial orientiert und militant (Bauman 1992, S. 312).

Zeitkritiker postulieren als zentrale Herausforderung der gegenwärtigen Zeit die Probleme der Vernunft. Wir verweisen auf die zusammenfassende Darstellung von Welsch (1995).

Unter dem Stichwort *reflexive Kompetenz* muß sich Pflegemanagement „jenseits der Konfrontationslinien um Aufklärung oder Sozialtechnologie" (Beck u. Bonß 1989, S. 9) mit neuen, auch alternativen Arbeits- und Betriebsformen auseinandersetzen, die gleichzeitig neuartige Informationspflichten und -rechte umfassen. Pflegemanagement hat aus dieser Sicht die Aufgabe, sich an der Gestaltung reflexiver Modernisierung der Behandlungs- und Machtketten zu beteiligen (vgl. Borsi 1995, S. 1). Es gilt, qualitativ neue Formen managerialen Entscheidungshandelns zu finden, die die verschiedenen Leitungsebenen, auch berufsgruppenübergreifend, verbindet, um Legitimationsgrundlagen für Werte und Normen, die in Behandlungsstrategien, Pflegekonzepte und Pflegephilosophien einfließen, zu schaffen. Patientenorientierung, Humanität und Gesundheitsförderung für alle Beteiligten und Betroffenen sind nach dieser Sichtweise in einem notwendig erforderlichen *institutionalisierten Diskurs* zu verknüpfen.

Pflegemanagement als Sinnmanagement

Für die Aufgabe des Pflegemanagements, ein soziales System wie beispielsweise Mitarbeitergruppen, so zu steuern, zu organisieren oder zu führen, „daß sie möglichst weitgehend selbstregulativ funktionieren", sind folgende Voraussetzungen erforderlich (Kastner 1990, S. 101):

- gemeinsame permanente Sinngebung, Zielentwicklung und Systemgrenzziehung;
- Beschaffung von Ressourcen gemäß den Systembedürfnissen;
- Hilfe bei der Entwicklung von Normen, Verhaltensregeln usw.;
- Synchronisierung unterschiedlicher Systemprozesse, z. B. Koordinierung unterschiedlicher Zeithorizonte;
- Einführung negativer Rückkopplungsmechanismen usw.

Alte festgefügte hierarchische Strukturen traditioneller Krankenhausorganisationen sowie pflegerischer Führungshierarchien sind nicht geeignet, dem *neuen, veränderten Mitarbeiter* Chancen für Selbstentfaltung, Sinn-Erfahrung und Sinn-Verwirklichung zu eröffnen. Aus der Sicht eines Krankenhausträgers ist folgendes zu lesen:

> Das Motivationspotential, das in einer sinnvollen Zuordnung von Wertesystem, Organisationsstruktur und Personalmanagement oder Krankenhausmanagement allgemein liegt, ist riesig. War bisher betriebspsychologisch das höchste Ziel, Mitarbeitern nach Fähigkeit und Wollen zur Selbstverwirklichung zu verhelfen, so sind wir nach meiner Auffassung mittlerweile über dieses Stadium nicht nur im betrieblichen, sondern auch im gesellschaftlichen Bereich bereits hinaus und auf dem Wege zur Sinnstiftung als Motivator und Katalysator für eine beidseitige Identifikation der Mitarbeiter mit ihrem Betrieb und umgekehrt (v. Thurn und Taxis 1992, S. 140).

Solche Identifikationsprozesse gelingen nur, wenn im Betrieb, das heißt in unserem Falle in der Arbeitsorganisation Pflege, ein *sichtbar gelebtes Wertesystem* zugrunde liegt bzw. angewendet wird. Hier rückt der Arbeitsplatz als Lernort ins Blickfeld und verweist auf die zentrale Bedeutung der Harmonisation von individuellen und organisationalen Zielen, die unabdingbar notwendig ist. Es geht also ganz grundlegend um die Harmonisierung von Mitarbeiterzielen und Krankenhauszielen durch eine *stimmige Krankenhauskultur*, die als Interpretationsmuster und Leitlinie zur Verfügung steht. Aus betriebswirtschaftlicher Sicht wird Führung im Hinblick auf Werte und Ziele folgendermaßen definiert (Kastner 1990, S. 45):

- Führung ist fortlaufende Zielentwicklung (die sich den Umwelt- und gesellschaftlichen Entwicklungen anpaßt).
- Führung ist sich selbst und andere organisieren. Dies bedeutet, sich selbst und andere im Sinne eines Ökonomieprinzips (d. h. soviel wie nötig, sowenig wie möglich) zu steuern bzw. sein Verhalten zu regulieren.
- Führung ist Hilfe zur Selbsthilfe. Helfen bedeutet oft selber machen. Dies ist meistens kurzatmiges Reparaturverhalten. Langfristig hilft nur Hilfe zur Selbsthilfe.
- Führung ist Installation und Pflege selbstregulativer Systeme. Mitarbeiter und Mitarbeitergruppen müssen sich selbst regulieren können. Im Idealfall negiert Führung sich selbst. (Der gute Dirigent muß nicht permanent am Pult stehen.) Im Negativfall verlieren die Systeme ihre Selbstregulationsfähigkeit, und Führung besteht nur noch in Manipulation und Selbermachen.
- Führung ist das Verlangen, Suchen, Sammeln, Selektieren, Verarbeiten, Weitergeben, Kontrollieren und Archivieren von Informationen. Da die Gültigkeit von Urteilen zunächst mit steigender Informationsmenge wächst, mit weiter steigender Informationsmenge aber wieder abnimmt, müssen im Verlauf dieses aufsteigendes Astes die ‚richtigen' Informationen selbst selektiert und verarbeitet werden.
- Führen ist das Erkennen und Beeinflussen von Organisationssystemen. Damit verlangt Führung systemisches Denken und Handeln inklusive eines wohltemperierten Eingreifens in die Regelkreise.
- Führen ist Kommunikationssteuerung. Führen erfolgt durch verbale und nonverbale Kommunikation, die in den Mitarbeitern bestimmte Repräsentationen von Handlungszielen auslösen soll.
- Führen ist Verhaltenssteuerung und -regulation. Dabei sollen Beanspruchungen im Sinne einer langfristigen Optimierung des „gesunden Organismus in der gesunden Organisation" geregelt werden.
- Führen ist Planen, Entscheiden, Organisieren, Koordinieren und Kontrollieren.
- Führen ist Personalpflege bzw. Personalentwicklung im Sinne von Selektieren, Plazieren, Weiterbilden, Anleiten, Motivieren und Gesunderhalten.
- Führen ist das Beschaffen und Einsetzen von Ressourcen.
- Führen ist langfristige Regulation von Wechselwirkungen zwischen Mitarbeitern, Vorgesetzten, Kunden, Gesellschaftern und Öffentlichkeit.

Abschließend werden die verschiedenen Betrachtungsebenen von „Management" nochmals zusammengefaßt (nach Decker 1992, S. 18, 19):

Funktionen
- Managementfunktionen sind Planung, Organisation, Personalausstattung, Leitung, Führung und Kontrolle.
- Management sind Funktionen, die Manager ausüben, wie Entscheiden, Organisieren, Planen, Kontrollieren, Führen.
- Management ist verantwortungsvolle Kombination von vier wesentlichen Elementen: Planung, Motivation, Koordination, Kontrolle.

Ziele
- Management heißt Planung, Organisation, Leitung und Kontrolle der Aktivitäten eines Unternehmens im Hinblick auf eine effiziente und ökonomische Zielerreichung.
- Management ist ein eindeutig identifizierbarer Prozeß, bestehend aus den Phasen Planung, Organisation, Durchführung, Kontrolle, der über den Einsatz von Menschen zur Formulierung und Erreichung von Zielen führt.

Ressourcen
- Management ist ein Prozeß, bei dem Menschen in Organisationen versuchen, durch effiziente Nutzung von Ressourcen bestimmte Ziele zu erreichen.
- Management ist eine Aktivität, die bestimmte Funktionen der effizienten Beschaffung, Allokation und Nutzung menschlicher Leistungen und physikalischer Ressourcen zur Erreichung von Zielen beinhaltet.

Systeme
- Management ist ein Prozeß, innerhalb dessen die Elemente eines Systems integriert, koordiniert und genutzt werden mit dem Zweck, die Ziele der Organisation möglichst effektiv und effizient zu erreichen. Grundlegende Elemente des Managementsprozesses sind: Planung, Organisation, Personalausstattung, Leitung und Kontrolle.
- Management ist ein Prozeß, mit dessen Hilfe bislang ungeordnete Ressourcen (Menschen, Maschinen, Material, Kapital, Zeit, Raum) zur Zielerreichung in ein System integriert werden. Es ist die wichtigste Kraft in Organisationen, um die Aktivitäten der Subsysteme zu koordinieren und mit der Umwelt in Beziehung zu bringen.

Soziotechnische Optimierung des Arbeitsplatzes Pflege

Grundsätzlich kann die Arbeitsgestaltung im Arbeitsalltag Pflege, will man Interesse und Motivation auslösen oder erhalten, an den Bedürfnissen der Mitarbeiter ansetzen, die Emery u. Thorsrud (1976, S. 14) in ihren Forschungen zu demokratischen Prozessen im Betrieb besonders herausstellen:

Zu den Bedürfnissen der Mitarbeiter gehören:
- das Bedürfnis, daß der Arbeitsinhalt eine Herausforderung darstellt, und zwar nicht im Sinne reiner Anstrengung;
- das Bedürfnis, daß man bei seiner Arbeit dazulernen kann;
- das Bedürfnis nach einem kleinen Bereich, wo man selbst Entscheidungen treffen kann;
- das Bedürfnis, an seinem Arbeitsplatz ein Mindestmaß an Hilfe sowie Anerkennung erwarten zu können;

- das Bedürfnis, zwischen dem, was man arbeitet bzw. produziert, und seinem Leben in der Gesellschaft einen Bezug herstellen zu können;
- das Bedürfnis, daß die Arbeit zu einer wünschenswerten Zukunft führt.

Nicht die arbeitenden Menschen, die Pflegenden, werden an Organisationsstrukturen, Sachzwänge, technisch bedingte Abfolgen, *sozusagen nachträglich*, angepaßt, sondern Arbeitsabläufe und kooperative Handlungsketten interdisziplinärer Akteure werden *gemeinsam* mit technischen Notwendigkeiten oder sog. „strukturierten Realitäten" sensu Badura (1993) abgestimmt. Nach sozialwissenschaftlicher Krankenhausforschung geht es darum, Rahmenbedingungen und Möglichkeitsräume zur effektiven Gesundheitsförderung im Betrieb auf- und auszubauen. Diese Gestaltung „salutogener Arbeitsmerkmale (sei) vielleicht das wichtigste Ziel betrieblicher Gesundheitsfürsorge" (Ducki et al. 1992, S. 85). Nach dieser Perspektive können organisationale Ressourcen, also die Organisation der Arbeit, unterstützend wirken, ebenso wie die Aufgaben- und Kompetenzverteilungen sowie die vorhandenen Freiräume bzw. Zwänge. Die arbeits- und organisationspsychologische Forschung zur soziotechnischen Systemgestaltung (Arbeitsgestaltung) zeigt die „zentrale Bedeutung der Verschränkung von Arbeitsorganisation und sozialer Unterstützung" auf, d.h. „durch die Aufgaben- und Organisationsstruktur können sowohl Unterstützungsquellen als auch Unterstützungsbarrieren geschaffen werden" (Udris 1989, S. 424). Potentielle gesundheitsförderliche Effekte kommen den sozialen, zwischenmenschlichen Kontakten im beruflichen Umfeld, den Gesprächen über die Arbeit, mit den Kollegen zu. Die arbeits- und organisationspsychologische Forschung zeigt auf, daß mangelnde Kooperationsmöglichkeiten zwischen Kollegen, in Arbeitsgruppen ohne Gruppenzusammenhalt (Kohäsion) oder fehlende Anerkennung, Rücksichtslosigkeit durch Vorgesetzte oder Kollegen als potentielle Streßfaktoren einzuschätzen sind. Dies verweist auf die *zentrale Bedeutung der Kommunikationsprozesse in Arbeitsbeziehungen* und hebt die Bedeutung der Konfliktfähigkeit bzw. den Umgang mit Konflikten hervor.

Die *Harmonisation* von Strategie, Struktur und Kultur eines sozialen Systemes, wie es das Krankenhaus oder dessen Subsystem Pflege darstellt, wird dadurch zunehmend wichtiger, nicht zuletzt, um das Wohlbefinden der dort arbeitenden Menschen zu betonen. Anpassung und Widerstand, individuelle und kollektive Abwehrprozesse gegen Strukturen, Regeln und Normen, nicht zuletzt bedingt durch veränderte Werthaltungen, werden thematisiert. Der Umgang mit Macht, mit Kooperation und Kommunikation rückt zunehmend ins Blickfeld, wird bei näherem Hinsehen immer vernetzter und oft auch undurchsichtiger. Die Aufgabe des Personalmanagements besteht nach dieser Perspektive darin, die Pluralität der Lebenswelten anzuerkennen, d.h. sich mit „anderen Wirklichkeiten", den Wirklichkeiten der Mitarbeiter, auseinanderzusetzen, diese zu problematisieren und Kontexte zu schaffen, die den Mitarbeitern mehr Flexibilität und Problematisierungschancen erlauben sowie kommunikations- und lernfreundliche Rahmenbedingungen herstellen, die dadurch mehr oder weniger direkt Motivation fördern. Borsi (1994, S. 54) hat „das Gespenst der Postmoderne" im Krankenhaus dargestellt:

Postmodernes Management

- Postmodernes Management bezeichnet einen Balanceakt zwischen den Bedürfnissen der Beteiligten und Betroffenen nach subjektivem Wohlbefinden, sozialer Anerkennung, Freiheit und Differenz auf der einen Seite und den Bedürfnissen nach Ordnung und Sicherheit in einer turbulenten, dynamischen Arbeitsumwelt auf der anderen Seite, die von einer „wechselseitigen ko-evolutionären Bezogenheit" von „Institutionen, Interessen und Ideen" (Esser 1994, S. 93) ausgehen.
- Postmodernes Management führt zu einer Politisierung im Arbeitsbetrieb Krankenhaus. Die Rückbesinnung auf den *Menschen als Produktionsfaktor* verweist auf den Eigensinn der Subjekte. Management wird hier als „Akteur systemischer Rationalisierung" verstanden (vgl. Osterloh 1992). Durch Demokratisierungsprozesse gilt es, den Status des Mitarbeiters als „Bürger im Betrieb" anzuerkennen und aufzubauen.
- Während im Gesundheitssystem Krankenhaus mit dem Subsystem Pflege einerseits autonome Subjekte oder mündige Mitarbeiter aufgebaut, gefördert werden müssen, gilt es gleichzeitig, diese eigensinnigen Subjekte zu dezentrieren, das *Gemeinwohl* im Auge zu haben. Dies führt insbesondere für den im Wandel begriffenen Berufsstand der Pflege zu verstärkten Ambivalenzen, was durch eine neue Managementhaltung aufgefangen und diskursiv reflektiert werden muß. Mit Hilfe des Gestaltungsansatzes ,Das Krankenhaus als lernende Organisation' (vgl. Borsi 1994) kann Gesundheitsförderung und Persönlichkeitsentwicklung der Mitarbeiter verknüpft werden, die gleichzeitig das Gesamtziel Humanität im Krankenhaus verfolgt.
- Management in dieser neueren paradigmatischen Sichtweise greift die pluralistische Vielfalt seiner Mitarbeiter in einem ganzheitlichen Denkansatz auf und verbindet Systemisches mit Nichtsystemischem. Es beschränkt sich nicht auf die oberen Führungs- und Leitungsebenen, sondern bezieht sich auf alle horizontalen und vertikalen Wege und Ebenen eines vernetzten Systems Krankenhaus und nachfolgender ambulanter Versorgungsstrukturen.

Neugestaltung der Arbeitswelt Pflege durch partizipative Arbeitsgestaltung

Betrachten wir *Pflegemanagement als Steuerung und Intervention in soziale Systeme*, so bedeutet dies konsequenterweise, die Mitarbeiter *verstärkt anzuerkennen und aufzuwerten*, da es am Arbeitsort Pflege zunehmend darum geht, ein gelebtes pluralistisches Wertesystem umzusetzen.

Eines der zentralen Ergebnisse der Arbeits- und Organisationsforschung ist die Forderung: *Betroffene zu Beteiligten zu machen*. Mit dem Begriff *partizipative Arbeitsgestaltung* wird versucht, auf die neuen Anforderungen, Wünsche und Bedürfnisse der Menschen an die Arbeit einzugehen. Gleichzeitig will man aber auch moderne kooperative Arbeitsbeziehungen durch diesen Schalthebel „intrinsischer Motivation" effizienter und auch kostengünstiger gestalten. Hiermit ist die Gefahr von Sozialtechnokratie bzw. -manipulation zu nennen; auch das Thema Macht muß hier angesprochen werden, da in partizipativen Führungsmodellen und -organisationsstrukturen die Verlagerung von Macht auf breitere Ebenen auch auf die sog. ausführenden Ebenen gefordert wird. Matthies et al. (1994, S. 69) weisen in ihrer Studie zur Neugestaltung der Arbeit 2000 darauf hin, daß durch die dynamische prozeßhafte systemische Rationalisierung auf einer neuen Ebene latent Macht und Herrschaft ausgeübt werden kann. Beispielsweise wird bei Einführung von Gruppenarbeit ein gewisser Partizipationszwang aufkommen, den nicht jeder Mitarbeiter aushalten kann oder möchte. Es entsteht ein eigentümliches Spannungsfeld zwischen der *Chance zum Diskurs* und dem *Zwang zum Diskurs*.

Durch Formen partizipativer Arbeitsgestaltung werden einerseits die Chancen und Optionen, andererseits aber auch die Risiken gleichmäßiger verteilt. Diese neue kulturelle Unruhe zwischen Chancen und Risiken, in „riskanten Freiheiten" (Beck u. Beck-Gernsheim 1993), bekommen Organisationspraktiker an verschiedenen Widerstandsformen oft hautnah zu spüren.

> Das Management scheint die alte Utopie der Machbarkeit, die Herrschende wie Beherrschte verbannt (!), ad acta zu legen. Unter radikal veränderten gesellschaftlichen Bedingungen weicht diese Utopie der Einsicht, daß es vielfältiger Anstrengungen bedarf, um zu brauchbaren Lösungen zu finden, daß auch die alternativen Sozialmodelle nur von begrenzter Reichweite sind und ihre gelungene Durchsetzung Probleme an anderen Stellen erwarten läßt. *Es gibt keine einfachen Lösungen mehr!* (Bardmann 1994, S. 363).

Pflegemanagement muß deshalb partizipative Strukturen und Rahmenbedingungen bereitstellen, die die Partizipationsmotivation fördern, denn: Partizipation muß „gelernt" werden können, und zwar durch *reales Tun* im ganz praktischen Alltag.

> Die *kulturelle Modernisierung* des modernen Managements lesen wir als Antwort auf die *Problematik der eigenständigen, diskursiven Begründung von Normen in der ‚postmodernen Moderne'*, die sich (vorläufig jedenfalls noch) in einer *Vorliebe zum Paradoxen*, in einem *Hang zum Widersprüchlichen*, in einer *Sowohl-als-auch-Haltung*, in *Lavier- und Justiermanövern* ausdrückt. Wer Paradoxien, Widersprüchlichkeiten, Vorläufigkeiten und eine Sowohl-als-auch-Haltung nicht mag, wird auch nicht verstehen, was mit ‚straff-lockerer Führung' gemeint sein kann, warum ‚Fehler' und ‚Störungen' nur noch in Anführungszeichen geschrieben werden, wie sich Stärke eines Organisationsmanagements im Eingeständnis der eigenen Schwächen begründen kann, wie Sicherheit aus der Einsicht in die eigenen Unsicherheiten zu gewinnen ist, warum man ‚Exzellenz' im Sinne einer (kybernetischen) Balance zwischen stringenter Organisation und elastischem, individuell geprägtem Handeln, zwischen organisatorischer Regulierung und adhocratischer Variierung, also über eine *Kombination von Gegensätzen* anstrebt (Bardmann 1994, S. 364).

6.3 Pflegemanagement als Gestaltungsauftrag

Betrachten wir Pflegemanagement als impliziten Gestaltungsauftrag, für Mitarbeiter im Pflegedienst humane, gesundheits- und persönlichkeitsförderliche Arbeitsbedingungen bereitzustellen, so sind davon auch Modernisierungsprozesse im Pflegemanagement ganz direkt betroffen. Diese Modernisierungsprozesse können sicher von den Überlegungen zu „Demokratisierung und Eigenverantwortung statt paternalistischer Fürsorge" profitieren, die in der Studie der Hans-Böckler-Stiftung „Arbeit 2000" problematisiert und propagiert werden (Matthies 1994, S. 228). Als „Leitsätze für eine notwendige Reform" der Neugestaltung der Arbeitswelt werden dort genannt (S. 390):

- Eine moderne Sozialgestaltung muß den Menschen im Arbeitsleben einen voll entwickelten Bürgerstatus einräumen und gewährleisten, wie sie ihn im politischen Bereich genießen. Verbunden damit ist ein Höchstmaß an Spielraum und Chance für vom Individuum selbstbestimmte und – verantwortete Entscheidungen. (Optionalität) Im Arbeitsverhältnis sollen gesellschaftlichen Sinnkriterien Raum geben und Bedingungen hergestellt werden, die es Beschäftigten ermöglichen, Ihre Präferenzen, bezogen sowohl auf Erwerbstätigkeit als auch auf gesellschaftlich sinnvolle Tätigkeit außerhalb der Erwerbstätigkeit, zu realisieren.
- Die gegenwärtige Arbeitsverhältnisgestaltung erfüllt die Anforderungen an eine moderne Sozialordnung nur unzureichend. Sie ist in vielerlei Hinsicht vor-modern, undemokratisch, patriarchalisch und diskriminierend.
- Der technisch-ökonomische Umbruch und der soziokulturelle Wandel bieten Ansatzpunkte für eine Modernisierung der Arbeitsbeziehungen. Sie lassen Neugestaltungen der Arbeitnehmerrechte in der genannten Richtung zu, die mit Handlungsparametern und Interessen sowohl der beteiligten Arbeitnehmer/innen und Arbeitgeber/innen als auch der Gesellschaft entweder schon vereinbar sind oder doch vereinbar gemacht werden können.

Hier wird das Spannungsfeld zwischen patriarchalischer Bevormundung und selbstbestimmter Autonomie des Mitarbeiters oder „Arbeitsbürgers" innerhalb der Arbeitsorganisationen (oder weitergesteckt: innerhalb eines „modernen" Sozialstaates) umschrieben. Dies kann sicher auch für die Berufsgruppe Pflege, die bisher in stark hierarchisch organisierten Abhängigkeitsverhältnissen eines Gesundheitsbetriebes ihren Dienst tat, neue Denkansätze und Gestaltungsimpulse abgeben.

In diesen Leitsätzen wird Chancengleichheit und Selbstbestimmung des autonomen Subjekts postuliert, die „den am Arbeitsleben Beteiligten die Option zur Gestaltung ihrer Arbeitssituation einräumen" (Matthies 1994, S. 391). Dabei wird insbesondere die Bedeutung des Tätigkeits-, Handlungs- und Gestaltungsspielraumes hervorgehoben:

Die Möglichkeit, an der Neugestaltung der eigenen Arbeitsgestaltung direkt teilzunehmen, fördert das Verständnis und den Einfluß in bezug auf die neuen Arbeitsanforderungen. Durch Mitgestaltung ihrer eigenen Arbeit erhalten die Betroffenen Einsicht in die technischen und organisationalen Zusammenhänge, die ihre eigenen Arbeitsaktivitäten mit denen anderer verknüpfen. Durch die Reflexion und Diskussion ihrer eigenen Ziele und Bedürfnisse im Austausch mit Arbeitskollegen und -kolleginnen entwickelt sich Verständnis für die Ziele und Interessen anderer in unterschiedlichen Positionen und Arbeitsbereichen. Die mit der Durchführung von erfolgreichen Veränderungen der eigenen Arbeitssituation gemachten Erfahrungen verstärken positive Erwartungen, daß Veränderungen und Verbesserungen möglich und machbar sind. Diese Erfahrungen führen ihrerseits zur Bereitschaft, sich zu überlegen, welche weiteren Veränderungen zu zusätzlichen Verbesserungen führen könnten. Dies kann auch das Interesse der Beteiligten fördern, neue Aus- und Weiterbildungsmöglichkeiten zu nutzen, vor allem, wenn sie wissen, daß es auch Gelegenheiten geben wird, Neugelerntes zur weiteren Verbesserung der Arbeitssituation anwenden zu können (Frei et al. 1993, S. 59).

Dies bedeutet aber die Notwendigkeit, neue Kommunikations- und Informationsmuster anzuerkennen und einzurichten, die neuartige Koordinations- und Entscheidungsverfahren ermöglichen.

Dem Pflegemanagement stellt sich nach den oben genannten Leitlinien die schwierige, doch sich langfristig sicher lohnende Aufgabe, ein Höchstmaß an Spielraum und Chance für vom Mitarbeiter selbst bestimmte Entscheidungen einzuräumen, *kommunikative Räume* zu eröffnen und dadurch *Diskursmöglichkeiten* zu „gestalten". So kann beispielsweise ein Pflegeleitbild in einem iterativen Problemlösungsprozeß gemeinsam erarbeitet und erstellt werden. Dadurch wird es möglich, über Diskurs eine Einigung herbeizuführen, geht es doch um diffizile *Meinungs- und Machtaustauschprozesse.*

Bei den Maßnahmen zur Verbesserung der Kommunikation und Kooperation, die bei einer Neugestaltung der Pflege anstehen, geht es zunächst darum, daß „die Direktionsmitglieder ihre Kooperation und Kommunikation untereinander partnerschaftlich, kollegial und paritätisch strukturieren und praktizieren; denn von der Direktionsebene gehen erfahrungsgemäß wichtige Impulse aus.

Die Informations-, Kommunikations- und Kooperationsbeziehungen zwischen der Unternehmensleitung und den auf den unterschiedlichen hierarchischen Stufen Verantwortlichen sind ebenfalls so zu gestalten, daß alle Beteiligten anhand einer transparenten Kompetenz- und Machtverteilung ihre Positionen zweifelsfrei bestimmen und wahrnehmen können.

Auf der Ebene der Unternehmensführung sind somit Entscheidungs-
befugnisse zu definieren, die für sämtliche Beteiligten als mit den
Funktionen übereinstimmend anerkannt werden können (Transparenz).
Vom Direktorium bis in die Endbereiche der Leistungserbringung sind
die Regeln des Informationsflusses, der Zusammenarbeit, aber auch
der Abgrenzung, zu klären und umzusetzen.
Den Leistungsbereichen wird unter der Zielsetzung einer patientenorientierten Kooperation zur Aufgabe gemacht, ihre Informations- und
Kooperationsbeziehungen (Schnittstellen) gemeinsam und partnerschaftlich zu gestalten.
Bei Nichteinigung bzw. Konflikten, die von Gewicht sind und in einzelnen Kliniken oder auf einzelnen Stationen nicht gelöst werden können,
muß die Direktion letztverantwortlich eingreifen" (Brunn et al. 1994, S.
146; Hervorhebung durch Ref.; Abb. 6.1).

6.4 Offene Kommunikationskultur

Bei betrieblichen Umstrukturierungs- und Modernisierungsprozessen in der
heutigen Arbeitswelt geht es darum, eine offene Kommunikationskultur
aufzubauen, die von einer „komplexitätsbejahenden und sinnkonstruieren-
den Haltung" (Bardmann 1994, S. 354) ausgeht. Folgende Schlagworte können damit in Zusammenhang gebracht werden:

- „Fehlerfreundlichkeit",
- „Nonkonformismus und Individualismus",
- „Transparenz der Kommunikation",
- „Institutionalisierung von selbstorganisierenden Prozessen",
- „Diskursivität managerialen Handelns".

Für diese offenen Umgangs- und Kommunikationsformen und -räume sind
natürlich die hochmotivierten Individualisten unter den Mitarbeitern sehr
gefragt, wie der „biographische Networker", der „biographische Patchworker" und der „biographische Designer", die das kulturelle Netzwerk einer Organisation aufbauen und ständig ändern (vgl. Ambulantes Feld). Diese Individualisten können und werden neue Spiele erfinden und dadurch zu
einer „lebendigen" Organisation beitragen.

Es hat sich herausgestellt, daß es unabdingbar notwendig ist, für *neue Formen der Arbeit* (z. B. für neue Gruppenarbeit oder neues Lean management)
sowie für die dafür notwendigen neuen Mitarbeiterprofile organisationale
Strukturen zu schaffen, die Bedingungen für Kreativität und Selbstorganisation ermöglichen. Diese neuen Kommunikationsmuster führen aber zu neuen
Frage- und Problemstellungen: zum Problem von Gleichheit und Differenz.

Die diskursive Form der Koordination und Konfliktlösung unterstellt
bei den Teilnehmenden die Bereitschaft und Fähigkeit voraus, sich

wechselseitig als gleich zu respektieren, die Geltungsansprüche der jeweiligen Gegenseite zu akzeptieren und sich rational zu ihnen zu verhalten, d. h. vernünftige und faire Lösungen zu finden (Matthies et al. 1994, S. 391).

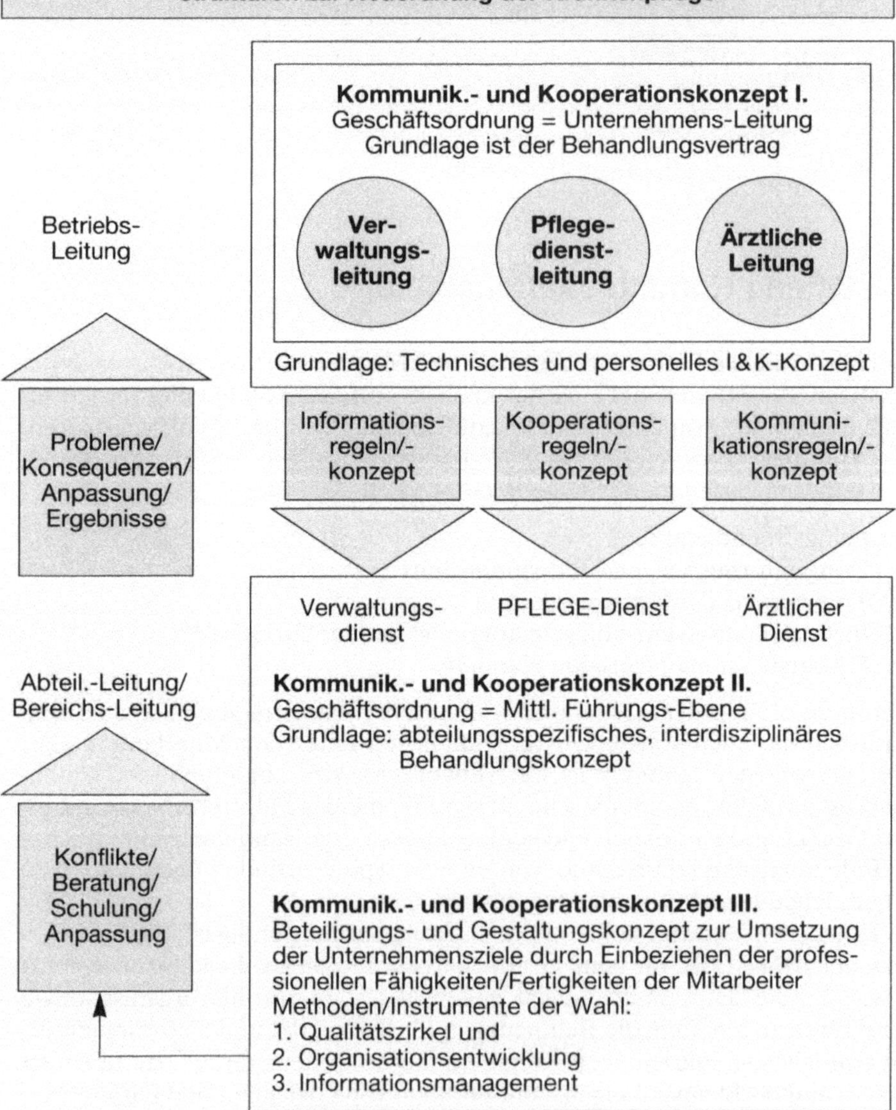

Abb. 6.1.   Kommunikations-, Kooperations- und Informationsstrukturen zur Neuordnung der Krankenpflege. (Nach Schramm 1993, in: Brunn et al. 1994, S. 147)

Gleichheit und Verschiedenheit der Mitarbeiter, aber auch zwischen Führenden und Geführten werden hier virulent. Eine dialogorientierte Managementhaltung wird unverzichtbar: Mit neuen Bedürfnissen und Regulierungsansprüchen der pluralen Vielfalt der Mitarbeiter „gekonnt" umzugehen, wird zu einer herausfordernden Aufgabe für Pflegemanager.

Der polnische Philosoph Bauman hat Gedankengänge zu Gleichheit und Differenz ausführlich dargestellt: „Überleben in der Welt der Kontingenz und Diversität ist nur möglich, wenn jede Differenz die andere Differenz als notwendige Bedingung der Bewahrung ihrer eigenen anerkennt" (Bauman 1992, S. 312).

Von zentraler Bedeutung sind diese Thesen und Gedankengänge für neue Gestaltungsoptionen kooperativer Arbeitsprozesse, die einerseits die spielerische Vielfalt der einzelnen Mitarbeiter anerkennen und aufnehmen müssen, andererseits aber diese Subjekte „dezentrieren", d. h. auf gemeinschaftliche Verpflichtungen „für das Ganze" hinweisen müssen. Hier werden vielschichtige Probleme des vieldeutigen Begriffs „gesellschaftlicher Individualisierung" angesprochen.

Nach Beck (1995, S. 35) „kündigt sich ein neues Verhältnis von Individum und Gesellschaft an. Gemeinsamkeit kann nicht länger von oben nach unten verordnet, sondern muß frei gefragt, herbeigestritten werden im Durchgang durch das Individuelle, Biographische; muß abgesprochen, ausgehandelt, begründet, erlebt, gegen die zentrifugale Kraft der Biographien bewußt und bewahrt werden".

Nach soziologischen Zeitdiagnosen wird dies nicht in einem Rückzug in die Privatheit enden. Wird die Autonomie der MitarbeiterIn anerkannt, auch als „Bürger im Betrieb" aufgewertet und angesprochen, so „kehren die Individuen zurück", wie Beck (1993, 1995) formuliert; eine *neue politische Kultur* kann dadurch entstehen, deren Chancen und Potential es zu nutzen gilt.

Die „Gleichmacherei" der herkömmlichen Personalbüros im Pflegedienst, die oft dem Personalbüro der Verwaltung beigeschaltet sind, wird hier thematisiert. Die Vereinheitlichung der Mitarbeiter hat eine demotivierende Wirkung und kann nach betriebswirtschaftlicher Managementperspektive durch eine „individualisierte Personalpolitik" aufgefangen werden. In Tabelle 6.1 wird ein Überblick über die unterschiedlichen Facetten des Begriffs „Individualisierung" gegeben.

Tabelle 6.1.   Facetten des Begriffs „Individualisierung". (Nach Neuberger 1989, S. 71)

Leitdifferenzen Polaritäten	Kerngedanke der Individualisierung	Konsequenzen Anwendungen
1. Mensch vs. Sache Zweck vs. Mittel Würde vs. Ware	Selbstbestimmung Eigen-Sinn	Humanisierung vs. Instrumentalisierung
2. Subjekt vs. Objekt Innen vs. Außen Reflexivität vs. Objektivität 	Selbstbewußtsein Selbstreferenz Selbstbeschreibung Selbstdistanzierung	Subjektivierung im Sinne von a) persönl. Aneignung einer „gegenständlichen" Umwelt b) Ent-Dinglichung, Ent-Sachlichung
3. Persönlichkeit vs. Rolle Charakter vs. Erwartungs- kollage, Typus	Eigen-Art Selbstverwirklichung Identität	Personalisierung Individuierung Individuation
4. Individuum vs. Kollektiv Vereinzelung vs. Vermassung Teil vs. Totalität Monade vs. Ganzheit Subjektivität vs. Inter- subjektivität	Selbständigkeit Privatheit Eigenständigkeit Entgesellschaftung Entisolierung	Atomisierung atom. Konkurrenz Isolierung Jeder für sich: Sozialdarwinismus
5. Akteur vs. System Macher vs. Marionette Aktion vs. Interaktion	Selbstbehauptung Eigen-Nutz (Ego- Ismus) Eigenwilligkeit Selbst-Sucht	Autonomisierung Heroisierung Ramboismus (Einzelgänger- tum) Aktionismus

Drumm (1989) formuliert die Grundidee zu individueller Personalentwicklung folgendermaßen die Optionen eröffnen kann:

Individuelle Personalentwicklung muß auf den Entwicklungsbedarf des
einzelnen zugeschnitten sein, oder sie muß dem einzelnen Mitarbeiter
mindestens Optionen bieten, zwischen denen er zur Förderung seiner in
der Unternehmung verwertbaren Kenntnisse, Fähigkeiten und Verhaltensweisen und Einstellungen wählen kann.
Individuelle Personalentwicklung findet ihre Steigerung in der Selbstbestimmung des Entwicklungsbedarfs durch den einzelnen Mitarbeiter, allerdings unter Beachtung der Anforderungen auf seinen zukünftigen
Tätigkeitsfeldern. Die individuelle Bestimmung des Entwicklungsbedarfs
kann durch eine individuelle Wahl der Entwicklungsmaßnahmen sowie
Kontrolle des Entwicklungserfolgs – und damit des Lernprozesses – ergänzt werden. Zahlreiche der neuerdings diskutierten Konzepte der Per-
sonalentwickung (vgl. Wunderer 1988, 436–437) wie z. B. Selbstentwicklung, Counseling, Mentor-Modell, oder Coaching enthalten Elemente einer individuellen Personalentwicklung (Drumm 1989, S. 9).

Thesen zur Entwicklung personalwirtschaftlicher Individualisierung
Hamel (1989)

These 1:
Personalwirtschaftliche Individualisierung stellt ein Konzept zur Rückdrängung der bisher bestehenden Kollektivierung dar. Dieses Konzept verlangt nicht zwingend die Bezugnahme auf das Individuum, sondern ist auch dann gegeben, wenn homogene Gruppen eine spezifische personalwirtschaftliche Betreuung erfahren. Individualisierung wird damit zu einem graduellen und nicht zu einem absoluten Gestaltungsansatz.

These 2:
Individualisierung ist kein Vorgang, der von sich aus erfolgt. Er muß initialisiert werden. Dabei ist es gleichermaßen möglich, daß die Initiative von den Arbeitnehmern ausgeht – *geforderte* Individualisierung – als auch, daß die Initiative von den Betriebsleitungen ausgeht – *gewährte* Individualisierung. Diese unterschiedlichen Ausgangspunkte lassen sich im Sinne eines Anreiz-Beitrags-Ansatzes (vgl. Simon 1957) auch aufeinander beziehen. Zusätzlich können Anstöße von außen – etwa von den Gewerkschaften oder von den Arbeitgeberverbänden – kommen, um eine Individualisierung zu begünstigen.

These 3:
Personalwirtschaftliche Individualisierung läßt sich schrittweise und ebenenweise einführen. Es ist nicht erforderlich, von vornherein eine gesamte Unternehmung personalwirtschaftlich zu individualisieren. Es ist vielmehr möglich, einzelne Gruppen herauszugreifen, bei denen die Voraussetzungen der Individualisierung besonders günstig sind. Man kann dann dieses Konzept schrittweise auf das gesamte Unternehmen ausdehnen. Sinnvollerweise wird man hierbei mit solchen Gruppen beginnen, deren personalwirtschaftliche Einbindung in Kollektivregelungen am wenigsten ausgeprägt ist.

These 4:
Personalwirtschaftliche Individualisierung ist nicht zwingend auf die Gesamtheit aller personalwirtschaftlichen Teilfunktionen ausgerichtet, sondern kann durchaus im Sinne einer funktionalen Differenzierung auf bestimmte Problemfelder bezogen sein, wie Marr dies in seinem Beitrag in diesem Band getan hat. So stellt es keinen Widerspruch zur Idee der Individualisierung dar, wenn einzelne Teilfunktionen – wie Personalverwaltung oder Leistungsbeurteilung – nach wie vor kollektiv geregelt bleiben, andere hingegen – wie Arbeitsmotivation oder Weiterbildung – individuell ausgestaltet werden. Möglicherweise ist in dieser Differenzierung auch der Einstieg in die Individualisierung am einfachsten.

These 5:
Personalwirtschaftliche Individualisierung ist nicht auf funktionale Ausgestaltung der Arbeitsbedingungen von einzelnen Mitarbeitern bzw. Gruppen begrenzt, sondern kann auch die Art der personalwirtschaftlichen Betreuung einbeziehen. Danach wäre es denkbar, eindeutige Beziehungen zwischen einem Personalsachbearbeiter und den zu betreuenden Mitarbeitern aufzubauen, die über die Zeit stabil bleiben. Eine derartige Interpretation ist der Idee der betriebsinternen Patenschaften entlehnt und wird bisweilen zur Integration von neuen Mitarbeitern eingesetzt (S. 66, 67).

6.5 „Das Arbeitsverhältnis als Diskursbeziehung"

Der/die Mitarbeiter/in als Akteur innerhalb seiner/ihrer Handlungsumwelten wird so gleichzeitig zum Urheber („Auteur") der *Konstruktion von Wirklichkeit*. Die „Entwicklung" des Systems Pflege rückt in dieser sozialkonstruktivistischen paradigmatischen Perspektive in eine neue Sichtweise. Das Ziel, auch des Managements, liegt deshalb nicht in einer Anpassung der Mitarbeiter an vorgegebene vorhandene Strukturen und „Realitäten", also nicht in reaktivem Handeln und Tun, sondern *proaktiv-positiv* in einer Entwicklungslinie nach vorn.

Präventive Arbeits- und Organisationsgestaltung innerhalb des Arbeitsbereiches Pflege ist angesagt, die von Prävention anstelle eines Reparaturdenkens ausgeht, gleichzeitig aber die Gefahren einer Systemmanipulation oder instrumentalistischen Sozialtechnologie reflektiert. Es geht darum, durch Demokratisierung betrieblicher Strukturen und betrieblicher Sozialbeziehungen die Kooperations-, Interaktionsstrukturen, die Innovations- und Verantwortungsbereitschaft der Mitarbeiter zu fördern. Dies kann zu einer vermehrten Selbstachtung und letztenendes zu einem Mehr an *intrinsischer Motivation* führen. *Proaktive Personalentwicklungsplanung*, die die zentrale Bedeutung von Schlüsselqualifikationen reflektiert, wird in Zukunft unverzichtbar. Graf u. Mühlbauer (1995, S. 9) verstehen unter Schlüsselqualifikation im Zusammenhang mit umfassenden Reorganisationsprozessen innerhalb eines Total-Quality-Management-Ansatzes folgendes:

- *systematisches Vorgehen bei der Planung eigener Arbeiten,*
- *Initiative,*
- *Entscheidungsfähigkeit,*
- *Lernbereitschaft,*
- *Teamfähigkeit,*
- *soziale Sensibilität,*
- *Verantwortung,*
- *Hilfsbereitschaft,*
- *Fairneß.*

Für diese Schlüsselqualifikationen wird ein beträchtliches Defizit bei den Führungskräften aller Berufsgruppen und Hierarchieebenen konstatiert.

Ein modernes Management heute muß deshalb die Beschäftigten als Bürger und Bürgerinnen im Betrieb anerkennen und dadurch aufwerten. „Dies macht einen normativen Rahmen der betrieblichen Sozialbeziehung erforderlich, der auf der Koordination gleichberechtigter, wenn auch funktionell unterschiedlicher verantwortlicher Subjekte aufbaut, nicht auf persönlicher Unterordnung und Abhängigkeit" (Matthies et al. 1994, S. 249). Matthies et al. gehen von folgenden zentralen Annahmen aus:

Der Betrieb muß als sozialer Raum begriffen und ausgestattet werden, indem konkurrierende Geltungs- und Gestaltungsansprüche aufeinandertreffen, die einander nicht ausschließen dürfen, sondern die koexistieren müssen, die also miteinander kompatibel gemacht werden müssen (S. 249).

Die Mitarbeiter im Pflegedienst haben heute einerseits die Chance, mitzugestalten, anderseits werden sie aber oft in teamförmigen kooperativen Arbeitsbeziehungen zum Diskurs „gezwungen", wenn über *Diskurs* eine Einigung über Konzepte, Ressourcen oder Interessen konfligierender Akteure herbeigeführt werden soll oder muß. So beispielsweise über technikinduzierte Behandlungsformen und deren Nebenfolgewirkungen, die gleichzeitig mit dem Pflegeleitbild *Patientenorientierung und Humanisierung* verbunden werden müssen.

„Diskurs" (dazu Habermas 1992, S. 32 ff.) ist mehr als Gespräch oder Verhandlung. Er unterstellt bei den Teilnehmenden die Bereitschaft und Fähigkeit, sich wechselseitig als gleich zu respektieren, die jeweiligen Geltungsansprüche zu akzeptieren und sich rational zu ihnen zu verhalten, d.h., vernünftige oder faire Lösungen zu finden (Matthies et al. 1994, S. 223).

Diese neuen Kommunikations- und Kooperationsbeziehungen und Kommunikationsmuster gehen ganz grundlegend von der Eigenverantwortlichkeit der Mitarbeiter aus, die durch zentrale flachere betriebliche Strukturen und Hierarchieebenen begleitet und unterstützt werden müssen. Diese neuen Kommunikationsformen setzen aber deshalb ganz „neuartige Koordinations- und Abstimmungsprozesse" (S. 223) voraus, soll den Mitarbeitern ein Höchstmaß an Optionen für die Gestaltung ihrer eigenen Arbeitsumwelt eingeräumt werden. (Ausführlicheres zum *Problem von Gleichheit und Differenz* s. Matthies et al. 1994). Bisherige Diskussionen und Ansätze der Personalverwaltung, auch im Bereich der Pflege, gehen üblicherweise vom *Idealtyp eines andropozentrischen Normalarbeitsverhältnisses* aus, was es ja faktisch, das heißt in der Alltagswirklichkeit von Frauen nicht gibt. Herkömmliche Personalbüros gehen vorrangig von einer männlichen Berufsbiographie aus. Alle Fragen zu Gleichheit und Differenz in Gesprächsgruppen oder Teams stoßen an dieses Bild des männlichen, meist europäischen Subjekts, Pflegende als meist weibliche Berufsgruppe kennen diese Schwierigkeiten der Anerkennung.

Krell u. Osterloh (1992) diskutieren in ihrem Reader „Personalpolitik aus der Sicht von Frauen", ob eine nach Geschlecht differenzierende Personalpolitik aus der Sicht von Frauen wünschenswert ist:

> Eine geschlechtsdifferenzierende Perspektive vermeidet einerseits die Gleichsetzung von ‚Menschsein' mit ‚Männlichsein'. Eine solche Gleichsetzung wurde lange Zeit auch in der feministischen Literatur diskutiert, vor allem im Anschluß an die umfassende Analyse des ‚anderen Geschlechts' durch Simone Beauvoir (1951). Ihr galt ‚Weiblichkeit' als das primäre Mittel zur Unterdrückung der Frau, welche sie passiv, abhängig und schwach macht und von allen wichtigen und interessanten Positionen fernhält. Demnach müsse das Ziel sein, die Frau von allen Beschränkungen traditioneller Weiblichkeit zu befreien. Damit bleibt die Frau aber dazu verdammt, immer ein fehlerhafter Mann zu sein. Diese Sicht würde die Position der ‚Frau als Problemgruppe' in der Personalwirtschaftslehre durchaus rechtfertigen.
> Das Konzept ‚Geschlecht als differenzierende Kategorie' vermeidet aber auch die Gleichsetzung von ‚(besserer) Mensch' mit ‚Frau', welche viele Vertreterinnen der ‚neuen Weiblichkeit' vornehmen. ...
> Im Unterschied dazu möchte das Konzept ‚Geschlecht als differenzierende Kategorie' Aussagen über Weiblichkeit offenhalten: „Man wird erst wissen, was die Frauen sind, wenn ihnen nicht mehr vorgeschrieben wird, wie sie sein sollen" (Mayreder 1905, S. 199). Geschlecht wird dabei als eine sozialkonstruierte Strukturkategorie gesehen. Einerseits erzeugt sie soziale Zuordnungen, denen sich niemand entziehen kann (vgl. Gildemeister 1988). Andererseits stellt sie eine vielfach brüchige Klassifikation dar, welche intra- und interkulturell variiert. Diese Brüchigkeit läßt zu, daß ‚männlich/weiblich' nicht als zwei Pole eines Kontinuums gedacht werden, die sich idealerweise ergänzen. Vielmehr können sie als voneinander unabhängige Dimensionen konzipiert werden. ... vermeidet es den Fehlschluß, daß die Gleichbehandlung von Männern und Frauen quasi automatisch zu einer Gleichberechtigung der Geschlechter führt.

> Gleichberechtigung wird zum Recht auf Differenz, welches eine universelle Chance zur Individualität für Frauen *und* Männer beinhaltet. Ziel muß deshalb eine am Individuum orientierte Personalwirtschaftslehre sein. Geschlechtsspezifische Unterschiede stellen dann einen Aspekt der Individualisierung, ein Merkmal der je spezifischen Persönlichkeit dar, der die Personalwirtschaftslehre vermehrt Bedeutung schenken sollte (Gerhard et al. 1992, S. 45–47, Hervorhebung G.B.).

Überblickt man weiter die „Analysen und Szenarien der Zeit", so können folgende kritische Strömungen für eine moderne Arbeitsgestaltung herangezogen werden, die Keupp (1994, S. 252–254) im Anschluß an Sampson (1989 a, S. 1 ff.) folgendermaßen zusammenfaßt; es geht um eine kritische Hinterfragung unseres Subjektverständnisses, was ja auch das Bild des Mitarbeiters in der Pflege berührt:

„(1) Die kulturvergleichende Forschung hat deutlich aufzeigen können, daß unser egozentriertes Subjektverständnis im Weltmaßstab eher eine Besonderheit als ein verallgemeinerbares Konstrukt darstellt. Clifford Geertz hat das sehr klar formuliert: ‚Die westliche Personalvorstellung als die eines abgegrenzten, einmaligen, mehr oder weniger integrierten motivalen und kognitiven Universums, eines dynamischen Zentrums von Bewußtsein, Emotion, Urteilsvermögen und Handlung, das sich in einem charakteristischen Ganzen und sich kontrastiv von anderen in sich geschlossenen Einheiten und von seinem sozialen und natürlichen Hintergrund abhebt, ist, so unveränderlich sie uns erscheinen mag, eine ziemlich eigentümliche Vorstellung im Kontext der Weltkulturen' (1979, S. 229).

(2) Die feministischen Sozialwissenschaften haben die patriarchalischen Züge des dominanten Personmodells in Frage gestellt und als basale Persönlichkeitsstruktur neben das Autonomiestreben auch die grundlegende Dimension der psychosozialen Verknüpfung mit anderen Menschen gestellt, die allerdings in der männlichen Sozialisation eher unterentwickelt bleibt. Jessica Benjamin dazu: ‚Es scheint (...) sinnvoll, von zwei fundamentalen Fähigkeiten auszugehen, die zumindest in unserer Kultur die menschliche Entwicklung gestalten: Das Streben zum Anderen, nach persönlicher Beziehung, Bindung, Nähe, und das Streben nach Selbstbehauptung, nach Aktivität, Bewältigung und Erforschung' (1982, S. 438).

(3) Die systemtheoretischen Positionen haben bei der Überwindung monadologischer Sichtweisen von Subjekten sicherlich dadurch einen bedeutsamen Stellenwert, daß die Beziehungen den ontologischen Vorrang vor individuellen Einheiten geben.

(4) Die kritische Theorie hat einen entscheidenden Anteil an dem Nachweis, daß unser Subjektverständnis nicht Ausdruck der unveränderlichen ‚eigentlichen' Grundbefindlichkeiten des individuellen Seins ist, sondern die ideologische Reproduktion einer Gesellschaft, die von den Gesetzen des Marktes und seiner Warenproduktion bis in die innersten Zellen des Subjektes bestimmt ist.

(5) Die zivilisationsgeschichtlichen Analysen von Norbert Elias sind vor allem dadurch bedeutsam, daß sie das vorherrschende ‚Homo-clausus'-Selbstverständnis des modernen Menschen, sein Gefühl des In-sich-verschlossen-Seins und Von-anderen-Menschen-getrennt-Seins nicht als Wesen des Menschseins ontologisch verdoppeln, sondern es als sozialgeschichtlich rekonstruierbaren Prozeß soziogenetisch induzierter Verinnerlichung von sozialen Kontrollen nachweisen.

(6) Schließlich ist noch die Strömung des poststrukturalistischen Dekonstruktionismus zu nennen, die mit dem Modell des subjektbestimmten sozialen Handelns radikal bricht und statt dessen das individuelle Leben als einen Text begreift, den es immer schon gibt, den ich zwar fortschreiben kann, für den ich aber nie die souveräne Autorenschaft beanspruchen kann oder nur um den Preis des ideologischen Selbstbetrugs" (S. 253).

Diese Diskussion um das Verständnis des *modernen Subjektes* muß natürlich auch „in der Pflege" geführt werden (vgl. Keupp/Bilden 1989 und insb. Keupp 1994).

Moderne Arbeitsgestaltung führt vor dem Hintergrund oben beschriebenen Wertewandels, der mit den Stichworten Individualisierung, Enttraditionalisierung und Entnormativierung beschrieben wurde, natürlich auch zu einem anderen „Umgang" mit Weisungen und Anweisungen, die im herkömmlichen, oft hierarchisch strukturierten traditionellen Führungsverständnis üblich waren. Für die *veränderten Mitarbeiter* bedürfen Weisungen *heute* im allgemeinen einer Begründung, was die Arbeit von Leitungs- und Führungskräften sicher schwieriger macht. In den genannten Empfehlungen zur Neugestaltung der Arbeit 2000 können wir dazu lesen:

> Nach geltendem Recht haben Beschäftigte gegenüber Weisungen des Arbeitgebers die bloße Möglichkeit individualisierter nachträglicher gerichtlicher Billigkeitskontrolle. Ein solches Mittel der Kontrolle genügt nicht den diskursiven Anforderungen, die an einen demokratisierten betrieblichen Kommunikationsprozeß zu stellen sind. Die Kontrolle von Weisungen muß in einer Weise möglich sein, die auf die betriebliche Kommunikationssituation selbst noch unmittelbar zurückwirken kann. Weisungen bedürfen also prinzipiell der Begründung. Diese müssen in einer Form und zu einem Zeitpunkt gegeben werden, die sicherstellen, daß die Stellungnahme der angewiesenen Person, etwaige Einwände usw., noch Aussicht haben, gegenüber der Weisung Geltung zu erlangen. Und es muß eine betriebliche Clearing-Stelle vorhanden sein, die mit der Begründung der Weisung und der Berechtigung der Einwände dagegen diskursiv umgehen kann. Fehlt auch nur eine dieser drei Bedingungen, kann die betriebliche Ordnung nicht diskursiv genannt werden. Auch insoweit ist die mit dem Weisungsrecht gegenwärtig gegebene betriebliche Verteilung von Befehlsgewalt und die ihr entsprechende Restriktion von Arbeitnehmerrechten mit den Anforderungen an eine demokratische Gestaltung im Betrieb unvereinbar (Matthies et al. 1994, S. 261).

So können organisationsbezogene Werte nicht mehr einfach vorausgesetzt werden, sondern müssen zunehmend diskursiv begründet werden (vgl. Bardmann 1994, S. 358). Dies führt zum Begriff *kreative Demokratie*, der in verschiedenen sozialwissenschaftlichen Denkansätzen, auch unter dem Stichwort *Kreativität im Alltagshandeln* diskutiert wird (z. B. Alheit 1994, S. 197). Betrachten wir soziale Systeme, wie Arbeitsgruppen als *gelebte pluralistische Wertsysteme*, so rücken die vielschichtigen Diskursbeziehungen im Betrieb ins Blickfeld: „Als Ausgangspunkt ... bietet sich an, Arbeitsverhältnisse als horizontal wie vertikal ‚vernetzte', das heißt als mehr und wechselseitige Diskursbeziehungen zu verstehen. Das Folgende wird diesen Ausgangspunkt präziser eingrenzen:

- Die Diskursbeziehungen vollziehen sich unter Bedingungen arbeitsteiliger betrieblicher Kooperation und darauf beruhender wechselseitiger horizontaler und vertikaler funktionaler Abhängigkeiten. Damit ist die Vorstellung von Arbeitsverhältnissen als nur zweiseitigen schuldrechtlichen Rechtsbeziehungen nicht mehr vereinbar.
- Innerhalb dieser funktionalen Abhängigkeiten gibt es nicht mehr ‚Subjekte' und ‚Objekte', ‚Abhängige' und ‚Unabhängige'. Alle Beteiligten sind gleichermaßen Träger von Ansprüchen auf Freiheit und Teilhabe, die gleichermaßen grundrechtlichen Rang haben. Damit ist die traditionelle Abgrenzung der Arbeitnehmereigenschaft durch ‚persönliche Abhängigkeit' nicht mehr zu vereinbaren.
- Die rechtlichen Positionen der vernetzt an der Produktion Beteiligten sind deshalb – unter Beachtung von Funktionalität und normativer Berechtigung – einander zuzuordnen. Das heißt, Interessensphären sind nach Maßgabe der ihnen gebührenden (Grund-)Rechtspositionen relativ zueinander zu gewichten und abzugrenzen. Als minimaler Teilhabeanspruch steht jedem/r Beteiligten der durch Diskurs einzulösende Rationalitätsanspruch zu. Schon dieser Anspruch zieht – ernst genommen – Begründungspflichten für arbeitgeberseitige Entscheidungen, Rechte der Beschäftigten auf Stellungnahmen und auf diskursive Foren und Verfahren (Clearing-Stellen, Beschwerdestellen, Konflikt-Kommissionen usw.) nach sich (Matthies et al. 1994, S. 262).

Eine neue *subjektzentrierte Managementhaltung* in der Arbeitsorganisation Krankenhaus muß deshalb Pflegende verstärkt als autonome Subjekte anerkennen und nicht nur in traditioneller Weise als *Hilfsberufe* oder als *Hände ohne Kopf* begreifen, geht man davon aus, daß Mitarbeiter im Krankenhaus heute der „wichtigste Produktionsfaktor" im Spannungsfeld Krankenhaus und anschließender ambulanter Ketten sind.

Matthies et al. (1994, S. 259) geben folgende Empfehlungen zur Neugestaltung der Arbeitswelt, die auch für ein neues Denken im Pflegemanagement herangezogen werden können und ausführlich diskutiert werden müssen:

In einer modernen Arbeitsgestaltung werden die betrieblichen Interaktions- und Kommunikationsbeziehungen von den Diskursteilnehmern selbst bestimmt. Ihnen stehen Foren und Zeiten zur Verfügung, um Probleme zu besprechen und anstehende Entscheidungen treffen zu können; sie selbst bestimmen dabei die Maßstäbe und Verfahren. Sie berücksichtigen dabei die funktionalen Anforderungen des Arbeitgebers an die Gestaltung der Arbeit. Aber jene sind nicht länger das einzige Regulativ der betrieblichen Sozialordnung – wie bei dem Verweis auf die Arbeitsdisziplin.

In diesen programmatischen Empfehlungen zur Neugestaltung der Arbeitswelt wird ein individueller *Bürgerstatus im Betrieb* propagiert, der sich „als neuartiger Wechselbezug inner- und außerbetrieblicher Sphäre" beschreiben läßt:

- als das „Hineinwirken" gesellschaftlicher Sinn- und Verantwortungsbezüge von Beschäftigten in die normative Struktur ihrer betrieblichen Sozialorganisation;
- als das „Herauswirken" der betrieblichen Produktionsorganisation als gesellschaftliche Gestaltungsaufgabe (Matthies et al. 1994, S. 264).

Dieser Wechselbezug spielt gerade in humanen Dienstleistungsberufen, zu denen die Pflege gehört, eine eminente Rolle.

Pflegepraktiker kennen sicher aus eigener Erfahrung oder durch den Umgang mit Mitarbeitern das Problem der „Thematisierungsbarriere", die „so ohne weiteres" im gängigen praktischen Alltag vorhanden ist, oft verstärkt durch individuelle und kollektive Abwehrmechanismen. Die verbale Definitionsmacht und der wissenschaftliche Sprach-Code der Ärzte oder Spezialisten anderer Berufsgruppen führen oft zu beträchtlichen Spannungen, die letzten Endes die Schnittstellenproblematik zwischen den Informationen und Datenträgern belasten und ganz gravierend zu einer dysfunktionalen Systemdynamik beitragen, die sowohl inhumane Züge trägt als auch betriebswirtschaftlich außerordentlich ineffizient und unproduktiv ist (Orendi 1993, S. 150ff.) faßt folgende Problemfelder zwischen den Berufsgruppen zusammen:

- Unterschiedliche Sprache
- Unterschiedliche Gesundheitskonzepte
- Unterschiedliche Ziel- und Bewertungskriterien des täglichen Handelns
- Berufskultur
- Statusunterschiede
- Hierarchieunterschiede
- Frauenberuf – Männerberuf
  (modifiz. durch G. B.)

Zum Thema „Bürgerstatus und Arbeitsverweigerung" ist bei Matthies et al. etwas zu lesen, das für die Mitarbeiter in herkömmlich hierarchisch strukturierten Krankenhäusern sicher zu neuen Überlegungen über *Kommunikation* ganz allgemein führen kann. Hier können vor allem ethische Fragen in der Behandlung und Pflege angeführt werden.

Beschäftigten darf als Bürger/innen im Betrieb nicht zugemutet werden, sich gegen ihren Willen durch ihre Mitarbeit aktiv an der Erzeugung und Verbreitung negativer externer Effekte des Unternehmens (etwa ökologisch unvertretbarer Emissionen) zu beteiligen. Das Unternehmen selbst trägt insoweit gesellschaftliche Verantwortung, deren Übernahme durch die Beschäftigen letzteren nicht zum Nachteil gereichen darf. Für den Fall der Ausübung des Arbeitsverweigerungsrechts muß ein unter unabhängiger Leitung durchgeführtes Verfahren bereitstehen, in das die verweigernde Person – ggf. unter Hinzuziehung einer Vertrauensperson – angemessen einbezogen wird und das zur zügigen Aufklärung darüber beiträgt, ob die Schädigung oder Gefährdung tatsächlich droht oder nicht und wie ihr ggf. zu begegnen ist.

Beschäftigten muß kraft ihres Bürgerstatus im Betrieb ein klar und zweifelsfrei formuliertes Recht auf Thematisierung der Sozialverträglichkeit nicht nur von Nebenwirkungen der Produktion, sondern auch des Produktes selbst (etwa im Falle der Produktion von Kriegsgütern, schädlicher Chemikalien, sexistischer oder rassistischer Literatur usw.) zustehen. Ihr Bürgerstatus umfaßt nicht nur die Bekenntnis- und Gewissens-, sondern auch eine weitestgehend zu respektierende allgemeine Meinungsäußerungsfreiheit. Die individuellen Rechte verdienen Vorrang vor etwaigen arbeitsvertraglichen Nebenpflichten und darauf fußenden Sanktionen (Abmahnungs- und Kündigungsdrohung etc.). Treue- und Loyalitätspflichten sind vordemokratische Relikte im geltenden Arbeitsrecht: Sie finden weder in der Gestaltungsmacht der Arbeitsvertragsparteien noch in der demokratischen Konstruktion der betrieblichen Sozialbeziehung eine den modernen Verhältnissen entsprechende Ausformulierung und Rechtfertigung. Weil sie obsolet sind, können sie nicht zur Limitierung des Bürgerstatus Beschäftigter im Betrieb herhalten (Matthies et al. 1994, S. 272). (Abb. 6.2)

Diese Überlegungen müssen in Zusammenhang gesetzt werden mit Fragen kollektiver Verantwortung bzw. kollektiver Unverantwortlichkeit für Humanität im Krankenhaus.

Bei den Empfehlungen zu einer diskursiven Umgestaltung der Arbeitsverhältnisse werden Optionen auf Leistungsentfaltung, Qualifizierung und Karriere genannt, um die Selbstachtung, Kooperations- und Verantwortungsbereitschaft der Mitarbeiter zu erhalten oder aufzubauen. Diskussionen zum sog. Pflegenotstand können an diesen Differenzierungsbedürfnissen der Mitarbeiter nach Leistung, Karriere und Macht ansetzen.

Matthies et al. (1994, S. 282) sprechen die „Rechte der Beschäftigten auf Ausbildung und Weiterqualifikation entsprechend den eigenen Leistungspotentialen, auf Leistungsentwicklung, leistungsgemäßen Einsatz und Leistungsbewertung" an. Es geht um das vielschichtige Problem der Unter- bzw. Überforderung der Mitarbeiter (siehe z.B. Burnout-Syndrom). Das

Recht auf Leistung soll den Beschäftigten systematisch „die Möglichkeit zur Selbstreflexion und Selbstbewertung der eigenen Qualifikation und Entwicklungsmöglichkeiten eröffnen". Im Zusammenhang mit der Aufarbeitung der Patiententötungen im Westfälischen Krankenhaus Gütersloh schreibt Dörner (1993) über die Notwendigkeit für Pflegende, Zeit zum Reflektieren zu erhalten sowie Gelegenheit, reflektieren zu lernen:

Da wir alle in Krankenhäusern, Heimen und ähnlichen Einrichtungen völlig überfordert sind oder zumindest erwartet wird, daß wir dies so sehen, halten wir uns Tag und Nacht an der Menge der von uns verlangten Arbeit fest, verhindern wir – aus Not – jede Zeit, über die Qualität unseres Tuns nachzudenken. Dabei ist es besonders fatal, daß dies für Pflegende noch weit mehr gilt als für Angehörige anderer Berufe, obwohl das Arbeiten für Pflegende noch am meisten fremdbestimmt ist und obwohl die Arbeitsinhalte für Pflegende ohnehin am meisten über handwerkliches Aktivsein und am wenigsten über verbales und reflektierendes Tun läuft. Pflegende haben am wenigsten Gelegenheit gehabt, reflektieren zu lernen, und erhalten zur Strafe auch am wenigsten Arbeitszeit dafür. Pflegende drücken eigene Schwierigkeiten am ehesten durch das aus, was sie gelernt haben, nämlich durch Handeln, und nicht etwa dadurch, daß sie Bücher schreiben. Daher können Pflegende die ihnen eigene Rolle, Spezialisten fürs Allgemeine zu sein, auch am schlechtesten wahrnehmen (Dörner 1993, S. 113, 114).

Dieser moderne Gestaltungsansatz zur Arbeit 2000 führt zu transparenteren demokratisierten Kommunikationsmustern zwischen Vorgesetzten, Kollegen und Mitarbeitern. Personalfachleute der Betriebswirtschaftslehre haben die zentrale Bedeutung der *helfenden Beziehungen* zwischen Vorgesetzten und Mitarbeitern herausgehoben, die in *regelmäßigen Mitarbeitergesprächen und in Berufsentwicklungs- und Karrieregesprächen* aufgebaut werden können. Die aktive Mitgestaltung der eigenen Berufsbiographie gilt heute als wesentlicher intrinsischer Motivationsfaktor, der in Lernpartnerschaften zu nutzen ist; vom Novizen zum Experten, wie Patricia Benner schreibt. Selbststeuerung und Selbstentwicklung anstelle von Fremdsteuerung gelten heute als zeitgemäße Beziehungsmuster zwischen Führenden und Geführten.

Dem Anspruch auf Kompetenzerweiterung korrespondiert ein Anspruch auf die Teilnahme an sachgerechten Qualifizierungsmaßnahmen und der höherqualifizierten Tätigkeit entsprechende Entlohnung. Bei den neu geforderten Qualifikationen handelt es sich zunehmend nicht nur um beruflich-fachliche, sondern auch extra-funktionale: solche der Kooperation, der Kreativität, der Kommunikation. Deshalb schließt der Qualifizierungsanspruch solchen auf Urlaub für politische und sozio-kulturelle Bildung ein (Matthies et al. 1994, S. 395).

Mit diesen Individualrechten sind aber zugleich Spielräume für Verantwortung gekoppelt. Mit dem oben beschriebenen *Bürgerstatus im Betrieb* wird ein Höchstmaß an Spielraum und Chance für vom Individuum selbstbestimmte und -verantwortete Entscheidungen gefordert.

> Optionalität zu schaffen bedeutet, den Individuen Rechte einzuräumen, von denen sie je nach ihrer Präferenz Gebrauch machen können oder nicht. Wir sehen mit Rechten zugleich Spielräume für Verantwortung gekoppelt. Ein Zuwachs an Rechten kann Voraussetzung der Übernahme sozialer Verantwortung sein (Matthies et al. 1994, S. 418).

Hier berühren sich die Handlungsintentionen kooperativer Akteure mit den Fragen einer sich neu bildenden, sozusagen „neu gegründeten" Kollektivität, „die die Selbstgestaltungsansprüche der Individuen anerkennt, mehr noch: die sich und ihre Aufgaben eben aus diesen Selbstgestaltungsansprüchen der Individuen ableitet" (Matthies et al. 1994, S. 421). Diese neuen kommunikativen, kollektiven Arbeitsverhältnisse führen zu neuen Aufgaben der Interessen-Verteilung. Bei der notwendigen Diskussion um die „Aufgabenangemessenheit und Systemtauglichkeit" (Feuerstein 1993, S. 63) können diese Selbstgestaltungsansprüche moderner, autonomer Mitarbeiter ins politische Feld geraten, wenn es um die Definitionsmacht innerhalb eines Schnittstellenmanagements für optimale Behandlungsketten und -folgen geht.

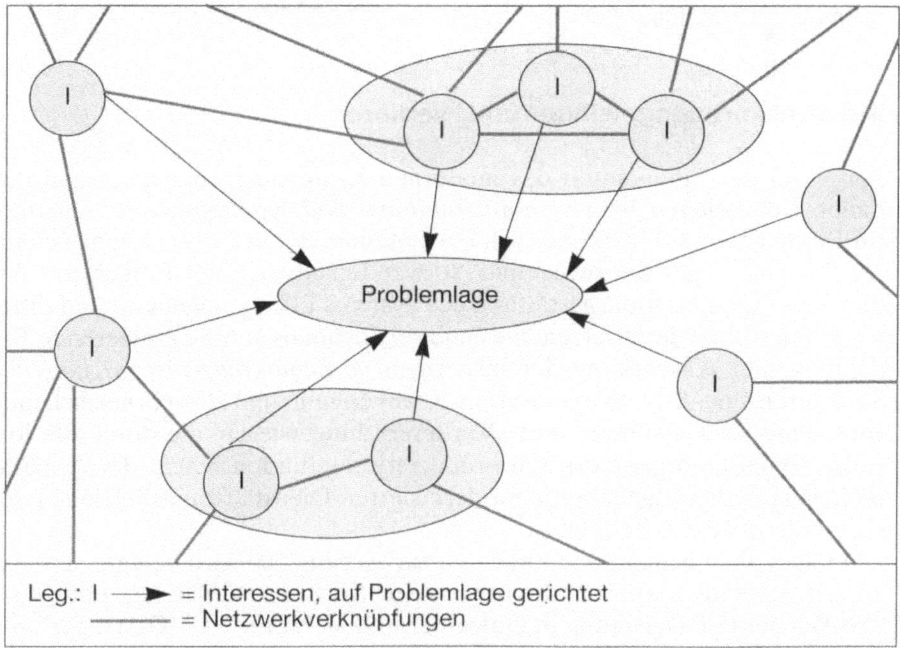

Abb. 6.2.   Problemlage und Interessen. (Nach Sandner 1992, S. 68)

Der Beitrag des einzelnen zu Fragen sozialer und gesellschaftlicher Solidarität wird neu aufgemischt, die Freiheitsspielräume des einzelnen und auch des Kollektivs kritisch hinterfragt. Das oben genannte Gutachten zu den *Anforderungen an eine Neugestaltung der Arbeitswelt* spricht von einer „Vervielfältigung von Konfliktlinien": „Das Konfliktgeschehen ist also nicht nur durch ‚vertikale' Autoritäts-, Herrschafts- und Verwertungsinteressen, sondern zusätzlich durch ‚horizontale' Kooperations-, Solidaritäts-, Konkurrenz-, Diskriminierungs- und Kommunikationsbeziehungen zwischen den Beschäftigten geprägt" (Matthies et al. 1994, S. 419), die in ständiger Interaktion stehen, wie am Beispiel der Geschlechterfrage immer wieder gezeigt werden kann. Diese angestrebten Demokratisierungsprozesse in betrieblichen Arbeitsorganisationen können nach Aussagen oben genannten Gutachtens durch „Individualrechte" unterstützt werden, die die neue Managementkultur einbeziehen.

Die Studie „Arbeit 2000" schlägt vor, die in der Praxis schon zu beobachtende veränderte Managementkultur durch „neue" Individualrechte zu unterstützen, was für unsere Argumentation herangezogen werden soll:

Modernisierungsgewinner und -verlierer

Aufgrund der Inhumanität des modernen Krankenhausbetriebes und den damit verbundenen *fehlenden Interaktions- und Kommunikationschancen* für Beteiligte und Betroffene (vgl. Feuerstein u. Badura 1991) ergibt sich für die Pflegemanager die zwingende Notwendigkeit, sich mit Fragen der Arbeits- und Organisationsgestaltung des Systems Pflege eingehend und differenziert auseinanderzusetzen: Deshalb sei nochmals auf die gravierende Bedeutung und Auswirkung der bisherigen *vordemokratischen, archaischen* Strukturen der Arbeitsorganisation Krankenhaus und die vorherrschende Einteilung in „Gewinner" und „Verlierer" hingewiesen, die durch die forcierte technisch-organisatorisch produzierte Definitionsmacht der Apparatemedizin in den sogenannten modernisierten Dienstleistungsbetrieben des Gesundheitswesens bedingt ist.

In dem oben genannten Gutachten zur Arbeit 2000 wird belegt, „daß das derzeit geltende Arbeitsrecht über weite Strecken Vollzieher und Vollstrecker der (Ein-) Teilung in Gewinner und Verlierer ist." ‚Gewinner' und ‚Verlierer' zu sein, ist aber ... keinerlei Naturgegebenheit, sondern eine soziale Konstruktion. Kritiklos von Gewinnern und Verlierern zu sprechen, beweist schon die Abwesenheit einer Kultur der Differenz: Wird dabei doch das je andere, das Differente, immer nur in der Gestalt des Oben und des Unten, des Besseren und des Schlechteren, nicht in der Gestalt der Koexistenz und der Solidarität, wahrgenommen" (Matthies et al. 1994, S. 417).

Kultur der Differenz

In der gegenwärtig forciert ablaufenden Diskussion um Fragen des *Gemeinwohls,* um *Solidarität* werden diese Differenz, das andere, das Fremde virulent, die Verschiedenartigkeit automatisch mit Verschiedenwertigkeit gleichsetzt. Diese Diskussion um Solidarität wird vom sog. *Kommunitarismus* und dessen Programmformeln in der Auseinandersetzung mit modernem und postmodernem Denken erneut aufgegriffen und thematisiert: Die Kultur der Differenz rückt den Blickwinkel managerialer Prozesse auf die neuen Werte Gleichheit, Verschiedenheit und Toleranz. Es geht heute bei moderner Sozialgestaltung in Arbeitsbezügen ganz grundlegend um die Gestaltung von Kooperation und Kommunikation, die auch *Kreativität im Alltagshandeln* ermöglichen.

„Vom Verschwinden der Solidarität" (Beck 1995, S. 31) ist allerorten die Rede. Heute genügt eine reine Kommunikationsgesellschaft nicht mehr, um moralische Reflexionen über Solidarität zu führen. Die Krisen der Modernität verschränken sich mit den Grenzen der Solidarität.

Gelingt es, an die Ansprüche und Verheißungen des in Gang gekommenen Individualisierungsprozesses anzuknüpfen und die Individuen jenseits von Stand und Klasse als selbstbewußte Subjekte ihrer persönlichen, sozialen und politischen Belange neu zusammenzufassen? Oder werden im Zuge der laufenden Individualisierung die letzten Bastionen sozialer und politischer Praxis weggeschmolzen und die Gesellschaft schlittert von einer Parteien- in eine Staatsverdrossenheit hinüber, die nichts ausschließt, auch nicht, in neuen und schleichenden Formen, eine Modernisierung der Barbarei? (Beck 1995, S. 31)

Nach Enzensberger (1991, S. 230 f.) ist „der Kern heutiger Politik (ist) die Fähigkeit der Selbstorganisation", damit ist Subpolitik, *Gesellschaftsgestaltung von unten,* gemeint. Über die Fähigkeit zur Konstruktion seines eigenen Lebens, die Fähigkeit zur Selbstorganisation haben wir schon gesprochen. Kranke und zu pflegende Menschen befinden sich dadurch in einem neuen Spannungsfeld zwischen staatlicher Hilfe und neuen Anforderungen der Selbstorganisation und Selbsthilfe.

Pankoke (1995, S. 1) spricht davon, daß sich in Zeiten wirtschaftlicher Krisen des Wohlfahrtstaates die Solidaritätsgrenzen verschieben: „Das Prinzip der SOLIDARITÄT steht für beides: auf der *Handlungsebene* personaler und sozialer Verhaltensregulierung bedeutet Solidarität die anthropologische ‚Veranlagung' zu mitmenschlicher Verbundenheit und Verbindlichkeit; auf der *Steuerungsebene* politischer Systembildung wird ‚Solidarität' zur Programmformel für die Inklusion sozialer Lagen und die Integration gesellschaftlicher Interessen. Pankoke spricht von der Notwendigkeit des Aufbaus von Solidaritätsnetzen als „Konstrukt und Kontrakt". Im Begriff *reflexive Solidarität* thematisiert er Kommunikationsprozesse, Kommunikationsformen und -muster und verbindet diese mit dem „diskursethischen und solidaritätspolitischen Konzept der „Interpellation", um Fragen des interkulturellen Dialogs aufzuwerfen.

Pflegemanager stehen *heute* vor der schwierigen Aufgabe, die Komplexität der pluralisierten Vielfalt der Mitarbeiter im turbulenten Feld Gesundheitswesen hinsichtlich Kommunikation, Kooperation und Reflexion zu gestalten, aber diese Vielfalt postmoderner Wirklichkeitskonstruktionen und Sinnwelten nicht einzudämmen oder zu reduzieren, sondern sie *reflexiv zu steuern und zu managen.*

Solidarität, wie sie hier verstanden werden soll, gehört in den Kontext des unitas-multiplex-Syndroms und reagiert speziell auf das Problem, wie und ob *eine Vielheit* sich als *eine Einheit* verhalten kann, mit anderen Worten: wie und ob ein Sozialsystem alle seine Komponenten und alle seine Elemente so verstricken kann, daß es als Einheit ‚handelt', und zwar im Blick auf aktuelle oder dauerhafte Gefährdungen der Einheit und damit der Existenz des Systems selbst. Die Einheit wird dann als ‚Geschlossenheit' reformuliert, die sich gegen etwas (eine Gefahr z. B.) richtet, und die Geschlossenheit erscheint als Bedingung, ohne die nicht gehandelt werden kann: Handlungsfähigkeit beruht darauf, daß die Teile des Ganzen nicht beliebig handeln, sondern alle zusammen ‚wie ein Mann'. Das ausscherende Element (und das kann ja nur ein Mensch sein) verhält sich unsolidarisch, verfällt dem Verdikt der Moral und damit generalisierter Mißachtung. Positiv sanktioniert wird solidarisches Verhalten, und sowohl positive wie negative Sanktionen sind erforderlich, weil Solidarisierung eines Ganzen mit gleichsam zentrifugalen Tendenzen der Teile (der Bewußtseine) rechnen muß. Sie sind nicht per se gleichgesinnt. Gerade deshalb bedarf es beständiger Anstrengung, Solidar-Systeme solidarisch zu halten (Fuchs 1992, S. 220 ff.).

6.6 Zu einer neuen Managementkultur in der Pflege

Die Vorschläge und Empfehlungen zu einer Neugestaltung der Arbeitswelt von morgen führen zwingend zur Entwicklung einer neuen Managementkultur.

In den verschiedenen wissenschaftlichen Fachdisziplinen besteht jedoch absolut kein Konsens über die schillernde Vielfältigkeit und die Komplexität des Kulturkonzeptes.

Exkurs: Organisationskultur

Es sind, wie man liest, ‚mit Organisationskultur die Denk- und Verhaltensmuster, Werte und Normen zu bezeichnen, die im Laufe der Zeit in einer Organisation entstanden sind und in ihr gelten. Organisationskultur umfaßt damit die kognitiven, evaluativen und affektiven Orientierungsmuster, die von der Gruppe der Organisationsmitglieder als fraglos gültig akzeptiert werden, ihre Art, Erfahrungen zu ordnen, die Organisation und ihre Umwelt wahrzunehmen und zu interpretieren. Organisationskulturelle Orientierungsmuster manifestieren sich symbolisch und in Artefakten: symbolisch z.B. in bestimmten Formen sozialer Interaktion (etwa in Zeremonien und Riten), in Sagas, Geschichten, Mythen und Ideologien; als Artefakt z.B. in der Technik, der Aufmachung von Geschäftsberichten, der Gestaltung von Werk- und Büroräumen oder in formalisierten Regelungen' (Ebers 1988, S. 25).

Mit dieser Definition deutet sich die Vielfalt der Verwendbarkeit und die Komplexität des Kulturkonzeptes an. Seine Offenheit und Ambiguität ist u.U. seine Stärke. Zum einen ‚weil sich viele Organisationstheoretiker dem Kulturphänomen zuwenden können und in ihm scheinbar einen gemeinsamen Problembezug und eine gemeinsame Diskussionsbasis finden, auch wenn sie faktisch sehr unterschiedliche Auffassungen vom Phänomen haben (vgl. Ebers 1988, S. 25). Das gleichlautende Thema bindet m.a.W. unterschiedliche Betrachtungs- und Interpretationsweisen, unterschiedliche Erkenntnisinteressen, unterschiedliche Vorgehensweisen und unterschiedliche Verwendungsinteressen. Dem schillernden Begriff gelingt es, eine bunte Gesellschaft anzuziehen und um sich zu versammeln. Zum anderen erweist sich die Offenheit und Ambiguität des Organisationskulturkonzepts als Stärke, weil Vielfalt, Offenheit und Ambiguität, die mit dem Begriff ‚Organisationskultur' angezeigt sind, Eigenschaften zu sein scheinen, denen Organisatoren in modernen Organisationen begegnen. Das ‚weiche' Konzept entspricht der ‚weicher' werdenden Praxis, die Undeutlichkeit des Ansatzes korrespondiert mit den Undeutlichkeiten des Gegenstands. Vielfalt, Offenheit und Ambiguität müssen nicht als Defekte, sondern als brauchbare Prinzipien angesehen werden. Wir vermuten: Der Kulturbegriff ist hinreichend unbestimmt, um die erfahrenen Widersprüchlichkeiten, Paradoxien und Unsicherheiten der modernen Organisationswirklichkeit aufzunehmen. Die Komplexität des Begriffs ist der Komplexität der Managementrealität gewachsen (Bardmann 1994, S. 341).

Der Soziologe Bardmann (1994, S. 364) beschreibt die gegenwärtige Unübersichtlichkeit im Management- und Organisationsdenken folgendermaßen:

> In unserer Sicht verschwimmen nicht nur die Differenzen zwischen Managementwissen und Organisationsmodellen einerseits und sozialwissenschaftlichem Wissen und alternativen Sozialmodellen andererseits. Auch drängen wir mit unseren Fragen auf eine Angleichung an eine Haltung, die sich im Management selbst in ‚Unschärfen' präsentiert. Die *kulturelle Modernisierung* des modernen Managements lesen wir als Antwort auf die *Problematik der eigenständigen, diskursiven Begründung von Normen in der ‚postmodernen Moderne'*, die sich (vorläufig jedenfalls noch) in einer *Vorliebe zum Paradoxen*, in einem *Hang zum Widersprüchlichen*, in einer *Sowohl-als-auch-Haltung*, in *Lavier- und Justiermanövern*, ausdrückt. Wer Paradoxien, Widersprüchlichkeiten, Vorläufigkeiten und eine *Sowohl-als-auch-Haltung* nicht mag, wird auch nicht verstehen, was mit ‚straff-lockerer Führung' gemeint sein kann, warum ‚Fehler' und ‚Störungen' nur noch in Anführungszeichen geschrieben werden, wie sich die Stärke eines Organisationsmanagements im Eingeständnis der eigenen Schwächen begründen kann, wie Sicherheit aus der Einsicht in die eigenen Unsicherheiten zu gewinnen ist, warum man ‚Exzellenz' im Sinne einer (kybernetischen) Balance zwischen stringenter Organisation und elastischem, individuell geprägtem Handeln, zwischen organisatorischer Regulierung und adhocratischer Variierung, also über eine *Kombination von Gegensätzen* anstrebt (Bardmann, 1994, S. 364).

Hier stellt sich die zentrale Frage, ob das neue Pflegemanagement sich auf die „Wertvorstellungen einer zunehmend pluralisierten Gesellschaftsstruktur" einpendelt, die mit Offenheit, Variabilität, Unschärfe und Unsicherheit verbunden ist. Es wird also eine „offene Kommunikationskultur" anvisiert (vgl. Lutz 1986; Pankoke 1994, 1995), die eine „komplexitätsbejahende und sinnkonstruierende Haltung" (Bardmann 1994, S. 354) umfaßt und die „Vielfältigkeit und Buntheit individualisierter Mitarbeiter" (S. 356) anerkennt.

Identifikation mit der Arbeit und mit dem „Betrieb", mit der Organisation *Pflege,* mit deren Leitbild und deren Pflegephilosophie sowie Vertrauen, Loyalität und Interesse können nicht „gemacht" werden, per Anweisung oder durch forcierte Fortbildung „erlernt" werden. Nach dieser paradigmatischen Sicht können durch das Pflegemanagement „nur" die Rahmenbedingungen gestaltet und bereitgestellt werden, die Identifikation, Motivation, Lernen und Entwicklung beeinflussen.

Es geht darum, ein *geistiges Klima des Lernens und Verlernens, auch des lebenslangen Lernens* in einer kommunikationsfreundlichen Kultur herzustellen, zu kultivieren und zu fördern.

Dazu ist eine Institutionalisierung von selbstorganisierenden Lernprozessen und Lernmustern notwendig. Nach dieser Sichtweise sind Pflegemanager „nicht Macher und Kommandeure, sondern Katalysatoren und Kultivateure eines selbstorganisierenden Systems in einem evolvierenden Kontext (Malik 1993, S. 123), um Wissen und Werte in den „Köpfen" der Organisationsmitglieder zu *verteilen,* also das *Organisationswissen zu vergrößern.*

Diese Managementhaltung führt zur Einsicht in die Notwendigkeit von selbstorganisierenden Prozessen, die *Kreativität im Alltagshandeln* anerkennen und fördern. Malik (1993, S. 228) spricht in diesem Zusammenhang von einem „scheinbare(n) Paradoxon: ein System so zu organisieren, daß es sich selbst organisiert". Es gilt, diese selbstorganisierenden Fähigkeiten eines Systems aufzubauen, auszubauen oder zu erweitern. Obwohl das Reizwort Selbstorganisation bei den traditionellen Managementstrukturen und -hierarchien Angst und Unsicherheit auslöst, ist es unabdingbar erforderlich, sich näher mit diesem Konzept auseinanderzusetzen. Eine besonders gute Einführung in diese komplexe Thematik bietet Probst (1987) in seinem grundlegenden Buch *Selbstorganisation.* Mitarbeiterzentrierte Konzepte der Selbstorganisation verschränken die oben beschriebenen prozessualen Zusammenhänge in sozialen Organisationen in einem strategischen Konzept zur *integrierten Organisations- und Personalentwicklung.*

> Die Hauptzielsetzung all dieser Ansätze ist die Nutzung betrieblicher Kenntnisse und Erfahrungen der Mitarbeiter zur technisch-organisatorischen Weiterentwicklung (Neugestaltung) der betrieblichen Prozesse, um gemeinsam (Beteiligung der Mitarbeiter an Zielsetzungs-, Planungs- und Kontrollaufgaben) neue Lösungen zu erarbeiten. Dabei müssen die bisherigen Aufgaben, Abläufe, Strukturen und eingesetzten Techniken, die Kenntnisse der Mitarbeiter über Schwach- und Starkstellen der bisherigen Prozesse, die Vorstellungen der Mitarbeiter über die künftige Aufgabenerfüllung, die Optimierungsvorschläge der Mitarbeiter und Kommunikationsbeziehungen im Unternehmen berücksichtigt werden (Heeg 1991, S. 245 ff.).

Diese betriebswirtschaftlichen Erkenntnisse und Konzepte können in ihren grundlegenden Gedanken auch für das Pflegemanagement Gestaltungshinweise geben (Abb. 6.3).

Klimecki u. Nokielski (1992, S. 46) sprechen in ihren „Leitbildern und Denkmustern eines neuen Managementverständnisses" davon, daß „die Kompetenz einer aktiven, intrinsisch motivierten Beteiligung an den Prozessen selbstorganisierter Entwicklung (...) an allen Stellen der Organisation entfaltet werden" muß. „Dazu ist es notwendig, Interaktionsspielräume zu eröffnen und Kommunikation auf allen Ebenen (vor allem zwischen den Ebenen) der Organisation zu fördern ... Management ist deshalb nicht nur die Aufgabe einiger privilegierter Mitarbeiter (Führungskräfte), sondern vielmehr eine ‚Eigenschaft des Systems' " (S. 46).

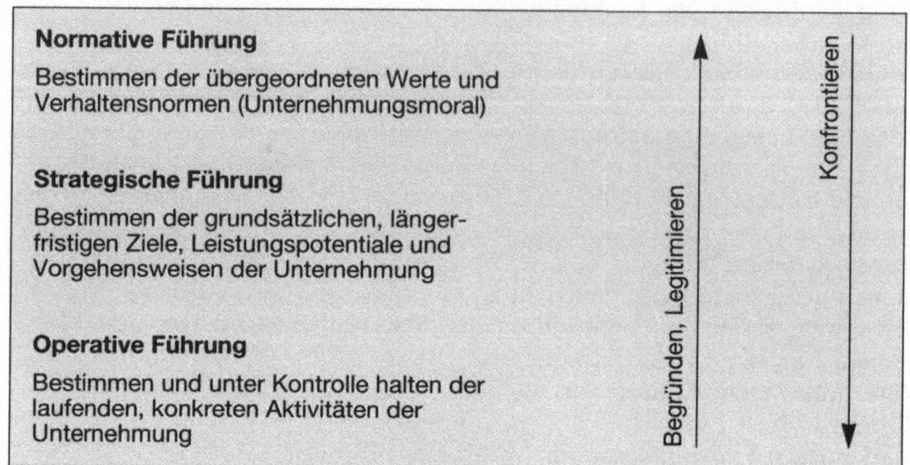

Abb. 6.3.   Führungsebenen. (Nach Ulrich u. Probst 1991, S. 282)

**Die Praxis der Selbstorganisation in sozialen Systemen hat weit eher
zu tun mit Einsicht in das Funktionieren sozialer Systeme der wohl-
überlegten Gestaltung einiger Elemente und ihrer gewissenhaften
Handhabung (Malik 1993, S. 228).**

Bardmann postuliert, daß eine durchschaubare „Lern- und Kommunikationskultur" aufgebaut werden muß, um „alte und neue Kommunikations-
störungen offensiv anzugehen und ‚konstruktiv zu bearbeiten'. ... Das Ideal
wird in einem Kommunikationsnetz gesehen, das keine exponierten Macht-
dispositionen mehr kennt, sondern ‚ohne klares (...) Oben und Unten von
Individuen und Arbeitsteams (gebildet wird), deren ständige Auseinandersetzung permanente Organisationsentwicklung bedeutet (Lutz 1986, S. 27)"
(Bardmann 1994, S. 356). Hier wird eine neue Managementhaltung beschrieben, die „Bedingungen für Kreativität und Selbstorganisation schafft.
Das bedeutet: Einsicht in die Notwendigkeit ständigen Lernens und Verlernens, Bereitschaft zu Flexibilität und Rücknahme alter Kontroll- und Steue-
rungsansprüche. Der Manager ist nicht mehr der ‚Macher', der alles plant,
durchschaut und herrschaftlich überwacht, der Manager wird vielmehr als
ein ‚Facilitator', als ein ‚Mitspieler' oder ‚Spielerleichterer' vorgestellt (vgl.
Probst 1987). Er steht nicht mehr ‚über den Dingen', sondern ist eingewoben
in das dynamische, sich selbstorganisierende Netzwerk der Unternehmenskultur. Sein Beitrag ‚reduziert' sich darauf, Anstöße zu geben, mit denen er
laufende, unerwünschte Selbstorganisataionsprozesse ‚stört'" (Bardmann
1994, S. 357).

Modernisierungswiderstände

Neue theoretische Konzepte, zumal auf so abstrakter Ebene, stoßen meist auf gravierende Modernisierungswiderstände der Praktiker nach dem Motto: „Für so einen neumodischen Kram haben wir keine Zeit!" Der Begriff *Selbstorganisation* macht Angst und wird oft mit Anarchie und Anomie gleichgesetzt. Dieser Modernisierungswiderstand zeigt sich erfahrungsgemäß vor allen Dingen auf mittleren Führungsebenen. Wie soll das in der „Praxis" aussehen?

Die „Realitätstüchtigkeit" von Entwürfen wird sich deshalb erst in der Zukunft zeigen. Dieses sich selbststeuernde Managementmodell der Selbstorganisation stellt sozusagen eine Vision, eine *Leitlinie* dar, die Pflegemanager anstreben können: *ein neues Denken im Umgang mit sozialen Systemen.*

Es geht uns hier darum, die Möglichkeiten und Grenzen des Gestaltungsraumes des Pflegemanagements aufzuzeigen und eine Diskussion anzustoßen, um einerseits die Berufsverdrossenheit, Berufsflucht, Demotivation aufzufangen und andererseits Strategien aufzuzeigen, die zu einer *Identifikation* mit dem Beruf beitragen können.

Vor dem Hintergrund der komplexen Zusammenhange im Gesundheitswesen ist es mit Sicherheit nicht möglich, die „Gestalt" der Organisation Pflege und deren Management, das Ganze sowie die Gesamtheit aller gleichzeitig ablaufenden Prozesse dieser Organisation zu erfassen, wie Girschner (1990, S. 58) aus soziologischer Sicht ganz allgemein schreibt:

> Die Organisation existiert allenfalls virtuell als Vorstellungsbild in den Köpfen der Menschen. … Organisation als je vorhandenes Beieinander und je vorhandener prozessualer Zusammenhang von Menschen, Sachen, Handlungen, Informationen und Symbolen kann nur theoretisch rekonstruiert werden. Eine solche begrifflich-analytische, interpretierend beschreibende oder erklärend-modellhafte Rekonstruktion der Organisation vermag uns dann allerdings bei der Beobachtung isoliert scheinender Phänomene zu helfen und ihren Stellenwert im Gesamtkontext der Organisation erhellen. Erst eine solche Rekonstruktion kann uns Aufschlüsse über Funktionsprobleme einer Verwaltung, eines Verbandes oder eines Produktionsbetriebes geben. Erst sie kann weiterhelfen, Funktionen und Folgen spezifischer Eigenschaften von Organisationen für die Gesellschaft zu beurteilen. Erst mit Hilfe solcher theoretischen Konzepte läßt sich beispielsweise über Effekte der Arbeit in Organisationen, ihrer Effizienz, die Bedürfnisbefriedigung der Organisationsmitglieder oder die Problemsensibilität von Organisationen diskutieren.
> Dabei darf man aber eines nie vergessen: die theoretische Rekonstruktion der Organisation ist nicht die Organisation (Girschner 1990, S. 55).

Die Quintessenz der Studie zur Neugestaltung der Arbeitswelt („Arbeit 2000") ist, daß es nach Ansicht der Autoren „modernere Lösungen betrieb-

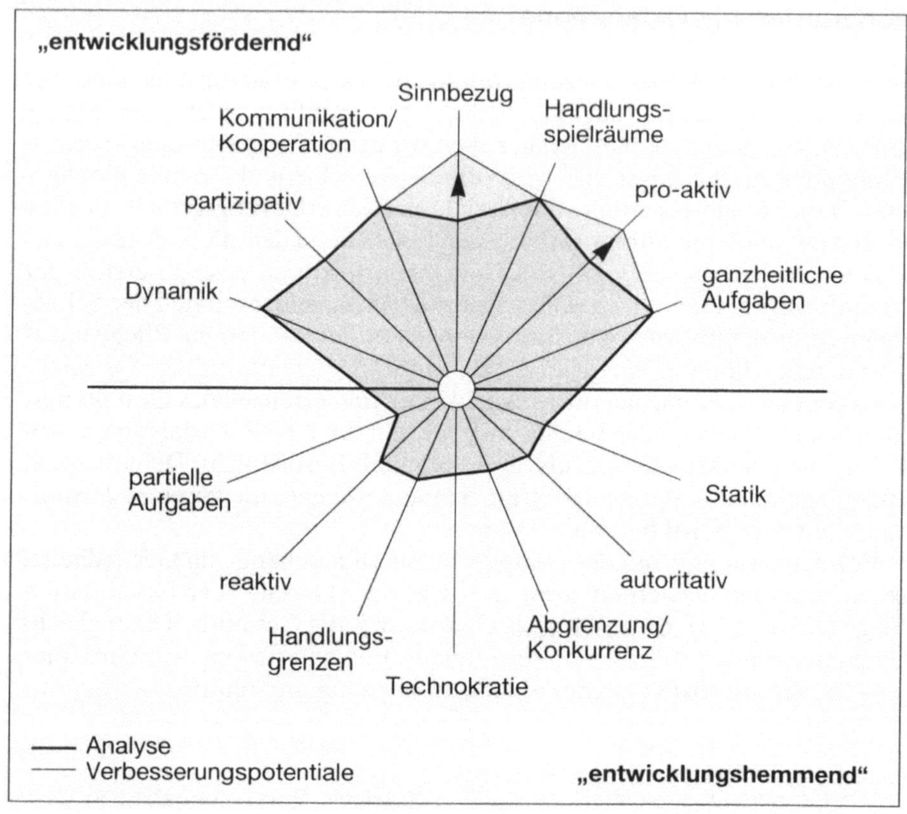

Abb. 6.4.   Beispielhaftes instrumentelles Stärken-/Schwächen-Profil (Nach Klimecki et al. 1994, S. 108)

licher und sozialer Interessenkonflikte" gibt: „„Modern' meint Lösungen, die individueller Freiheit und gesellschaftlicher Verantwortlichkeit Beschäftigter mehr Raum lassen und die (gleichwohl oder gerade deshalb) machbar und zwischen allen Beteiligten kompromißfähig sind. Widerstände gegen die Einführung moderner Lösungen haben oft nur Pseudobegründungen. Meist kaschieren diese, daß Beteiligte zum Umdenken nicht willens oder in der Lage sind, daß sie historisch überlebte Herrschaftspositionen aufrechterhalten wollen, daß sie mehr an der Entlastung durch Routine interessiert sind als an der Lösung lösungsfähiger Probleme (Matthies et al. 1994, S. 424; Abb. 6.4).

6.7 Vernetzung der Kommunikationen

Nach einer kommunikationsorientierten Perspektive sind Organisationskulturen soziale Systeme, die „die organisatorische Wirklichkeit" qua Kommunikation konstruieren:

> Über die Kommunikation allein ist auszumachen, was im Rahmen einer Organisationskultur ‚Sinn und Bedeutung' hat, Organisationskulturen begründen ihre Existenz nicht einfach in der Form von Reflexionen oder kognitiven Landkarten ‚in den Köpfen' ihrer Mitglieder (...), sondern in der selektiven Vernetzung von Kommunikationen, in den ‚Artefakten der gemeinschaftlichen Interaktionen' (vgl. Gergen 1985, S. 226) ... Der hier vertretene Kulturansatz geht nicht mehr vom ‚subjektiv gemeinten Sinn' oder von der ‚individuellen Bedeutung' aus, sondern von eben den Bedeutungen, an denen sich die Kommunikation in ihrem faktischen Ablauf orientiert. Diese Bedeutungen entstehen unaufhörlich in der laufenden Kommunikation (Bardmann 1994, S. 382).

Nach dieser Sicht sind diese Deutungen innerhalb der Organisationskultur sozialer Systeme deshalb „nicht als Bewußtseinsleistungen, sondern als *Kommunikationen,* also vom Standpunkt der Kommunikation zu begreifen" (vgl. Bardmann 1994, S. 381). Geertz (1983, S. 9) beschreibt dieses Bedeutungsgewebe folgendermaßen: „Von der Überzeugung ausgehend ..., daß der Mensch ein Lebewesen ist, das in einem Netz von Bedeutungen hängt, die es selbst gesponnen hat, betrachte ich Kultur als dieses Netz und dessen Analyse (...) als interpretierende Wissenschaft, die nach einer Bedeutung sucht."

Den Menschen in einem solchen Netz von Bedeutungen beschreibt Schorlemmer (1994, S. 223) so:

> Arbeit ist ihrem Wesen nach ein kommunikativer Prozeß in drei Richtungen: des Menschen mit sich selbst, der sich in seiner Arbeit wiedererkennt, des Menschen mit dem Gegenstand, an dem er oder mit dem er arbeitet, und als ein Prozeß, der den anderen in einer arbeitsteiligen, existentiell voneinander abhängigen Welt braucht.
>
> Der Mensch ist nur Mensch, wo er ‚für sich' sein kann und aus sich selbst sein kann. Dies aber erfährt er erst in seiner ganzen Fülle im Dasein ‚für Dich', für den anderen, wo er selbst etwas gewinnt, indem er etwas gibt. Menschliches ‚Da-sein' vollzieht sich im Mehrfachsinn: als Ganz-da-sein, also Wachsein, als Da-sein im Sinne von Existieren und in einem dritten Sinne als ‚Da-sein für etwas'. Diese Aspekte von Dasein schließen somit intellektuelles Aufmerksamsein, kritischen Sachverstand (also Leben auf der Höhe der Zeit und Sehen der Zeichen der Zeit) ebenso ein, wie das ‚Dasein' eine Selbstvergewisserung ist, die sich in mannigfaltigen Formen der Meditation vollzieht. Solche Selbstvergewisserung vollzieht sich allerdings auch in einer solidarischen Existenz, in der wir uns als gemeinschaftsbezogene Wesen erfahren. Wo diese drei Dimensionen von Dasein zusammenkommen, kann Menschsein wieder gelingen und sich den elementaren Herausforderungen selbst der Risikogesellschaft stellen.

Warum ist dieses so abstrakte, so theoretische Thema einer kommunikationsorientierten, kulturellen Perspektive für die Fragestellung *Pflegemanagement im Wandel* so relevant? Es soll gezeigt werden, daß nicht auf Systeme eingewirkt (in traditioneller Auffassung „gemanagt") wird, sondern daß nur *mit dem* System gearbeitet werden kann, das heißt auch, daß Organisationskulturen nach dieser Perspektive also *nicht* sozialkonstruktivistisch „gemacht" und Organisationen, so gesehen, *nicht* konstruiert werden können. Der Gedanke an eine Macher-Perspektive des Managements wird dadurch endgültig aufgehoben.

> Während Unternehmenskultur zum ‚hula hoop of the 1980' (...) zu werden verspricht, könnte Unternehmensethik durchaus zum ‚hula hoop of the 1990' werden (...). Der *Unternehmensethik* geht es – anders als der Unternehmenskultur – nicht um die deskriptive Feststellung von Werten und Normen zum Zwecke ihrer instrumentell-präskriptiven Beeinflussung. Ihr geht es vielmehr um die *Begründung* von Normen (...) Die Anlässe für diese Debatte liegen folglich nicht in erfolgsstrategischen Defiziten, sondern in Begründungsdefiziten. Sie wurzeln in Zweifeln an der bislang dominierenden Vorstellung, daß Managerhandeln eine ethisch-neutrale, ökonomisch-rationale Tätigkeit sei (Osterloh 1989, S. 144 f.).

Bardmann verdeutlicht den Gedankenansatz der soziologischen Organisationstheorie und die gemeinte Perspektive am Begriff der Rationalität, was zu einem neuen Denken im Pflegemanagement, zu einer werteorientierten Personalpolitik oder zu Fragen praxisnaher Managementethik konstruktiv beitragen kann.

> Die Rationalität ..., von der in Organisationen immer wieder die Rede (!) ist, existiert nach unserer Sichtweise weder ‚in' der Realität der tatsächlichen organisatorischen Verfaßtheit und Verfahrensweise noch ‚in' dem Bewußtsein der beteiligten Akteure, sie existiert ausschließlich ‚im' Kommunikationssystem der Organisation, in ihrem Erzählfluß', der Rationalität zitiert und rezitiert, moduliert, formuliert und beschwört. Der jeweils geltende Entwurf von Rationalität, der das Erleben und Handeln der Organisationsmitglieder vorübergehend orientieren soll, wird hier und da mehr oder weniger deutlich aus dem Strom ständiger kommunikativer Wandlungsprozesse herausgeschält, um vom selben Kommunikationsstrom immer wieder verbraucht, abgenutzt, verworfen und umdefiniert zu werden. Die Kommunikation, nicht die sich kommunikativ gebärdenden Individuen, entscheidet über die Variationen und Redundanzen des Rationalitätstopos.
> Ebenso verhält es sich mit Normen und Werten, denen im Zuge der Organisationskulturdebatte (!) ein besonderer Stellenwert zugeschrieben wird. Sie können aus der hier vertretenen Kulturperspektive weder als natürliche

Triebfedern der sich in Organisationen vergemeinschaftenden Menschen, noch als individuell generierte und individuell verwaltete Orientierungsmarken autonomer Subjekte begriffen werden. Normen und Werte sind vielmehr als soziale Artefakte, als kulturelle Produkte kommunikativer Aushandlungsprozesse zu begreifen, die als solche die Wirkzeiten von Menschen in Organisationen überdauern können und – dem Schutz und der Trägheit (aber auch der Dynamik) des Kommunikationssytems unterstellt – gleich ganze Generationen von Organisationsmitgliedern in ihren Lebensmöglichkeiten limitieren. Weder ein ‚Weil-es-nun-einmal-so-ist‘, noch ein ‚Weil-ich-es-nun-einmal-so-sage/sehe/denke‘, sondern ein ‚Weil-es-so-und-nicht-anders-besprochen/beredet/beschworen ist‘ erklärt die Wirksamkeit der Normen und Werte. Sie verlieren ihre faktische Geltung nicht in dem Moment, in dem jemand ihnen widerspricht, sie vergißt oder sie nicht kennt (Unwissenheit schützt bekanntlich nicht vor Strafe!), sondern dann, wenn sie kommunikativ nicht mehr einsatz- und anschlußfähig sind, wenn sie sich nicht mehr ins kommunikativ vermittelte Sinn- und Bedeutungsgewebe einer jeweiligen Organisationskultur einfädeln und dort verknüpfen lassen (Bardmann 1994, S. 383).

Weiterführende Literatur:

Bardmann TM (1994) Wenn aus Arbeit Abfall wird. Aufbau und Abbau organisatorischer Realitäten. Suhrkamp, Frankfurt am Main

Bauman Z (1992) Ambivalenz und Postmoderne. Das Ende der Eindeutigkeit. Junius, Hamburg

Beikirch E, Korporal J (1991) Was ist gute Krankenpflege in unserer Gesellschaft wert? Robert-Bosch-Stiftung (Hrsg) Materialien und Berichte 37, Förderungsgebiet Gesundheitspflege. Bleicherverlag, Gerlingen

Borsi GM (1994) Das „Gespenst der Postmoderne" im Krankenhaus. Gedanken zu einem postmodernen Management-Ansatz. Jounral für Psychologie, Jg. 2, Heft 4, S. 48–58. Asanger, Heidelberg

Borsi GM (1995) Handlungsketten – Machtketten. Teil II: Personalentwicklung als strategische Funktion der Personalarbeit. In: Pflege – Die wissenschaftliche Zeitschrift für Pflegeberufe, Bd. 8 1995, Heft 2. Huber, Bern

Fuchs P (1992) Die Erreichbarkeit der Gesellschaft. Zur Konstruktion und Imagination gesellschaftlicher Einheit. Suhrkamp, Frankfurt am Main

Hellige B, Holler G (Hrsg) (1994) Leitfaden zur Neuordnung des Pflegedienstes. Schriftenreihe des Bundesministeriums für Gesundheit, Bd. 31. Nomos-Verlag, Baden-Baden

Lenk H (1987) Zwischen Sozialpsychologie und Sozialphilosophie. Suhrkamp, Frankfurt

Lenk H (1992) Zwischen Wissenschaft und Ethik. Suhrkamp, Frankfurt

Matthies H, Mückenberger U, Offe C, Peter E, Raasch S (1994) Arbeit 2000. Anforderungen an eine Neugestaltung der Arbeitswelt – Eine Studie der Hans-Böckler-Stiftung. Rowohlt, Reinbek bei Hamburg

Pries L (1991) Betrieblicher Wandel in der Risikogesellschaft. Westdeutscher Verlag, Opladen

Probst GJB (1993) Organisation. Strukturen, Lenkungsinstrumente, Entwicklungsperspektiven. verlag moderne industrie, Landsberg am Lech

7 Werteorientiertes Pflegemanagement

Pflegemanagement im Wandel vollzieht sich in einem gesellschaftlichen Prozeß, der als Übergang *von der Moderne zur Postmoderne* gesehen werden kann.

Die industrielle Gesellschaft, die im Verlauf von gut zweieinhalb Jahrhunderten ein den Zwecken der Produktion und des materiellen Fortschritts dienendes mechanistisches Weltbild förderte, stößt allenthalben an die Grenzen des Machbaren, des Wünschenswerten und des Sinnvollen. Die nachindustrielle Gesellschaft scheint eine verwirrende Dynamik entwickelt zu haben, die sich mit Konstrukten einer simplifizierten Wirklichkeit und eines nun beinahe naiv anmutenden unikausalen Denkens nicht mehr erklären und noch weniger steuern läßt. Die vorangegangenen Kapitel suchen die komplexe Realität der postmodernen Welt im Rahmen eines systemorientierten theoretischen Ansatzes zu illuminieren. Ein immer wiederkehrendes Thema fließt unausweichlich in die Betrachtungen ein. Die industrielle, moderne und bürokratische Gesellschaft hat in der Rationalität menschlichen Handelns die Garantie schlechthin für die Effizienz jeglichen Tuns gesehen.

> Der geschulte Wirtschaftswissenschaftler hält sich selbst für den Hüter jeglicher Rationalität – er mißt anderen ihre Rationalität zu und schreibt sie den sozialen Zusammenhängen vor (Arrow 1980, S. 12).

Rationalität mag nicht so allumfassend das menschliche Dasein geleitet haben, wie moderne wissenschaftstheoretische Darlegungen postulieren und aufzuzeigen versuchen, doch daß sie weitgehend die Ziele und die Mittel zur Durchsetzung dieser Ziele sowie der Beziehung zwischen beiden in Managementvorstellungen beherrschte, ist kaum zu bezweifeln.

> Sie sagt jedoch nichts über Art und Beschaffenheit dieser Ziele aus. Sie führt uns lediglich die Kongruenz oder Dissonanz von Ziel und Mittel vor Augen (Arrow 1980, S. 13).

Natürlich haben auch die sich den Prinzipien der Rationalität verschreibenden Manager Wertvorstellungen, die jedoch eher diffus, zufällig und informell zu dem „rationalen" Vorgehen beitragen.

Die Umorientierung von der Moderne zur Postmoderne, die in unserer Diskussion aus verschiedenen Perspektiven exploriert worden ist und deren komplexe Ursachen, Prozesse und Tendenzen versucht wurden zu klären, legt aus „erfolgsstrategischen Gründen" nahe, daß

> Neben Organisationsstrukturen und Strategischen Plänen ... nun gemeinsame Werte und Normen als verhaltenssteuernde Instrumente einbezogen werden (Osterloh 1991, S.154).

Wenn die Tatsache, daß im Mittelpunkt dieser Neuorientierung manageriellen Handelns die Konzeption einer **Organisationskultur** steht, auch nicht zwingenderweise den Abschied von aller Rationalität bedeutet, so rückt sie doch eine Wertediskussion in den Mittelpunkt, die sich nicht den sogenannten „Sachfragen" anschließt, sondern diese primär bestimmt, d.h. sie einschließt.

> Abschiednehmen vom alleinig sachorientierten Management der Moderne heißt, sich zu trennen von dem Glauben
> * an das lineare, rationale Denken,
> * an die Planung,
> * an die Bürokratie,
> * an die Organisation,
> * an die Beherrschbarkeit.
> (nach Martin u. Pörner 1988, S. 53–59)

Die von Managern oft einseitig abverlangte Sachorientierung, die die externen und internen Zwänge eher zur Wahrnehmung bringt als die möglichen Handlungsfreiräume, führt unweigerlich früher oder später zu dem, was Psychologen den „Verlust der Mitte" nennen (Martin u. Pörner 1988, S. 59). Ein im Sinne der Postmoderne werteorientiertes Management ist sich genau dieser „Mitte" bewußt, die sich nicht aus arbeitsteiligen, administrativ kontrollierten Sachlagen ergeben kann, sondern die in einem Gespür für die Organisation als eine gelebte „Kultur" auszumachen ist.

> Unternehmenskultur wird dabei als die Gesamtheit von gemeinsamen Werten und Normen verstanden, die sich in organisatorischen Handlungsweisen und Symbolen konkretisiert (Osterloh 1991, S. 155).

Die Organisationskultur (sie soll hier als eine spezifische Form der Unternehmenskultur gelten) ist natürlich auch dem Wertewandel, der die Gesellschaft prägt, unterworfen. In jedem Krankenhaus oder Altenheim ließen sich z. B. die Effekte eines Trends von *Pflicht- und Akzeptanzwerten zu Selbstentfaltungswerten* ausmachen. Dabei ist eine Pflicht- und Akzeptanzorientierung eindeutiger durch Werte wie Disziplin, Gehorsam, Leistung, Ordnung, Pflichterfüllung, Treue, Unterordnung, Fleiß, Bescheidenheit, Selbstbeherrschung, Pünktlichkeit und Anpassungsbereitschaft gekennzeichnet. Eine Selbstentfaltungsorientierung dagegen kann viel heterogener und widersprüchlicher gemischte Werte beinhalten. Es zeigt sich eine idealistische Gesellschaftskritik (Gleichheit, Demokratie, Partizipation, individuelle Autonomie) mit hedonistischen (Genuß, Abenteuer, Ausleben von Emotionen) und individualistischen (Kreativität, Spontanität, Selbstverwirklichung, Ungebundenheit, Eigenständigkeit) Bestrebungen (Schanz 1985).

Soll nun die Organisationskultur einem werteorientierten Management Möglichkeiten zu einer instrumentell-präskriptiven Beeinflussung im Sinne eines erfolgsstrategischen Vorgehens ermöglichen, müssen die schon als gemeinsam aufgefaßten Werte und Normen vorerst deskriptiv festgestellt werden (Osterloh 1991, S. 155).

Die sogenannte „Zwei Welten Theorie" (d. h. die an organisatorischen Entscheidungen Beteiligten und die von ihnen Betroffenen) bürdet dabei dem Manager die Verantwortung auf, daß er im Sinne einer privaten Gewissensethik stellvertretend für alle Mitarbeiter in der Organisation die Werteorientierung zum Zwecke ihrer instrumentellen Handhabung und im Zuge betrieblicher Problemlösungsprozesse bestimmend lenkt und steuert.

Ulrich (1987, S. 142) bemerkt dazu, daß es „immer mehr Betroffene, aber immer weniger Beteiligte an unternehmenspolitischen Entscheidungen" gibt. In diesem Zusammenhang ist es vonnöten, zwischen der vermutbar höheren Beteiligungsmöglichkeit zur Aus- und Durchführung schon getroffener unternehmenspolitischer Entscheidungen und der Beteiligung an eben diesen Entscheidungen selbst zu unterscheiden.

Wie aber ließen sich im Rahmen einer privaten Gewissensethik die Werte und Normen *begründen,* die so selektiert und in einer Rangfolge festgelegt werden, ohne daß die Prinzipien und Kriterien offenbar und nachvollziehbar gemacht werden müssen (oder auch können)?

Hier kann der Begriff der *Unternehmensethik* weiterhelfen. Er wird oft, jedoch fälschlicherweise, synonym für den Begriff der Unternehmenskultur verwendet.

Die Unternehmensethik, wie alle ethischen Diskurse oder Dialoge, befaßt sich mit der Begründung von Werten und Normen, die eine Unternehmenskultur bestimmen (könnten).

Dabei ist sie natürlich „auch auf die deskriptive Feststellung von faktisch geltenden Normen – die Moralen (Ethos) oder Normen der konkreten Sittlichkeit – angewiesen" (Osterloh 1991, S. 155).

7.1 Das Verhältnis von Organisationskultur und Organisationsethik

Eine an erfolgsstrategischen Gesichtspunkten orientierte Organisationskultur muß letztlich den Primat der Ethik anerkennen, da (wie in diesem Buch ausführlich und in unterschiedlichen Zusammenhängen dargestellt) die postmoderne Organisation primär gekennzeichnet ist von

- Komplexität,
- Sinngebung,
- Einfluß,
- Bestätigung,
- Bewußtsein.

Ein werteorientiertes Management kann diese Gegebenheiten nutzen; das allein sachorientierte Management erfährt die Realitäten der postmodernen (Arbeitswelt) als Störfaktoren, die es zu beseitigen gilt, um zu den vermeintlichen Tugenden der rationalen Betriebsführung zurückkehren zu können, die sich an Persönlichkeitsmerkmalen wie Fleiß und Bescheidenheit eher als an den facettenreichen (Arbeits- und Lebens-)Umwelten konkretisiert. Diese Rückkehr ist offensichtlich nicht möglich, so innig sie herbeigewünscht werden mag.

> Die Symptome des Niedergangs unserer Welt sind beunruhigend, ja fast zum Verzweifeln. Aber wir müssen deshalb nicht resignieren. Der Niedergang läßt sich durch Einsicht beeinflussen. Denn er ist nicht durch ein unabänderliches Naturgesetz bedingt, sondern durch menschliche Dummheit, Trägheit und Gier. (Peter Kafka in: Süddeutsche Zeitung, 7./8. Mai 1988)

Es braucht eine diskursive Organisationsethik, um in der in einem steten (wenn auch voraussehbaren) Wandel begriffenen Organisation begründete Orientierungen zu liefern.

Die denknotwendigen Voraussetzungen für das Verhältnis von Unternehmensethik und Unternehmenskultur sind:

- Handlungsspielräume: d.h. die Organisation ist nicht restlos in ihrem Handeln determiniert.
- Ausfüllung dieser Handlungsspielräume durch von Menschen geschaffene Normen:
  „Diese Normen erschöpfen sich nicht im kodifizierten Recht. Man kann sich also nicht darauf hinausreden, daß alles, was rechtlich nicht verboten ist, auch ethisch gerechtfertigt ist" (Osterloh 1991, S. 156).

- Friedlicher Konsens als oberste Norm für die Bewältigung von Konflikten zwischen den Betroffenen anstelle von Gewalt oder Manipulation: „Dies bedeutet den Ausschluß einer paternalistischen Interessenberücksichtigung für die Betroffenen. Statt dessen wird ein dialogischer Interessenausgleich mit den Betroffenen als mündigen Organisationsbürgern angestrebt" (Osterloh 1991, S. 157).

Die friedliche Verständigung ist kein utopisches Ideal, sondern als gelungene Lebenspraxis für jedermann erfahrbar (Habermas 1983, S. 127–206).

Sie erkennt nur noch ein einziges Prinzip, den allgemeinen und freien argumentativen Diskurs. Sie führt nicht zur Erzeugung von gerechtfertigten inhaltlichen Normen, sondern zur Prüfung der Gültigkeit vorgeschlagener Normen. Weil sie nur formal Normen vorgibt, kann sie sich von partikularen kulturellen Lebenswelten und damit vom Normenrelativismus losmachen. Zugleich kann sie der Verordnung „fester Werte" entgegentreten, die der Krise traditioneller Werte im Gewand der „geistig-moralischen Wende" entgegentreten will ... (Osterloh 1991, S. 159).

Die friedliche Verständigung mittels eines allgemeinen und freien Diskurses setzt jedoch eine Entwicklung moralischer Urteilsfähigkeit voraus, der die Vorstellung zugrunde liegt, „daß nicht nur in der Kindheit, sondern auch im Erwachsenenalter eine moralische Entwicklung möglich ist, daß also Arbeit die Persönlichkeit des Erwachsenen beeinflußt" (Hoff et al. 1985).

Bedingungen, die die moralische Entwicklung in allen Lebensphasen fördern:
- offene Konfrontation mit sozialen Konflikten,
- Chancen zur Teilnahme an (relativ symmetrischen) Kommunikationsprozessen,
- Möglichkeiten der Mitwirkung an kooperativen Entscheidungen,
- regelhafte starke Diskrepanzen zwischen einzelnen Lebensbereichen oder sozialen Rollen.
(Lempert 1988, S. 71)

7.2 Diskursfördernde Organisationskulturen

In den verschiedenen Vorstellungen von dem, was Management letztlich bedeutet und den theoretischen Ansätzen, die diese Konzeptionen fundieren, gestaltet sich das Verhältnis von Unternehmenskultur und Unternehmensethik recht unterschiedlich und macht eine diskursive Organisationsethik mehr oder weniger wahrscheinlich (und) oder möglich.

Von denen, die Organisation als ein ausschließlich rationales Gebilde in einem gegebenen kulturellen Kontext sehen, wird Kultur als eine *externe* Einflußgröße, ein nicht beeinflußbarer Faktor angesehen, an dem sich das Management anpassen muß, um eine effiziente Zielerreichung zu gewährleisten. Kultur entzieht sich hier einer Gestaltung in der oder durch die Organisation.

Es sieht Kultur als ein Instrument zur Befriedigung grundlegender menschlicher Bedürfnisse oder zum Systemerhalt. Ethische Gesichtspunkte finden hier überhaupt keinen Platz: Der Systembestand oder die grundlegenden menschlichen Bedürfnisse sind aus dieser Sicht nicht begründungspflichtig, sondern als gegebene Ziele vorausgesetzt. Weil darüber hinaus auch vorausgesetzt wird, daß alles Handeln funktional der Zielerreichung dient, ist ein Diskurs über die Richtigkeit dieses Handelns überflüssig (Osterloh 1991, S. 161).

In der systemorientierten Betrachtung wird ein Konzept vertreten, das davon ausgeht, daß eine Organisation eine Kultur *hat*. Hier wird Kultur zu einer von mehreren gestaltbaren *internen* Variablen der Organisation. Die Unternehmenskultur wird als eines von mehreren kulturellen Subsystemen der Organisation angesehen.

Kultur wird „machbar", genauso wie technologische Entwicklungen, indem eine Unternehmenskultur mit den entsprechenden Symbolen, die in dieser kontingenztheoretischen Betrachtungsweise von entscheidender Bedeutung für die Unternehmensführung werden (d. h. zu einer zu schaffenden „Bedingung" des erfolgreichen Managements), beinahe zu einem „Wertedrill" führt. Dieser kann von den Mitarbeitern nur noch als ein zusätzlicher Zwang erlebt werden.

Dieser Ansatz kann eine diskursive Unternehmensethik, d. h. eine unvoreingenommene Verständigung, geradezu verhindern.

Die systemtheoretische Betrachtungsweise braucht ... keinen Diskurs, weil sie annimmt, daß das moralisch Richtige hinreichend im Rahmen dessen analysiert werden kann, was der Aufrechterhaltung der Systemgrenzen förderlich ist. Darüber hinaus wird der Diskurs sogar behindert, wenn (gefordert wird), daß Kultur „steinhart" sein müsse und jeder seine Stelle zu Recht verliere, der gegen die herrschende Unternehmenskultur verstößt (Osterloh 1991, S. 162).

Hier bleibt Unternehmenskultur ein Instrument der Betriebsführung bis zu der Feststellung, daß „Führung deshalb nicht zuletzt als Management von Symbolen" zu begreifen sei (Osterloh 1991, S. 161).

Erst die Sichtweise, die durchaus in einem systemtheoretischen Zusammenhang entwickelt werden kann, daß Organisationen nicht ein objektives Faktum sind, sondern als eine gesellschaftliche Konstruktion der Wirklichkeit „in den Köpfen der Organisationsmitglieder" entstehen und bestehen, ermöglicht die Erkenntnis, daß die Organisation weniger eine Kultur *hat* (extern oder intern bedingt), sondern eine weder vorgegebene noch unbeeinflußbare Kultur *ist*, die durch das Handeln oder Nicht-Handeln aller als eine Lebensumwelt gestaltet wird.

Es bestehen immer Handlungsfreiräume.

Die Gestaltung dieser Lebensumwelt Organisation kann sich jedoch in der Aufrechterhaltung und dem Weitergeben von Mythen und Ritualen erschöpfen, die eine Alternativlosigkeit sozialer Normierungen stabilisieren, indem sie diese einem unvoreingenommenen Diskurs entziehen.

Werte und Normen werden eher diffus wahrgenommen, in ihrer gewachsenen Widersprüchlichkeit und Ungereimtheit gelegentlich erkannt, aber eben als unveränderliche externe Kontingenzen betrachtet.

Die bewußte Tradition jedoch, die zwar alternative Entwicklungsmöglichkeiten sehen kann, lehnt häufig jeden Eingriff in die bestehende Organisationskultur ab. Sie stellt diese oft als ein Reservat eines noch unberührten Stücks Lebenswelt dar, in der jegliche Veränderung als potentielle Zerstörung betrachtet werden kann.

Wenn man kulturelle Orientierungen als prinzipiell intakte authentische Gebilde begreift, erklärt man sie zugleich für sakrosankt.
Eine solche Position kann unter erfolgsstrategischen Gesichtspunkten gefährlich werden. Starke Unternehmenskulturen können eine Barriere für den strategischen Wandel bilden, weil sie verhindern, daß in Entscheidungsprozessen bei der Beurteilung von Alternativen eine Vielzahl von Aspekten zur Geltung gebracht wird (Osterloh 1991, S. 163).

Auch in diesem Ansatz, der Handlungsfreiräume nur mit dem Hergebrachten zu füllen weiß, weil er davon ausgeht, daß Tradition bzw. die faktisch geltende soziale Ordnung nicht hinterfragt werden darf, kann sich eine diskursive Organisationsethik wohl kaum entwickeln.

An die Stelle eines Managements von Organisationskulturen kann ein kulturbewußtes Management treten.

Wo die Organisation sich noch im Sinne der Moderne als ein rational gefügtes Gebilde mit linearen Bezügen in klar ersichtlichen hierarchischen Strukturen betrachtet, muß ein Eingriff in die – ob extern beeinflußte oder intern bedingte – Organisationskultur einem revolutionären Akt gleichen. Der diese Organisation durchdringende Determinismus weist oft relativ minimalen Eingriffen systemerschütternde Bedeutungen zu. Weil es häufig an sachlichen und fast immer an ethisch-moralischen Begründungen für ritualistische Handlungsweisen fehlt, die jedoch ohne Zweifel angstvermindernd sind, erzeugen relativ mindere Veränderungen eine unproportionale Unsicherheit.

Da das System nach Statik und Ruhe strebt (wenn auch vergeblich), erscheinen selbst Minimalinterventionen als bedrohlich.

Dagegen führt die Sichtweise von der Organisationskultur als eine in Zusammenhängen und Wechselbeziehungen gelebte (Arbeitswelt), die fundamental durch Wandel gekennzeichnet ist, zu der Erwartung, daß dieser Wandel bewußt erlebt und gesteuert werden kann. Veränderungen werden dann nicht mehr bestenfalls als Störungen und schlimmstenfalls als Vorboten einer Kulturrevolution, sondern allenfalls als machbare und notwendige Kurskorrekturen in der Gestaltung der Handlungsfreiräume angesehen.

Im Rahmen einer diskursiven Organisationsethik müssen für solche Kurskorrekturen Bedingungen geschaffen werden, die

- eine Beschreibung und Bewußtmachung der bestehenden Organisationskultur ermöglichen,
- zu einer „reflexiven Brechung" (Ulrich 1984, S. 318), d. h. zu einer kritischen Diskussion mit allen Organisationsmitgliedern über die bestehende Organisationskultur führen,
- Änderungsprozesse einleiten, bei deren praktischer Gestaltung die Prinzipien einer modernen Organisationsentwicklung Ausdruck finden (Osterloh 1991, S. 164).

Mit diesen Bedingungen schließt sich der Kreis, der ein kulturbewußtes Management mit einer diskursiven Organisationsethik und der Möglichkeit einer moralischen Weiterentwicklung jedes Organisationsmitgliedes verbindet und in dessen Verbindungen das Plädoyer für den Primat der ethisch-politischen Vernunft – also gegen die halbierte Vernunft des technischen Denkens, wie es Habermas formulierte – steckt.

7.3 Aspekte moralischer Pflichten der Unternehmensführung

Erfolgsorientiertes Handeln eines kulturbewußten Managements, also auch des Pflegemanagements, schließt moralische Pflichten ein, die sich nach Lorenzen (1991, S. 65–66) in folgende 6 Aspekte differenzieren lassen:

1. Regeln
   Handlungsregeln müssen einem kontinuierlichen kritischen Diskurs entspringen und in professionellen Moralkodizes explizit formuliert sein.
2. Gremien
   Für konfliktrelevante Richtlinienentscheidungen sind innerhalb der Organisation (möglicherweise erweitert durch wissenschaftstheoretische und

fachwissenschaftliche Experten) eigene Gremien zu bilden, die nach den Prinzipien der diskursiven/dialogischen Ethik und auf dem Fundament der gemeinsamen Organisationskultur handlungsweisende Lösungen erarbeiten.

3. Mitbestimmungsrechte

Für den Erfolg der Unternehmensethik ist es entscheidend, daß Mitbestimmungsrechte bei konfliktrelevanten Entscheidungen organisatorisch abgesichert sind. Es ist nicht notwendig und möglicherweise auch gar nicht wünschenswert, daß alle bei jedem mitzubestimmen suchen und nach einer Repräsentanz streben, die oft in einer Pseudodemokratie endet und eher lähmend als konstruktiv aktivierend wirkt. Es darf aber auch nicht einfach den jeweiligen Machtverhältnissen überlassen bleiben, wer von Fall zu Fall an Entscheidungen mitzuwirken hat.

4. Offenheit

Die Offenheit des Dialoges bezüglich aller Neuerungen (mit einer vernünftigen Begründung aus einer neuen Situation) muß die Nachvollziehbarkeit der Argumente und Beweisführungen für alle Nichtbeteiligten, aber Betroffenen garantieren und ist einzufordern. Eine weitgehendste Offenheit beugt auch einer inhaltlichen Dogmatisierung der Normen seitens der Unternehmensführung und ihrer Gremien vor.

5. Kontrollierbares Bekenntnis

Die Organisation, die sich über ein einfaches Konkurrenz- und Gewinnverhalten hinaus durch unternehmensethische Orientierungen profiliert, muß ihre Bemühungen in dieser Hinsicht im Rahmen einer diskursiven Organisationsethik konkretisieren; allgemeine wohlmeinende Versicherungen und Bekenntnisse („zum Wohle des Patienten"), die oft bei feierlichen Anlässen abgegeben werden, sind nicht genug.

6. Selbstverpflichtung

Die durch die Unternehmensethik entstandene Selbstverpflichtung der Organisation wird in einem Staat, in dem die Gesetze nur durch die freie Zustimmung aller (vernünftigen) Bürger zustande kommen (sollten), im Geiste dieser Gesetze sein.

Wegen der Trägheit von Gesetzgebung und Justiz (die den Vorteil der Rechtssicherheit bietet) muß von den Bürgern „im Geiste des Gesetzes" gehandelt werden – und das kann vom Buchstaben des Gesetzes abweichen. Der Normalfall wird die Gesetzestreue sein, und überall da, wo die Unternehmensentscheidungen legal freigestellt sind, liefert die Unternehmensethik eine Ergänzung durch die Selbstverpflichtung auf den – diskursiv/dialogisch interpretierten – kategorischen Imperativ (Lorenzen 1991, S. 65–66).

Wesentlich ist hier die Erkenntnis, daß auch in einem demokratischen Staat die dazu legitimierten „vernünftigen" Bürger mehrheitlich Gesetzen, z. B. für den Umgang mit ungeliebten Randgruppen der Gesellschaft, zustimmen können, die völlig unvereinbar mit den ethischen Grundsätzen einer dem Menschen dienenden Organisation sind. Die Selbstverpflichtung der Organisation zu einem ethisch begründeten Handeln kann infolgedessen nicht nur eine Ergänzung im Sinne der Gesetzestreue sein.

> Aber auch in einem Staat, der seiner Verfassung nach eine Republik ist, kann - da Ideale nie erreicht werden – ein Gesetz im Einzelfall als ungerecht beurteilt werden. Hierfür ist allerdings sehr schwer zu argumentieren, weil man kontrafaktisch einen freien Konsens für ein anderes Gesetz behaupten muß. Das führt zur „civil disobedience" ..., also zur staatsbürgerlichen Gesetzesverweigerung ..., wobei die Strafe für den Rechtsbruch auf sich genommen wird, um dadurch einen Dialog in Gang zu bringen, der zur Gesetzesänderung führt (Lorenzen 1991, S. 66).

Es mag „sehr schwer zu argumentieren" sein, wie Lorenzen (1991, S. 66) sagt, doch die ethische Notwendigkeit einer Gesetzesumgehung, einer Gesetzesuntreue oder eines Gesetzesbruches muß als eine Möglichkeit, wenn sicher auch nur in extremen Umständen, durchdacht werden. Eine Unternehmensethik muß etwas zu den „Grenzen des Gehorsams" zu sagen haben.

Nachwort

Es war unsere Absicht, aber auch eine zwingende Notwendigkeit, unsere Leserinnen und Leser in eine komplexe Gedankenwelt hineinzuführen, in der es vorerst nicht um die Patentlösung eines anstehenden Problems geht, sondern um die Betrachtung grundlegender Fragen der Orientierung und Sinngebung in der vielfach vernetzten Lebenswelt, die wir Arbeit nennen.

Das „Gespenst der Postmoderne", das anscheinend den Glauben an die rationell konstruierte und vernünftig funktionierende Organisation zersetzt, hat sich hoffentlich verflüchtigt; denn es sind eben keine übernatürlichen Einflüsse oder das Treiben organisationsfeindlicher Gruppen, die subversiv, anarchisch und böswillig das Hergebrachte zu vernichten suchen.

Die Organisation sind wir alle, jeder mit seinen Bedürfnissen, Hoffnungen, Talenten, Stärken und Schwächen, für den die Lebenswelt „Arbeit" seine anderen Lebenswelten mitträgt und zuläßt oder denen sie einengend, demotivierend und feindlich drohend gegenübersteht.

Pflegemanager wie auch alle anderen, denen Führungsaufgaben auf den verschiedensten Ebenen der Organisation zufallen, werden weder mit dem klassischen betriebswirtschaftlichen Wissen noch mit den eher traditionellen personalwirtschaftlichen Techniken *allein* ihrer anspruchsvollen Aufgabe Genüge tun können. Sie brauchen, so meinte schon Immanuel Kant, Geschicklichkeit, Klugheit und Weisheit (Müller-Merbach 1991, S. 81–86).

Das Fachwissen, das im Fächerkanon der Hochschulen, allerdings selten integriert, vermittelt wird, mag auf die *geschickte* Handhabung von Materie, Information und Ressourcen vorbereiten, doch wo lernt man das dazu nötige kluge Umgehen mit Menschen? Führungsfähigkeit verlangt eine andere Qualität der Handhabung als die von Sachen und sachlich gebundenen Zielen. Menschen unterscheiden sich von Dingen durch ihre „Absicht auf Glückseligkeit", meint Kant, und damit bringen sie die so sachlich geordnete Welt der Arbeit gründlich durcheinander (wozu natürlich auch die Manager mit einem eigenen Glückseligkeitsstreben beitragen).

Was wir in diesem Buch in den verschiedensten Zusammenhängen unter anderem auch deutlich zu machen suchten, ist, daß sich die „Glückseligkeit" in der postmodernen Welt andere Bahnen sucht, als es früheren Generationen gegeben war. Schließlich soll der Pflegemanager ein beträchtliches Verantwortungsbewußtsein entwickeln, um *weise* handeln zu können. Wenn schon das Erlangen von Führungskompetenzen (auch durch Training und nicht nur durch sozialwissenschaftlich orientierte Vorlesungen) in den meisten Hochschulen einen weit abgeschlagenen zweiten Platz nach dem Erwerb unterschiedlich kategorisierten Fachwissens einnimmt, so ist die moralische Bewußtseinsbildung (im Rahmen einer Ethik, die sich als eine Anleitung zu einer kritischen sittlichen Reflexion versteht) noch schwerer auszumachen.

Kein Buch kann die Defizite des Lernens und Lehrens, wo sie existieren, wettmachen. Auch dazu gehört eine lebendige Kultur, die nur von denen gefördert und gelebt werden kann, die die akademische Gemeinschaft bilden. Mit diesem Buch wollen wir Denkanstöße geben, die dort, wo gelernt und gelehrt wird (und dies ist natürlich nicht auf Hochschulen begrenzt), auf Widerhall stoßen mögen.

Schließlich ist uns bewußt geworden, daß wir in diesem Sinne auch ein politisches Buch geschrieben haben. Wir sind ohne Zweifel einer *Vision der Pflege und des Pflegemanagements* gefolgt, die hier und dort schon Gestalt annimmt. Sie ist geprägt von einem klaren Bezug zur Realität, die Pflegende und ihre Manager wiedererkennen mögen; von der Erfahrung der Pflege und des Managements, so wie sie sind, und manchmal schon, wie sie sein könnten; von dem Wunsch nach Offenheit und Spontaneität, die wir zumindest in unserer gemeinsamen Arbeit haben walten lassen; und von der Überzeugung, daß alle Lebenswelten, und so auch die Arbeit, durch die Kreativität derer gestaltet werden, die an ihnen teilhaben.

Ruth Schröck

Literatur

Aebli (1981) Denken: Das Ordnen des Tuns. Klett, Stuttgart
Alheit P (1994) Zivile Kultur. Verlust und Wiederaneignung der Moderne. Campus, Frankfurt
Alioth A (1980) Entwicklung und Einführung alternativer Arbeitsformen. Huber, Bern
Allport G W (1955) Becoming. New Haven
Anderegg-Tschudin H, Bremi A (1989) Steigender Bedarf an Pflege bei zunehmender Personalknappheit. In: Weyermann U, Salm R (Hrsg) Pflege zwischen heute und morgen. Die Zukunft der Pflegeberufe als Herausforderung und Chance. Huber, Bern
Antonovsky A (1979) Health, stress, and coping. Jossey Bass, San Franzisco
Antonovsky A (1987) Unraverling the mystery of health. Jossey Bass, San Franzisco
Argyris C, Schön D A (1978) Organizational Learning. Reading
Argyris Ch (1991) Wenn Experten wieder lernen müssen. In: Harwardmanager, 4, S. 95–107
Arnold M (1991) Der Pflegenotstand. In: Beikirch E u. Korporal J (1991) Was ist gute Krankenpflege in unserer Gesellschaft wert? (Hrsg.: Robert-Bosch-Stiftung. Materialien und Berichte 37, Forderung fur die Gesundheitspflege). Bleicher, Gerlingen
Arrow K J (1980) Wo Organisation endet – Management an den Grenzen des Machbaren. Gabler, Wiesbaden
Badura B (1990) Gesundheitswissenschaften und öffentliche Gesundheitsförderung, (S. 51–59) In: Schwarzer R (Hrsg) Gesundheitspsychologie. Hogrefe, Göttingen
Badura B (1990) Interaktionsstreß. Zum Problem der Gefühlsregulierung in der modernen Gesellschaft. In: ZfS 19 (5), S. 317–328
Badura B (1991) Gesundheitsförderung durch Arbeitsgestaltung. In: Die Betriebskrankenkasse, 12, 1991, S. 840–848
Badura B (1992 a) Gesundheitsförderung am Arbeitsplatz Krankenhaus. In: Krankenhaus-Umschau 9
Badura B (1993) Gesundheitsförderung durch Arbeit- und Organisationsgestaltung - Die Sicht des Gesundheitswissenschaftlers. In: Pelikan J M, Demmer H, Hurrelmann K (Hg.) (1993) Gesundheitsförderung durch Organisationsentwicklung. Konzepte, Strategien und Projekte für Betriebe, Krankenhäuser und Schulen. Juventa, Weinheim und München
Badura B (1993) Soziologische Grundlagen der Gesundheitswissenschaften. In: Hurrelmann K, Laaser U (1993) (Hrsg) Gesundheitswissenschaften. Handbuch für Lehre, Forschung und Praxis. Beltz, Weinheim Basel
Badura B (1993) Systemgestaltung im Gesundheitswesen: Das Beispiel Krankenhaus. In: Badura Feuerstein Schott (1993) (Hrsg) System Krankenhaus. Arbeit, Technik und Patientenorientierung. Juventa, Weinheim München
Badura B (1994) Patientenorientierte Systemgestaltung im Gesundheitswesen. In: Badura B, Feuersten G (1994) Systemgestaltung im Gesundheitswesen. Zur Versorgungskrise der hochtechnisierten Medizin und den Möglichkeiten ihrer Bewältigung. Juventa, Weinheim München
Badura B, Feuerstein G, Schott T (1993) (Hrsg) System Krankenhaus. Arbeit, Technik und Patientenorientierung. Juventa, Weinheim

Badura B, Feuerstein G (1994) Systemgestaltung im Gesundheitswesen. Zur Versorgungskrise der hochtechnisierten Medizin und den Möglichkeiten ihrer Bewältigung. Juventa, Weinheim München

Baethge M (1991) Arbeit, Vergesellschaftung, Identität – Zur zunehmenden normativen Subjektivierung der Arbeit. In: Soziale Welt 1991, S. 6 ff.

Baethge M (1994) Arbeit und Identität. In: Beck U, Beck-Gernsheim E (Hrsg) (1994) Riskante Freiheiten. Suhrkamp, Frankfurt am Main

Baitsch C (1985) Kompetenzentwicklung und partizipative Arbeitsgestaltung. Europ. Hochschulschriften, Reihe VI, Psychologie Band 162. Lang, Frankfurt am Main

Baitsch C, Alioth A (1990) Entwicklung von Organisationen – Vom Umgang mit Widersprüchen. In: Frei F, Udris I (Hrsg) Das Bild der Arbeit. Huber, Bern

Baitsch C, Schilling (1990) Zum Umgang mit identitätsbedrohender Arbeit. In: Baitsch C, Ulich E (1990) Psychosozial. 13. Jg (1990) Heft III, Nr. 43

Bandura A (1977) Social learning theory. Englewood Cliffs, NJ: Prentice Hell.

Bardmann Th (1994) Wenn aus Arbeit Abfall wird. Aufbau und Abbau organisatorischer Realitäten. Suhrkamp, Frankfurt a.M.

Bartholomeyczik S (1993) Arbeitssituation und Arbeitsbelastung beim Pflegepersonal im Krankenhaus. In: Badura B, Feuerstein G, Schott T (1993) (Hrsg) System Krankenhaus. Arbeit, Technik und Patientenorientierung. Juventa, Weinheim München

Bateson G (1985 (1964)) Ökologie des Geistes. Anthropologische, psychologische, biologische und epistemologische Perspektiven. Suhrkamp, Frankfurt

Bauman Z (1992) Ambivalenz und Postmoderne. Das Ende der Eindeutigkeit. Junius, Hamburg

Beauvoir S de (1951) Das andere Geschlecht. Sitte und Sexus der Frau. Hamburg

Beck U (1986) Risikogesellschaft. Auf dem Weg in eine andere Moderne. Suhrkamp, Frankfurt

Beck U (1993) Die Erfindung des Politischen. Zu einer Theorie reflexiver Modernisierung. Suhrkamp, Frankfurt am Main

Beck U (1994) In: Beck U, Beck-Gernsheim E (1994) Riskante Freiheiten. Zur Individualisierung von Lebensformen in der Moderne. Suhrkamp, Frankfurt a.M.

Beck U (1995) Die feindlose Demokratie. Ausgewählte Aufsätze. Philipp Reclam jun., Stuttgart

Beck U, Bonß (1989) (Hrsg) Weder Sozialtechnologie noch Aufklärung? Studien zur Verwendung sozialwissenschaftlicher Ergebnisse. Suhrkamp, Frankfurt a.M.

Beck U, Beck-Gernsheim E (1994) Riskante Freiheiten. Suhrkamp, Frankfurt am Main

Becker A, Küpper W, Ortmann G (1988) Revisionen der Rationalität. In: Küpper W Ortmann G (Hrsg) Mikropolitik. Rationalität, Macht und Spiele in Organisationen, S. 89–113, Opladen

Becker E (1968) The structure of evil: An essay on the unification of the science of man. Georg Braziller, New York

Becker E (1971) The birth and death of meaning. The Free Press, New York

Becker P (1982) Psychologie der seelischen Gesundheit. Band 1: Theorien, Modelle, Diagnostik. Hogrefe, Göttingen

Becker P (1985) Bewältigungsverhalten und seelische Gesundheit. Zeitschrift für Klinische Psychologie, 14, S. 169–184

Becker P (1988) Seelische Gesundheit und Verhaltenskontrolle: Zwei replizierbare, varianzstarke Persönlichkeitsfaktoren. Zeitschrift für Differentielle und Diagnostische Psychologie, 9, 13–38

Becker P (1992) Die Bedeutung integrativer Modelle von Gesundheit und Krankheit für die Prävention und Gesundheitsförderung. In: Paulus P (Hrsg) Prävention und Gesundheitsförderung. Perspektiven für die psychosoziale Praxis. GwG-Verlag, Köln

Becker P, Minsel B (1986) Psychologie der seelischen Gesundheit. Bd. 2: Persönlichkeitspsychologische Grundlagen, Bedingungsanalysen und Förderungsmöglichkeiten. Göttingen

Beikirch E, Korporal J (1991) Was ist gute Krankenpflege in unserer Gesellschaft wert? Robert-Bosch-Stiftung (Hrsg) Materialien und Berichte 37, Förderungsgebiet Gesundheitspflege. Bleicher, Gerlingen

Bell D (1973 (1985)) Die nachindustrielle Gesellschaft. Campus, Frankfurt

Bellah R N et al. (1985) Gewohnheiten des Herzens. Bund-Verlag, Köln

Benner P (1994 (1984)) Stufen zur Pflegekompetenz. From Novice to Expert. Huber, Bern

Berger J (1986) (Hrsg) Die Moderne – Kontinuitäten und Zäsuren. In: Soziale Welt. Sonderheft 4. Göttingen

Berger P, Berger B, Kellner H (1975) Das Unbehagen in der Modernität. Campus, Frankfurt a.M.

Berger P L, Berger B (1976) Wir und die Gesellschaft. Eine Einführung in die Soziologie – entwickelt an der Alltagserfahrung. Rowohlt, Reinbek bei Hamburg

Berger P L, Luckmann T (1980) Zit. nach Osterloh, M (1991)

Berger P L, Luckmann T (1993 (1977)) Die gesellschaftliche Konstruktion der Wirklichkeit. Eine Theorie der Wissenssoziologie. Fischer, Frankfurt

Berne (1979 (1964, 1967)) Spiele der Erwachsenen. Rowohlt, Reinbek bei Hamburg

Bertalanffy L V (1971 (1951)) General systems theory: A new approach to the unity of science. In: Human Biology 23, 1951, S. 302–361

Bertens H (1987) Die Postmoderne und ihr Verhältnis zum Modernismus (S. 46–98) In: Kamper D, Reijen W van (Hrsg) Die unvollendete Vernunft. Moderne versus Postmoderne. Suhrkamp, Frankfurt a.M.

Betz G (1992) Krankenpflege im Wandel. Konsequenzen für die berufliche Bildung (S. 193–208) In: prognos (Hrsg) Auf dem Weg aus der Pflegekrise? Neue Ideen und Lösungsansätze in der Krankenpflege. Ed. Sigma Bohn, Berlin

Beutel M (1989b) Zur Bedeutung personaler und sozialer Ressourcen für die Erhaltung bzw. Förderung von Gesundheit. Vortrag auf dem 15. Kongreß für Angewandte Psychologie. München, 5.–8.10.1989

Beutel M (1989) Was schützt Gesundheit? Zum Forschungsstand und der Bedeutung von personalen Ressourcen in der Bewältigung von Alltagsbelastungen und Lebensereignissen. Psychotherapie und Medizinische Psychologie, 39, S. 452–462

Bihl G (1992) Personalmanagement – Strategie und Praxis eines Industriebetriebes. In: Arbeitsbericht FH Osnabrück, Bd. 24, 1992 Eigenverlag, Osnabrück

Bilden H (1989) Geschlechterverhältnis und Individualität im gesellschaftlichen Umbruch. In: Keupp H, Bilden H (1989) (Hrsg) Verunsicherungen. Das Subjekt im gesellschaftlichen Wandel. Hogrefe, Göttingen

Blake R R, Mouton I S (1968) zit. nach Neuberger O (1991) Personalentwicklung Enke, Stuttgart

Bleicher K (1991 (1981)) Organisation. Strategien, Strukturen, Kulturen. Gabler, Wiesbaden

Bleicher K (1991) Das Konzept Integriertes Managment. Campus, Frankfurt a.M.

Bleicher K (1994) Normatives Management. Politik, Verfassung und Philosophie des Unternehmens. Campus, Frankfurt a.M.

Bohleber W (1992) Identität und Selbst. Die Bedeutung der neueren Entwicklungsforschung für die psychoanalytische Theorie des Selbst. Psyche 4/5, 1992

Böker W (1991) Die Entwicklung eines partnerschaftlichen Therapieverständnisses der Schizophrenie als Folge neuer Ätiologiekonzepte und Wandlungen des psychiatrischen Zeitgeistes. In: Psychiatrische Praxis, 18, S. 189–195. Georg Thieme, Stuttgart

Borsi G M (1993) Neue Managementkonzepte für soziale Organisationen – Ein Weg zur Verbesserung der Zugangschancen von Frauen zu Leitungspositionen. In: Soziale Frauenberufe in der Krise. Aufwertung und Berufsperspektiven. Hrsg.: Senatsverwaltung für Arbeit und Frauen. Eigenverlag, Berlin

Borsi G M (1994) Das „Gespenst der Postmoderne" im Krankenhaus. Gedanken zu einem postmodernen Management-Ansatz. Journal für Psychologie, Jg. 2, Heft 4, S. 48–58. Asanger, Heidelberg

Borsi G M (1994) Das Krankenhaus als lernende Organisation. Zum Management von individuellen, teambezogenen und organisationalen Lernprozessen. Asanger, Heidelberg

Borsi G M (1994) Das Krankenhaus als Miniaturgesellschaft. Das Konzept der Organisationskultur als „root metaphor" zwischen Pflegequalität und Pflegeleistung. „Die Pflege-Zeitschrift", Beilage Organisation und Management. Kohlhammer, Stuttgart

Borsi G M (1995) Handlungsketten – Machtketten. Teil I: Neue Anforderungen an das Pflegemanagement. In: Pflege – Die wissenschaftliche Zeitschrift für Pflegeberufe, Bd. 8. 1995, Heft 1. Huber, Bern

Borsi G M (1995) Handlungsketten – Machtketten. Teil II: Personalentwicklung als strategische Funktion der Personalarbeit. In: Pflege – Die wissenschaftliche Zeitschrift für Pflegeberufe, Bd. 8 1995, Heft 2. Huber, Bern

Bosetzky H (1992 (1988) Mikropolitik, Machiavellismus und Machtkummulation. In: Küpper W, Ortmann G (1992) (Hrsg) Mikropolitik. Rationalität, Macht und Spiele in Organisationen. Westdeutscher Verlag, Opladen

Bracht E (1994) Multikulturell leben lernen. Asanger, Heidelberg

Brater M, Büchele U, Fucke, E, Herz, G (1988) Berufsbildung und Persönlichkeitsentwicklung. Verl. Freies Geistesleben, Stuttgart

Brinkmann R D (1993) Personalpflege. Gesundheit, Wohlbefinden und Arbeitszufriedenheit als strategische Größen im Personalmanagement. Sauer, Heidelberg

Brocher T (1989) Verhalten und Motivation verstehen, in: Gablers Magazin 2, 89, Wiesbaden

Brunn J, Görres S, Schäfer B, Schramm R (1994) Informations-, Kommunikations- und Kooperationsstrukturen im Krankenhaus. In: Hellige B (1994) Leitfaden zur Neuordnung des Pflegedienstes (Schriftenreihe des Bundesministeriums für Gesundheit; Bd. 31). Nomos, Baden-Baden

Buck B (1991) zit. nach Novak H (1993) S. 408

Büssing A (1992) Organisationsstruktur, Tätigkeit und Individuum. Untersuchungen am Beispiel der Pflegetätigkeit. Huber, Bern

Capra F (1987) Wendezeit. Bausteine für ein neues Weltbild. Bern

Cohen M D, March J G, Olsen J P (1972) A garbage can model of organizational choice. In: ASQ 1, 1972, S. 1–25

Cohen S, Taylor L (1977) Ausbruchsversuche. Identität und Widerstand in der modernen Lebenswelt. Suhrkamp, Frankfurt

Coleman I S (1974 (1979)) Macht und Gesellschaftsstruktur. Tübingen

Conrad G (1989) In: Drumm H J (1989) (Hrsg) Individualisierung der Personalwirtschaft: Grundlagen, Lösungsansätze und Grenzen. Haupt, Bern Stuttgart

Conrad G, Kickbusch I (1988) Die Ottawa-Konferenz zur Gesundheitsförderung. In: Abholz H H et al.: Grenzen der Prävention (Argument-Sonderband AS 178, S. 142–150.) Argument, Hamburg

Cranach M v, Ochsenbein G, Tschan F (1987) Action of social systems: Theoretical empirical investigations. In: Semin G R, Krahé B (Eds. 1987) Perspectives on contempory German social psychology. Sage, London

Cranach M v, Ochsenbein G, Tschan F (1989) Arbeitsgruppen. In: Greif S, Holling H, Nicholson N (1989) (Hrsg) Arbeits- und Organisationspsychologie. Internationales Handbuch in Schlüsselbegriffe. PVU, München

Crozier M, Friedberg E (1993 (1979)) Die Zwänge kollektiven Handelns. Über Macht und Organisation. Hain, Frankfurt am Main

Dachler H P (1984) Grenzen der Erklärungskraft biologischer und organismischer Analogien im Lichte von grundsätzlichen, in den Sozialwissenschaften begründeten Eigenschaften von Humansystemen. In: Ulrich H et al.: Grundlegung einer allgemeinen Theorie der Gestaltung, Lenkung und Entwicklung zweckorientierter sozialer Systeme. In: Diskussionsbeiträge des Instituts für Betriebswirtschaft, Nr. 4: 190–225

Dachler H P (1986) Toward a systemic perspective of participation and industrial democracy. 21st International Congress of Applied Psychology, Jerusalem

DBfK (1995) Deutscher Berufsverband für Pflegeberufe (1995) (Hrsg.): Gesundheitswesen 2000. Positionen des DBfK, Eschborn

Decker F (1992) Effizientes Management für soziale Institutionen. verlag moderne industrie, Landsberg am Lech

Demme H (1993) Entwicklungsperspektiven der betrieblichen Gesundheitsförderung. In: Pelikan J M, Demmer H, Hurrelmann K (1993) (Hrsg) Gesundheitsförderung durch Organisationsentwicklung. Konzepte, Strategien und Projekte für Betriebe, Krankenhäuser und Schulen. Juventa, Weinheim München

Deneke F W, Ahrens S, Bühring B, Haag A, Lamparter U, Richter R, Stuhr U (1987) Wie erleben sich Gesunde? Psychotherapie und medizinische Psychologie, 37, S. 156–160

Domsch M (1983) Partizipative Bildungsplanung im Betrieb. In: Weber W (1983) (Hrsg) Betriebliche Aus- und Weiterbildung. Paderborn

Dörner D (1976 (1979)) Problemlösen als Informationsverarbeitung. Stuttgart

Dörner D (1989) Die Logik des Mißlingens. Strategisches Denken in komplexen Situationen. Rowohlt, Reinbek bei Hamburg

Dörner K (1993) Erfolgreich behandeln – armselig sterben. Macht und Ohnmacht im Krankenhaus und Heim. J. v. Hoddis, Gütersloh

Dreitzel H P (1981) Körperkontrolle und Affektverdrängung. In: Integrative Therapie 7, 1981, S. 179–196

Drumm J J (1989) (Hrsg) Individualisierung der Personalwirtschaft: Grundlagen, Lösungsansätze und Grenzen. Haupt, Bern Stuttgart

Ducki A, Greiner B (1990) „Gesundheit ist mehr als Beeinträchtigungsfreiheit". Eine behandlungstheoretische Betrachtungsweise von Gesundheit (IfHA-Berichte, Nr. 24). Berlin: Technische Universität, Institut für Humanwissenschaft in Arbeit und Ausbildung

Ducki A, Leitner K, Kopp I (1992) Gesundheitssicherung durch Arbeitsgestaltung. In: Psychosozial, Schwerpunktthema „Arbeit und Gesundheit" (Hrsg) Udris, I., 15 Jg (1992), Heft 4, Nr. 52

Duell W (1986) Allgemeine Heuristik qualifizierender Arbeitsgestaltung und Problemeinordnung. In: Duell W, Frei F (Hrsg) Arbeit gestalten, Mitarbeiter beteiligen. Eine Heuristik qualifizierender Arbeitsgestaltung (S. 27–42). Schriftenreihe Humanisierung des Arbeitslebens, Bd. 27. Campus, Frankfurt a.M.

Dulisch F (1986) Lernen als Form menschlichen Handelns. Thomas Hobein, Bergisch Gladbach

Duncan R B, Weiss A (1979) Organizational Learning: Implications for organizational design, in: Staw B M (Hrsg) ROB 1/1979, S. 75–123

Dunckel H, Volpert W (1993) Die Verantwortung der Arbeitspsycholog(inn)en in der interdisziplinären Kooperation. In: Bungard W, Herrmann T (1993) (Hrsg) Arbeits- und Organisationspsychologie im Spannungsfeld zwischen Grundlagenorientierung und Anwendung. Huber, Bern

Ebers M (1988) Der Aufstieg des Themas „Organisationskultur" in Problem- und disziplingeschichtlicher Perspektive. In: Dülfer E (Hrsg) Organisationskultur. Phänomen – Philosophie – Technologie, S. 23–47. Stuttgart

Egle U T, Hoffmann S O (1993) Der Schmerzkranke: Grundlagen, Pathogenese, Klinik und therapie chronischer Schmerzsyndrome aus bio-psycho-sozialer Sicht. Schattauer, Stuttgart

Eichhorn S (1992) Personalmanagement im Krankenhaus. In: Arbeitsbericht der FH Osnabrück, FB Wirtschaft, Bd. 24: Personalmanagement. Eigenverlag, Osnabrück

Eichhorn S (1993) Patientenorientierte Krankenhausorganisation. In: Badura et al. (1993) (Hrsg) System Krankenhaus. Arbeit, Technik und Patientenorientierung. Juventa, Weinheim München

Elias N (1987) Die Gesellschaft der Individuen. Suhrkamp, Frankfurt

Emery F E, Thorsrud E (1982 (1976)) Industrielle Demokratie. Bericht über das norwegische Programm der industriellen Demokratie. Huber, Bern

Emery F E, Trist E L (1965) The causal texture of organizational environments, in: HR 1965, S. 21–32

Engel G L (1976) Psychisches Verhalten in Gesundheit und Krankheit. Huber, Bern

Enzensberger H M (1991) Mittelmaß und Wahn. Frankfurt a.M.

Erben R, Franzkowiak P, Wenzel E (1986) Die Ökologie des Körpers. Konzeptionelle Überlegungen zur Gesundheitsförderung. In: Wenzel E (Hrsg) Die Ökologie des Körpers (S. 13–120). Suhrkamp, Frankfurt

Esser H (1994) Werte und die „Konstitution" der Gesellschaft. In: Holst E, Rinderspacher, J P, Schupp J (Hrsg) Erwartungen an die Zukunft. Zeithorizonte und Wertewandel in der sozialwissenschaftlichen Diskussion. Campus, Frankfurt

Etzioni A (1963) Soziologie der Organisationen. Juventa, München

Etzioni A (1975) Die aktive Gesellschaft, Opladen

Fatzer G (1992) Prozeßberatung als Organisationsberatungsansatz der neunziger Jahre. In: Wimmer R (1992) (Hrsg) Organisationsberatung. Neue Wege und Konzepte. Gabler, Wiesbaden

Fatzer G (1993) (Hrsg) Organisationsentwicklung für die Zukunft. Ed. Humanistische Psychologie. Köln

Feuerstein G (1993) Systemintegration und Versorgungsqualität. In: Badura B, Feuerstein G, Schott T (1993) (Hrsg) System Krankenhaus. Arbeit, Technik und Patientenorientierung. Weinheim

Feuerstein G (1994) Schnittstellen im Gesundheitswesen – Zur (Des-)Integration medizinischer Handlungsstrukturen (S. 211–253). In: Badura B, Feuerstein G (1994) Systemgestaltung im Gesundheitswesen. Zur Versorgungskrise der hochtechnisierten Medizin und den Möglichkeiten ihrer Bewältigung. Juventa, Weinheim München

Feuerstein G, Badura B (1991) Patientenorientierung durch Gesundheitsförderung im Krankenhaus. Zur Technisierung, Organisationsentwicklung, Arbeitsbelastung und Humanität im modernen Medizinbetrieb. HBS: Graue Reihe – Neue Folge 39, Düsseldorf

Fachhochschule Berlin (1993) (Hrsg) Curriculare Konzeption der Alice-Salomon FH Berlin. Studiengang „Pflege/Pflegemanagement", DKZ, 1993, Heft 11, Kohlhammer, Stuttgart

Fachhochschule Osnabrück, FB Wirtschaft (1992) (Hrsg) Personalmanagement. Zentrale Fragen und zukünftige Herausforderung f. d. Krankenhaus. Bd. 24, Eigenverlag, Osnabrück

Fiol C M, Lyles M A (1985) Organizational learning. In: The Academy of Management Review, 19, 4: 803–813

Fisch R, Boos M (1990) (Hrsg) Vom Umgang mit Komplexität in Organisationen. Konzepte – Fallbeispiele – Strategien. Konstanzer Beiträge zur sozialwissenschaftlichen Forschung. Bd. 5. Universitätsverlag, Konstanz

Fischer H P (1991) Die Arbeit des Sisyphus oder unsere Mission als Bildungsbereich in einer Automobilfabrik. In: Sattelberger T (1991) (Hrsg) Innovative Personalentwicklung. Grundlagen, Konzepte, Erfahrungen. Gabler, Wiesbaden

Fittkau B, Müller-Wolf H M, Schulz von Thun F (1977) Kommunizieren lernen (und umlernen). Braunschweig

Fleck E, Hansen H, Mahr B, Oswald H (1990) Integration und Kommunikation medizinischer Patientendaten. Projektgruppe Medizin Informatik am Deutschen Herzzentrum Berlin und an der Technischen Universität Berlin. Forschungsbericht Nr. 90–01 Berlin

Foerster H von (1984) Erkenntnistheorie und Selbstorganisation. In: Delfin-Zeitschrift für Konstruktion, Analyse und Kritik. IV: S. 6–19

Foerster H von (1984) Principles of self-organization–In a sociomanagerial context. In: Ulrich H, Probst G J B (Eds.) Self-Organization and Management of social systems. Springer, Heidelberg

Foerster H von (1985) Sicht und Einsicht: Versuche einer operativen Erkenntnistheorie. Braunschweig

Folkmann S, Lazaru, R S, Gruen J R, DeLongis A (1986) Appraisal, coping, health status, and psychological symptoms. Journal of Personality and Social Psychology, 50, S. 571–579

Francois-Kettner H (1995) Pflegerische Leitung im Krankenhaus – von der Oberin zur Pflegedirektorin. Vortragsmanuskript für ASFH Berlin: Studiengang Pflege."

Frei F (1979) Arbeit als Lernprozeß und Qualifizierungschance. Psychosozial 2, Heft 1, S. 7–21

Frei F, Duell W, Baitsch C (1984) Arbeit und Kompetenzentwicklung. Theoretische Konzepte zur Psychologie arbeitsimanenter Qualifizierung. Huber, Bern

Frei F, Hugentöbler M, Alioth A, Duell W, Ruch L (1993) Die kompetente Organisation. Qualifizierende Arbeitsgestaltung – die europäische Alternative. Schäffer-Poeschel, Stuttgart

Frei F, Udris I (1990) (Hrsg) Das Bild der Arbeit. Huber, Bern

Frese M (1982) Occupational socialization and psychological development: An underemphasized research perspective in industrial psychology. Journal of Occupational Psychology 55, S. 209–224

Frieling E (1993) Arbeitsstrukturen. Gruppenarbeit der Zukunft und ihre Auswirkungen auf die Betroffenen. In: Staudt E (1993) (Hrsg) Personalentwicklung für die neue Fabrik. Leske und Budrich, Opladen

Friesdorf W (1990) Technischer Ballungsraum Intensivstation. In: medizintechnik 1, S. 3–4

Fuch, P (1992) Die Erreichbarkeit der Gesellschaft. Zur Konstruktion und Imagination gesellschaftlicher Einheit. Suhrkamp, Frankfurt

Fürstenberg F (1993) Wandel in der Einstellung zur Arbeit – Haben sich die Menschen oder hat sich die Arbeit verandert? (Teil I). In: Rosenstiel L von et al. (Hrsg) Wertewandel. Herausforderung für die Unternehmenspolitik in den 90er Jahren. Schaeffer-Poeschel, Stuttgart

Ganellen R J, Blaney P H (1984) Hardiness and social support als moderators of the effects of life stress. Journal of Personality and Social Psychology, 47, S. 156–163

Garratt B (1990) Creating a Learning Organization. Cambridge

Gebert A (1989) Organisationsentwicklung. In: Report Psychologie 43, Nr 10

Geertz C (1983) Dichte Beschreibung. Beiträge zum Verstehen kultureller Systeme. Frankfurt a. M.

Geiger G (1986) Frauen – Körper – Bauten. Weibliche Wahrnehmung von Raum am Beispiel Stadt. München: Profil 1986

Geißler H (1994) Grundlagen des Organisationslernens. Deutscher Studienverlag, Weinheim

Gergen K J (1985) The social constructionist movement in modern psychology. In: American Psychologist 40, S. 266–275

Gergen K J (1990) Die Konstruktion des Selbst im Zeitalter der Postmoderne. In: Psychologische Rundschau 41, S. 191–199. Verlag Die Libelle AG, Lengwil

Gerhard B, Osterloh M, Schmid R (1992) Wie kommen Frauen in deutschsprachigen Personallehrbüchern vor? In: Krell G, Osterloh M (Hrsg) (1992) Personalpolitik aus der Sicht von Frauen. Hampp, München und Mering

Gerhardt U (1982) Probleme der Definition sozialer Risikofaktoren. In: Abholz H H et al. (Hrsg) Risikofaktorenmedizin. Konzept und Kontroverse. De Gruyter, Berlin/New York

Giddens A (1984 (1988)) Die Konstitution der Gesellschaft. Grundzüge einer Theorie der Strukturierung. Campus, Frankfurt

Girschner W (1990) Theorie sozialer Organisationen. Eine Einführung in Funktionen und Perspektiven von Arbeit und Organisation in der gesellschaftlich-ökologischen Krise. Weinheim und Juventa, München

Gomez P (1978) Die kybernetische Gestaltung des Operations Managements. Haupt, Bern

Gomez P (1985) Systemorientiertes Problemlösen im Management: Von der Organisationsmethodik zur Systemmethodik. In: Probst G, Siegwart H (Hrsg) Integriertes Management. Bern

Gomez P, Probst G (1987) Vernetztes Denken im Management. – Eine Methodik des ganzheitlichen Problemlösens. „Die Orientierung". Bern

Gomez P, Zimmermann T (1992) Unternehmensorganisation (Profile, Dynamik, Methoden). Campus, Frankfurt

Graf V, Mühlbauer B H (1995) Total Quality Management am Klinikum Ludwigshafen – „Ansätze und erste Erfahrungen zur langfristigen Organisationsentwicklung eines Großkrankenhauses." Vortragsmanuskript; Tagungsmappe, Eigenverlag, Ludwigshafen

Greif S (1990) Kommentar zu „Identitätsprobleme organisationspsychologischer Forschung" von G F Müller. Zeitschrift für Arbeits- und Organisationspsychologie 34 (N.F. 8) 2, S. 94–97

Greif S (1991) Selbstorganisiertes Lernen–Evolutionäres Design von Lernumgebungen. Beitrag zum 1. Deutschen Psychologentag. 16. Kongreß für Angewandte Psychologie, Dresden

Greif S (1993) Geschichte der Organisationspsychologie. In: Schuler H (1993) (Hrsg) Lehrbuch Organisationspsychologie. Huber, Bern Göttingen

Greif S, Kurtz H J (1989) Ausbildung, Training und Qualifizierung. In: Greif S et al. (Hrsg) Arbeits- und Organisationspsychologie. Internationales Handbuch in Schlüsselbegriffen (S. 149–161). Psychologie Verlags Union, München

Greifenstein R, Kissler L, Jansen P (1988) Arbeitnehmerbeteiligung bei technischen Innovationen. In: Kissler L (1988) (Hrsg) Computer und Beteiligung. Westdt. Verlag, Opladen

Greipel P (1988) Strategie und Kultur. Grundlagen und mögliche Handlungsfehler kulturbewußten strategischen Managements. Haupt, Bern Stuttgart

Gross P (1985) Bastelmentalität: ein ‚postmoderner Schwebezustand' (S. 83–84) In: Schmid, T (1985) (Hrsg) Das pfeifende Schwein. Wagenbach, Berlin

Grossmann R (1992) Subprojekt „Gesundheit am Arbeitsplatz". In: Wimmer R (1992) Organisationsberatung. Neue Wege und Konzepte. Gabler, Wiesbaden

Grossmann R (1993) Gesundheitsförderung durch Organisationsentwicklung – Organisationsentwicklung durch Projektmanagement. In: Pelikan J M, Demmer H, Hurrelmann, K (1993) (Hrsg) Gesundheitsförderung durch Organisationsentwicklung. Konzepte, Strategien und Projekte für Betriebe, Krankenhäuser und Schulen. Juventa, Weinheim, München

Guggenberger B (1987) Sein oder Design. Zur Dialektik der Aufklärung. Rotbuch, Berlin

Güntert B, Orendi B, Weyermann U (1989) Die Arbeitssituation des Pflegepersonals – Strategien zur Verbesserung. Huber, Bern

Günter, B, Orendi B, Weyermann U (1989) Die Arbeitssituation des Pflegepersonals – Strategien zur Verbesserung. Huber, Bern

Güntert B J, Sagmeister M (1991) Vernetztes Denken bei der Entwicklung eines Leitbildes für die Krankenhausführung. In: Probst G J B, Gomez P (1991) Vernetztes Denken. Gabler, Wiesbaden

Haag A, Ahrens S, Bühring B, Deneke F W, Lamparter U, Richter R, Stuhr U (1988) Wie gesund sind Gesunde? In: Schüffel W (Hrsg) Sich gesund fühlen im Jahre 2000 (S. 27–33). Springer, Berlin

Haag A, Poutzen W, Wirsching M (1992) Psychosomatik am Allgemeinen Krankenhaus: Seit langem gefordert, kaum realisiert. In: Dt. Ärzteblatt 89, Heft 42, C-1920–1921

Habermas J (1983) Moralbewußtsein und kommunikatives Handeln. Frankfurt

Habermas J (1992) Beobachtungen der Moderne. Westdeutscher Verlag, Opladen

Hacker W (1976) Zu Wechselbeziehungen zwischen Arbeitsbedingungen und Persönlichkeitsentwicklung. Pädagogik 31, 28–34

Hacker W (1978) Allgemeine Arbeits- und Ingenieurpsychologie. Schriften zur Arbeitspsychologie (Hrsg. E Ulich) Band 20. Huber, Bern

Hacker W (1986) Arbeitspsychologie. Psychische Regulation von Arbeitstätigkeiten. Huber, Bern

Hacker W, Skell W (1993) Lernen in der Arbeit. Hrsg.: Bundesinstitut für Berufsbildung, Der Generalsekretär. BIBB, Berlin, Bonn

Hackman J R, Oldham G R (1976) Motivation through the design of work: test of a theory. Organizational Behavior and Human Performance 16, 250–279

Halfar B (1987) Nicht-intendierte Handlungsfolgen. Zweckwidrige Effekte zielgerichteter Handlungen als Steuerungsproblem der Sozialplanung. Stuttgart

Hamel W (1989) Individualisierung – neue Herausforderung der Personalwirtschaft? In: Drumm H J (1989) (Hrsg) (s.o.)

Hauß F, Laußer A (1988) Betriebliche Gesundheitsförderung. „Dritter Weg" zwischen Gesundheitserziehung und Arbeitsschutz? In: Abholz et al.: Grenzen der Prävention (Argument-Sonderband AS 178, S. 151–167). Argument-Verlag, Hamburg

Hayek F A von (1980) Recht, Gesetzgebung und Freiheit. Bd. 1: Regeln und Ordnung, München

Hedberg B (1981) How Organizations Learn and Unlearn. In: Nystrom, Starbuck (eds.) Handbook of Organizational Design, vol. I, Oxford

Heinz W R (1980) Berufliche Sozialisation (S. 499–519) In: Hurrelmann K, Ulich D (1980) (Hrsg) Handbuch der Sozialisationsforschung. Beltz, Weinheim

Herbert W, Hippler H J (1991) Der Stand der Wertwandelsforschung am Ende der achtziger Jahre. „State-of -the-art" und Analyse der dokumentierten Forschungsergebnisse: In: Wertewandel und Werteforschung in den 80er Jahren/Forschungs- und Literaturdokumentation. Hrg. von Informationszentrum Sozialwissenschaften. Eigenverlag, Bonn

Hettlage-Varjes A, Hettlage R (1984) Kulturelle Zwischenwelten. Fremdarbeiter – eine Ethnie. In: Schweizerische Zeitschrift für Soziologie, 2, 1984, 357–404

Hildebrand R (1995) Total Quality Management. In: f & w, führen und wirtschaften im Krankenhaus, Heft 1, S. 31–42

Hinterhuber H H (1992) Strategische Unternehmensführung. Bd. 1. Strategisches Denken. Berlin, New York

Hitzler R (1988) Sinnwelten. Opladen

Hoets A (1993) Förderung sozialer Kompetenz als Aufgabe der Personalentwicklung. Instr. d. Anpassung, insb. v. Frauen? In: ZfP, Heft 1, 1993, S. 115–133

Hofer Ch W, Schendel D (1978) Strategie formulation: Analytical concepts. St. Paul etc.

Hofmann G (1995) Zukunft gesucht. Von wem? Für wen? In: Die „Zeit", 32, 4. 8. 1995, S. 3

Hoff E H, Lappe L, Lempert W (1985) (Hrsg) Arbeitsbiographie und Persönlichkeitsentwicklung. Bern

Hofstede G (1980) Culture's consequences – International Differences in Workrelated Values. Sage, Beverly Hills

Hofstede G (1980) Kultur und Organisation. In: Grochla E (1980) (Hrsg) Handwörterbuch der Organisation, Spalte 1168–1182. Stuttgart

Holahan C J, Moo, R H (1986) Personality, coping, and family resources in stress resistance: A longitudinal analysis. Journal of Personality and Social Psychology, 51, S. 389–395

Holland N N (1983) Postmodern psychoanalysis (S. 291–309) In: Hassan I, Hassan S (Hrsg) Innovation, Renovation: New perspectives on the humanities. Madison

Holleis W (1987) Unternehmenskultur und moderne Psyche. Campus, Frankfurt a.M.

Holling H, Liepmann D (1993) Personalentwicklung. In: Schuler H (1993) (Hrsg) Lehrbuch Organisationspsychologie. Huber, Bern

Holling H, Müller G F (1993) Theorien der Organisationspsychologie. In: Schuler, H (1993) (Hrsg) Lehrbuch Organisationspsychologie. Huber, Bern

Holzkamp K (1993) Lernen. Subjektwissenschaftliche Grundlegung. Campus, Frankfurt

Honneth A (1990) Die zerrissene Welt des Sozialen. Sozialphilosophische Aufsätze. Suhrkamp, Frankfurt a.M.

Hörning K H (1987) Technik und Alltag. Plädoyer für eine Kulturperspektive in der Techniksoziologie (S. 310–314) In: Lutz B (Hrsg) Verhandlungen des 23. Soziologentages. Frankfurt a.M.

Hradil S (1992 b) Alte Begriffe und neue Strukturen. Die Milieu-, Subkultur- und Lebensstilforschung der 80er Jahre. In: Hradil S (1992 a) Zwischen Bewußtsein und Sein. Die Vermittlung „objektiver" und „subjektiver" Lebensweisen: Opladen

Hübner E, Rohlfs H H (1988) Jahrbuch der Bundesrepublik Deutschland 1988/89. Beck, München

Hübner E, Rolhfs H H (1994) Jahrbuch der Bundesrepublik Deutschland 1994/95. Beck, München

Hünecke K (1992) Beteiligung von Betroffenen bei technischen und organisatorischen Innovationen im Krankenhaus. In: prognos (Hg.) Auf dem Weg aus der Pflegekrise? Ed. Sigma Bohn, Berlin

Hurrelmann K (1991) Gesundheitswissenschaftliche Ansätze in der Sozialisationsforschung (189–213) In: Hurrelmann K, Ulich D (Hrsg) Neues Handbuch der Sozialisationsforschung. Beltz, Weinheim

Hurrelmann K (1991) Sozialisation und Gesundheit. Juventa, Weinheim

Jerusalem M (1990) Persönliche Ressourcen, Vulnerabilität und Streßerleben. Hogrefe, Göttingen

Jüngling C (1992) Geschlechterpolitik in Organisationen. In: Krell G, Osterloh M (Hrsg) Personalpolitik aus der Sicht von Frauen. Was kann die Personalforschung von der Frauenforschung lernen? Rainer Hampp Verlag, München, Mering

Kaltenbach T (1991) Qualitätsmanagement im Krankenhaus. Baunatal

Käppeli S (1988) Moralisches Handeln und berufliche Unabhängigkeit in der Krankenpflege. Pflege 1:1:20–27

Kasper H (1987) Organisationskultur: Über den Stand der Forschung. Wien

Kastner M (1990) Personalmanagement heute. Verlag Moderne Industrie, Landsberg/Lech

Kehrer A (1992) Die Gehorsamsbereitschaft in Organisationen: In: Sandner K (Hrsg) (1992) Politische Prozesse in Unternehmen. Physica-Verlag, Heidelberg

Kern H, Schumann M (1984) Das Ende der Arbeitsteilung? Rationalisierung in der industriellen Produktion, München

Keupp H (1989) Auf der Suche nach der verlorenen Identität. In: Keupp H und Bilden H (1989) (Hrsg) Verunsicherungen. Hogrefe, Göttingen

Keupp H (1992) Das Subjekt und die Psychologie in der Krise. Die Chancen postmoderner Provokationen. Psychologie und Gesellschaftskritik 63/64: Postmoderne Herausforderungen, 16. Jg., Heft 3/4. Mabuse, Frankfurt a.M.

Keupp H (1993) Identitäten in der Psychologie. Jenseits der Imitationsidentität. Journal für Psychologie 1 (2) S. 4–14. Asanger, Heidelberg

Keupp H (1994) (Hrsg) Zugänge zum Subjekt. Perspektiven einer reflexiven Sozialpsychologie. Suhrkamp, Frankfurt

Keupp H, Bilden, H (1989) (Hrsg) Verunsicherungen. Das Subjekt im gesellschaftlichen Wandel. Hogrefe, Göttingen

Keupp H, Röhrle B (1987) (Hrsg) Soziale Netzwerke. Campus, Frankfurt

Kick Th, Scherm E (1993) Individualisierung in der Personalentwicklung. In: Zeitschrift für Personalforschung, Heft 1, 1993, S. 35–49

Kickbusch I (1986) Health promotion: a global perspective. Canadian Public Health Association, Vancouver, 1–11

Kickbusch I (1987) Vom Umgang mit der Utopie: Anmerkungen zum Gesundheitsbegriff der Weltgesundheitsorganisation. In: Venth, A (Hrsg) Gesundheit und Krankheit als Bildungsproblem. Klinkhardt, Bad Heilbrunn

Kieser A (1984) Innovation und Organisationskultur, in: gdi-impuls, 2. Jg., Nr. 4, 1984, S. 3–11

Kieser A (1993) (Hrsg) Organisationstheorien. Kohlhammer, Stuttgart

Kieser A, Kubicek H (1983) Organisation. De Gruyter, Berlin

Kirsch W (1992) Kommunikatives Handeln, Autopoiesis, Rationalität. Sondierungen zu einer evolutionären Führungslehre. München

Klages H (1984) Wertorientierungen im Wandel. Rückblick, Gegenwartsanalyse, Prognosen. Campus, Frankfurt a.M. New York

Klages H (1988) Wertedynamik. Über die Wandelbarkeit des Selbstverständlichen. Edition Interfrom, Zürich

Klages H (1993) Wertewandel in Deutschland in den 90er Jahren. In: Rosenstiel L von et al. (1993) (Hrsg) Wertewandel. Herausforderung für die Unternehmenspolitik in den 90er Jahren. Schäffer-Poeschel, Stuttgart

Klapp B F, Dahme B (1988) Die koronare Herzkrankheit – ein ganzheitlicher Prozeß und die notwendige ganzheitliche Betrachtung dieser Krankheit. In: Klapp B F, Dahme B (Hrsg) Psychosoziale Kardiologie. Springer, Berlin Heidelberg New York Tokyo, S. 3–19

Kleber M (1992) Arbeitsmarktsegmentation nach dem Geschlecht. In: Krell, G., Osterloh, M (Hrsg) (1992) Personalpolitik aus der Sicht der Frauen. Was kann die Personalforschung von der Frauenforschung lernen? Rainer Hampp Verlag, München, Mering

Kleiber C (1994) Plädoyer für eine Reform des Gesundheitswesens. Huber, Bern

Klein R, Körzel R (1993) Schlüsselqualifikationen – Desiderate und Operationalisierungsprobleme ein berufspädagogischen Kategorien. In: Staudt, E (Hrsg) Personalentwicklung für die neue Fabrik. Leske, Budrich, Opladen

Klimecki R, Nokielski H (1993) Sozialmanagement – Innovationszwang und Entwicklungspotentiale von Wohlfahrtsverbänden. In: Deutscher Caritasverband (Hrsg), Jahrbuch Caritas 1993. Lambertus, Freiburg

Klimecki R, Probst G (1990) Entstehung und Entwicklung der Unternehmenskultur (S. 41–65) In: Lattmann C (Hrsg) Unternehmenskultur. Physika, Heidelberg

Klimecki R, Probst G, Eberl P (1994) Entwicklungsorientiertes Management. Schäffer-Poeschel, Stuttgart

Kmieciak P (1976) Wertstrukturen und Wertwandel in der Bundesrepublik Deutschland. Göttingen

Knie A, Helmers S (1991) Organisationen und Institutionen in der Technikentwicklung. Organisationskultur, -leitbilder und ‚Stand der Technik'. In: Soziale Welt, 42/4, S. 427–444

Kobasa S C (1982) The hardy personality: Toward a social psychology of stress and health. In Sanders G S, Suls J (Hrsg) Social psycholgy of health and illness. Erlbaum, Hillsdale, N.J.

Kobasa S C, Maddi S R, Puccetti M C, Zola M A (1985) Effectiveness of hardiness, exercise and social support as resources against illness. Journal of Psychosomatic Research, 29, S. 525–533

Kocher G (1989) Gesundheitspolitik heute: Schöne Illusionen, harte Realitäten. S. 9–25 In: Weyermann U, Salm R (Hrsg) Pflege zwischen heute und morgen. Die Zukunft der Pflegeberufe als Herausforderung und Chance. Huber, Bern

Kohli M (1994) Institutionalisierung und Individualisierung der Erwerbsbiographie. In: Beck U, Beck-Gernsheim E (1994) (Hrsg) Riskante Freiheiten. Individualisierung in modernen Gesellschaften. Suhrkamp, Frankfurt a.M.

Kohn M L (1985) Arbeit und Persönlichkeit: Ungelöste Probleme der Forschung (S. 41–73) In: Hoff E H, Lappe L, Lempert W (Hrsg) Arbeitsbiographie und Persönlichkeitsentwicklung. Huber, Bern

Kompa A (1987) in: Neuberger, O., Kompa, A (1987) Wir, die Firma. Der Kult um die Unternehmenskultur. Beltz, Weinheim

Kompa A (1993) Das interpretative Paradigma als Grundlagentheorie für die Arbeits- und Organisationspsychologie. In: Bungard, W., Herrmann, T (1993) (Hrsg) Arbeits- und Organisationspsychologie im Spannungsfeld zwischen Grundlagenorientierung und Anwendung. Huber, Bern

Korporal J et al. (1993) Curriculare Konzeption des Studienganges Pflege/Pflegemanagement der Alice-Salomon-Fachhochschule Berlin. In: Deutsche Krankenpflege Zeitschrift, Heft 3, 1993, Beilage Dokumentation. Kohlhammer, Stuttgart

Krell G, Osterloh M (1992) (Hrsg) Personalpolitik aus der Sicht von Frauen. Was kann die Personalforschung von der Frauenforschung lernen? Rainer Hampp Verlag, München und Mering

Krieger W (1992) Soziale Beziehungen am Arbeitsplatz: Belastung oder Stütze? In: Schwerpunktthema Arbeit und Gesundheit (Hrsg. von I Udris), Psychosozial 15. Jg (1992) Heft IV (Nr. 53) S. 23–32

Krohwinkel M (1993) Der Pflegeprozeß am Beispiel von Apoplexiekranken. Eine Studie zur Erfassung und Entwicklung Ganzheitlich-Rehabilitierender Prozeßpflege. Nomos, Baden-Baden

Krüger H (1992) Vorberufliche Sozialisation. In: Krell G, Osterloh M (Hrsg) (1992) Personalpolitik aus der Sicht der Frauen. Was kann die Personalforschung von der Frauenforschung lernen? Rainer Hampp Verlag, München, Mering

Kubicek H, Seeger P (1993) (Hrsg) Perspektive Techniksteuerung. Interdisziplinäre Sichtweisen eines Schlüsselproblems entwickelter Industriegesellschaften. Ed. Sigma Bohn, Berlin

Kuhn T S (1962) Die Struktur wissenschaftlicher Revolutionen. Suhrkamp, Frankfurt

Küpper W, Ortmann G (1988) Vorwort: Mikropolitik – Das Handeln der Akteure und die Zwänge des Systems. In: (Hrsg) Mikropolitik. Rationalität, Macht und Spiele in Organisationen. Westdeutscher Verlag, Opladen

Küpper W, Ortmann G (1992 (1988)) (Hrsg) Mikropolitik. Rationalität, Macht und Spiele in Organisationen. Westdeutscher Verlag, Opladen

Küppers B (1987) (Hrsg) Ordnung aus dem Chaos. München

Kurtenbach H, Golombeck G, Siebers H (1986) Krankenpflegegesetz mit der Ausbildungs- und Prüfungsverordnung für die Berufe in der Krankenpflege. Kohlhammer, Stuttgart

Laaser U, Hurrelmann K, Wolters P (1993) Prävention, Gesundheitsförderung und Gesundheitserziehung. In: Hurrelmann K, Laaser U (1993) (Hrsg) Gesundheitswissenschaften. Handbuch für Lehre, Forschung und Praxis. Beltz, Weinheim, Basel

Lantermann E D (1991) Zwischen den Fronten? Arbeit und Autonomie der Persönlichkeit. In: Udris I und Grote G (Hg.) Psychologie und Arbeit

Lazarus R S, Folkman, S (1984) Stress, appraisal, and coping. Springer, New York

Lazarus R S, Launier R (1981) Streßbezogene Transaktionen zwischen Personen und Umwelt. In: Nitsch J R (Hrsg) Streß (S. 213–259). Huber, Bern

Leitfaden zur Neuordnung des Pflegedienstes (1994) (Hrsg) Barbara Hellige; Gerhard Holler. Schriftenreihe des Bundesministeriums für Gesundheit, Bd. 31. Nomos-Verlag, Baden-Baden

Leithäuser T, Löchel E, Scherer B, Tietel E (1993) Technikimplementation als Lern- und Aushandlungsprozeß von und in Organisationen (Organisationskulturen) – Skizze zu einem Forschungsprojekt. In: Kubicek H, Seeger P (1993) (Hrsg) Perspektive Techniksteuerung. Interdisziplinäre Sichtweisen eines Schlüsselproblems entwickelter Industriegesellschaften. Ed. Sigma Bohn, Berlin

Lempert W (1988) Moralisches Denken. Seine Entwicklung jenseits von Kindheit und seine Beeinflußbarkeit in der Sekundarstufe II. Essen

Lempert W (1988) Soziographische Bedingungen der Entwicklung moralischer Urteilsfähigkeit. Kölner Zeitschrift für Soziologie und Sozialpädagogik. 40:1:40–91

Lenk H (1987) Zwischen Sozialpsychologie und Sozialphilosophie. Suhrkamp, Frankfurt

Lenk H (1992) Zwischen Wissenschaft und Ethik. Suhrkamp, Frankfurt

Lenz G (1991) Die Seele im Unternehmen. Springer, Berlin, Heidelberg

Leontjew A N (1982) Tätigkeit, Bewußtsein, Persönlichkeit. Pahl-Rugenstein, Köln

Levy A, Merry U (1986) Organizational Transformation = Organizational transformation. Approaches, strategies, theories. New York

Lewin K (1947) Frontiers in group dynamics. Teil I + II. In: Human Relations 1/1947, S. 5–41 u. S. 142–153

Lewin K (1982) Werkausgabe (hrsg von C F Graumann). Bd. 4: Feldtheorie. Huber, Bern

Lifton R J (1986) Der Verlust des Todes. Hanser, München

Lorenzen P (1991) Philosophische Fundierungsprobleme einer Wirtschafts- und Unternehmensethik in: Steinmann H und Löhr A (Hrsg) Unternehmensethik Poeschel Stuttgart

Lorenz-Krause R, Zell U (1992) Umsetzungschancen ganzheitlicher Pflegesysteme. S. 67–87 In: prognos (Hrsg) Auf dem Wege aus der Pflegekrise? Neue Ideen und Lösungsansätze in der Krankenpflege. Ed. Sigma Bohn, Berlin

Lotmar P, Tondeur E (1991) Führen in sozialen Organisationen. Ein Buch zum Nachdenken und Handeln. Paul Haupt, Bern, Stuttgart

Lübbe H (1990) Vom Lebenssinn der Industriegesellschaft. Springer, Berlin

Luczak H, Volpert W, Raeithel A, Schwier W (1989) Arbeitswissenschaft. Kerndefinition – Gegenstandskatalog – Forschungsgebiete (3. Aufl.). RKW-Verlag, Eschborn

Luhmann N (1971) Herrschaft – Zweck – System. Grundbegriffe und Prämissen Max Webers. In: Maytz R (Hrsg) Bürokratische Organisation. Köln-Berlin

Luhmann N (1971) Sinn als Grundbegriff der Soziologie. In: Habermas J, Luhmann N: Theorie der Gesellschaft oder Sozialtechnologie. Suhrkamp, Frankfurt a.M.

Luhmann N (1972) Funktionen und Folgen formaler Organisation. Berlin

Luhmann, N (1975) (Hrsg) Allgemeine Theorie organisierter Sozialsysteme. In: Soziologische Aufklärung 2. Opladen

Luhmann N (1982) Soziologische Aufklärung. Band 2, Köln

Luhmann N (1984) Soziale Systeme – Grundriß einer allgemeine Theorie. Suhrkamp, Frankfurt

Luhmann N (1985) Die Autopoiesis des Bewußtseins. In: Soziale Welt 36

Luhmann N (1986) Ökologische Kommunikation. Kann sich die moderne Gesellschaft auf ökologische Gefährdungen einstellen? Opladen

Luhmann N (1988) Macht. Enke, Stuttgart

Luhmann N (1988) Organisation (S. 165–186) In: Küpper W, Ortmann G (Hrsg) Mikropolitik. Rationalität, Macht und Spiele in Organisationen. Westdeutscher Verlag, Opladen

Luthans F (1985) Organizational behavior. Mc Grow-Hill, New York

Lutz C (1986) Die Kommunikationsgesellschaft. Ein Leitbild für die Politik und Wirtschaft Europas. Rüschlikon

Lutz C (1986) Visionen einer Kommunikationskultur. In: gdi-impuls, Heft Nr. 4, S. 23–31, Rüschlikon

Lutz C (1992) Das Ende der Familie? In: gdi-impuls, Heft 1, S. 14–21, Rüschlikon

Lutz Ch (1995) Leben und arbeiten in der Zukunft. Langen Müller Herbig, München

Lykes (1985) zit. nach Bilden, H (1989) Verunsicherungen. Das Subjekt im gesellschaftlichen Wandel. Hogrefe, Göttingen

Lyotard J F (1979) La condition postmoderne: Rapport sur le savoir. Paris

Maccoby M (1977, 1988) Gewinner um jeden Preis. Rowohlt, Reinbek bei Hamburg (engl.: 1976 The gamesman: The new corporate leaders. Simon & Schuster. New York, London u.a.).

Maccoby M (1984) The corporate climber has to find his heart. In: Kets de Vries MFR (ed) The irrational executive. Psychoanalytic explorations in management. International Universities Press, New York, p. 96–111

Magyar K (1989) Visionen schaffen neue Qualitätsdimensionen. THEXIS, 6, 1989, S. 3–7

Malik F (1981 (1989)) Strategie des Managements komplexer Systeme. Bern, Stuttgart

Malik F (1984) Selbstorganisation, Evolution und Unternehmensführung. In: gdi-impuls, Heft Nr. 2, S. 44–54

Malik F (1984) Stragegie des Managements komplexer Systeme. Ein Beitrag zur Management-Kybernetik evolutionärer Systeme. Haupt, Bern

Malik F (1986) Stragegie des Managements komplexer Systeme. 2. Aufl. Bern, Stuttgart

Malik F (1993) Systemisches Management, Evolution, Selbstorganisation. Grundprobleme, Funktionsmechanismen und Lösungsansätze für komplexe Systeme. Paul Haupt, Bern

Malinowski B (1951) Die Dynamik des Kulturwandels. Humboldt, Wien

March J G (1990 b) (Hrsg) Entscheidung und Organisation. Wiesbaden

March J G, Simon H A (1958) Organizations. Wiley, New York

March J G, Olsen J P (1976) Ambiguity and choice in organizations. Universitetsforlaget, Bergen

Marr R (1989) Überlegungen zu einem Konzept einer „Differentiellen Personalwirtschaft" in: Drumm, J J (1989)

Martin H (1994) Grundlagen der menschengerechten Arbeitsgestaltung (Handbuch für die betriebliche Praxis). Bund-Verlag, Köln

Martin M, Pörner G (1988) Inner Management. Intuition, Kreativität und Ratio – das neue Führungsmodell. Heyne, München

Matthies H, Mückenberger U, Offe C, Peter E, Raasch S (1994) Arbeit 2000. Anforderungen an eine Neugestaltung der Arbeitswelt – Eine Studie der Hans-Böckler-Stiftung. Rowohlt, Reinbek bei Hamburg

Maturana H (1982 (1985)) Erkennen: Die Organisation und Verkörperung von Wirklichkeit. Vieweg, Braunschweig

Maturana H R, Varela F J (1987) Der Baum der Erkenntnis. Die biologischen Wurzeln des menschlichen Erkennens. Scherz, Bern

Mayreder R (1905) Kritik der Weiblichkeit. Jena

Meifort B (1994) „Pflegenotstand" in den alten Bundesländern – Zur Situation der ambulanten und stationären Pflege und des Pflegepersonals aus der Sicht der Berufsbildungsforschung. In: Frdr.-Ebert-Stiftung (Hrsg), Gesprächskreis Arbeit und Soziales Nr. 41. Eigenverlag, Bonn

Mentzos St (1976) Interpersonale und institutionalisierte Abwehr. Suhrkamp, Frankfurt/M.

Menzies J E P (1984) Die Angstabwehr-Funktion sozialer Systeme – ein Fallbericht. Gruppendynamik 5, 183–216

Mertens W, Lang H J (1991) (hrsg. von Lenz G: Die Seele im Unternehmen. Springer, Baden-Baden

Merton R K (1968) Bürokratische Struktur und Persönlichkeit. In: Mayntz R (1968) (Hrsg) Bürokratische Organisation. Köln, Berlin

Miles R E (1975) Theories of management. New York

Miller M (1986) Kollektive Lernprozesse. Studien zur Grundlegung einer soziologischen Lerntheorie. Suhrkamp, Frankfurt a.M.

Montada L (1991) Entwicklungspsychologische Perspektiven in der Arbeitspsychologie. In: Udris I, Grote G (1991) (Hrsg) Psychologie und Arbeit. Arbeitspsychologie im Dialog. Psychologie Verlags Union, Weinheim

Morgan G (1986) Images of Organization. Sage, Beverly Hills

Müller B, Münch E (1993) Gesundheitszirkel als Beteiligungs- und Gestaltungsmodell (S. 322–336). In: Badura B, Feuerstein G, Schott T (Hrsg) System Krankenhaus. Arbeit, Technik und Patientenorientierung. Juventa, Weinheim, München

Müller-Merbach, H (1991) Philosophie-Splitter für das Management. 16 praktische Handreichungen für Führungskräfte. DIE Verlag, Bad Homburg

Müller-Mundt G (1993) Zum Spannungsfeld von Technikorientierung und psychosozialem Handlungsbedarf in der klinischen Kardiologie. In: Badura et al. (1993) System Krankenhaus, s.o.

Münch J (1994 (1995)) Personalentwicklung als Strategie moderner Unternehmensführung. Grundlegung und Einführung. Studienbrief (Baustein I) für das postgraduale Studium Personalentwicklung an der Technischen Universität Chemnitz-Zwickau. Hrsg.: Technische Universität Chemnitz-Zwickau, Eigenverlag

Nagel G A (1992) Ethik kontra Ethos: aktuelle ethische Fragen der palliativen Krebsmedizin. In: Schweizerische Rundschau, Med (PRAXIS) 81, Nr. 44, S. 1332–1338. Hallwag AG, Bern

Naisbitt J (1982 (1984)) Megatrends. Bayreuth

Nellessen L W (1993) Organisationsentwicklung: Stein der Weisen oder Stein des Anstoßes? In: Fatzer G (1993) (Hrsg) Organisationsentwicklung für die Zukunft: ein Handbuch, EHP, Köln

Neuberger O (1985) Arbeit. Enke, Stuttgart
Neuberger O (1989) Mikropolitik als Gegenstand der Personalentwicklung. Zeitschrift für Arbeits- und Organisationspsychologie, 33 (N.F. 7), S. 40–46
Neuberger O (1989) Organisationspsychologie am Beispiel der Organisationsentwicklung. Augusburger Beiträge zur Organisationspsychologie und Personalwesen, Heft 8, S. 13–38
Neuberger O (1990) Führen und geführt werden. Enke, Stuttgart
Neuberger O (1991) Personalentwicklung. Enke, Stuttgart
Neuberger O (1992 (1988)) Spiele in Organisationen, Organisationen als Spiele. In: Küpper W, Ortmann G (1992) (Hrsg) Mikropolitik
Neuberger O, Kompa A (1987) Wir, die Firma. Der Kult um die Unternehmenskultur. Beltz, Weinheim/Basel
Neubert J, Tomczyk R (1986) Gruppenverfahren der Arbeitsanalyse und Arbeitsgestaltung. In: Hacker W (Hrsg) Spez. Arbeits- u. Ingenieurpsychologie in Einzeldarstellungen, Ergänzungsbd. 1, Dt. Verlag der Wissenschaften, Berlin
Nitsch J (1990) Zur Einheit von Arbeit und Leben – Eberhard Ulich und die Arbeitspsychologie. In: Frei F, Udris I (Hrsg) Das Bild der Arbeit. Huber, Bern
Noelle-Neumann E, Strümpel B (1984) Macht Arbeit krank? Macht Arbeit glücklich? Eine aktuelle Kontroverse. München
Novak H (1993) Gruppenarbeit: Ein neuer Maßstab für Organisationsentwicklung und berufliche Bildung? In: Binkelmann P et al. (1993) (Hrsg) Entwicklung der Gruppenarbeit in Deutschland. Campus, Frankfurt a.M.
Oerter R (1987) Der ökologische Ansatz. In: Oerter R, Montada L et al.: Entwicklungspsychologie (S. 87–128). Psychologie Verlags Union., München
Oesterreich R (1981) Handlungsregulation und Kontrolle. München
Orendi B (1993) Veränderung in der Arbeitssituation im Krankenhaus: Systemisch denken und handeln. In: Badura et al. (1993) System Krankenhaus
Orendi B, Papst, I, Udris I (1986) Kooperation in Arbeitsgruppen – Gruppentrainings zur Förderung sozialer Handlungskompetenz. ETH, Lehrstuhl für Arbeits- und Organisationspsychologie, Zürich
Ortmann G (1990) Mikropolitik und systemische Kontrolle. In: Bergstermann J, Brandherm-Böhmker R (1990) (Hrsg) Systemische Rationalisierung als sozialer Prozeß. Bonn
Ortmann G (1995) Formen der Produktion. Organisation und Rekursivität. Westdeutscher Verlag, Opladen
Ortmann G, Windeler A, Becker A, Schulz H J (1990) Computer und Macht in Organisationen. Mikropolitische Analysen. Mensch und Technik. Sozialverträgliche Technikgestaltung 15. Westdeutscher Verlag, Opladen
Orton J D, Weick K E (1990) Loosely coupled systems: A reconceptualization. Academy of Management Review 15, S. 203–223
Osterloh M (1989) Unternehmensethik und Unternehmenskultur. In: Steinmann H, Löhr A (Hrsg) Unternehmensethik. Stuttgart
Osterloh M (1991) Unternehmensethik und Unternehmenskultur. In: Steinmann H, Löhr A (Hrsg) Unternehmensethik. Poeschel, Stuttgart
Osterloh M (1992) Der Einfluß neuer Informationstechnologien auf den Managementprozeß. In: Die Unternehmung 2, S. 79 ff.
Ostner I (1992) Zum letzten Male: Anmerkungen zum ‚Weiblichen Arbeitsvermögen‘. In: Krell G, Osterloh M (1992) (Hrsg) Personalpolitik aus der Sicht von Frauen. Rainer Hampp, München und Mering
Ostner I (1993) Interessen und Akteure im Sozial- und Gesundheitsbereich. Neue Wege der Institutionalisierung von Fraueneinfluß in einem Frauenarbeitsbereich. In: Senatsverwaltung Berlin (Hrsg) Tagungsband: Soziale Frauenberufe in der Krise Aufwertung und Berufsperspektiven. Eigenverlag, Berlin
Pankoke E (1989) Solidarität, Subsidiarität, Pluralität, Programmformeln und Strukturfragen wertgebundenen Helfens. In: Olk T, Otto H-U (1989) (Hrsg.) Soziale Dienste im Wandel. Entwürfe sozialpädagogischen Handelns. Neuwied

Pankoke E (1993) I „Kommunikationsstrukturen kulturökologisch" und II „Innovationsprozesse lerntheoretisch". In: Bußkamp W, Pankoke E u.a.: Innovationsmanagement und Organisationskultur. Chancen innovativer Industriekultur im Ruhrgebiet. Klartext-Verlag, Essen

Pankoke E (1993) Kulturmanagement: Kultur und Verwaltung, Teil I. Verwaltungssoziologischer Orientierungsrahmen. Kulturwissenschaftliche Weiterbildung. Fernuniversität Hagen, Eigenverlag

Pankoke E (1995) Subsidiäre Solidarität und freies Engagement. Zur ‚anderen' Modernität der Wohlfahrtsverbände. In: Otk, Th.; Rauschenbach, Th.; Sachße, Ch. (1995) (Hrsg): ‚Von der Wertgemeinschaft zur Dienstleistungsgesellschaft'. Suhrkamp, Frankfurt a. M.

Pappi F U, Ostner I (1993) Policy-Forschung zur Frauen- und Geschlechterpolitik. In: Bericht der DFG-Senatskommission für Frauenforschung 1993: Sozialwissenschaftliche Frauenforschung in der Bundesrepublik Deutschland. Bestandsaufnahme und forschungspolitische Konsequenzen. Bonn

Parson T (1951) The Social System. Glencoe

Parson T (1960) Structure and Process in Modern Societies. Glencoe

Parson T (1967) Definition von Gesundheit und Krankheit im Lichte der Wertbegriffe und der sozialen Struktur Amerikas. In: Mitscherlich A et al. (Hrsg) Der Kranke in der modernen Gesellschaft. Kiepenheuer & Witsch, Köln, Berlin

Pautzke G (1989) Die Evolution der organisatorischen Wissensbasis. Bausteine zu einer Theorie des organisatorischen Lernens. Kirsch-Verlag, München

Pawlowsky P (1986) Arbeitseinstellungen im Wandel. Minerva, München

Pearlin L (1987) The stress process and strategies of intervention. In: Hurrelmann K, Kaufmann F X, Lösel F (Eds.) Social intervention: Potential and constraints. De Gruyter, Berlin

Peccei A (1979) Zukunftschance Lernen. Club of Rome: Bericht über die 80er Jahre. Goldmann, Wien

Pelikan J M, Demmer H, Hurrelmann K (1993) (Hrsg) Gesundheitsförderung durch Organisationsentwicklung. Konzepte, Strategien und Projekte für Betriebe, Krankenhäuser und Schulen. Juventa, Weinheim München

Pelikan J M, Lobnig H (1993) Gesundheitsförderung durch Organisationsentwicklung in Krankenhäusern – Einleitung. In: Pelikan et al. (1993) Gesundheitsförderung durch Organisationsentwicklung. Juventa, Weinheim München

Pfaff H (1994) Lean Production – ein Modell für das Krankenhaus? Gefahren, Chancen, Denkanstöße. Zeitschrift für Gesundheitswissenschaften, 2. Jg, 1994, Heft 1. Juventa, Weinheim

Piaget J (1946) Psychologie der Intelligenz. Zürich

Pries L (1991) Betrieblicher Wandel in der Risikogesellschaft. Westdeutscher Verlag, Opladen

Probst G, Büchel B (1994) Organisationales Lernen. Gabler, Wiesbaden

Probst G J B (1987) Selbstorganisation. Ordnungsprozesse in sozialen Systemen aus ganzheitlicher Sicht. Parey, Berlin Hamburg

Probst G J B (1993 (1992)) Organisation. Strukturen, Lenkungsinstrumente, Entwicklungsperspektiven. verlag moderne industrie, Landsberg am Lech

Probst G J B, Gomez P (1989 (1991)) Vernetztes Denken; Unternehmen ganzheitlich führen. Gabler, Wiesbaden

Rabe-Kleberg U (1993) Verantwortlichkeit und Macht. Ein Beitrag zum Verhältnis von Geschlecht und Beruf angesichts der Krise traditioneller Frauenberufe. Kleine, Bielefeld

Rammert W (1988) Das Innovationsdilemma. Technikentwicklung im Unternehmen. Opladen

Reber (1992) Stichwort, Organisationales Lernen. In: Handwörterbuch der Organisation, HWO, (1992)

Reinhardt R (1993) Das Modell Organisationaler Lernfähigkeit und die Gestaltung Lernfähiger Organisationen. Europ. Hochschulschriften Bd. 1425, Peter Lang, Frankfurt a. M.

Riegl F (1995) Marketing-Management im Krankenhaus: Marketing-Strategien für das Krankenhaus als Gesundheitszentrum. In: f & w, führen und wirtschaften im Krankenhaus, Heft 1

Rinderspacher J P (1994) Zukunft als Weltanschauung. In: Holst E, Rinderspacher J P, Schupp J (Hrsg) (1994) Erwartungen an die Zukunft. Zeithorizonte und Wertewandel in der sozialwissenschaftlichen Diskussion. Campus, Frankfurt am Main

Robert Bosch Stiftung (Hrsg) (1992) Beiträge zur Gesundheitsökonomie 28 „Pflege braucht Eliten", Denkschrift zur Hochschulausbildung für Lehr- und Leitungskräfte in der Pflege. Bleicher, Gerlingen

Rohde J J (1975) Der Patient im sozialen System des Krankenhauses. Leitgedanken zu einer patientenorientierten Krankenhaussoziologie. In: Ritter-Röhr D (Hrsg) Der Arzt, sein Patient und die Gesellschaft. Frankfurt a.M., S. 167–210

Rosenstiel L von (1987) Führung bei Leistungszurückhaltung. In: Kieser A, Reber G, Wunderer R (Hrsg) Handwörterbuch der Führung, Sp. 1319–1329. Poeschel, Stuttgart

Rosenstiel L von, Stengel M (1987) Identifikationskrise? Zum Engagement in betrieblichen Führungspositionen. Huber, Bern

Rosenstiel L von et al. (Hrsg) (1993) Wertewandel. Herausforderung für die Unternehmenspolitik in den 90er Jahren. Schäffer-Poeschel, Stuttgart

Rosenstiel L von (1992) Entwicklung von Werthaltungen und interpersonaler Kompetenz–Beiträge der Sozialpsychologie. In: Sonntag (Hrsg) (1992) Personalentwicklung

Rubinstein S L (1958) Grundlagen der Allgemeinen Psychologie. Volk und Wissen, Berlin

Rubinstein S L (1968) Grundlagen der Allgemeine Psychologie (6. Auflage) Volk und Wissen, Berlin

Rubinstein S L (1977) Das Denken und die Wege seiner Erforschung. Deutscher Verlag der Wissenschaften, Berlin

Rüttinger R, Klein-Moddenborg V (1989) Aus-, Fort- und Weiterbildung. In: Roth E (Hrsg) Organisationspsychologie (S. 685–711). Enzyklopädie der Psychologie, Themenbereich D, Serie III, Band 3. Hogrefe, Göttingen

Sachverständigenrat für die Konzertierte Aktion im Gesundheitswesen (1988) Jahresgutachten 1988. Medizinische und ökonomische Orientierung. Vorschläge für die Konzertierte Aktion im Gesundheitswesen. Nomos, Baden-Baden

Sackmann S (1989) ‚Kulturmanagement': Läßt sich Unternehmenskultur ‚machen'? In: Sandner, K (1989) (Hrsg) Politische Prozesse in Unternehmen. Springer, Berlin Heidelberg

Sackmann S (1990) Möglichkeiten der Gestaltung von Unternehmenskultur. In: C Lattmann (Hrsg) Die Unternehmenskultur. Theoretische und praktische Implikationen. Management Forum, 1990

Sackmann S (1993) Die lernfähige Organisation. In: Fatzer G (1993) (Hrsg) Organisationsentwicklung für die Zukunft. Ed. Humanistische Psychologie, Köln

Sampson E E (1985) The decentralization of identity: Towards a revised concept of personal and social order. In: Americ. Psychologist 40, 1985, S. 1203–1211

Sandner K (1992) (Hrsg) Politische Prozesse in Unternehmen. Physica-Verlag, Heidelberg

Sattelberger Th (1991) (Hrsg) Die lernende Organisation. Gabler, Wiesbaden

Sattelberger Th (1991) Die lernende Organisation: Konzepte für eine neue Qualität der Unternehmensentwicklung. Gabler, Wiesbaden

Sattelberger Th (1992) (Hrsg) Innovative Personalentwicklung: Grundlagen, Konzepte, Erfahrungen. Gabler, Wiesbaden

Schanz G (1985) Wertwandel als personalpolitisches und organisatorisches Problem, Teil 1: Wertwandel und Arbeitsorientierung, WiST, Heft 11, 1985

Scheer H (1987) Die andere Seite der Freiheit. Vorwort zur deutschen Ausgabe von Bellah et al., 1987, S. 7–13

Scheier M F, Carver C S (1985) Optimism, coping, and health: Assessment and implications of generalized outcome expectancies. Health Psychology, 4, S. 219–247

Schein E (1980) Organisationspsychologie. Betriebswirtsch.Verlag, Wiesbaden

Schein E H (1985) Organizational culture and leadership: A dynamic view (Jossey-Bass), San Franzisco

Schimank U (1986) Technik, Subjektivität und Kontrolle in formalen Organisationen – eine Theorieperspektive. In: Seltz R, Mill U, Hildebrandt E (Hrsg) Organisation als soziales System. Berlin, S. 71–91

Schmale H (1983) Psychologie der Arbeit. Klett-Cotta, Stuttgart

Schmidt S J (1989) Der radikale Konstruktivismus. Ein neues Paradigma im interdisziplinären Diskurs. In: Schmidt S J (Hrsg) Der Diskurs des radikalen Konstruktivismus. Suhrkamp, Frankfurt a.M.

Schmidtchen G (1984) Neue Techniken – neue Arbeitsmoral. Eine sozialpsychologische Untersuchung über Motivation in der Metallindustrie. Deutscher Industrieverlag, Köln

Schneider H D et al. (1992) Führungsaufgaben im Alten- und Pflegeheim. Asanger, Heidelberg

Scholl W (1993) Grundkonzepte der Organisation. In: Schuler H (1993) (Hrsg) Lehrbuch Organisationspsychologie. Huber, Bern

Scholz C (1987) Strategisches Management. Ein integrativer Ansatz. de Gruyter, Berlin

Scholz C (1989) Personalmanagement. Informationsorientierte und verhaltenstheoretische Grundlagen. Vahlen, München

Scholz C, Hofbauer W (1990) Organisationskultur. Die 4 Erfolgsprinzipien. Gabler, Wiesbaden

Schorlemmer F (1994) Zu seinem Wort stehen. Kindler, München

Schott Th (1993) Patienten(re)orientierung: Elemente einer Standortbestimmung. In: Badura B et al. (1993) (Hrsg) System Krankenhaus

Schramm R (1992) Organisationsentwicklung im Krankenhaus. In: Leitfaden zur Neuordnung des Pflegedienstes. Schriftenreihe des Bundesministeriums für Gesundheit, Bd. 31. Nomos, Baden-Baden

Schreyögg G (1989) Zu den problematischen Konsequenzen starker Unternehmenskulturen. In: Zeitschrift für betriebswirtschaftliche Forschung 41, 2, 1989

Schröder H, Schröder C (1990) Gesundheit in der Einheit von Persönlichkeits- und Leistungsentwicklung (eine Bestandsaufnahme zu Konzeptbildung und Forschung). In: Schröder H, Reschke K (Hrsg), 15 Jahre Psychologie an der Alma mater Lipsiensis – Standpunkte und Perspektiven (S. 82–94). Karl-Marx-Universität, Leipzig

Schuler H (Hrsg) (1992) Lehrbuch Organisationspsychologie. Huber, Bern

Schultz D (1988) Das Geschlecht läuft immer mit ... Die Arbeitswelt von Professorinnen und Professoren. Centaurus-Verlagsgesellschaft, Pfaffenweiler

Schulze G (1992) Die Erlebnisgesellschaft. Kultursoziologie der Gegenwart. Campus, Frankfurt

Schüpbach H (1993) Analyse und Bewertung von Arbeitstätigkeiten. In: Schuler H (1993) (Hrsg) Lehrbuch Organisationspsychologie. Huber, Bern

Schwarz-Govaers R (1994) Pflegequalität und Ausbildung – Erfahrungen aus der Schweiz. Vortragsmanuskript vom 27.04.1994 auf der Tagung ‚Pflege im Umbruch‘: Heidelberg

Seeger P, Kubicek H (1993) Techniksteuerung und Koordination der Technisierung als Themen sozialwissenschaftlicher Technikforschung – Eine Einführung. In: Kubicek H, Seeger P (1993) (Hrsg) Perspektive Techniksteuerung. Interdisziplinäre Sichtweisen eines Schlüsselproblems entwickelter Industriegesellschaften. Ed. Sigma Bohn, Berlin

Seelos H J (1995) Das fraktale Krankenhaus = Total Quality Management? Manuskript Tagungsmappe Workshop TQM Klinikum Ludwigshafen. Eigenverlag, Ludwigshafen

Selvini Palazzoli M. et al. (1984) Hinter den Kulissen der Organisation. Klett, Stuttgart

Semmer N, Udris I (1993) Bedeutung und Wirkung von Arbeit. In: Schuler H (Hrsg) (1993) Lehrbuch Organisationspsychologie. Huber, Bern

Sennenwald Etzel B (1993) Das Pflegeleitbild der Klinik für Tumorbiologie Freiburg. Unveröffentlichtes Manuskript

Sidamgrotzki E (1994) Kompendium des integrierten Krankenhausmanagements. Die Libelle, Lengwil

Siegrist J (1978) Arbeit und Interaktion im Krankenhaus. Thieme, Stuttgart

Sievers B (1977 b) Organisationsentwicklung als Problem. Stuttgart

Sievers B (1993) Theorie und Praxis der Organisationsentwicklung. In: Pelikan J et al. (Hrsg) (1993) Gesundheitsförderung durch Organisationsentwicklung

Silberer G (1991) Werteforschung und Werteorientierung im Unternehmen. Poeschel, Stuttgart

Simon H A (1957) Models of Man. Social and Rational New York

Simonis G (1993) Macht und Ohnmacht staatlicher Techniksteuerung – können Politik und Staat den Kurs eines Technisierungsprozesses heute wirklich noch beeinflussen? In: Kubicek H, Seeger P (1993) (Hrsg) s.o.

Smircich L (1983) Concepts of culture and organizational analysis, Administrative Science Quarterly, 28. Jg., 1983, No. 3, S. 339–358

Sonntag K G, Schaper N (1992) Förderung beruflicher Handlungskompetenz. In: Sonntag K (1992) (Hrsg) Personalentwicklung in Organisationen. Hogrefe, Götingen

Sonntag K H (1992) (Hrsg) Personalentwicklung in Organisationen. Psychologische Grundlagen, Methoden und Strategien. Hogrefe, Göttingen

Staehle W (1989) Funktionen des Managements. Eine Einführung in einzelwirtschaftliche und gesamtgesellschaftliche Probleme der Unternehmensführung. Bern/Stuttgart

Staehle W (1991 (1988)) Management – Eine verhaltenswissenschaftliche Perspektive. 6. Auflage. Vahlen, München

Staerkle R (1985) Wechselwirkungen zwischen Organisationskultur und Struktur. In: Probst G J B, Siegwart H (Hrsg) Integriertes Management, Bausteine des systemorientierten Managements. Bern und Stuttgart

Stapf A (1993) Gleich – ähnlich – verschieden? Ergebnisse psychologischer Forschung zum Geschlechtervergleich. In: Frau und Mann zwischen Tradition und Emanzipation. Kohlhammer, Stuttgart

Staudt E (1993) (Hrsg) Personalentwicklung für die neue Fabrik. Leske und Budrich, Opladen

Steinmann H, Schreyögg G (1991) Management – Grundlagen der Unternehmensführung. Wiesbaden

Streckel S (1992) Vorwort/Einführung. In: Personalmanagement. Zentrale Fragen und zukünftige Herausforderung für das Krankenhaus. In: Arbeitsbericht der FH Osnabrück, FB Wirtschaft (Hrsg) Bd. 24, 1992. Eigenverlag, Osnabrück

Strümpel B, Klipstein M v (1985) Die Entmythologisierung der Produktion (S. 529–554) In: Strümpel B, Klipstein M v (Hrsg) Gewandelte Werte – Erstarrte Strukturen. Wie die Bürger Wirtschaft und Arbeit erleben. Bonn

Suls H, Fletcher B (1985) Self-attention, life stress, and illness: A prospective study. Psychosomatic Medicine, 47, S. 469–481

Sydow J (1985) Der soziotechnische Ansatz der Arbeits- und Organisationsgestaltung. Darstellung, Kritik, Weiterentwicklung. Campus, Frankfurt a.M.

Taubert J (1983) Menschengerechte Krankenpflege. In: Deutsche Krankenpflege-Zeitschrift, 36, 1983, 4: 196–199

The Boston Consulting Group (1995) Vortragsmanuskript/Tagungsmappe zum Total-Quality-Management, Klinikum Ludwigshafen, März 1975. Eigenverlag, Ludwigshafen

Then U, Rumberg D (1994) Abschied von der Transzendenz–die Krise der modernen Gesellschaft (S. 75–103). In: Weidenfeld W, Rumberg, D (1994) (Hrsg) Orientierungsverlust – Zur Bindungskrise der modernen Gesellschaft. Verlag Bertelsmann-Stiftung, Gütersloh

Thoits P A (1983) Multiple identities and psychological wellbeing: A reformulation and test of the isolation hypothesis. In: Americ. Sociologic. Rev. 48, 1983

Thoits P A (1987) Negotiating roles. In: F J Crosby (Hg.) Spouse, parent worker. Yale University Press 1987, S. 11–22, New Haven

Thomae H (1968) Das Individuum und seine Welt. Eine Persönlichkeitstheorie. Hogrefe, Göttingen

Thomas P D, Hooper E M (1983) Health elderly: Social bonds and locus of control. Research Nursing, 6, S. 11–16

Thurn u. Taxis K F v (1992) Überlegungen eines Krankenhausträgers. Zu Fragen von Personalmanagement und Personalentwicklung (S. 137–150). In: FH Osnabrück, Fachbereich Wirtschaft (Hrsg) Personalmanagement. Zentrale Fragen und zukünftige Herausforderung für das Krankenhaus. Arbeitsberichte, Bd. 24, Eigenverlag, Osnabrück

Timm W (1987) Ansätze für ein soziales Gesundheitswesen. In: Venth A (Hg.) (1987) Gesundheit und Krankheit als Bildungsproblem. Klinkhardt, Bad Heilbrunn/Obb.

Tomaszewski T (1978) Tätigkeit und Bewußtsein. Beltz, Weinheim

Trebesch K (1982) 50 Definitionen der Organisationsentwicklung – und kein Ende. Organisationsentwicklung. Zeitschrift der Gesellschaft für Organisationsentwicklung e.V., 1. Jg., Heft 2, S. 37–62

Triebe J K, Wittstock M, Schiele F (1987) Arbeitswissenschaftliche Grundlagen der Software-Ergonomie. Schriftenreihe der Bundesanstalt für Arbeitsschutz, Sonderschrift S. 24. Neue Wissenschaft, Bremerhaven

Trist E L, Bamforth K W (1951) Some social and psychological congetting. Human Relations, 4, S. 1–38

Trist E L et al. (1963) Organizational Choice. Tavistock, London

Tschudin V (1988) Ethik in der Krankenpflege. Recom, Basel

Türk K (1976) Grundlagen einer Pathologie der Organisation. Stuttgart

Türk K (1978) Soziologie der Organisation. Enke, Stuttgart

Türk K (1988) ‚Personalführung‘ oder ‚politische Arena‘? Vortragsmanuskript; zit. nach Neuberger, O (1990)

Türk K (1989) Neuere Entwicklungen in der Organisationsforschung. Ein Trend Report. Stuttgart: Enke, Stuttgart

Türk K (1990) Von „Personalführung" zu „Politischer Arena"? Überlegungen angesichts neuerer Entwicklungen in der Organisationsforschung. In: Wiendieck G, Wiswede G (Hrsg) Führung im Wandel. Neue Perspektiven für Führungsforschung und Führungspraxis. Stuttgart, S. 53–87

Udris I, Kraft U, Mussmann C, Rimann M (1992) Arbeiten, gesund sein und gesund bleiben: Theoretische Überlegungen zu einem Ressourcenkonzept. In: Udris I (Hg.) (1992) „Arbeit und Gesundheit" Psychosozial, 15. Jg. Heft IV. Nr. 52. Psychologie Verlags Union, Weinheim

Udris I (1984) Psychologische Streßforschung in Organisationen. Konzeptionelle, methodische und empirische Probleme und Lösungsansätze. Unveröff. Habilschrift Zürich: ETH Zürich, Inst. f. Arbeits- und Organisationspsychologie

Udris I (1989) Soziale Unterstützung. In: Greif S, Holling, Nicholson N (Hrsg) Arbeits- und Organisationspsychologie – Internationales Handbuch in Schlüsselbegriffen (S. 421–425) Psychologie Verlags Union, München

Udris I (1993) Trainingsverfahren zur Förderung der Sozialkompetenz. In: Friede Ch, Sonntag K H (1993) Berufliche Kompetenz durch Training. Sauer, Heidelberg

Udris I, Kraft U, Mussmann C (1991) Warum sind „gesunde" Personen „gesund"? Untersuchungen zu Ressourcen von Gesundheit. Forschungsprojekt Salute Bericht Nr. 1, Institut für Arbeitspsychologie, ETH Zürich, Eigenverlag

Udris I, Kraft U, Mussmann C, Rimann M (1992) Arbeiten, gesund sein und gesund sein: Theoretische Überlegungen zu einem Ressourcenkonzept. In: Udris I (Hg.)

(1992) „Arbeit und Gesundheit" Psychosozial, 15. Jg. Heft IV. Nr. 52. Psychologie Verlags Union, Weinheim

Ulich E (1978) Über das Prinzip der differentiellen Arbeitsgestaltung. In: Indiustrielle Organisation, 47, 566–568 Ulich E (1991) Arbeitspsychologie. Zürich: Verlag der Fachvereine. Poeschel, Stuttgart

Ulich E (1988) Arbeitspsychologische Konzepte der Aufgabengestaltung. In: Maas S, Oberquelle H (Hrsg) Software-Ergonomie '89. Aufgabenorientierte Systemgestaltung und Funktionalität. Teubner, Stuttgart

Ulich E (1989) Individualisierung und Differentielle Arbeitsgestaltung. In: Graf C, Hoyos, Zimolong B (Hrsg) Ingenieurpsychologie (Enzyklopädie der Psychologie, D, 3, 2, S. 511–535). Hogrefe, Göttingen

Ulich E (1991) Arbeitspsychologie. Zürich: Verlag der Fachvereine, Poeschel, Stuttgart

Ulich E (1992) Lern- und Entwicklungspotential in der Arbeit – Beiträge der Arbeits- und Organisationspsychologie. In: Sonntag K H (Hrsg) (1992) Personalentwicklung in Organisationen. Psychologische Grundlagen, Methoden und Strategien. Hogrefe, Göttingen

Ulich E (1993) Gestaltung von Arbeitstätigkeiten. In: Schuler H (Hrsg) (1993) Lehrbuch Organisationspsychologie, Huber, Bern

Ulich E, Alioth A (1977) Einige Bemerkungen zur Arbeit in teilautonomen Gruppen. Fortschrittliche Betriebsführung 26, 1977, S. 159–162

Ulich E, Baitsch C (1987) Arbeitsstrukturierung. In: Kleinbeck V, Rutenfranz J (Hrsg), Arbeitspsychologie (Enzyklopädie der Psychologie, Themenbereich D, Serie III, Bd. 1, S. 493-531). Hogrefe, Göttingen

Ulrich H (1984) Management. Paul Haupt Verlag, Bern, Stuttgart, Wien

Ulrich H (1985) Aulavorträge 32 der Hochschule St. Gallen

Ulrich H, Probst G J B (1991 (1988)) Anleitung zum ganzheitlichen Denken und Handeln: Ein Brevier für Führungskräfte. Haupt, Stuttgart

Ulrich P (1987) Die Weiterentwicklung der ökonomischen Rationalität – Zur Grundlegung der Ethik in der Unternehmung. In: Bievert B, Held M (Hrsg) Ökonomie, Theorie und Ethik. Frankfurt

Varela F (1979) Principles of Biological Autonomy. New York

Vath P (1994) Gesundheitsstrukturgesetz und Pflegeversicherung – Eine Herausforderung für die Pflegeberufe und eine Chance zur Professionalisierung. In: Frdr.-Ebert-Stiftung (Hrsg), Gesprächskreis Arbeit und Soziales Nr. 41. Eigenverlag, Bonn

Verbund Sozialwissenschaftlicher Technikforschung (1993) In: Kubicek H, Seeger P (1993) (Hrsg) (s.o.)

Vester F (1985) Ökologisches Systemmanagement – Die Unternehmung am Scheideweg zwischen Mechanistik und Biokybernetik. In: Probst G J B, Siegwart H (Hrsg) Integriertes Management. Haupt, Bern

Vester F (1993) In: Vester et al. (1993) Soziale Milieus im gesellschaftlichen Strukturwandel

Vester F v, Oertzen P, Geiling H, Hermann T, Müller D (1993) Soziale Milieus im gesellschaftlichen Strukturwandel. Zwischen Integration und Ausgrenzung. Bund-Verlag, Köln

Vester F (1984 (1985)) Neuland des Denkens. Pieper, München

Volpert W (1974) Handlungsstrukturanalyse als Beitrag zur Qualifikationsforschung. Pahl-Rugenstein, Köln

Volpert W (1987) Psychische Regulation von Arbeitstätigkeiten. In: V Kleinbeck, Rutenfranz J (Hrsg) Arbeitspsychologie; Enzykl. d. Psychol.: Hogrefe, Göttingen

Volpert W (1989) Entwicklungsförderliche Aspekte von Arbeits- und Lernbedingungen. Zeitschrift für Berufs- und Wirtschaftspädagogik, Beiheft 8

Volpert W (1990) Welche Arbeit ist gut für den Menschen? Notizen zum Thema Menschenbild und Arbeitsgestaltung. In: Frei F, Udris I (Hrsg) (1990) Das Bild der Arbeit. Huber, Bern

Volpert W (1993) Ebenen des Dialogs zwischen Arbeitswissenschaft und Informatik. Schwerpunkt Aufgabenanalyse In: Ergonomie & Information, Nr. 20

Volpert W (1993) Von der Software-Ergonomie zur Arbeitsinformatik. In: Rödiger (Hrsg) Software-Ergonomie 93. Teubner, Stuttgart

Wächter H (1987) Professionalisierung im Personalbereich. In: Die Betriebswirtschaft, 47. Jahrgang, 2, 1987, S. 141–150

Wagner D (1987 (1989)) Arbeitszeit und Wertewandel: In: Arbeitszeitmanagement, hrsg. v. R. Marr. Berlin 1987, S. 163–182

Watzlawick P (1981) Die erfundene Wirklichkeit. München

Weick K E (1976) Educational Organizations as Loosly Coupled Systems. Administrative Science Quarterly, Vol. 21 (1), 1976, 1–19

Weick K E (1977 a) Enactment Processes in Organizations. In: Staw B R., Salancik G R (Eds.) New directions in organizational behavior (pp. 267–300). St. Chair, Chicago

Weick K E (1979) The Social Psychology of Organizing. Reading

Weick Karl E (1985 (1969)) Der Prozeß des Organisierens. Suhrkamp, Frankfurt

Weidenfeld W (1994) Einleitung: Orientierungsverlust (S. 5–11). In: Weidenfeld W, Rumberg D (1994) (Hrsg) Orientierungsverlust – Zur Bindungskrise der modernen Gesellschaft. Verlag Bertelsmann-Stiftung, Gütersloh

Weinert A B (1989) Lehrbuch der Organisationspsychologie. 2. Aufl. Psychologie Verlags Union, München

Welsch W (1987) Unsere postmoderne Moderne. VCH, Acta Humaniora, Weinheim

Westmeyer H (1984) Methodologische Probleme der Wertforschung in der Psychologie. In: Stiksrud A (Hrsg) Jugend und Werte, S. 32–44. Beltz, Weinheim

Weyermann U, Salm R (Hrsg) (1989) Pflege zwischen heute und morgen. Die Zukunft der Pflegeberufe als Herausforderung und Chance. Huber, Bern

White R W (1959) Motivation reconsidered: The concept of competence. Psychological Review 66, 5, S. 297–333

WHO-Weltgesundheitsorganisation Regionalbüro für Europa (1986) Ziele der Gesundheit für alle. Implikationen für das Pflege-, Hebammenwesen. WHO, Kopenhagen

WHO-Weltgesundheitsorganisation Regionalbüro für Europa (1988); Kurzbericht. Europäische Pflegekonferenz 22.–24. Juni 1988, Wien

WHO, Regionalbüro für Europa (Hrsg) (1985) Einzelziele für „Gesundheit 2000". WHO, Kopenhagen

WHO (1992) Pflege im Wandel. Europäische Schriftenreihe Nr. 48

Wieland-Eckelmann R (1992) Gesundheitsförderliche Arbeit oder gesundheitsförderliche Persönlichkeit: ein geklärtes Verhältnis? In: Psychosozial 1992, Heft IV (Nr. 52) S. 51–60

Wieland-Eckelmann R (1993) Vortragsmanuskript Züricher Symposion Arbeitspsychologie, 1993

Willke H (1992) Beobachtung, Beratung und Steuerung von Organisationen in systemtheoretischer Sicht (S. 17–42). In: Wimmer R (1992) (Hrsg) Organisationsberatung. Neue Wege und Konzepte. Gabler, Wiesbaden

Willke H (1987) Systemtheorie. Stuttgart

Willms-Herget A (1985) Frauenarbeit: Zur Integration der Frauen in den Arbeitsmarkt. Campus, Frankfurt a.M., New York

Wilpert B (1993) Das Konzept der Partizipation in der Arbeits- und Organisationspsychologie. In: Bungard W, Herrmann Th (1993) (Hrsg) Arbeits- und Organisationspsychologie im Spannungsfeld zwischen Grundlagenorientierung und Anwendung. Huber, Bern

Wimmer R (1992) Organisationsberatung. Neue Wege und Konzepte. Gabler, Wiesbaden

Wimmer R (1993) Zur Eigendynamik komplexer Organisationen. In: Fatzer G (1993) (Hrsg) Organisationsentwicklung für die Zukunft

Wollert A, Bihl G (1983) Werteorientierte Personalpolitik. Ein Beitrag zur Diskussion des personalpolitischen Geamtkonzeptes der Zukunft, in: Personalführung, 1983, Heft 8 + 9, S. 154–162, Heft 10, S. 200–205

Wollnik M (1993) Interpretative Ansätze in der Organisationstheorie. In: Kieser A (1993) (Hrsg) Organisationstheorien. Kohlhammer, Stuttgart

Womack J P et al. (1992) Die zweite Revolution in der Autoindustrie: Konsequenzen aus der weltweiten Studie aus dem Massachusetts Institute of Technology. Campus, Frankfurt a.M., New York

Woodward J (1965) Industrial organization: Theory and practice. Oxford University Press, London

Wunderer R (1988) (Hrsg) Betriebswirtschaftslehre als Management- und Führungslehre. Stuttgart

Wunderer R (1993) Führung und Zusammenarbeit. Beiträge zu einer Führungslehre. Schäffer-Poeschel, Stuttgart

Zapf D (1991) Arbeit und Wohlbefinden. In: Abele A, Becker P (1991) (Hrsg) Wohlbefinden. Theorie, Empirie, Diagnostik. Juventa, Weinheim

Zapf W (1991 (1990)) (Hrsg) Die Modernisierung moderner Gesellschaften. Verhandlungen des 25. Deutschen Soziologentages in Frankfurt a.M. 1990. Campus, Frankfurt

Zapf W et al. (1987) Individualisierung und Sicherheit. München

Ziehe Th (1987) Neue kulturelle Suchbewegungen. Nach dem Hedonismus. In: SOWI 16, S. 247–254

Sachverzeichnis

Springer-Verlag und Umwelt

Als internationaler wissenschaftlicher Verlag sind wir uns unserer besonderen Verpflichtung der Umwelt gegenüber bewußt und beziehen umweltorientierte Grundsätze in Unternehmensentscheidungen mit ein.

Von unseren Geschäftspartnern (Druckereien, Papierfabriken, Verpackungsherstellern usw.) verlangen wir, daß sie sowohl beim Herstellungsprozeß selbst als auch beim Einsatz der zur Verwendung kommenden Materialien ökologische Gesichtspunkte berücksichtigen.

Das für dieses Buch verwendete Papier ist aus chlorfrei bzw. chlorarm hergestelltem Zellstoff gefertigt und im pH-Wert neutral.